内分泌代谢病中医治疗
——中药应用指南

主　编	倪　青
副主编	史佩玉　陈玉鹏　周　扬　张润云　陈世波
	白　煜
编　委	白　煜　常瑞婷　陈世波　陈玉鹏　阚遵琪
	刘馨谣　刘艺旋　倪　青　裴珍珍　秦　瑞
	史佩玉　谭伟丽　王皓朔　王佳玲　温志歌
	吴秉融　张润云　张　珊　张　婉　周　扬
	庄子凡

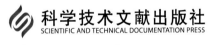

科学技术文献出版社
SCIENTIFIC AND TECHNICAL DOCUMENTATION PRESS
·北京·

图书在版编目（CIP）数据

内分泌代谢病中医治疗：中药应用指南 / 倪青主编. -- 北京：科学技术文献出版社，2024. 8. -- ISBN 978-7-5235-1631-7

Ⅰ. R259.8-62

中国国家版本馆 CIP 数据核字第 2024RR1687 号

内分泌代谢病中医治疗——中药应用指南

策划编辑：付秋玲	责任编辑：郭 蓉 何惠子	责任校对：张 微 责任出版：张志平

出 版 者　科学技术文献出版社
地　　 址　北京市复兴路15号　邮编 100038
编 务 部　(010) 58882938, 58882087（传真）
发 行 部　(010) 58882868, 58882870（传真）
邮 购 部　(010) 58882873
官 方 网 址　www.stdp.com.cn
发 行 者　科学技术文献出版社发行　全国各地新华书店经销
印 刷 者　北京虎彩文化传播有限公司
版　　 次　2024 年 8 月第 1 版　2024 年 8 月第 1 次印刷
开　　 本　787×1092　1/16
字　　 数　506千
印　　 张　29　彩插6面
书　　 号　ISBN 978-7-5235-1631-7
定　　 价　148.00元

主编简介

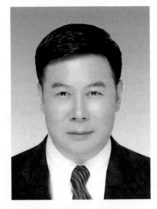

倪 青

倪青，男，江苏泗阳县人，中共党员，研究生学历，医学博士、博士后。中国中医科学院广安门医院内分泌科主任，主任医师，二级教授，博士生导师；北京中医药大学教授（兼）；中国中医科学院"中医内分泌学"学科带头人；享受国务院政府特殊津贴专家、国家卫生健康委员会具有突出贡献的中青年专家。

现任国家中医内分泌区域诊疗中心主任、国家重点临床专科中医内分泌专科主任。主要学术任职有中华中医药学会糖尿病学分会副主任委员、中国中西医结合学会内分泌专业委员会候任主任委员、中国中医药信息学会内分泌分会会长等。

从医 30 余年，擅长以中医为主治疗甲状腺功能亢进症、甲状腺功能减退症、甲状腺结节、糖尿病、糖尿病周围神经病变、糖尿病肾病、高尿酸血症与痛风、代谢综合征、多囊卵巢综合征、围绝经期综合征等。

已获得国家奖 2 项，省级和学会奖 23 项。其他获得荣誉有全国优秀规培医生带教老师、全国首届"郭春园式好医生"、全国第六届"国之名医·卓越建树"、北京中医行业榜样、中国医师协会"白求恩式好医生"、中华中医药学会"科技之星"、中国医师协会全国优秀规培教师、北京市"十佳优秀规培医生带教老师"、首都中青年名中医、仲景国医门人、北京市科技新星、北京市学习之星、中国中医科学院"中青年名中医"等。

前　言

内分泌代谢病专业的主要业务范围是研究内分泌系统和代谢系统功能失调类相关疾病的诊断与治疗，涵盖了糖尿病及其并发症、甲状腺疾病、胰岛素抵抗综合征、代谢综合征、血脂紊乱、高尿酸血症与痛风、库欣氏病、骨质疏松症、肥胖症、代谢性肝病、多囊卵巢综合征等多种疾病。

随着医学研究的不断进步和中药应用的不断拓展，内分泌代谢病领域的中药应用成果也在不断更新。内分泌代谢病的治疗中，以中药药性理论和中医辨证论治理论为基础，针对疾病、证候或症状而选择性应用与之性味、功效相匹配的中药，通过合理配伍可增强药效、提高疗效、减轻毒副作用。《内分泌代谢病中医治疗——中药应用指南》应运而生，旨在为内分泌代谢病学医生提供一本全面、实用的中药使用工具书。

本指南以临床实用为目标，基于循证收录了 200 味内分泌代谢病领域常用中药，每味中药根据证据，按照名称、别名、性味、归经、功效与主治、现代药理研究、内分泌科临床应用、用法用量、注意事项、文献论述等 10 个方面进行阐述。内容尽可能继承中医药学的经典著作和内分泌代谢病领域临床专家的用药经验，吸收现代中药药理研究的成果，编写力求内容准确、实用、易懂。医学领域知识更新日新月异，指南中的部分内容难免会有信息滞后问题，诚挚希望广大读者不吝指正，帮助我们不断完善和提高。

本书编写过程中，引用了大量文献资料，谨对原作者和出版单位表示衷心的感谢！

中国中医科学院广安门医院　倪青

目　录

总　论

各　论

总 论

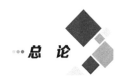

专科中药应用指南如何编制，目前缺乏参考文献。我们以提高临床疗效为目的，本着"病证结合"的原则，努力对"专病—专方—专药"进行整理，使临床应用中医药治疗内分泌与代谢疾病，在疾病的治疗环节上、病理机制上、疗效指标上和症状体征上，能有的放矢地达到目的，在治疗原理方面，力求"讲明白—说清楚"。以下就内分泌代谢病常见 5 种病证的中药治疗机制进行简要概述，权充本书总论，希望能对中医临床的现代化有抛砖引玉之效。

一、糖尿病中药治疗的作用机制

糖尿病是基于多基因遗传和环境因素在内的多种因素共同作用，导致内源性胰岛素分泌缺陷和 / 或胰岛素作用障碍的一组以慢性高血糖为特征的代谢性疾病。典型病例可出现多尿、多饮、多食、消瘦等表现，即"三多一少"症状。糖尿病可归属于中医"消渴""脾瘅""消瘅""肾消"等病证范围。中药有效成分多数具有双向调节、多靶点的特征，在调节血糖的同时，可以有效改善患者症状，防治相关并发症。中药治疗糖尿病的机制主要体现在改善胰岛素抵抗、改善胰岛 β 细胞功能、调控葡萄糖转运通路、抑制 α–葡萄糖苷酶活性、抗炎、抗氧化应激等方面。

1. 改善胰岛素抵抗

胰岛素抵抗是指各种原因使胰岛素促进葡萄糖摄取和利用的效率下降，表现为外周组织（如骨骼肌）、肝脏、脂肪组织等对葡萄糖的利用障碍。在胰岛素抵抗状态下，胰岛 β 细胞分泌胰岛素的功能出现异常，体内的葡萄糖代谢出现障碍，胰岛素分泌–葡萄糖消耗平衡长期受到破坏，胰岛 β 细胞的功能进一步受损。胰岛素的发病机制涉及各种因素导致的胰岛素信号通路异常，在靶器官中主要与炎症、氧化应激等引起的代谢紊乱有关。中药具有多靶点、多途径的作用特点，通过增强胰岛素受体的敏感性或增加其数量，改善胰岛素抵抗，达到降血糖的作用。改善胰岛素抵抗的中药主要有人参、天花粉、天麻、赤芍、西洋参、芡实、连翘、牡丹皮、黄连、菊花等。

人参中含有的人参多糖（Panaxan）B 可以增加胰岛素敏感性，升高血浆胰岛素水平；人参提取物及皂苷类成分可以改善胰岛素敏感性，促进外周组织和靶器官对葡萄糖的利用，抑制氧化应激，调节脂质代谢，从多靶点、多效应、多途径降低血糖，发挥治疗糖尿病的作用。

天花粉中含有的仙人掌甾醇和菠菜甾醇等活性成分，可能通过作用于 2 型糖尿病

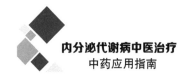

靶点过氧化物酶体增殖物激活受体 γ（PPARγ）改善胰岛素抵抗，发挥治疗糖尿病作用。天花粉中含有的曲古柳菌素（Trichosans）A、Trichosans B、Trichosans C、Trichosans D、Trichosans E 5 种多糖类成分在正常大鼠中均可表现出降糖活性，其中 Trichosans A 可显著降低四氧嘧啶引起的糖尿病模型大鼠的血糖浓度。

天麻中含有的天麻素能够增加脂肪氧化，改善糖脂代谢，并通过多种途径改善胰岛素抵抗，提高体内清除自由基的能力。

赤芍的各提取部位，如五没食子酰葡萄糖、石油醚部位、乙酸乙酯部位等，均能在一定程度上改善胰岛素抵抗指数，降低胰岛素抵抗程度，具有较好的降血糖作用，能一定程度改善胰岛素的敏感指数，降低胰岛素抵抗程度。赤芍乙醇提取物可通过增强葡萄糖介导的胰岛素分泌，发挥降血糖作用。

西洋参中含有的丙二酰基人参皂苷可以调节 2 型糖尿病的血脂状态，降低糖尿病小鼠的血糖水平，有效地减轻肝脏、胰岛细胞的病变，并能通过调节 IRS1/PI3K/AKT 和 AMPK/ACC 通路改善 2 型糖尿病中的糖脂代谢，减轻胰岛 β 细胞的病理损伤，促进胰岛素分泌，增强组织对胰岛素的敏感性，改善胰岛素抵抗。

芡实中含有的芡实多糖可通过激活磷脂酰肌醇 3 - 激酶 / 蛋白激酶信号通路，上调葡萄糖转运蛋白 4 的表达来增加葡萄糖消耗以改善胰岛素抵抗。

连翘中含有的连翘苷能改善胰岛素抵抗，提高机体对于胰岛素敏感性，发挥降糖作用。此外，贯叶连翘提取物具有抑制 α - 葡萄糖苷酶活性的作用，延缓碳水化合物的吸收速度，从而起到降低血糖作用。

牡丹皮中的主要活性成分丹皮酚可以缓解高胰岛素血症，改善胰岛素抵抗，减少胰腺间质水肿和淋巴细胞浸润现象，参与受损胰岛的修复和重建，增强胰岛 β 细胞的抵御伤害能力。丹皮多糖 -2b 可通过促进糖原合成、改善胰岛素抵抗、提高肝细胞低亲和力胰岛素受体数目和拮抗肾上腺素来降低血糖。牡丹皮三萜类化合物可促进葡萄糖摄取和糖原合成，提高胰岛素敏感性。

黄连中含有的黄连素（小檗碱）可通过增加胰岛素受体表达来降低血糖，还可以通过改善胰岛素抵抗，抑制蔗糖酶、麦芽糖酶等二糖酶及 α - 糖苷酶的活性等多种途径发挥降糖作用。黄连中的黄连素能够改善 2 型糖尿病早期患者胃肠道激素中胃饥饿素（ghrelin，胃内产生的一种肽）与 GLP-1 水平，提升胃肠道激素的作用，从而参与调节糖脂代谢。黄连素可以调节肠 - 脑轴，提高 GLP-1 水平，上调 GLP-1 受体 mRNA 的表达，从而改善糖代谢。

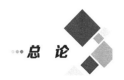

菊花多糖可以改善 2 型糖尿病大鼠胰岛素抵抗，降低空腹血糖水平，改善异常脂代谢情况和氧化应激水平。菊花提取物通过部分恢复受损的胰岛 β 细胞合成和释放胰岛素、促进肝脏对血中葡萄糖的摄取和糖原的合成，降低糖尿病小鼠的血糖。

2. 改善胰岛 β 细胞功能

胰岛 β 细胞功能和数量下降，胰岛素进行性分泌不足是糖尿病重要的发病机制。改善胰岛 β 细胞功能的关键在于增加胰岛 β 细胞数量及恢复正常分泌胰岛素的能力。中药可以通过多种途径干预胰岛 β 细胞的发育及功能维持、数量调节，从而发挥保护胰岛 β 细胞功能的作用。刺激胰岛素分泌，改善胰岛 β 细胞功能的中药主要有山茱萸、石菖蒲、瓜蒌、地黄、肉桂、桑叶、玉竹、当归、红花、柴胡等。

山茱萸提取物齐墩果酸能够调节神经末梢释放乙酰胆碱增多，激活胰岛 β 细胞 M_3 受体，增加胰岛素的分泌，引起血浆葡萄糖水平下降。此外，山茱萸总萜能够促进葡萄糖在体内的利用，抑制葡萄糖在体内的吸收等作用，还能通过非胰岛素依赖途径发挥降糖作用。

石菖蒲能够降低血糖水平，其作用机制可能与促进胰岛素分泌、胰岛素增敏等有关。石菖蒲中的水菖蒲根乙酸乙酯部位活性成分可以通过促进胰岛素分泌和提高胰岛素敏感性来降低血糖水平。

瓜蒌中含有的瓜蒌子油可能通过促进胰岛素的释放及降低血清一氧化氮（nitric oxide，NO）和一氧化氮合酶（nitric oxide synthase，NOS）含量来降低糖尿病小鼠的血糖。超微粉化瓜蒌根可以改善 2 型糖尿病大鼠模型的胰岛素抵抗情况和胰岛 β 细胞的分泌功能。天花粉即瓜蒌的根部。天花粉凝集素是瓜蒌根茎的提取物，也具有胰岛素样作用，且其降糖效应呈剂量依赖性。

地黄中含有的地黄低聚糖能够有效改善 db/db2 型糖尿病小鼠的耐糖量，抑制肝糖原的产生。地黄寡糖灌胃给药，可对四氧嘧啶糖尿病的大鼠治疗有明显效果，提高血清胰岛素水平，还能够在原有水平上增加有益菌群，调节生物体的肠道生态平衡，对大鼠的体重和脾脏重量有明显的正向作用，改善胰岛素水平。

肉桂中含有的肉桂多酚通过激活胰岛细胞的 AKT 通路，促进胰岛素分泌，降低血糖含量；肉桂银纳米粒具有明显的降糖活性，并在糖尿病引起的肾脏损伤中具有再生作用；此外，肉桂可延迟胃排空，降低餐后血糖而不影响饱腹感。

桑叶的降血糖作用主要是通过桑叶生物碱 1- 脱氧野尻霉素（1-deoxynojirimycin，1-DNJ）和黄酮类物质对二糖类分解酶活性产生抑制，以及通过桑叶生物碱荞麦碱

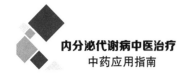

（fagomine）和桑叶多糖促进 β 细胞分泌胰岛素，促进细胞对糖的利用，合成肝糖原和改善糖代谢这两种途径实现，最终达到降血糖的效果。

玉竹多糖可明显减轻四氧嘧啶对糖尿病大鼠胰岛 β 细胞的损伤，对胰岛 β 细胞起到一定的保护作用。另外，玉竹提取物能够抑制 1 型糖尿病小鼠 Th1 细胞的极化程度，减轻细胞免疫功能对胰岛 β 细胞的破坏，对链脲佐菌素诱导的 1 型糖尿病小鼠具有降血糖的作用。

当归多糖可通过阻断内外源性凋亡途径，抑制胰岛 β 细胞凋亡，促进 2 型糖尿病小鼠胰岛结构破损和胰岛素分泌功能障碍的修复。另有研究表明当归多糖可能通过维持糖尿病小鼠胰岛结构的完整性，促进胰岛 β 细胞的修复，发挥降血糖活性作用。

红花中的有效成分黄芩苷可以保护胰岛 β 细胞功能和抗凋亡，促进胰岛素分泌和生成，并且可上调 IRS-1 磷酸化，介导葡萄糖转运蛋白（glucose transporter，GLUT）4 易位，进而加快骨骼肌细胞摄取葡萄糖，阻断脂肪酸合成，提高胰岛素敏感性，最终降低血糖。

柴胡提取物山柰酚具有保护胰岛 β 细胞和改善胰岛素抵抗的作用，柴胡提取物异鼠李素可以促进葡萄糖的摄取。此外，柴胡抑制炎性反应、降低氧化应激等功效可以控制糖尿病相关并发症的发生，起到降血糖的作用。同时，柴胡中的有效成分可能通过相关靶点，调节 HIF-1、PI3K-AKT 信号通路，从而影响葡萄糖代谢，降低血糖。

3. 调控葡萄糖转运通路

GLUT 由 *SLC2A* 基因编码，包括 3 组，共 14 个成员，其中 Ⅰ 组 GLUT（GLUT1、GLUT2、GLUT3 和 GLUT4）在体内分布最广泛、表达量最高，发挥最主要的葡萄糖转运功能。GLUT 是胰岛素信号转导通路的重要靶蛋白，其介导细胞对葡萄糖的利用是糖代谢过程的一个限速步骤，也是维持体内糖稳态的关键，其表达减少或功能缺陷均可引发胰岛素抵抗。中药可以上调细胞膜上 GLUT，增加外周组织对葡萄糖的消耗，改善胰岛素抵抗。具有调控葡萄糖转运通路的中药主要有大黄、乌梅、白头翁、桂枝等。

大黄素是大黄中重要的降糖有效单体之一，其具有类似噻唑烷二酮类药物的作用。还有天然的过氧化物酶体增殖物受体双激动剂的活性，促进脂肪细胞分化。通过增加 *GLUT1* 和 *GLUT4* 的基因表达抑制细胞对葡萄糖的摄取，改善胰岛素的敏感性。

乌梅降血糖的作用机制与增加细胞膜上的 GLUT4 的表达和活性有关。乌梅可加快细胞对葡萄糖的吸收和利用，增加葡萄糖向糖原和脂肪的转化。齐墩果酸和熊果酸是乌梅果肉中主要的三萜类成分，齐墩果酸和熊果酸可通过改善胰岛素 AKT 信号通路，

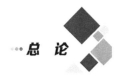

抑制肝脏糖异生，降低血糖水平；还能通过抑制蛋白酪氨酸磷酸酶 1B（protein tyrosine phosphatase 1B，PTP1B）激活胰岛素信号通路来改善胰岛素抵抗，提高胰岛素敏感性。

白头翁皂苷 B_4 可通过 PI3K/AKT 通路增加 GLUT4 的表达，并作用于 GLUT4 的增强子，促进 GLUT4 的转录和表达，从而发挥降糖作用。白头翁水提取物可促进胰岛 β 细胞释放胰岛素，从而发挥降糖作用。

桂枝的有效成分桂皮醛可以通过上调小鼠骨骼肌 GLUT4 基因的水平表达来下调血糖，也可增强对高血糖条件下生成的活性氧的抗氧化防御，从而保护胰岛 β 细胞免受丢失，产生降血糖作用。

4. 抑制 α-葡萄糖苷酶活性

α-葡萄糖苷酶是食物中碳水化合物水解的关键酶，其广泛分布于小肠黏膜刷状缘上，对糖基结构有重要影响，以内切或外切方式水解各种含糖化合物中的糖苷键，生成单糖、寡糖或糖复合物，引起餐后血糖的升高。α-葡萄糖苷酶抑制剂通过与糖分子在小肠刷状缘膜上皮细胞上可逆性竞争酶的结合位点而延迟单糖的生成，使血糖浓度平稳。多种中药具有明显的 α-葡萄糖苷酶抑制作用，主要包括红枣、女贞子、玉米须、地榆、麦冬、花椒、苍术、知母、草果、葛根等。

红枣多糖对 α-淀粉酶和 α-葡萄糖苷酶活性均有抑制作用，可有效延缓单糖的释放和吸收，从而抑制餐后高血糖。红枣多糖对糖尿病小鼠血糖的升高有一定的抑制作用，而对正常小鼠的血糖和糖耐量均无影响。

女贞子中富含的女贞子多糖对 α-葡萄糖苷酶具有非竞争性的抑制作用，通过减少糖类的水解，延缓糖类的吸收，可有效地降低血糖。

玉米须含有多种成分，包括皂苷、多糖、脂肪油、苦味糖苷、多糖、β-谷甾醇、豆甾醇等。研究显示，玉米须总皂苷是降糖的主要活性部位之一。玉米须总皂苷有明显改善地塞米松引起的小鼠糖耐量降低的作用，其可抑制 α-葡萄糖苷酶活性。这种抑酶活性有明显的量效关系。

地榆及地榆多糖均具有抑制 α-葡萄糖苷酶活性的作用。其中，地榆多糖对酵母 α-葡萄糖苷酶的抑制类型为竞争性抑制，作用原理与阿卡波糖相似，而地榆对 α-葡萄糖苷酶抑制活性最强。

麦冬多糖具有良好的抑制 α-葡萄糖苷酶活性的能力，且抑制 α-葡萄糖苷酶的效果随着麦冬多糖浓度的增加而增强。麦冬多糖通过抑制肠葡萄糖吸收和肝糖原分解，促进肝糖原合成和 GLP-1 分泌，从而发挥降低血糖的作用。

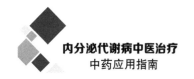

花椒提取物对 α-葡萄糖苷酶具有较强的抑制作用。花椒叶中提取的山椒素具有抑制 α-淀粉酶的作用，抑制体内淀粉类化合物的水解吸收，以此达到降低餐后血糖的目的。

苍术挥发油及提取物可有效抑制 α-葡萄糖苷酶活性，延缓碳水化合物在肠道吸收，降低餐后血糖。苍术多糖通过抑制糖类消化酶活性，降低肠道糖类吸收发挥降低大鼠血糖、血脂的作用。

知母的主要活性成分芒果苷和芒果苷-7-O-β-D-葡萄糖苷具有改善 2 型糖尿病症状的作用，其作用主要是通过芒果苷和芒果苷-7-O-β-D-葡萄糖苷对 α-糖苷酶和糖醛酶的抑制实现。

草果甲醇溶出物可明显抑制 α-葡萄糖苷酶活性，并能明显改善小鼠葡萄糖耐量水平，草果中的酚类物质可增加葡萄糖诱导胰岛素分泌，上调胰岛素信号通路，增加葡萄糖的吸收利用，并降低内源性葡萄糖的生成，以达到降低血糖和增强葡萄糖耐量的作用。

葛根中分离的三萜类化合物对 PTP1B 有较强的抑制活性，同时葛根中的葛根素、大豆苷元、染料木素等异黄酮类化合物则具有较强的 α-葡萄糖苷酶的抑制活性。

5. 抗炎、抗氧化应激

炎症是对有害刺激的一种适应性反应，由组织应激或功能障碍触发，随后激活先天免疫系统，从而诱发轻度的慢性炎症反应。氧化应激是由于氧化与还原作用失衡，线粒体和细胞质过度产生活性氧（reactive oxygen species，ROS），促进氧化损伤的抗氧化防御系统失调。炎症和氧化应激对糖尿病发病具有重要影响。通过抑制炎症反应、抗氧化应激，能够改善胰岛素抵抗，降低血糖，减少并发症的发生、发展。具有抗炎、抗氧化应激的中药主要包括三七、五味子、生姜、仙鹤草、白芍、白扁豆、金银花、茯苓等。

三七中富含的三七总皂苷可能通过抑制 NF-κB 通路，调节花生四烯酸和亚油酸代谢，降低炎性因子和氧化应激水平，改善肝脏功能发挥降低血糖的作用。三七的主要有效成分槲皮素、人参皂苷 rh2 和 β-谷甾醇具有减轻炎症、降低血糖、改善胰岛素抵抗及减少并发症等作用。

五味子包含的主要化学成分有木质素、多糖、挥发油等。五味子油通过降低脂质过氧化反应副产物，增强抗氧化物酶活力，调节凋亡相关基因，促进血清胰岛素分泌，从而降低血糖。

生姜醇提物可通过降低血糖水平、提高机体抗氧化能力、减轻脂质过氧化反应等

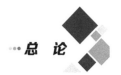

途径对小鼠糖尿病所致的肾损害起到一定的保护作用。生姜能通过减少 aP2 和单核细胞趋化蛋白 -1（mnocytechemoattractantprotein-1，MCP-1）的表达来减轻脂肪组织的大小和脂肪炎症，缓解高血脂引起的体质量增加、高血糖、高胆固醇血症和肝脂肪变性。

仙鹤草的成分乌苏酸、山奈酚、槲皮素、没食子酸通过抑制 NF-κB 的激活起到降糖作用。仙鹤草提取物能降低 2 型糖尿病小鼠血清中肿瘤坏死因子 -α（TNF-α）等炎症因子的含量，缓解小鼠的胰岛素抵抗，并具有调节血脂作用。

白芍抗 2 型糖尿病的主要活性成分为山奈酚、芍药苷、桦木酸等。白芍的有效成分白芍多糖可以通过抗氧化效应改善糖尿病模型大鼠的葡萄糖耐量、降低空腹血糖，增加空腹胰岛素和胰岛素敏感指数。

白扁豆的有效成分白扁豆多糖可以通过减轻 2 型糖尿病大鼠胰腺氧化应激和炎症反应发挥胰腺保护作用，并可以降低糖尿病大鼠的空腹血糖水平，改善其糖耐量受损情况。

金银花可提高四氧嘧啶所致糖尿病小鼠血清中总超氧化物歧化酶（superoxide dismutase，SOD）、谷胱甘肽过氧化物酶的活性，降低丙二醛活性，从而清除机体自由基，减轻氧化反应，减少细胞损伤。

茯苓中富含的茯苓多糖可以通过减弱氧化应激，上调 PI3K/AKT/FoxO1 通路，从而下调糖异生关键酶 PEPCK 和 G6Pase 的蛋白表达，发挥抑制肝脏糖异生的作用，进而有效降低 2 型糖尿病大鼠模型的血糖水平。

二、血脂紊乱中药治疗的作用机制

血脂紊乱是代谢综合征的一种常见表现形式，一般表现为血浆中总胆固醇（total cholesterol，TC）、甘油三酯（triglyceride，TG）、低密度脂蛋白（low density lipoprotein，LDL）水平异常升高，高密度脂蛋白（high density lipoprotein，HDL）水平异常降低。中医学认为高脂血症的病机总属本虚标实，其病位在肝、脾、肾，本虚即与三脏虚损相关，标实主要是指痰、湿、浊瘀。临床上高脂血症主要采用益气健脾、疏肝理气、补益肝肾等方法治疗，肝主疏泄，气机调畅，有助于脾的运化和升清，肝气不畅是瘀血形成的主要原因；脾为"生痰之源"，有助于肝之疏泻；肾为先天之本，对五脏的功能均具有调节作用；若脾失运化、肝失疏泄、肾失气化，则气血运行不畅，津液内停，化生膏脂。故应从肝、脾、肾辨证入手，通过健脾化痰、活血祛瘀、滋补肝肾以调节

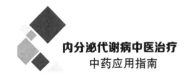

血脂，可更好地提高临床疗效。中药治疗高脂血症的机制主要体现在抑制外源性脂类的吸收、抑制内源性脂类的合成、促进胆汁酸的分泌及排出、抗脂质过氧化等方面。

1. 抑制外源性脂类的吸收

小肠吸收来自饮食的外源性脂质，来自脱落肠上皮细胞和胆汁的内源性脂质。膳食脂质主要包括占主导地位的三酰基甘油（triacylglycerol，TAG）、胆固醇在内的非极性脂质和磷脂，溶解在共轭胆汁酸胶团中的胆汁质是由磷脂和胆固醇组成。在胃中膳食脂质被胃脂肪酶分解形成二酰基甘油（diacylglycerol，DAG）和脂肪酸。人参、西洋参、大黄等中药有效成分能够抑制外源性脂类的吸收，从而起到治疗高脂血症的作用。

人参对血脂具有双向调节的作用，不仅可以显著促进胆固醇及血中脂蛋白的生物合成，还可以加速其分解。人参总皂苷可通过抑制胰脂肪酶的活性影响脂质吸收，起到降脂作用。

西洋参中多种皂苷成分，都可通过抑制胰脂肪酶活性来抑制外源性甘油三酯的分解，影响机体对外源性甘油三酯的吸收。

大黄能够降低体内的胆酸–胆固醇类化合物，加速蠕动，减少甘油三酯和胆固醇在肠道的吸收，进而降低血脂。

2. 抑制内源性脂类的合成

三七、山楂、水蛭、火麻仁、红曲、杜仲、荷叶等中药能够抑制脂肪酸、胆固醇等内源性脂类的合成，发挥降血脂的作用。

三七具有调节血脂、保护肝脏的作用，能够上调 SIRT1、下调 LXR–α 基因表达，进而下调 SCAP/SREBP–2 信号通路抑制胆固醇合成，以及上调 *LDLR* 的基因表达提高肝脏对血液循环中低密度脂蛋白胆固醇（low density lipoprotein cholesterol，LDLC）的摄取。

山楂中富含的山楂叶黄酮通过下调肝脏 3–羟基–3–甲基戊二酰辅酶 A 还原酶（HMGCR）表达，抑制胆固醇生物合成；同时，上调肝脏低密度脂蛋白受体（low density lipoprotein receptor，LDLR）的表达，加速胆固醇的代谢，改善机体内脂代谢紊乱的现象。

水蛭可能通过抑制肝脏组织中与脂肪酸、胆固醇合成及转化相关的酶，即酰基辅酶 A–胆固醇酰基转移酶–2，羧甲戊二酸辅酶 A 还原酶的表达水平及活性，降低胆固醇及脂肪酸的合成，通过调节脂质代谢降低大鼠的血脂水平。

火麻仁中的甾醇及其衍生物（谷甾醇，樟脑甾醇，环芳香烃醇）和生育酚能够影

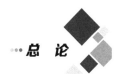

响脂质代谢。火麻仁中 ω-3 家族的多不饱和脂肪酸，可以通过诱导肝脏和骨骼肌中的脂肪酸氧化和抑制肝脏脂质合成来改善脂质代谢。

红曲中分离得到的莫纳可林类化合物与人体内的 HMG-CoA 还原酶非常相似，可发挥胆固醇合成过程中的限速酶作用，阻止或减少内源性胆固醇的合成，达到调节血脂的目的。

杜仲叶醇提物能显著降低高脂血症模型大鼠血浆甘油三酯、总胆固醇、低密度脂蛋白胆固醇的水平，同时还降低抑制仓鼠肝脏脂肪酸合成酶和 3-羟基-3-甲基戊二酸单酰辅酶 A 还原酶的活性，从而使体内胆固醇的合成减少。

荷叶水提取物能对抗高脂饮食小鼠体内甘油三酯积累的能力，可将甘油三酯分解并促进脂肪分解，以此来减少脂肪合成。

3. 促进胆汁酸的分泌及排出

胆汁酸是胆汁的主要成分，由胆固醇在肝细胞中转化得到；它也是体内一种重要的信号分子，可在胆汁酸受体的介导下调控脂质代谢。乌药、地龙、地骨皮等中药及活性成分能够促进胆汁酸的分泌及排出，从而降低血脂水平。

乌药的主要活性成分乌药醇提物对高脂饮食诱导的高脂血症具有改善作用，能减轻肝脏的脂质沉积，减少炎性细胞浸润。该作用可能与调节胆固醇逆转运，促进胆固醇向肝脏内转运、向胆汁酸的转化，以及胆固醇和胆汁酸的肠道排泄有关。

地龙中含有的地龙蛋白能通过提高肝脏中胆固醇转化分解速度，促进胆汁酸排泄，加快肝脏清除胆固醇，达到调节脂质水平的效果。

地骨皮中富含的地骨皮总蒽醌的降脂机制可能与增加胆汁酸的排出有关。进一步研究结果表明地骨皮游离蒽醌能显著降低高脂大鼠的总胆固醇、总甘油三酯和低密度脂蛋白，发挥调节血脂的作用。

4. 抗脂质过氧化

高脂血症可导致机体内氧化与抗氧化失衡。通过保护血管内皮细胞、抗氧化及清除体内多余的氧自由基，可明显改善这种失衡现象。山楂、车前子、芡实、枸杞子、黄精等中药能够抗脂质过氧化，调节脂肪代谢，降低血脂水平。

山楂中富含的额山楂叶黄酮能有效降低高脂饮食模型大鼠总胆固醇、甘油三酯及低密度脂蛋白胆固醇水平；还能降低丙二醛（malondialdehyde，MDA），增强超氧化物歧化酶和谷胱甘肽过氧化物酶（GSH-Px）的水平；抑制 IL-1β、IL-6 和 TNF-α 表达，具有降低机体氧化应激水平以及抗炎的效果。

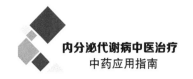

车前子可以提高大鼠超氧化物歧化酶的活性，从而有效达到调节血脂、提高免疫力、抗衰老的效果，并且可以保护高脂血症大鼠的血管内皮免受损伤。车前子可以对机体自由基的防御功能产生一定的影响，对于动脉粥样硬化及冠心病具有一定的防治效果。

芡实超微粉可降低模型小鼠的血脂水平，改善其肝脏脂肪堆积和动脉粥样硬化，并对高脂血症引起的脂质过氧化损伤具有防护作用。

枸杞子能减少人体血清中胆固醇和甘油三酯的含量，可有效抑制体重过度增长降低肝脏中的脂质过氧化程度，使超氧化物歧化酶活性提高，维持人体抗氧化系统的平衡，进而使组织细胞免受自由基的伤害，降低血脂含量。

黄精多糖通过调节肝脏中与脂类代谢相关基因和蛋白的表达，起到了抑制肝脏脂质氧化的作用，具有防治高脂血症的功效。

三、甲状腺疾病中药治疗的作用机制

甲状腺病理状态通常源于内分泌调节机制的失衡、炎症介导的组织破坏及细胞增殖调控的异常。甲状腺功能亢进症，自身免疫反应使甲状腺刺激激素受体抗体过度激活甲状腺，甲状腺激素的过量合成和释放。而甲状腺功能减退症，特别是桥本病，由于自身免疫反应攻击甲状腺组织，使甲状腺激素合成减少。甲状腺结节的形成可能与细胞增殖信号通路的异常激活有关，导致甲状腺细胞的非典型增殖。甲状腺癌的发展则可能与特定致癌基因突变和环境致癌因素的相互作用有关，这些因素均可导致甲状腺细胞的恶性转化。甲状腺炎症，如亚急性甲状腺炎和慢性甲状腺炎，可能是病原体感染引起的免疫反应或自身免疫调节失衡，导致甲状腺组织的局部炎症和功能障碍。中药治疗甲状腺疾病的作用机制主要包括调节甲状腺激素水平、调节免疫、抗炎、抗氧化应激、细胞凋亡等。临床常用于治疗甲状腺疾病的中药主要有夏枯草、山慈菇、猫爪草、海藻、人参、巴戟天、大黄、连翘、牡蛎、龟甲、蒲公英等。

夏枯草可以提高甲状腺功能亢进症的临床有效率，能有效降低 FT_3、FT_4 及促甲状腺激素受体抗体（thyroid stimulating hormone receptor antibody，TRAb）水平、缩小甲状腺肿大体积、提高促甲状腺激素（thyroid stimulating hormone，TSH）水平。此外，夏枯草对自身免疫性甲状腺炎大鼠甲状腺破坏具有保护作用，该作用与平衡 Th 相关细胞因子表达，抑制 JNK/p38MAPK 信号通路的活化有关。

山慈菇为临床治疗甲状腺疾病常用药物，具有清热解毒、化痰散结之效。山慈菇能够抑制甲状腺癌 SW579 细胞的增殖并诱导其凋亡，其作用机制可能与下调 Bcl-2 蛋白表达有关。

猫爪草能够改善甲状腺疾病病灶周围的血液循环，有一定的抗菌作用，并且提高机体免疫力。猫爪草粗多糖对甲状腺激素的降低有抑制作用，能在一定程度上调实验性自身免疫性甲状腺炎（experimental autoimmune thyroiditis，EAT）小鼠甲状腺激素水平，有效干预自身免疫性甲状腺炎。

海藻是天然碘的良好来源，碘是甲状腺激素合成的必需元素。因此，海藻对于预防和治疗由碘缺乏引起的甲状腺功能减退等病症具有一定的效果。

人参黄芪提取液能够促进 TSH 的分泌，改善已老化的甲状腺结构，恢复或增强甲状腺激素的分泌功能，用于治疗甲状腺功能减退症。人参皂苷能够降低甲状腺球蛋白抗体（thyroglobulin antibody，TGAb）、甲状腺过氧化物酶抗体（thyroid peroxidase antibody，TPOAb）指标，其作用机制可能通过抑制 Th1 细胞功能的过度亢进，调节免疫的途径来保护甲状腺组织。

巴戟天能够调节大鼠的下丘脑-垂体-甲状腺轴功能，巴戟肉和盐巴戟均能提高血清 FT_3、FT_4、一氧化氮及下丘脑促甲状腺激素释放激素（thyrotropin-releasing hormone，TRH）的水平，降低血清 TSH 的水平，可以改善大鼠甲状腺功能减退。

大黄素对自身免疫性甲状腺炎有一定的保护作用，能够抑制 $CD4^+$、$CD8^+T$ 淋巴细胞分化，抑制 IFN-γ 和 IL-4 的分泌，从而抑制自身免疫反应。大黄素能够抑制人甲状腺乳头状癌 TPC-1 细胞增殖、侵袭及迁移，促进凋亡。其作用机制可能与抑制 ERK1/2-PKM2 通路有关。

连翘可下调血清特异性自身抗体甲状腺过氧化物酶抗体和 TGAb 水平、抑制甲状腺细胞凋亡，改善机体免疫功能，减轻甲状腺肿大的程度，改善临床症状。

牡蛎多糖、牡蛎糖胺聚糖可改善机体的免疫功能，还有一定的镇静功能，可用于治疗甲状腺功能亢进症导致的失眠。牡蛎可改善机体的免疫能力，促进甲状腺激素水平恢复正常，缩短疗程，降低甲状腺功能亢进症复发率。

龟甲可以调节大鼠体内甲状腺激素水平。龟甲煎液可降低甲状腺功能亢进症型大鼠血清中 T_3 和 T_4 含量，并且降低红细胞膜中 $Na^+-K-ATP$ 酶的活性、血浆中的 cAMP 及血浆的黏度，恢复甲状腺功能亢进症型大鼠的甲状腺功能。

蒲公英中含有的槲皮素、胆碱等多种关键成分可以通过癌症途径、脂质与动脉粥样硬

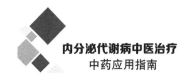
化、PI3K-AKT 信号通路、Age-RAGE 信号通路和 MAPK 信号通路来作用于甲状腺结节。

四、高尿酸血症及痛风中药治疗的作用机制

尿酸是人体在代谢过程中产生的废物之一，主要由嘌呤代谢形成。嘌呤是构成核酸的基本元素，其不仅来源于食物，还可能是身体内细胞分解的结果。嘌呤经氧化后转变为不溶于水的尿酸，这种物质在血液中以溶解形态存在，主要通过肾脏排出体外，少量通过肠道排泄。在肾脏内，尿酸首先在肾小球被过滤，随后在肾小管进行重吸收与分泌。通常尿酸的生成与排泄保持平衡，但是当尿酸产生过多（如摄入高嘌呤食物或细胞迅速分解）或排泄功能下降（如肾功能不足）时，血中尿酸水平会上升，并可能引发高尿酸血症（hyperuricemia，HUA）。长时间的高尿酸血症可能会引起痛风等代谢性疾病。中药治疗高尿酸血症及痛风的作用机制主要体现在抑制尿酸生成、促进尿酸排泄、抗炎、抗氧化应激等方面。

1. 抑制尿酸生成

人体内的尿酸可来源于食物，或者是由体内氨基酸、核糖及其他小分子合成和核酸分解形成。当人体尿酸生成增多，在嘌呤代谢过程中，相关代谢酶的含量就会不足，多余的尿酸不能及时清除，导致尿酸蓄积，对人体健康造成危害。腺苷脱氨酶（adenosine deaminase，ADA）和黄嘌呤氧化酶（xanthine oxidase，XOD）是尿酸生成的关键酶，通过抑制腺苷脱氨酶和黄嘌呤氧化酶可以直接抑制尿酸的生成。大黄、山药、车前子、白芍、柴胡、黄柏等中药能够抑制尿酸的生成，治疗高尿酸血症和痛风。

大黄中含有的活性成分可能对黄嘌呤氧化酶具有一定的抑制作用。黄嘌呤氧化酶是尿酸合成的关键酶，通过抑制此酶的活性，可以直接减少尿酸的产生。

山药的主要活性成分薯蓣皂苷能下调有机阴离子转运体1（organic anion transporter1，OAT1）的活性，降低高尿酸血症大鼠血清中尿酸和肌酐的水平。薯蓣皂苷元能显著抑制尿酸盐的再吸收，还可通过抑制黄嘌呤氧化酶的活性发挥治疗高尿酸血症和保护肾脏的作用。

车前子提取物在体外能较好地抑制肝脏黄嘌呤氧化酶活性。体内实验亦证实车前子醇提物能降低高尿酸血症模型小鼠的血尿酸，降低黄嘌呤氧化酶活性，改善高尿酸血症小鼠的肾脏功能。

白芍的主要活性成分白芍总苷能降低肝脏组织中黄嘌呤氧化酶和腺苷脱氨酶的活

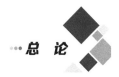

性，从而降低血尿酸含量，对高尿酸血症小鼠模型起到保护作用。

柴胡皂苷 D 可以通过降低腺苷脱氨酶及黄嘌呤氧化酶水平，抑制尿酸生成，起到降低尿酸的作用，具有显著的肾脏保护功能。

黄柏中的二氢小檗碱可抑制黄嘌呤氧化酶活性。在体内，二氢小檗碱不仅可以降低血清中尿酸和黄嘌呤氧化酶的水平，还可以抑制肝脏中黄嘌呤氧化酶和腺苷脱氨酶的活性，并且能显著下调肾脏中黄嘌呤氧化酶 mRNA 和蛋白的表达。

2. 促进尿酸排泄

肾脏能排出体内 2/3 的尿酸，剩余的 1/3 尿酸则是由肠道或肠道中的分解酶进行分解。因此肾脏对尿酸含量影响较大。肾脏排泄尿酸要经过肾小球的滤过、近端肾小管重吸收、远端肾小管分泌、肾小管分泌后重吸收四个过程。尿酸排泄障碍（包括尿酸排泄减少和尿酸重吸收增加）是高尿酸血症的主要发病原因之一。促进尿酸的排泄可以降低血液中的尿酸浓度，防止尿酸在体内积累，减少高尿酸血症及痛风发作的风险。大黄、泽泻、秦艽、秦皮、益母草等中药能够调节肾脏功能，增强尿酸排泄，减少尿酸重吸收，降低尿酸水平。

大黄中含有的活性成分可以通过调节肾脏的尿酸转运蛋白（如尿酸转运通道），促进肾脏的尿酸排泄，增加尿酸的排出，从而降低血液中的尿酸浓度。

泽泻具有较好的利尿效果，能够通过增强肾脏功能，促进尿液的产生。泽泻有助于加速尿酸的排出，降低血液中的尿酸浓度，防止尿酸在体内积累，减少痛风发作的风险。

秦艽可促进尿酸排泄，降低大鼠尿酸水平，其作用是通过降低模型组大鼠 URAT1 的蛋白表达，提高 OAT1、OAT3 的蛋白表达来实现。

秦皮总香豆素通过促进利尿和增强尿酸排泄发挥显著的降血尿酸作用。秦皮甲素能刺激交感神经系统并直接作用于肾脏，减少尿酸重吸收。

益母草提取物可以显著性降低高尿酸血症大鼠的血清尿酸、肌酐，升高尿尿酸；同时，益母草提取物可以显著性下调肾脏尿酸盐转运体、GLUT9 mRNA 的表达，上调有机阳离子转运体、肉毒碱转运体 mRNA 的表达，具有促进肾脏尿酸排泄的作用。

3. 抗炎、抗氧化应激

痛风是一种以高尿酸血症为特征的代谢性炎症性疾病。当血清尿酸浓度 > 420 μmol/L 时，尿酸的血液浓度达到饱和状态，可形成结晶并沉积在关节滑膜、滑囊、软骨及其他组织中，引起急性关节炎。在严重情况下，甚至发生严重关节损伤和肾功

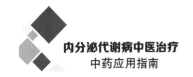

能不全。炎症及氧化应激是痛风发作的关键机制，土茯苓、威灵仙等中药能够抑制炎症反应，抗氧化应激，降低尿酸水平，减轻肾损伤。

土茯苓的主要化学成分为黄酮、苯丙素、木脂素及酚苷类化合物。土茯苓可能通过抑制黄嘌呤氧化酶发挥降尿酸作用；同时可以保护肾脏功能，能够减轻由高尿酸血症引起的过氧化氢酶（catalase，CAT）活性增强的氧化应激反应，发挥抗炎作用；还具有镇痛作用，对痛风性关节炎具有较好的疗效。复方土茯苓颗粒可通过抑制 GLUT9基因的表达，增加尿量，降低血液尿酸水平，通过抑制白细胞介素（interleukin，IL）-1β 和 IL-6 的表达减轻炎症反应，降低肾损伤。

威灵仙可通过降低模型大鼠的 TNF-α、基质金属蛋白酶、透明质酸及基质金属蛋白酶抑制剂-1 的浓度，发挥抗炎作用。威灵仙总皂苷通过调节 CD4$^+$ 和 CD8$^+$T 淋巴细胞亚群百分率，抑制炎性细胞因子的分泌，起到抗炎作用，且作用呈剂量相关。

五、骨质疏松症中药治疗的作用机制

骨质疏松症是一种常见的骨代谢疾病，其特点是骨密度（bone mineral density，BMD）降低，骨微结构恶化，导致骨骼脆弱性增加，易发生骨折。其发病机制主要涉及骨重塑失衡、激素变化、钙磷代谢异常等多方面。骨代谢调节是一个涉及成骨细胞和破骨细胞活动平衡的复杂过程，受到多种激素和细胞因子的共同调控。成骨细胞负责新骨的形成和矿化，而破骨细胞则负责旧骨的吸收和重塑。这一动态平衡过程受到甲状腺激素、生长激素和性激素等的影响，它们促进骨生长和维持骨密度。同时，甲状旁腺激素和维生素 D 在调节钙和磷的代谢中发挥关键作用，能够确保骨矿化的进行。中药治疗高尿酸血症及痛风的作用机制主要体现在促进骨形成、抑制骨吸收、调节钙磷代谢等方面。常用治疗骨质疏松症的中药包括人参、女贞子、牛膝、山茱萸、丹参、巴戟天、石菖蒲、仙茅、杜仲、牡蛎、沙苑子等。

人参及其有效成分具有抑制骨吸收、促进骨形成的作用，可有效防治由于去卵巢、糖皮质激素等因素导致的骨丢失，并可以增强骨的力学性能。

女贞子醇提物具有抑制破骨细胞分化的作用，其防治骨质疏松（diabetic osteoporosis，DOP）的机制可能与抑制破骨细胞分化、抗炎、促骨生成相关，调控 AMPK、TNF、NF-κB 等信号通路发挥作用。

牛膝中的三萜皂苷类成分可以抑制破骨细胞形成，从而发挥抗骨质疏松的作用。

实验表明，竹节参苷Ⅳa、竹节参苷Ⅳa丁酯、竹节参苷Ⅳa甲脂、竹节参苷Ⅴ、木鳖子皂苷Ⅰb均具有较强的抑制活性，且这种抑制作用具有可逆性。

山茱萸可改善绝经后骨质疏松症，能够升高雌激素（E_2）水平，减缓骨中钙、磷的丢失，调节骨代谢，延缓骨密度值下降。

丹参具有植物雌激素样和植物孕激素样作用，丹参通过升高氨基端附加肽段称Ⅰ型前胶原氨基末端肽（type Ⅰ procollagen aminoterminal peptide，PINP）促进骨形成，降低环磷酰胺（cyclophosphamide，CXT）抑制骨吸收，达到预防骨质疏松的目的。

巴戟天多糖能够提高骨质疏松大鼠的骨密度，提高血清微量元素水平，同时降低 IL-6 和 TNF-α 表达水平，对骨质疏松起到一定的防治作用。巴戟天多糖具有提高骨质疏松模型大鼠体内 5-羟色胺、血管内皮生长因子（vascular endothelial growth factor，VEGF）的含量和血清磷的水平，从而缓解大鼠的骨质疏松症状，其能提高去卵巢大鼠的骨矿物质、骨密度、骨钙素及 1，25-二羟基维生素的含量，对去卵巢大鼠具有良好的防治骨质疏松作用。

石菖蒲根茎中的木质素类化合物 Tatarinan O、Tatarinan N、Tatarinan T 对破骨细胞的生成和分化有抑制作用，可以改善脂多糖（lipopolysaccharides，LPS）引起的小鼠骨节构破坏及破骨细胞的过度活化。石菖蒲多糖通过 PLCγ2/Ca^{2+}/PP2B-Aα 信号通路抑制破骨细胞形成及骨吸收活性；石菖蒲多糖能够保护由脂多糖刺激的骨丢失症状

仙茅可改善与骨代谢相关的生化指标，增加骨矿化结节的形成。仙茅可以通过逆转磷酸酶的活性，增加骨形态发生蛋白、β-catenin、胰岛素样生长因子-Ⅰ和巨噬细胞集落刺激因子的表达，增加骨保护素与 NF-κB 配体受体激活剂的相对比值，抑制破骨细胞的生成，促进成骨细胞的分化、增殖，从而起到抗骨质疏松的作用。

杜仲提取物及有效成分等均表现出抗骨质疏松作用。杜仲皮总木脂素类成分能通过骨保护蛋白-核因子-κB 受体活化因子-核因子-κB 受体活化因子配体信号通路抑制破骨细胞的生成。

牡蛎肉水提液可以改善去卵巢大鼠骨的抗弯、抗冲击和抗疲劳能力，抑制骨量丢失，提高骨强度，降低骨质疏松引起的骨折发生率。牡蛎肉水提液可使大鼠骨小梁的面积百分数、数量和宽度增加，骨小梁分离度和单位小梁面积破骨细胞数下降，增加骨量。

沙苑子能提高成骨细胞和骨髓基质细胞骨保护素（osteoclastogenesis inhibitory factor，OPG）的蛋白及其 mRNA 表达，抑制 RANKL 的蛋白及其 mRNA 表达，还能降低外周血中 IL-1、IL-6 的水平，并且提高 CT 的水平，从而起到对骨质疏松症治疗的作用。

各　论

1. 人参

人参为五加科植物人参 *Panax ginseng* C.A.Mey. 的干燥根和根茎。

【别名】黄参，血参，土精，地精，人衔，鬼盖，神草。

【性味】甘，微苦，微温。

【归经】脾经，肺经，心经，肾经。

【功效与主治】大补元气，复脉固脱，补脾益肺，生津养血，安神益智。用于体虚欲脱，肢冷脉微，脾虚食少，肺虚喘咳，津伤口渴，内热消渴，气血亏虚，久病虚羸，惊悸失眠，阳痿宫冷。

【现代药理研究】

（1）降血糖。人参多糖 B 可以增加胰岛素（insulin，INS）敏感性，升高血浆胰岛素水平。人参糖肽能够通过与 β 肾上腺素受体结合引发 cAMP 传导信号通路，进而促进线粒体葡萄糖的有氧酵解，发挥降血糖作用。此外，人参多糖对去肾上腺大鼠仍具有降低肝糖原和血糖的作用，表明其降低肝糖原的作用并不依赖于肾上腺素。人参糖肽注射液对体外糖基化有明显的抑制作用，对蛋白早期和晚期糖基化产物的形成具有明显的抑制作用，提示人参糖肽注射液可能对糖尿病慢性并发症有较好的治疗效果。

（2）降血脂。人参蛋白能够明显降低高血脂模型大鼠血清总胆固醇及甘油三酯含量，有升高模型大鼠肝脏谷丙转氨酶（glutamic pyruvic transaminase，GPT）、谷草转氨酶（glutamic-oxaloacetic transaminase，GOT）含量和降低碱性磷酸酶含量的作用。人参总皂苷可通过抑制胰脂肪酶的活性，继而影响脂质的吸收，起到降脂的作用，其中人参皂苷 Rc、Rb1、Rb2 作用最强。人参皂苷 Rb1、Rc、Rd、Re、Rg1 均可促进体内胆甾醇的合成，且以 Rb1 的作用最强。人参皂苷可使高胆固醇血症模型大鼠体内的卵磷脂胆固醇脂酰转移酶活性增加，从而提高高密度脂蛋白 2（high-density lipoprotein2，HDL2）的含量并加速脂质的转运，达到降血脂的目的。

（3）调节免疫。人参多糖可以明显促进自然杀伤细胞（natural killer cell，NK）的活性，上调活化受体的表达来激活 NK92-MI 细胞，提高细胞的杀伤能力。人参精氨酸双糖苷能够提高治疗组小鼠的体重及免疫器官指数，使脾脏淋巴细胞的增殖指数及

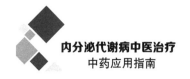

CD3、CD4、CD8 的含量明显提高，显著加强免疫力弱的小鼠的免疫功能。

（4）其他作用。人参二醇皂苷可明显改善微循环，具有强心、抗休克的作用。人参皂苷 Re 能抑制心肌损伤，减轻心室重构的程度，对心肌缺血再灌的炎性反应起到保护作用。人参皂苷还可以降低乙酰胆碱酶活性，增强脑内乙酰胆碱转移酶活性，促进脑内物质代谢，促进脑神经细胞发育和突触传递，从而增强记忆活性。

【专科临床应用】人参单药及复方制剂常用于治疗糖尿病、糖尿病肾病（diabetic kidney disease，DKD）、糖尿病心肌病、糖尿病视网膜病变、糖尿病周围神经病变等糖尿病相关并发症，高脂血症、高尿酸血症、甲状腺功能减退症、自身免疫性甲状腺炎等甲状腺疾病，以及原发性骨质疏松症、多囊卵巢综合征（polycystic ovarian syndrome，PCOS）征等内分泌科常见疾病。

（1）糖尿病。人参–乌梅药对为治疗糖尿病气阴两虚证的潜在有效药对，可能通过调控胰岛素抵抗信号来治疗糖尿病。人参–黄连药对与胰岛素抵抗、炎症反应相关，可能通过参与 AMPK 信号通路、胰高血糖素信号通路等治疗糖尿病。糖尿病属阴虚燥热证者，常与石膏、知母等清热药配伍，如白虎加人参汤以清热益气、生津止渴；糖尿病属脾气亏虚证者，常配伍白术、茯苓、木香，如七味白术散以健脾益气、升清止渴；糖尿病属气阴两虚证者，常配伍黄芪、山药、天花粉、五味子等益气养阴；糖尿病属阴阳两虚证者，常配伍熟地黄、附子、肉桂、山茱萸、桑螵蛸等温阳益阴、补肾固摄。

（2）糖尿病肾病。人参–黄连药对能够改善肾小球–肾间质病变，对早期糖尿病肾病具有一定的治疗作用。糖尿病肾病属气阴两虚证者，可给予参芪地黄汤以益气养阴；糖尿病肾病属脾阳不振证者，常配伍茯苓、苍术、白术、大腹皮、木瓜、猪苓、黄芪等温补脾阳、利水消肿；糖尿病肾病属肾阳衰微证者，常配伍附子、白术、茯苓、白芍、冬瓜皮、淫羊藿等温补肾阳、利水消肿。

（3）糖尿病心肌病。国医大师吕仁和教授治疗糖尿病心肌病时，属阳虚者常用人参配伍桂枝以温通心阳。

（4）糖尿病视网膜病变。临床研究表明宁血益明丸（人参、丹皮、当归、杞子、茜草、桑叶、三七等）治疗糖尿病视网膜病变的远期疗效稳定。

（5）糖尿病周围神经病变（diabetic peripheral neuropathy，DPN）。以人参为主药的津力达颗粒以络病理论指导组方，创立运脾生津新治则，着重从脾论治，以益气养阴、健脾运津为主，清热化湿、活血通络为辅，治疗糖尿病周围神经病变具有较好的疗效。

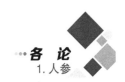

（6）高脂血症。以人参作为君药的健脾化痰祛瘀汤，在健脾益气降脂方面发挥着重要作用。人参白虎汤可降低胆固醇、甘油三酯水平，升高高密度脂蛋白胆固醇水平，发挥降血脂的作用。

（7）高尿酸血症。人参茯苓散加减治疗2型糖尿病高尿酸血症，能显著改善血糖、血脂、血尿酸等指标。人参淫羊藿肠溶胶囊治疗高尿酸血症，降尿酸作用持久、平稳。

（8）甲状腺功能减退症。人参黄芪提取液能够促进TSH的分泌，改善已老化的甲状腺结构，恢复或增强甲状腺激素分泌功能。甲状腺功能减退症属脾肾阳虚证者，可给予参附汤合二仙汤加减温补脾肾，常配伍仙茅、淫羊藿、附子、黄芪、茯苓、白术、生地黄等中药。

（9）自身免疫性甲状腺炎。人参皂苷能够降低TGAb、TPOAb指标，其作用机制可能通过抑制Th1细胞功能的过度亢进，调节免疫的途径来保护甲状腺组织。自身免疫性甲状腺炎属气阴两虚证者，可给予参芪地黄汤合夏枯草、浙贝母、山慈菇等益气养阴、散结消瘿。

（10）原发性骨质疏松症。人参及其有效成分具有调节血脂代谢、抑制骨吸收和促进骨形成的作用，有效防治由于去卵巢、糖皮质激素等因素导致的骨丢失并可以增强骨的力学性能。原发性骨质疏松症属真元虚损、精血不足证者，可给予龟鹿二仙胶汤（鹿角、龟板、人参、枸杞子）填精养血、助阳益气。

（11）多囊卵巢综合征。加味毓麟珠（人参、鹿角霜、川芎、白芍、白术、茯苓、当归、杜仲、菟丝子、熟地、苍术、青皮）可用于治疗多囊卵巢综合征不孕症。

【用法用量】3～9g，另煎兑服；也可研粉吞服，一次2g，一日2次。

【注意事项】人参反藜芦，畏五灵脂。不宜与藜芦、五灵脂同用。

【文献论述】

《神农本草经》：主补五脏、安精神、定魂魄、止惊悸、除邪气、明目开心益智。

《本草纲目》：治男妇一切虚证。

《雷公炮制药性解》：味甘，性微温无毒，入肺经，补气活血，止渴生津，肺寒可服，肺热伤肺，去芦用，茯苓为使，恶卤咸及藜芦。

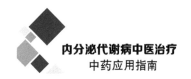

2. 三七

三七为五加科植物三七 *Panax notoginseng*（Burk.）F.H.Chen 的干燥根和根茎。

【别名】金不换，山漆，血参，参三七，田三七，田漆，田七。

【性味】甘，微苦，温。

【归经】肝经，胃经。

【功效与主治】散瘀止血，消肿定痛。用于咯血，吐血，衄血，便血，崩漏，外伤出血，胸腹刺痛，跌扑肿痛。

【现代药理研究】

（1）降血糖。三七总皂苷可能通过抑制 NF-κB 通路，调节花生四烯酸和亚油酸代谢，降低炎性因子和氧化应激水平，改善肝脏功能发挥降低血糖的作用。

（2）降血脂。三七总皂苷可以调节体内脂质代谢，降低脂肪，有效降低谷丙转氨酶、谷草转氨酶、高密度脂蛋白胆固醇、低密度脂蛋白胆固醇、总胆固醇、甘油三酯指标并减少一氧化氮在体内的聚积，具有抑制脂肪肝形成的作用。

（3）抗炎。三七总皂苷可以抑制急性炎症引起的毛细血管通透性升高、炎性渗出和组织水肿，以及炎症后期肉芽组织增生，其作用机制可能与三七总皂苷能够阻止炎性细胞内游离钙水平的升高，抑制灌流液中磷脂酶 A2 的活性，减少地诺前列酮的释放有关。

（4）免疫调节。三七皂苷在体外对人体淋巴细胞的有丝分裂有促进作用，三七总皂苷能提高血液的血球总数及淋巴细胞的百分数，一定程度上提高体液免疫抗体的生成，还能促进造血干细胞的增生，起到调节免疫的作用。

（5）保护心肌。三七总皂苷能抑制中性粒细胞内核因子-κB 的变化，减少细胞间黏附因子表达及中性粒细胞浸润，起到保护心肌作用。

（6）降血压。三七总皂苷和 Rg 型对人体均有不同程度的降血压的作用，三七总皂苷能够扩充血管，阻断去甲肾上腺素所导致的 Ca^{2+} 内流，从而达到降血压的目的。

（7）保护脑组织。三七总皂苷能够延缓缺血期间细胞内高能磷酸化合物的分解，改善脑缺血引起的脑能量耗竭，增加脑组织血液的供应，改善能量代谢，从而发挥脑保护作用。

（8）抗疲劳。人参二醇型皂苷 Rb1 能够抑制大脑微粒体钠、钾腺苷三磷酸活性而发挥中枢抑制作用，三七地下部分能兴奋中枢神经，提高脑力，发挥抗疲劳作用。

【专科临床应用】三七单药及复方制剂常用于治疗糖尿病、糖尿病肾病、糖尿病心肌病、糖尿病视网膜病变、糖尿病周围神经病变、高脂血症、甲状腺结节、骨质疏松症等内分泌科常见疾病。

（1）糖尿病。三七–黄连药对为治疗糖尿病的潜在有效药对，可能通过 HIF–1 信号通路、胰岛素抵抗通路、脂肪细胞脂解调控通路、PI3K–AKT 信号通路等多条通路起到抗 2 型糖尿病的作用。以三七为主要成分的黄精知母三七胶囊可能通过促进胰岛素分泌，降低胰岛素抵抗的程度进而改善糖代谢水平。参苓白术散加味加用三七可用于治疗难治性脾虚湿阻型糖尿病。

（2）糖尿病肾病。三七总皂苷注射液辅助治疗早期糖尿病肾病，可明显改善肾功能指标。三七–黄芪药对为治疗糖尿病肾病有效药对，可协同改善糖尿病肾病足细胞凋亡、脱落，其作用机制可能与其减轻线粒体损伤和氧化应激，调节 LKB1/AMPK/Fox O1 信号通路的活性有关。三七活血化瘀，水蛭破血逐瘀，三七与水蛭配伍使用可增强活血之力，为治疗糖尿病肾病的常用药对。由三七、黄芪、知母、丹参等中药组成的黄芪知母参七颗粒治疗糖尿病肾病气阴两虚证三期、四期临床疗效好，可改善临床症状，24 小时尿蛋白定量、肾功能及糖尿病视网膜病变等指标也有明显改善。

（3）糖尿病心肌病。糖尿病心肌病属心脉瘀阻证者，可用丹参饮配伍三七以增强活血化瘀、宣通心脉之效。

（4）糖尿病视网膜病变。三七–生蒲黄药对为治疗糖尿病视网膜病变有效药对，作用机制主要涉及 GAPDH、胰岛素、过氧化氢酶、IL–6、VEGFA 等靶点基因，可能通过调控 Age–RAGE、HIF–1 等信号通路，改善糖尿病视网膜病变的糖脂代谢异常、氧化应激及炎症反应。糖尿病视网膜病变络脉瘀阻证可给予三七、黄芪、桂枝、大黄、桃仁、水蛭以益气温阳通络。三七联合维生素 E 胶囊治疗糖尿病视网膜病变，能够降低患者全血黏度、血浆黏度、血细胞比容和纤维蛋白原，减少微血管瘤数、出血灶面积和渗出灶面积，改善患者视力。

（5）糖尿病周围神经病变。本病变手足刺痛者，可用三七、川芎、土鳖虫、地龙活血行气止痛。三七总皂苷胶囊治疗糖尿病周围神经病变的临床效果良好，能有效改善患者体内胆红素、铁离子水平、震动感觉阈值（vibration perception threshold，VPT）水平。以三七、黄芪、延胡索、赤芍、丹参、川芎、红花、苏木、鸡血藤等为成分的

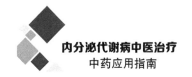

木丹颗粒可能通过下调 TNF-α 和 IL-6 水平，抑制炎症作用，起到治疗糖尿病周围神经病变的作用。三七通舒胶囊联合甲钴胺治疗糖尿病周围神经病变患者效果显著，能够改善神经传导速度，降低血清 HIF-1α、髓鞘碱性蛋白（myelin basic protein，MBP）、超敏 C 反应蛋白（hypersensitive C-reactive protein，hs-CRP）水平，且未增加不良反应。

（6）高脂血症。三七粉联合立普妥治疗能够改善高脂血症痰瘀互结证患者的中医证候，降低患者血脂、全血黏度测定水平。荷丹三七降脂片通过调节 *Nrf2* 基因表达的作用，促进 γ-GCS 表达，启动机体的抗氧化防御系统，减轻氧化应激，发挥治疗高脂血症作用。三七-蒲黄药对为治疗高脂血症痰瘀互结证有效药对，具有化痰祛瘀之功。

（7）甲状腺结节。甲状腺结节乃气滞、痰凝、血瘀交阻于颈部而成，日久郁而化火，以痰火凝结为著，痰火凝结型甲状腺结节可用消瘰丸配伍三七、莪术活血通络散结，配伍夏枯草清热化痰散结。

（8）骨质疏松症。三七-骨碎补药对为治疗骨质疏松症有效药对，三七活血化瘀、骨碎补补肾强骨，三七配伍骨碎补治疗骨质疏松症的机制可能与激活 HIF-1 信号通路相关，从而起到促进血管生成与成骨分化的作用。

【用法用量】煎服，3～9 g。研粉吞服，1 次 1～3 g。外用适量。

【注意事项】孕妇慎用。

【文献论述】

《本草纲目》：止血，散血，定痛。金刃箭伤，跌扑杖疮，血出不止者，嚼烂涂，或为末掺之，其血即止。亦主吐血，衄血，下血，血痢，崩中，经水不止，产后恶血不下，血运，血痛，赤目，痈肿，虎咬，蛇伤诸病。

《本草从新》：能损新血，无瘀者勿用。

3. 干姜

干姜为姜科植物姜 *Zingiber officinale* Rosc. 的干燥根茎。

【别名】白姜，均姜，干生姜。

【性味】辛，热。

【归经】脾经，胃经，肾经，心经，肺经。

【功效与主治】温中散寒，回阳通脉，温肺化饮。用于脘腹冷痛，呕吐泄泻，肢冷脉微，寒饮喘咳。

【现代药理研究】

（1）抗氧化。干姜中含有的姜酮、姜酚、姜脑等活性成分具有抗氧化作用。二苯基庚烷类化合物及姜辣素类化合物有很好的抗氧化活性，可以阻断并清除自由基，尤其对偶氮二异丁脒盐酸盐（2,2′-azobis-2-methyl-propanimidamide dihydrochlori，AAPH）诱导的微粒体抗氧化活性作用明显。

（2）解热、抗炎。干姜有明确的解热作用，其富含的挥发油与姜辣素类是干姜解热作用的主要有效部位。干姜的镇痛抗炎成分主要是脂溶性姜酚类化合物，另外还有未知的水溶性成分。

（3）抗缺氧。干姜醚提物具有抗缺氧作用，其机制可能是通过减慢机体耗氧速度产生的。干姜能够降低细胞乳酸脱氢酶释放，从而减轻心肌细胞的损伤。

（4）抗胃黏膜损伤、促进胃肠消化。生姜煎剂具有抗胃黏膜损伤的作用，其保护作用机制可能与生姜刺激胃黏膜合成和释放具有细胞保护作用的内源性前列腺素有关。干姜含芳香性挥发油，对消化道有轻度刺激作用，可使肠张力、节律及蠕动增强，从而促进胃肠的消化功能。

【专科临床应用】干姜单药及复方制剂常用于治疗糖尿病、糖尿病胃轻瘫、糖尿病肾病、高脂血症、甲状腺功能减退症、多囊卵巢综合征等内分泌科常见疾病。

（1）糖尿病。干姜黄芩黄连人参汤由干姜、黄芩、黄连、人参等药物组成，具有温中散寒、泻热除痞之效。临床研究表明干姜黄芩黄连人参汤治疗气阴两虚 2 型糖尿病疗效显著，能降低患者血糖水平，改善临床症状，提高生活质量。干姜黄芩黄连人参汤治疗 2 型糖尿病的作用机制可能是通过免疫炎症途径，该复方具有多成分、多靶点及调控多种信号通路改善 2 型糖尿病胰岛素抵抗的作用特点。半夏泻心汤由半夏、黄连、黄芩、干姜、甘草、大枣、人参等药物组成，具有寒热平调、消痞散结之功，半夏泻心汤治疗 2 型糖尿病安全有效，不仅能改善 2 型糖尿病患者的血糖状态，还有利于 GLP-1 的分泌，改善中医证候，缓解胰岛素抵抗，调节胃肠激素，增强胃动力，纠正脂代谢的异常，减轻体重。

（2）糖尿病胃轻瘫。干姜中富含芳香性挥发油，能够增强肠张力、节律及蠕动，促进胃肠的消化功能，改善胃肠动力。干姜-吴茱萸-肉豆蔻药组为治疗糖尿病胃轻瘫的有效药组，干姜温中散寒、回阳救逆，吴茱萸散寒止痛、降逆止呕、助阳止泻，肉

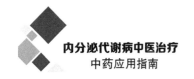
豆蔻温中涩肠、行气消食，三药合用共奏温阳散寒之效，可改善糖尿病胃轻瘫脾阳虚之病机，促进胃肠蠕动，缓解患者症状。

（3）糖尿病肾病。糖尿病肾病属肾阳虚水犯证者，可给予四逆汤（附子、干姜、甘草）加减治疗以温肾助阳利水，改善患者水肿诸症。附子无干姜不热，干姜、附子可以增加机体能量储备，提高机体能量代谢。干姜–附子药对、干姜–桂枝药对为治疗糖尿病肾病常用药对，干姜温阳散寒、附子温肾助阳、桂枝温阳通脉，治疗糖尿病肾病阳虚水犯证，常合用真武汤、苓桂术甘汤、四逆汤等方剂。

（4）高脂血症。柴胡桂枝干姜汤合当归芍药散加减治疗肥胖患者高脂血症，能改善血脂指标，降低患者体重，治疗高脂血症的疗效确切。

（5）甲状腺功能减退症。干姜–川芎–丹参–夏枯草–陈皮药组为临床治疗甲状腺功能减退症潜在药组。四逆汤（附子、干姜、甘草）能够调节下丘脑–垂体–甲状腺轴，临床可用于治疗甲状腺功能减退症属心肾阳衰寒厥证者。

（6）多囊卵巢综合征。四逆汤加味（附子、干姜、炙甘草等）治疗多囊卵巢综合征寒湿凝滞证，有助于恢复月经及排卵，是多囊卵巢综合征寒湿凝滞证的有效治疗方法。

【用法用量】煎汤，3～10 g；或入丸、散。外用适量，煎汤洗或研末调敷。

【注意事项】阴虚内热、血热妄行者禁服。

【文献论述】

《神农本草经》：主胸满咳逆上气，温中止血，出汗，逐风，湿痹，肠澼，下利。生者尤良，久服去臭气，通神明。

《药性论》：治腰肾中疼冷，冷气，破血，去风，通四肢关节，开五脏六腑，去风毒冷痹，夜多小便。治嗽，主温中，霍乱不止，腹痛，消胀满冷痢，治血闭。病人虚而冷，宜加用之。

《得配本草》：干姜，入手少阴、足太阴经气分；炮姜，入足太阴经血分。

4. 土茯苓

土茯苓为百合科植物光叶菝葜 *Smilax glabra* Roxb. 的干燥根茎。

【别名】过山龙，土草薢，冷饭头，地胡苓。

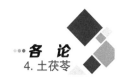

【性味】甘，淡，平。

【归经】肝经，胃经。

【功效与主治】解毒，除湿，通利关节。用于梅毒及汞中毒所致的肢体拘挛，筋骨疼痛；湿热淋浊，带下，痈肿，瘰疬，疥癣。

【现代药理研究】

（1）抗炎。土茯苓中落新妇苷与多糖能够抑制脂多糖诱导 PAW264.7 巨噬细胞分泌炎症因子一氧化氮和 TNF-α，抑制炎症基因一氧化氮合酶和 TNF-α mRNA 的表达，从而抑制巨噬细胞过度炎症反应，因此具有抗炎作用。

（2）免疫调节。土茯苓中的杂多糖组分 SGRP1 对 RAW264.7 巨噬细胞具有确定的免疫调节功能，可提高机体免疫力。

（3）抗肿瘤。土茯苓提取液对人肝癌细胞 HepG2 和 Hep3B 具有抗增殖作用，抑制 HepG2 和 Hep3B 淋巴细胞的生长。还能抑制胃癌 SGC7901 和 BGC823 细胞的增殖，并呈浓度依赖性。

（4）抗心肌缺血。赤土茯苓苷可保护缺血再灌注心肌超氧化物歧化酶与硒谷胱甘肽过氧化物酶，降低脂质过氧化产物丙二醛的含量，增加再灌后冠脉流量、冠脉阻力，促进心肌收缩幅度的恢复。

【专科临床应用】土茯苓单药及复方制剂常用于治疗高尿酸血症及痛风、痛风性关节炎、糖尿病、糖尿病肾病等内分泌科常见疾病。

（1）高尿酸血症及痛风、痛风性关节炎。土茯苓常与萆薢、威灵仙等药物相配伍用于治疗高尿酸血症、痛风及痛风性关节炎，如泄浊除痹方、复方土茯苓颗粒等。泄浊除痹方中君药土茯苓泄浊散结、健脾除湿、通利关节，臣药萆薢利湿而助土茯苓分清泄浊，兼祛风、舒筋通络之效，治疗高尿酸血症具有良好疗效。复方土茯苓颗粒可通过抑制 GLUT9 基因的表达，增加尿量，降低血液尿酸水平，通过抑制 IL-1β 和 IL-6 的表达减少炎症反应，降低肾损伤。

（2）糖尿病。土茯苓-鸡血藤为治疗糖尿病常用药对，其降糖机制可能与胰岛素抵抗通路、Age-RAGE 信号通路、HIF-1 信号通路等通路密切相关。痛风煎加减（组成：土茯苓、黄柏、牛膝、泽泻、薏苡仁、萆薢）治疗糖尿病合并痛风具有良好疗效，体现了清热利湿、活血化瘀、祛风除痹的治疗原则。

（3）糖尿病肾病。土茯苓能改善糖尿病肾病模型大鼠的肾脏病理变化，抑制肾脏 TGF-β 表达和舒张血管。土茯苓汤治疗糖尿病肾病 Ⅲ～Ⅳ 期患者能够降低 24 小时尿

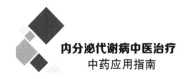

蛋白，升高血浆白蛋白，减少尿蛋白漏出，提高患者的生活质量。

【用法用量】煎服，15～60 g。外用适量。

【注意事项】肝肾阴虚者慎服。忌犯铁器，服时忌茶。

【文献论述】

《本草纲目》：健脾胃，强筋骨，去风湿，利关节，止泄泻。治拘挛骨痛，恶疮痈肿。解汞粉、银朱毒。

《滇南本草》：治五淋赤白浊，兼治杨梅疮毒。

《生草药性备要》：消毒疮、疔疮，炙汁涂敷之，煲酒亦可。

5. 大枣

大枣为鼠李科植物枣 *Ziziphus jujuba* Mill. 的干燥成熟果实。

【别名】干枣，美枣，良枣，红枣。

【性味】甘，温。

【归经】脾经，胃经，心经。

【功效与主治】补中益气，养血安神。用于脾虚食少，乏力便溏，妇人脏躁。

【现代药理研究】

（1）调节血糖。大枣中的大枣多糖能够延缓单糖的释放与吸收，从而抑制血糖升高。大枣调节血糖的作用机制可能与其参与 NF-κB 通路影响肠道炎症与摄食有关。大枣通过抑制肠道炎症，修复肠道黏膜损伤及肠道细胞凋亡，促进抑食性激素分泌调节血糖。

（2）抗氧化。大枣多糖具有显著清除超氧自由基、羟基自由基、过氧化氢（H_2O_2）的作用，枣皮红色素中含有抗氧化活性成分，且与其抗氧化活性呈一定正相关。

（3）提高免疫力。大枣多糖能显著提高补体活性，促进淋巴细胞快速增殖，有效提高机体免疫力，对正常细胞无不良反应，对免疫器官的萎缩具有良好的拮抗作用。大枣多糖能够促进小鼠脾细胞增殖，为促进脾细胞增殖的有效成分，具有增强免疫力之功效。

（4）抗炎。大枣多糖在体外抗氧化实验中，能显著抑制促炎性细胞因子，如 IL-6

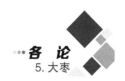

和 TNF，表明其具有抗炎作用。此外大枣多糖可显著抑制活化的 T 细胞产生 IL-2，表明大枣多糖可能存在抗炎活性。

（5）其他作用。大枣多糖能增强机体单核细胞的吞噬功能，起到保护肝脏、增强体力的作用。大枣中含有多种三萜类化合物及环磷酸腺苷，具有抑癌作用，其中大枣多糖提取物可显著抑制肝癌细胞的增殖，并可诱导癌细胞凋亡。大枣多糖对 S-180 肿瘤细胞的杀伤有一定的作用，能辅助治疗骨髓恶性肿瘤。

【专科临床应用】大枣单药及复方制剂常用于治疗糖尿病合并失眠或抑郁焦虑状态、高脂血症、甲状腺功能亢进症、围绝经期综合征等内分泌科常见疾病。

（1）糖尿病。大枣具有补中益气、养血安神之效，对于糖尿病患者，可适当根据患者症状选用大枣。糖尿病患者食欲亢进异常明显则使用大剂量大枣，如患者觉胃中嘈杂不适、神疲乏力，则加适量大枣益气缓急。大枣与甘草、小麦配伍而成的甘麦大枣汤能够改善血清 5-羟色胺水平，降低匹兹堡睡眠质量指数，用于治疗糖尿病合并失眠或抑郁焦虑状态患者。

（2）高脂血症。治疗高脂血症时，可用大枣配伍红曲、苍术、荷叶、山楂等降脂化浊中药。加味甘麦大枣汤（大枣 10 g、甘草 10 g、小麦 15 g、山楂 20 g、百合 10 g、大蒜 10 g、泽泻 15 g、绿豆 10 g）治疗高脂血症可改善患者症状，降低其血脂水平。

（3）甲状腺功能亢进症。甲状腺功能亢进症属心肝火旺证者，可给予甘麦大枣汤合酸枣仁汤加味（炒酸枣仁 20 g，川芎、茯苓、知母、甘草各 10g，黄连 9g，浮小麦、大枣各 30 g，柴胡 6 g，夏枯草 9 g，浙贝母 9 g，炒白芍 10 g，夜交藤 15 g）治疗，阴血不足加生地黄 20 g、麦冬 15 g，减川芎用量为 6 g，瘀血重加丹参 20 g、赤芍 10 g，热重加牡丹皮 10 g、合欢皮 15 g。

（4）围绝经期综合征。患者因体内激素紊乱，常伴有失眠、抑郁焦虑、烘热汗出等症状。甘麦大枣汤联合耳穴压豆治疗围绝经期失眠妇女，能提高血清 E_2 水平，降低卵泡刺激素（follicle stimulating hormone，FSH）水平，改善失眠症状。甘麦大枣汤联合酸枣仁汤治疗围绝经期失眠伴焦躁患者，可明显改善其睡眠质量，缓解焦躁等临床症状，调节激素水平。

【用法用量】煎服，6 ～ 15 g。

【注意事项】凡有湿痰、积滞，齿病、虫病者，均不相宜。

【文献论述】

《神农本草经》：主心腹邪气，安中养脾，助十二经。平胃气，通九窍，补少气、

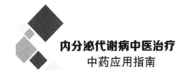

少津液，身中不足，大惊，四肢重，和百药。

《本草汇言》：胃疼气闭者，蛔结腹痛及一切诸虫为病者，咸忌之。

《本草再新》：补中益气，滋肾暖胃，治阴虚。

6. 大黄

大黄为蓼科植物掌叶大黄 *Rheum palmatum* L.、唐古特大黄 *Rheum tanguticum* Maxim.ex Balf. 或药用大黄 *Rheum officinale* Baill. 的干燥根和根茎。

【别名】黄良，火参，肤如，将军，锦纹大黄，川军。

【性味】苦，寒。

【归经】脾经，胃经，大肠经，肝经，心包经。

【功效与主治】泻下攻积，清热泻火，凉血解毒，逐瘀通经，利湿退黄。用于实热积滞便秘，血热吐衄，目赤咽肿，痈肿疔疮，肠痈腹痛，瘀血经闭，产后瘀阻，跌打损伤，湿热痢疾，黄疸尿赤，淋证，水肿。

【现代药理研究】

（1）泻下。大黄中的蒽醌类衍生物为泻下作用的主要活性成分，能够通过增加肠道黏膜蠕动，抑制肠内水分吸收，促进排便。大黄中的醌甙进入大肠时，肠道细菌酶将其分解成大黄酸蒽酮，对大肠黏膜产生一定的刺激，使肠道平滑肌上 M 受体兴奋，从而引起肠道蠕动，发挥泻下作用。

（2）抗胃及十二指肠溃疡。大黄能够使组织营养代谢增强，抑制胃酸的分泌，降低蛋白酶活性，达到抗胃及十二指肠溃疡的作用。加强胃黏膜屏障，有效抑杀幽门螺杆菌，促进溃疡愈合。

（3）降血脂。大黄蒽醌类衍生物大黄素能使人体对外源性胆固醇的吸收减少，抑制机体内源性胆固醇的合成，从而起到降低总胆固醇、甘油三酯等作用。

（4）免疫调节。大黄素可通过提高调节性 T 细胞免疫力和叉头样转录因子 3 的表达，增加相关抗炎因子水平，调节肠道免疫，控制肠道炎症。大黄素通过介导 Bcl-2 相关 X 蛋白 /Bcl-2/caspase-3 途径抑制细胞凋亡，调节 T 细胞比例，保护肠道屏障并抑制严重急性胰腺炎免疫反应。

（5）抗炎。大黄酚可显著下调 TNF-α、IL-1β、诱导型一氧化氮合酶和 NF-κBp65 表达，抑制 PPAR-γ 水平并促使胞内核转录因子 κB 失活进而减轻脂多糖诱导的炎症。

（6）其他作用。大黄素能够增加氧自由基清除，活化肝脏细胞的活性，增加细胞内抗氧剂组分，减轻细胞膜脂质过氧化损伤，降低细胞内活性氧水平，起到保肝作用。大黄素和大黄酸能够清除氧自由基，通过抑制 LIGHT 的单核细胞转移而发挥抗动脉粥样硬化作用。大黄中的大黄酸、大黄素、蒽酮衍生物等有明显抗肿瘤作用，可以通过抑制肿瘤细胞增殖，促进其凋亡来控制肿瘤的发展。

【专科临床应用】大黄单药及复方制剂常用于治疗糖尿病、糖尿病肾病、糖尿病周围神经病变、糖尿病心血管病、糖尿病视网膜病变、糖尿病胃轻瘫、高脂血症、高尿酸血症及痛风、甲状腺炎及甲状腺乳头状癌、多囊卵巢综合征等内分泌科常见疾病以脘腹痞满、便秘等为主症者。

（1）糖尿病。大黄-黄连药对为治疗糖尿病常用有效药对，具有调控糖脂代谢紊乱的作用，能够调控肠道菌群以降低代谢性内毒素血症和炎症水平，发挥降糖作用。生大黄-黄连-槟榔药组对为治疗 2 型糖尿病胃肠实热证常用药组。生大黄为泻热导滞通腑的要药，临床常用量 3～15 g；黄连为苦寒之最，善清中焦郁热，临床常用量为 15～30 g；槟榔行气消积，临床常用量 6～15 g。生大黄-厚朴-枳实组成的厚朴三物汤是治疗 2 型糖尿病中满内热、土壅木郁的核心处方，用于治疗以脘腹胀满、大便秘结、舌红苔黄等为临床表现的 2 型糖尿病胃肠实热证患者。以大黄为主药的大黄黄连泻心汤能降低糖化血红蛋白、血糖、血脂、脂肪，改善骨骼肌 GLUT4 蛋白转位，改善胰岛素抵抗作用等的作用，常用于治疗 2 型糖尿病属邪火内炽证者。因此，大黄单药及复方治疗常用于治疗 2 型糖尿病属胃肠实热证者且以脘腹痞满、便秘等为主症。

（2）糖尿病肾病。单味大黄联合血管紧张素转换酶抑制剂（angiotension converting enzyme inhibitors，ACEI）/ 血管紧张素 Ⅱ 受体阻滞剂（angiotensin Ⅱ receptor blocker，ARB）在改善 24 小时尿白蛋白定量、24 小时尿蛋白定量、血肌酐（serum creatinine，Scr）及尿 β2 微球蛋白方面优于单用 ACEI/ARB，大黄治疗糖尿病肾病在降低尿蛋白、改善肾功能方面有一定的疗效，且不良反应少。大黄-黄芪药对为治疗糖尿病肾病的代表药对，大黄泻下解毒、逐瘀通经，黄芪补气托毒、升阳利水，二者相须为用，疗效显著。网络药理学研究表明大黄-黄芪药对通过多成分、多靶点、多通路发挥抗氧化应激、抗炎、抗纤维化等作用治疗糖尿病肾病。大黄-黄芪-水蛭药组为治疗糖尿病肾病常用药组，黄芪益气扶正，固涩精微，水蛭破血通络，大黄祛瘀泄浊，三药合用，

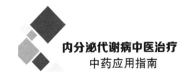

益气活血降浊，可改善糖尿病肾病气虚血瘀之病机。大黄附子汤随证加减治疗糖尿病肾病 2～3 个疗程，糖尿病症状基本消失或缓解，24 小时尿蛋白定量较治疗前减少 40% 以上，空腹血糖（fasting blood glucose，FBG）、血清尿素氮（blood urea nitrogen，BUN）、肌酐等均有明显降低。大黄黄连泻心汤应用于临床上瘀热互结证糖尿病肾病患者，有减少蛋白尿、改善肾功能等作用。

（3）糖尿病周围神经病变。以大黄为主药的大黄蛰虫汤加减（大黄 10 g，黄连 5 g，黄芩 10 g，杏仁、桃仁、赤芍和土鳖虫各 10 g，水蛭 3 g，阳虚患者加入桂枝 10 g、附子 9 g，气虚患者加入生黄芪 30 g、党参 15 g；阴虚患者加入麦冬、北沙参各 10 g）联合甲钴胺片治疗糖尿病周围神经病变气滞血瘀型患者，可提高临床效果，缓解临床症状，提升生活质量，降低血糖水平。

（4）糖尿病心血管病。大黄黄连泻心汤能够有效调节血脂、降血糖、降尿酸，降低体重指数（body mass index，BMI）和缩小腰围，并在改善糖脂代谢异常方面疗效显著。抵当汤由大黄、桃仁、虻虫、水蛭 4 味药组成，方中大黄荡涤瘀热，因势利导，使瘀热从下而出，有活血通络、逐瘀攻下的功效。

（5）糖尿病视网膜病变。以大黄为主药的抵当汤可以调节促炎因子与抗炎因子之间的平衡状态，影响内皮祖细胞动员而延缓糖尿病视网膜病变的形成与发展。

（6）糖尿病胃轻瘫。大黄甘草汤与针刺联合用于糖尿病胃轻瘫患者，可有效改善血清胃肠激素水平，促进胃排空，有效控制血糖。

（7）高脂血症。中药生大黄粉联合辛伐他汀治疗高脂血症，能充分发挥两者的优势，协同发挥调节血脂的作用。大黄–姜黄药对为治疗高脂血症常用药对，大黄有泻下、清湿热、凉血祛瘀、解毒等功效，姜黄可破血行气通经止痛，大黄与姜黄配伍治疗高脂血症可有效降低血脂水平，较单独使用效果更佳。大黄泽泻茯苓汤益气健脾、祛瘀泄浊，可用于治疗 2 型糖尿病合并高脂血症。

（8）高尿酸血症及痛风。大黄能够抑制黄嘌呤氧化酶的活性，显著阻止黄嘌呤向尿酸转化，并具有抗炎作用。大黄牡丹汤以活血祛瘀兼清热为法，能够经肠道菌群、炎症介质调节等机制发挥治疗高尿酸血症的作用。大黄牡丹汤加味（大黄 12 g，牡丹 3 g，芒硝 9 g，冬瓜仁 30 g，桃仁 9 g，兼血瘀证者加桂枝 9 g，虎杖 15 g，兼湿浊证者加白术 9g，茯苓 15 g）治疗早中期慢性肾病合并高尿酸血症患者，有利于改善患者肾功能，降低血尿酸水平，这可能与经肠道菌群调节、下调炎症因子表达机制有关。大黄清热泻火、凉血解毒、逐瘀通经，单味大黄外用或联合虎杖、黄柏、姜黄等药物

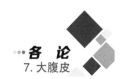

外用可以治疗痛风及痛风性关节炎急性发作期患者。

（9）甲状腺炎及甲状腺乳头状癌。大黄素对自身免疫性甲状腺炎有一定的保护作用，能够抑制 CD4$^+$、CD8$^+$T 淋巴细胞分化，抑制 IFN-γ 和 IL-4 的分泌，从而抑制自身免疫反应。大黄素能够抑制人甲状腺乳头状癌 TPC-1 细胞增殖、侵袭及迁移，促进凋亡，其作用机制可能与抑制 ERK1/2-PKM2 通路有关。

（10）多囊卵巢综合征。大黄可用于治疗多囊卵巢综合征属痰瘀阻滞证者，常配伍苍术、香附、胆南星、陈皮、枳壳等中药。

【用法用量】煎服，3 ～ 15 g；用于泻下不宜久煎。外用适量，研末敷于患处。

【注意事项】孕妇及月经期、哺乳期女性慎用。

【文献论述】

《神农本草经》：下瘀血，血闭，寒热，破癥瘕积聚，留饮宿食，荡涤肠胃，推陈致新，通利水谷，调中化食，安和五脏。

《本草纲目》：主治下利赤白，里急腹痛，小便淋沥，实热燥结，潮热谵语，黄疸，诸火疮。

《雷公炮炙论》：凡使大黄，锉蒸，从未至亥，如此蒸七度，晒干。却洒薄蜜水，再蒸一伏时，其大黄擘如乌膏样，于日中晒干用之。

7. 大腹皮

大腹皮为棕榈科植物槟榔 *Areca catechu* L. 的干燥果皮。

【别名】槟榔皮，大腹毛，茯毛，槟榔衣，大腹绒。

【性味】辛，微温。

【归经】脾经，胃经，大肠经，小肠经。

【功效与主治】行气宽中，行水消肿。用于湿阻气滞，脘腹胀闷，大便不爽，水肿胀满，脚气浮肿，小便不利。

【现代药理研究】

（1）调节胃肠功能。大腹皮水提物能够增加胃肠肌间神经丛胆碱能神经的分布，促进乙酰胆碱的释放，调节胃肠肽类激素的分泌，增加迷走神经的兴奋性，减少氮能

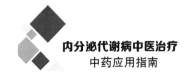

神经的分布，治疗胃肠功能障碍。

（2）抗氧化。大腹皮醇提物能够直接作用于自由基，也能够间接消耗掉容易产生自由基的物质，抑制进一步氧化反应的发生。大腹皮醇提物较水提物、乙酸乙酯提取物具有更好的抗氧化活性，对 1，1-二苯基-2-三硝基苯肼（1,1-diphenyl-2-picryl-hydrazyl radical，DPPH）和 2，2'-联氮-双（-3-乙基苯并噻唑啉-6-磺酸）二铵盐［2,2'-azinobis-（3-ethylbenzthiazoline-6-sulphonate），ABTS］具有较强的清除能力，且消除能力随浓度增加而增强，呈良好的量效关系。

【专科临床应用】大腹皮单药及复方制剂常用于治疗糖尿病肾病、糖尿病胃轻瘫、甲状腺结节等内分泌科常见疾病且以水肿为主症者。

（1）糖尿病肾病。糖尿病肾病属脾阳不振证者，症见面色萎黄，倦怠乏力，面目肢肿，腰以下为甚，脘腹胀满，纳呆便溏，形寒肢冷，小便短少，舌体胖大，舌淡或黯淡，苔白腻，脉濡细，可给予大腹皮配伍茯苓、苍术、木瓜、木香等中药，如实脾饮以温补脾阳、利水消肿。糖尿病肾病属肾阳衰微证者，症见面色㿠白，灰滞无华，形寒怕冷，四肢欠温，周身悉肿，以下肢为甚，腰膝酸软，伴胸闷憋气、心悸气短、腹胀尿少，舌淡红或黯淡，苔白腻，脉沉细无力，可给予真武汤合苓桂术甘汤加大腹皮以温补肾阳、利水消肿。

（2）糖尿病胃轻瘫。大腹皮水提物能够改善胃肠动力，糖尿病胃轻瘫属脾虚湿盛证者，可给予实脾饮健脾祛湿，大腹皮-乌药-槟榔-沉香药组为治疗糖尿病胃轻瘫的潜在有效药组，临床可配伍使用。

（3）甲状腺结节。甲状腺结节病机以肝郁气滞为先，随后痰湿瘀阻局部，日久形成瘿瘤，并结合甲状腺超声结果，囊性结节为主者可给予大腹皮、生姜皮、茯苓皮等利水渗湿之药。

【用法用量】5～10 g。

【注意事项】气虚体弱者慎服。

【文献论述】

《本草纲目》：降逆气，消肌肤中水气浮肿，脚气壅逆，瘴疟痞满，胎气恶阻胀闷。

《神农本草经疏》：大腹皮，即槟榔皮也。其气味所主，与槟榔大略相同，第槟榔性烈，破气最捷，腹皮性缓，下气稍迟。入足阳明、太阴经，二经虚则寒热不调，逆气攻走，或痰滞中焦，结成膈证；成湿热郁积，酸味醋心；辛温暖胃豁痰，通行下气，则诸证除矣。大肠壅毒，以其辛散破气而走阳明，故亦主之也。

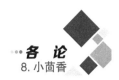

8. 小茴香

小茴香为伞形科植物茴香 *Foeniculum vulgare* Mill. 的干燥成熟果实。

【别名】香丝菜，谷茴香，谷茴。

【性味】辛，温。

【归经】肝经，肾经，脾经，胃经。

【功效与主治】散寒止痛，理气和胃。用于寒疝腹痛，睾丸偏坠，痛经，少腹冷痛，脘腹胀痛，食少吐泻。

【现代药理研究】

（1）降血糖。小茴香水提取物能降低四氧嘧啶和肾上腺素引起的血糖升高，提高血清胰岛素水平和超氧化物歧化酶活性，降低丙二醛含量，减轻四氧嘧啶对胰岛细胞的破坏，其作用机制可能是通过促进胰岛素的分泌、提高糖尿病小鼠抗氧化能力及减轻氧自由基对胰岛 β 细胞的破坏等多种途径调节糖代谢，从而降低血糖。

（2）降血脂。小茴香水提物具有显著的降血脂和抗动脉粥样硬化作用，使高脂血症小鼠的胆固醇、甘油三酯、低密度脂蛋白和载脂蛋白 B（apolipoprotein B，APOB）等血脂水平降低，高密度脂蛋白和载脂蛋白 AI 升高。

（3）抗衰老。小茴香的 50% 乙醇提取物能够显著促进胶原蛋白、弹性蛋白和 TGF−β1 的生成，提高核转录因子 E2 相关因子 2 的核蛋白表达量和谷胱甘肽等细胞保护抗氧化剂的表达，且与剂量呈正相关。

（4）抗氧化、抗应激。小茴香富含的茴香脑、莳酮、草蒿脑能够使超氧化物歧化酶、过氧化氢酶、谷胱甘肽还原酶、谷胱甘肽 S−转移酶及谷胱甘肽过氧化物酶的活性恢复至正常水平，发挥抗氧化应激的作用。

（5）其他作用。小茴香具有促进胃肠运动及功能的恢复、改善肠道微生物平衡的作用。小茴香所含反式茴香脑能够增加 IL−10 表达，降低 IL−17 表达，发挥抗炎作用。小茴香挥发油能够减少细胞分泌 TNF−α，抑制对醋酸引起的小鼠扭体反应，具有缓解疼痛和抗炎的作用。

【专科临床应用】小茴香单药及复方制剂常用于治疗糖尿病、糖尿病胃轻瘫、高脂血症、多囊卵巢综合征等内分泌科常见疾病且以寒疝腹痛、少腹冷痛、脘腹胀痛等为

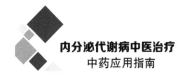

主症者。

（1）糖尿病。糖尿病脾阳虚寒以腹中冷痛为主要症状者，可给予小茴香配伍附子、干姜以加强散寒止痛、理气和胃之效。

（2）糖尿病胃轻瘫。小茴香联合吴茱萸封包干热外治法治疗脾胃虚寒型糖尿病胃轻瘫患者具有良好的治疗效果，能够缓解患者上腹胀、恶心呕吐、早饱、纳差等临床症状，缩短患者胃排空时间。

（3）高脂血症。小茴香提取物能够降低胆固醇、甘油三酯、低密度胆固醇脂蛋白水平，升高高密度胆固醇脂蛋白水平，临床治疗高脂血症可辨证配伍使用。

（4）多囊卵巢综合征。临床治疗多囊卵巢综合征属肝胃虚寒证者，可给予小茴香配伍干姜、附子、吴茱萸，增强暖肝散寒之效。

【用法用量】煎服，3～6g。外用适量。

【注意事项】阴虚火旺者慎服。

【文献论述】

《本草从新》：理气开胃，亦治寒疝，食料宜之。

《本草经解》：主小儿气胀，霍乱呕逆，腹冷不下食，两肋痞满。

9. 小蓟

小蓟为菊科植物刺儿菜 *Cirsium setosum*（Willd.）MB. 的干燥地上部分。

【别名】千针草，野红花，猫蓟，刺儿菜，刺角菜，白鸡角刺，小鸡角刺。

【性味】甘，苦，凉。

【归经】心经，肝经。

【功效与主治】凉血止血，散瘀解毒消痈。用于衄血，吐血，尿血，血淋，便血，崩漏，外伤出血，痈肿疮毒。

【现代药理研究】

（1）止血凝血。小蓟具有收缩血管，升高血小板数目，促进血小板聚集及增高凝血酶活性，抑制纤维蛋白的溶解，加速凝血、止血的作用。小蓟中含有的乙酸乙酯能够缩短实验小鼠凝血时间、出血时间和降低出血量。小蓟所含有的酪胺和去甲酪胺成分可以通过调节去甲肾上腺素的合成以促进血管收缩而发挥止血作用。

（2）抗菌抗炎。小蓟中含有的环己烷和乙醚萃取挥发油对伤寒沙门菌、铜绿假单胞菌、白假丝酵母菌等有抑菌效果。小蓟活性成分能够提高谷胱甘肽过氧化物酶、过氧化氢酶及过氧化物酶的活性，抑制羟自由基（−OH）能力，增强清除活性氧的能力，保护蛋白质和核酸，减少细胞坏死。

（3）抗肿瘤。小蓟所含的微量元素 Se 能增强白细胞的吞噬能力，增强机体免疫力，发挥抗肿瘤的作用。小蓟对人宫颈癌 Hela 细胞、白血病 K562 细胞、肝癌 HepG2 细胞和胃癌 BGC823 细胞的生长有明显的抑制作用。

【专科临床应用】小蓟单药及复方制剂常用于治疗糖尿病、围绝经期崩漏等内分泌科常见疾病，以尿血等为主症者。

（1）糖尿病。小蓟−白及−三七导入攒竹、睛明穴能够有效治疗糖尿病眼底出血，三七、白及能缩短凝血时间，降低毛细血管通透性，小蓟有收缩血管的作用，三者共用能使凝血时间缩短。糖尿病合并尿血等泌尿系统感染症状属下焦瘀热、蓄聚膀胱者，可予小蓟饮子凉血止血、利水通淋。

（2）围绝经期崩漏。临床研究表明地榆散加味治疗围绝经期崩漏能有效减少出血时间和出血量。地榆散由地榆、小蓟、花蕊石、白芍、艾叶中药配伍而成，具有补肾养肝、化瘀止血的功效。

【用法用量】煎服，5～12 g，鲜品加倍。外用适量，捣敷患处。

【注意事项】虚寒出血及脾胃虚寒者禁用。

【文献论述】

《本草拾遗》：破宿血，止新血，暴下血，血痢，惊疮出血，呕吐等，绞取汁温服；作煎和糖合，金疮及蜘蛛蛇蝎毒，服之亦佳。

《本草图经》：生捣根绞汁服，以止吐血，衄血、下血。

10. 山茱萸

山茱萸为山茱萸科植物山茱萸 *Cornus officinalis* Sieb.et Zucc. 的干燥成熟果肉。

【别名】鸡足，蜀枣，鼠矢，山萸肉，实枣儿，肉枣，枣皮，药枣，红枣皮。

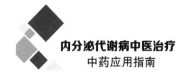

【性味】酸，涩，微温。

【归经】肝经，肾经。

【功效与主治】补益肝肾，收涩固脱。用于眩晕耳鸣，腰膝酸痛，阳痿遗精，遗尿尿频，崩漏带下，大汗虚脱，内热消渴。

【现代药理研究】

（1）降血糖。山茱萸提取物齐墩果酸能够使神经末梢释放的乙酰胆碱增多，激活胰岛β细胞M₃受体，增加胰岛素的分泌，引起血浆葡萄糖水平下降。此外，山茱萸总萜能够促进葡萄糖在体内的利用，抑制葡萄糖在体内的吸收等作用，通过非胰岛素依赖途径发挥降血糖的作用。

（2）免疫调节。山茱萸对免疫系统具有双向调节作用，既能兴奋免疫又能抑制免疫。山茱萸的免疫兴奋作用主要为多糖类成分，山茱萸生品多糖和制品多糖对免疫低下小鼠的非特异性免疫、体液免疫及细胞免疫功能均有显著的促进作用，且山茱萸经酒蒸制后，其多糖的药效显著增强。山茱萸的免疫抑制作用主要由所含的苷类成分产生，山茱萸免疫活性部位F-1C对正常小鼠免疫反应具有明显的抑制作用，能够增加Ts细胞数量，增强Ts细胞抑制功能，发挥免疫抑制作用。

（3）抗氧化。山茱萸熊果酸能够清除羟基自由基和超氧阴离子自由基，体内实验发现山茱萸熊果酸组小鼠的胸腺系数及脾脏及指数均明显上升，血清中超氧化物歧化酶活性显著升高、丙二醛含量明显降低，证实了山茱萸熊果酸具有良好的抗氧化性能。

（4）其他作用。山茱萸中含有的莫诺苷和马钱苷对糖尿病小鼠心肌有一定的保护作用，可能通过降血糖来发挥保护心肌的作用。山茱萸环烯醚萜苷具有抵抗衰老，促进胆碱O-乙酰转移酶（choline O-acetyltransferase，ChAT）表达的功能，从而使血管性痴呆大鼠的认知功能障碍得到改善。

【专科临床应用】山茱萸单药及复方制剂常用于治疗糖尿病、糖尿病肾病、糖尿病心脏病、糖尿病视网膜病变、骨质疏松症等内分泌科常见疾病。

（1）糖尿病。山茱萸补益肝肾、收涩固脱，临床可与熟地黄、杜仲、山药等补益肝肾中药合用，治疗糖尿病属肝肾亏虚证者。山茱萸-熟地黄药对为治疗糖尿病有效药对，可通过营养治疗及介导胰岛素等多途径治疗2型糖尿病。《医学衷中参西录》中记载滋膵饮治疗消渴，方中山茱萸具有封固肾关之功。糖尿病属肾阴亏虚证者，可给予六味地黄丸滋阴补肾、润燥止渴。

（2）糖尿病肾病。山茱萸补益收涩二法共奏，正合糖尿病肾病本虚标实病机，治疗糖尿病肾病的疗效显著。糖尿病肾病初起时属肾阴亏虚，后期为肾元衰败、阴阳两虚，在治疗糖尿病肾病后期常用山茱萸配伍熟地黄以温补肾阳、益肾填精。糖尿病日久正气亏虚，肾气不得以固涩精微而发为蛋白尿，山茱萸补益之功可助于五脏安和，收涩之法可使蛋白排出减少，可配伍熟地黄、生山药以补肾摄精，充固肾气。

（3）糖尿病心脏病。山茱萸配伍山药具有益气养阴、补脾肺肾、固精止带的功效，为治疗糖尿病心脏病的常用药对。

（4）糖尿病视网膜病变。早期糖尿病视网膜病变的发生发展与肝肾阴虚、目络瘀阻密切相关，运用山茱萸–女贞子–黄芪药组加减可改善早期糖尿病视网膜病变患者症状，并常配伍决明子、谷精草、枸杞子等中药以明目退翳。

（5）骨质疏松症。山茱萸可改善绝经后骨质疏松症，能够升高 E_2 水平，减缓骨中钙、磷的丢失，调节骨代谢，延缓骨密度值下降。山茱萸与熟地黄、牡丹皮、山药、茯苓、泽泻等配伍而成的经典名方六味地黄丸可有效治疗 2 型糖尿病性骨质疏松症，增加骨密度，减轻疼痛症状，抗氧化应激，有助于提高患者生活质量。

【用法用量】煎服，6 ～ 12 g。急救固脱可用至 20 ～ 30 g。

【注意事项】凡命门火炽，强阳不痿，素有湿热，小便淋涩者忌服。

【文献论述】

《神农本草经》：主心下邪气寒热，温中，逐寒湿痹，去三虫。

《药性论》：治脑骨痛，止月水不定，补肾气；兴阳道，添精髓，疗耳鸣，除面上疮，主能止发汗，止老人尿不节。

《本草求原》：止久泻，心血虚发热汗出。

11. 山药

山药为薯蓣科植物薯蓣 *Dioscorea opposita* Thunb. 的干燥根茎。

【别名】薯蓣，九黄姜，山芋，玉延，怀山药，蛇芋，白苕，佛掌薯。

【性味】甘，平。

【归经】脾经，肺经，肾经。

【功效与主治】补脾养胃，生津益肺，补肾涩精。用于脾虚食少，久泻不止，肺虚

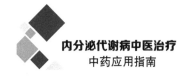

喘咳，肾虚遗精，带下，尿频，虚热消渴。

【现代药理研究】

（1）降血糖。山药总皂苷的水解物薯蓣皂苷元可降低细胞内促凋亡蛋白 Bax 和 Caspase-3 的表达，增强抗凋亡蛋白 Bcl-2 的表达，抑制细胞凋亡，改善糖尿病大鼠的症状。薯蓣皂苷能抑制 GRP78、ATF6、eIF2 等蛋白的表达，上调 IRS-1、GLUT4、p-AKT 和 p-AMPK 等蛋白的表达，提高磷酸糖果激酶（phosphofructokinase，PFK）、蛋白激酶（protein kinases，PK）和葡萄糖激酶（glucokinase，GK）活性，调节糖脂代谢的平衡。山药多糖可提高大鼠血液中的己糖激酶、琥珀酸脱氢酶及苹果酸脱氢酶等糖代谢关键酶的活性来促进血糖代谢，从而实现降血糖作用。

（2）增强免疫。山药醇提液能够增加小鼠脾细胞、T 淋巴细胞数量，促进溶血素生成。山药水煎液灌胃给药，能够提高氢化可的松致免疫功能低下小鼠脾系数、胸腺系数及耐缺氧能力，提高小鼠免疫功能。山药多糖能促进淋巴细胞的增殖能力和抗体的产生，对体液免疫、细胞免疫和非特异性免疫都有增强作用。

（3）调节胃肠功能。怀山药水煎剂能够增加利血平致脾气虚模型小鼠脑去甲肾上腺素、5-羟色胺水平。山药多糖能够抑制大黄致脾虚模型小鼠胃排空及小肠推进，具有调节胃肠运动的作用。

（4）抗氧化、抗衰老。山药多糖能够增强过氧化氢酶、超氧化物歧化酶、谷胱甘肽过氧化物酶活性，降低单胺氧化酶活性及过氧化脂质、脂褐质含量，具有较强的抗氧化、抗衰老作用。山药多糖能够拮抗衰老模型小鼠免疫器官的萎缩，使胸腺皮质细胞和淋巴细胞数量增加，提高免疫，抗衰老。

（5）降尿酸。薯蓣皂苷能下调 OAT1 的活性，降低高尿酸血症大鼠血清中尿酸和肌酐的水平。薯蓣皂苷元能显著抑制尿酸盐的再吸收，还可通过抑制黄嘌呤氧化酶的活性来治疗高尿酸血症和保护肾脏。

【专科临床应用】山药单药及复方制剂常用于治疗糖尿病、糖尿病肾病、糖尿病心肌病、高脂血症、慢性淋巴细胞性甲状腺炎、多囊卵巢综合征等内分泌科常见疾病。

（1）糖尿病。山药-黄芪药对为治疗糖尿病有效药对，山药补脾养阴、生津益肺，补五劳七伤，黄芪补气升阳、益水之源、生津养血，山药与黄芪相配补脾固肾，益气生津。山药-黄连药对为治疗糖尿病又一常用药对，两药配伍使用具有清胃热、养胃阴、止消渴之效，能够调节血糖、保护胰岛功能、改善胰岛素抵抗。由山药、乌梅、黄芪、肉桂组成的乌梅山药饮能够明显缓解 2 型糖尿病患者口干咽燥的症状，刺激唾液分泌，效果优于耳穴贴压。对于低血糖型脆性糖尿病，补中益气汤加肉桂、山萸肉、淮山药可有效降低患者低血糖的发作频率，降低糖化血红蛋白水平，提高患者生活质量。

（2）糖尿病肾病。山药-黄芪药对为治疗糖尿病肾病常用有效药对，药理学研究表明山药-黄芪药对能够降低糖尿病肾病大鼠尿蛋白的排泄，降低血清尿素氮和肌酐水平，升高血清超氧化物歧化酶活性，降低丙二醛含量，具有明显的肾脏保护作用。糖尿病肾病属气阴两虚证者，可用山药配伍人参、黄芪、熟地黄、茯苓、牡丹皮、山茱萸等中药，以参芪地黄汤加减益气养阴。糖尿病肾病属肝肾阴虚证，可用山药配伍菊花、枸杞子、生地黄、泽泻、牡丹皮、山茱萸等中药，以杞菊地黄丸加减补益肝肾、滋阴潜阳。糖尿病肾病属阴阳两虚证者，可给予桂附地黄汤加减阴阳双补，药用山药配伍肉桂、附子、山茱萸、熟地黄等。

（3）糖尿病心肌病。治疗糖尿病心肌病时，山药常配伍丹参、薤白、枳实、桂枝檀香等中药以通阳宣痹，宽胸理气。

（4）高脂血症。山楂山药药膳汤（山楂30 g，山药20 g，何首乌20 g，麦门冬10 g，黄精10 g，荷叶10 g）能够降低总胆固醇、甘油三酯、低密度脂蛋白胆固醇水平，升高高密度脂蛋白胆固醇水平，显著降低动脉粥样硬化指数（atherosclerosis index，AI）。

（5）慢性淋巴细胞性甲状腺炎。山药为金匮肾气丸的重要组成。金匮肾气丸联合左甲状腺素片治疗慢性淋巴细胞性甲状腺炎，能够显著改善血清TGAb及TPOAb水平，相比单独使用左甲状腺素片效果更佳。

（6）多囊卵巢综合征。山药为金匮肾气丸的重要组成，临床研究表明金匮肾气丸加减联合针刺改善肾虚痰瘀型多囊卵巢综合征患者性激素水平疗效确切，停药后其疗效可持续较久。

【用法用量】煎服，15～30 g。

【注意事项】湿热实邪者慎服。

【文献论述】

《神农本草经》：主伤中，补羸虚，除寒热邪气，补中益气力，长肌肉，久服耳目聪明。

《本草纲目》：益肾气，健脾胃，止泄痢，化痰涎，润皮毛。

《药性论》：补五劳七伤，去冷风，止腰疼，镇心神，补心气不足，患人体虚羸，加而用之。

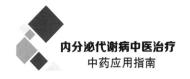

12. 山楂

山楂为蔷薇科植物山里红 *Crataegus pinnatifida* Bge.var.major N.E.Br. 或山楂 *Crataegus pinnatifida* Bge. 的干燥成熟果实。

【别名】鼠查，赤爪实，赤枣子，山里红果，酸枣，山里果子，映山红果，海红，酸梅子，山梨，酸查。

【性味】酸，甘，微温。

【归经】脾经，胃经，肝经。

【功效与主治】消食健胃，行气散瘀，化浊降脂。用于肉食积滞，胃脘胀满，泻痢腹痛，瘀血经闭，产后瘀阻，心腹刺痛，胸痹心痛，疝气疼痛，高脂血症。

【现代药理研究】

（1）降血糖。山楂果总有机酸、山楂叶总黄酮能够激活 AMPKα/SREBP-1/ACCα 信号通路，调节糖脂代谢，改善大鼠糖脂代谢紊乱。山楂提取物可改善链脲佐菌素（STZ）诱导的糖尿病所引起大鼠学习记忆障碍。山楂精纯提取片组能够降低空腹血糖和糖化血红蛋白。

（2）降血脂。山楂皂苷可以增强低密度脂蛋白与肝脏质膜结合，从而达到调血脂作用。山楂黄酮能降低高血脂大鼠血清中胆固醇和甘油三酯含量，山楂黄酮给药组还能显著地升高大鼠血清高密度脂蛋白胆固醇和降低大鼠血清低密度脂蛋白胆固醇的作用。山楂总黄酮可抑制脂肪细胞瘦素的分泌，抑制脂肪细胞分泌 PAI-1，调节机体的代谢紊乱。山楂叶黄酮能有效降低高脂饮食模型大鼠总胆固醇、甘油三酯以及低密度脂蛋白胆固醇水平且能降低丙二醛，并增强超氧化物歧化酶和谷胱甘肽过氧化物酶的水平；抑制 IL-1β、IL-6 和 TNF-α 表达，具有降低机体氧化应激水平以及抗炎的效果。通过下调肝脏 3-羟基-3-甲基戊二酰辅酶 A 还原酶表达，抑制胆固醇生物合成；同时，上调肝脏低密度脂蛋白受体的表达，加速胆固醇的代谢，改善机体内脂代谢紊乱的现象。

（3）调节免疫。山楂中含有的谷固醇能显著增加白细胞计数，增强巨噬细胞的吞噬活性，并对环磷酰胺诱导的免疫抑制模型小鼠的脾脏和淋巴细胞产生影响。山楂多糖能够增强脾脏、胸腺和巨噬细胞的吞噬活性，促进小鼠溶血素和溶血斑的形成。

（4）调节胃肠功能。山楂醇提液对胃平滑肌有双向调节作用，在收缩状态下收缩或舒张，可以提高其活性。山楂对消化道功能障碍有很强的调节作用，能增强脾脏功能，排出食物。

（5）抗心肌缺血和再灌注损伤。山楂总黄酮能够治疗心肌缺血和再灌注损伤，可以减少由缺血缺氧损伤引起的心肌细胞乳酸脱氢酶的释放量，减少心肌细胞内丙二醛含量，提高细胞内心肌超氧化物歧化酶和还原型谷胱甘肽的活性，显示其对心肌的保护作用。

（6）保护肝脏。山楂酸能降低小鼠肝组织中脂质过氧化产物丙二醛的含量，增强肝组织抗氧化作用，清除氧自由基，使肝脏受自由基攻击程度降低，从而发挥肝保护效应。山楂酸能够减轻肝细胞的肿胀、坏死和炎症程度。

【专科临床应用】山楂单药及复方制剂常用于治疗糖尿病及其并发症、高脂血症、多囊卵巢综合征等内分泌科常见疾病。

（1）糖尿病。山楂-黄芪-丹参药组为治疗 2 型糖尿病合并非酒精性脂肪性肝病的常用药组，作用机制可能与改善胰岛素敏感性、调节脂肪酸氧化过程、减少并发症等有关。

（2）高脂血症。山楂-陈皮为常用的降血脂药对，陈皮理气健脾、燥湿化痰，山楂行气散瘀、化浊降脂，共奏健脾化痰、祛浊散瘀之功。山楂-决明子-泽泻药组为治疗高脂血症常用药组，能够降低血脂水平，改善肝功能，减少肝脏脂肪变性。山楂-丹参-水蛭药组为治疗高脂血症又一常用药组，能有效降低血脂、血液黏稠度。山楂消脂胶囊由山楂、大黄等药物组成，具有降脂、预防脂质在血管内膜沉积、增加自由基清除及抗氧化能力等作用，可有效治疗高脂血症。山楂菖蒲饮具有化湿开胃、开窍豁痰、化浊降脂的功效，能够降低血脂，降低血浆黏度。

（3）多囊卵巢综合征。山楂-黄芪药对为治疗多囊卵巢综合征常用药对，黄芪补益脾肺之气、养血行滞，山楂醒脾消食、破瘀化痰，共奏健脾益气、破瘀化痰之功。山楂-黄芪药对可以改善卵巢生殖功能，其作用机制可能与降低促炎因子 IL-6、IL-17A、TNF-α 水平，提高抗炎因子 IL-10 水平，缓解炎症状态有关。

【用法用量】煎服，9～12 g。

【注意事项】脾胃虚弱者不宜多食。

【文献论述】

《本草纲目》：化饮食，消肉积，癥瘕，痰饮痞满吞酸，滞血痛胀。

《滇南本草》：消肉积滞，下气；治吞酸，积块。

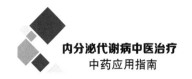

13. 山慈菇

　　山慈菇为兰科植物杜鹃兰 *Cremastra appendiculata*（D.Don）Makino、独蒜兰 *Pleione bulbocodioides*（Franch.）Rolfe 或云南独蒜兰 *Pleione yunnanensis* Rolfe 的干燥假鳞茎。

　　【别名】金灯，鹿蹄草，山茨菰，山茨菇，朱姑，鬼灯檠，毛慈姑。

　　【性味】甘，微辛，凉。

　　【归经】肝经，脾经。

　　【功效与主治】清热解毒，化痰散结。用于痈肿疔毒，瘰疬痰核，蛇虫咬伤，癥瘕痞块。

　　【现代药理研究】

　　（1）抗肿瘤。山慈菇可通过抑制肿瘤细胞增殖、侵袭转移和新生血管生成，促进癌细胞凋亡及调节机体免疫等方面发挥抗肿瘤作用。山慈菇能够调节相关蛋白的表达来促进肝癌细胞凋亡，调控上皮细胞间质转化，抑制肝癌细胞的侵袭能力。山慈菇正丁醇提取物可降低大鼠肺泡巨噬细胞分泌的 TNF-α 和 IL-1β 水平，从而在肺系相关疾病中发挥免疫调节作用。

　　（2）抗氧化。山慈菇多糖具有显著的抗氧化作用，可能通过增强抗氧化酶活性，促进超氧阴离子自由基消除，其清除率呈明显的剂量效应关系，发挥增强机体总抗氧化能力（total antioxidant capacity，TAOC）的作用。

　　（3）抗痛风。山慈菇含有的秋水仙碱具有一定的抗痛风作用，在不影响尿酸排泄的情况下可于数小时内使患者关节疼痛等症状迅速消失。

　　（4）降脂。山慈菇多糖可显著降低高脂小鼠血清中总胆固醇、甘油三酯和低密度脂蛋白的含量，显著增加高密度脂蛋白的含量，具有显著的降脂作用。

　　【专科临床应用】山慈菇单药及复方制剂常用于治疗甲状腺结节、甲状腺癌、甲状腺功能亢进症、高尿酸血症及急性痛风性关节炎、高脂血症等内分泌科常见疾病。

　　（1）甲状腺结节及甲状腺癌。山慈菇为临床治疗甲状腺疾病的常用药物，具有清热解毒、化痰散结之效，山慈菇能够抑制甲状腺癌 SW579 细胞的增殖并诱导其凋亡，其作用机制可能与下调 Bcl-2 蛋白表达有关。《外科大成》记载治疗瘿瘤应"消瘤神应散"，

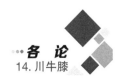

由山慈菇、海浮石、昆布、川贝母各等分为末服用，治疗瘿瘤疗效显著。山慈菇–连翘–浙贝母–猫爪草–蒲公英为治疗甲状腺结节潜在核心药组，共奏消瘿散结之功。

（2）甲状腺功能亢进症。甲状腺功能亢进症初期常表现为阴虚阳亢证，可给予验方滋阴潜阳甲状腺功能亢进方（玄参 15 g、生地黄 15 g、土贝母 30 g、地骨皮 30 g、首乌藤 60 g、山慈菇 15 g、黄药子 6 g、醋五味子 10 g）滋阴潜阳、消瘿散结。

（3）高尿酸血症及急性痛风性关节炎。急性痛风性关节炎以"标实"为主，治疗以清热利湿、固护中焦为主要原则，可选用山慈菇清热解毒。山慈菇–薏苡仁为治疗急性痛风性关节炎的常用药对，具有健脾利湿、清热解毒的作用。痛风性关节炎合并高脂血症，可选用柴胡–桂枝–甘草–白芍–黄芩–威灵仙–山慈菇–车前子药组以通利关节、化浊降脂。

【用法用量】3 ～ 9 g，外用适量。

【注意事项】正气虚体弱者慎用。

【文献论述】

《本草纲目》：主疔肿，攻毒破皮。解诸毒，蛇虫、狂犬伤。

《滇南本草》：消阴分之痰，止咳嗽，治喉痹，止咽喉痛。治毒疮，攻痈疽，敷诸疮肿毒，有脓者溃，无脓者消。

《本草新编》：山慈姑（菇），玉枢丹中为君，可治怪病。大约怪病多起于痰，山慈姑正消痰之药，治痰而怪病自除也。或疑山慈姑非消痰之药，乃散毒之药也。不知毒之未成者为痰，而痰之已结者为毒，是痰与毒，正未可二视也。

14. 川牛膝

川牛膝为苋科植物川牛膝 *Cyathula officinalis* Kuan 的干燥根。

【别名】天全牛膝，都牛膝，肉牛膝，大牛膝，拐牛膝，甜牛膝，甜川牛膝，龙牛膝。

【性味】甘，微苦，平。

【归经】肝经，肾经。

【功效与主治】逐瘀通经，通利关节，利尿通淋。用于经闭癥瘕，胞衣不下，跌扑

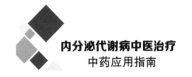

损伤，风湿痹痛，足痿筋挛，尿血血淋。

【现代药理研究】

（1）调节免疫。川牛膝多糖既具有体液免疫功能，又能提高 NK 细胞活性和小鼠巨噬细胞的吞噬能力，表明其免疫活性广泛。川牛膝多糖能提高免疫器官指数，不同程度促进细胞免疫、体液免疫及非特异性免疫功能。

（2）降血压。川牛膝的提取物能够显著降低自发性高血压大鼠的血压值，同时也能够降低血管紧张素转换酶，其降压机制可能为降低了血管紧张素转换酶，阻断血管紧张素的生成，进而加剧血管的扩张，使血压降低。

（3）对血液系统的影响。川牛膝能改善微循环，降低血浆黏度，增强红细胞变形能力。

【专科临床应用】川牛膝单药及复方制剂常用于治疗高血压、高脂血症等内分泌科常见疾病。

（1）高血压。川牛膝具有一定降压作用，对高血压靶器官有一定的保护作用。β艾蒿素、红苋甾酮、β-谷甾醇和槲皮素为川牛膝发挥降压作用的主要活性成分，能够调节 EGFR、ESR1、FOS、CCND1 等核心靶点干预高血压。川牛膝-牡丹皮为治疗高血压的常用药对，可用于治疗顽固性高血压持续不降者。

（2）高脂血症。临床治疗高脂血症，常用川牛膝配伍红曲、山楂、荷叶、苍术等中药。

【用法用量】煎服，5 ～ 10 g。

【注意事项】孕妇慎用。

【文献论述】

《神农本草经》：湿痿痹，四肢拘挛，膝痛不可屈，逐血气；伤热火烂，堕胎。

《中药志》：破血下降。

《四川中药志》：祛风利湿，通经散血。治寒湿腰腿骨痛，足痿筋挛，妇女经闭及症瘕，淋病，尿血，阴痿、失溺。

15. 川芎

川芎为伞形科植物川芎 *Ligusticum chuanxiong* Hort. 的干燥根茎。

【别名】香果，山鞠穷，芎藭，胡藭，马衔，芎藭，雀脑芎，京芎，贯芎，抚芎，台芎，西芎。

【性味】辛，温。

【归经】肝经，胆经，心包经。

【功效与主治】活血行气，祛风止痛。用于胸痹心痛，胸胁刺痛，跌扑肿痛，月经不调，经闭痛经，癥瘕腹痛，头痛，风湿痹痛。

【现代药理研究】

（1）抗炎、镇痛。川芎中含有的洋川芎内酯 A 和 Z-藁本内酯、新蛇床内酯等活性成分可通过 JAK1、JAK2、JAK3、COX2、EKR2、PKC、IKKβ、TNF-α 有效抑制炎性信号的转录，进而干预其下游因子的表达，并有效发挥抗炎的功效。藁本内酯、洋川芎内酯 A 和洋川芎内酯 C 具有较好的抗炎功效，尤以藁本内酯为著，而洋川芎内酯 I、H、N 亦具有一定的抗炎活性。

（2）抗氧化。川芎醇提物中主要的活性组分川芎嗪、阿魏酸、游离酚及结合酚具有良好的抗氧化活性，川芎醇提物的还原能力随浓度增加而增强，对超氧阴离子有较强的抑制作用，且呈剂量效应关系。

（3）改善心功能。川芎能够通过抑制炎性反应、调控细胞凋亡、改善血管收缩功能等多种途径改善心功能。川芎生物碱能够提高心肌超氧化物歧化酶活力，抑制 CK 的活性，增加丙二醛的含量，抑制心肌细胞凋亡从而减少心肌缺血损伤，发挥保护心肌作用。

（4）抗抑郁。川芎挥发油抗抑郁作用可能与提高前额叶、纹状体去甲肾上腺素含量及海马区多巴胺含量有关，川芎挥发油能显著提高 CUMS 抑郁模型大鼠海马区多巴胺含量，前额叶和纹状体去甲肾上腺素的含量。

（5）细胞保护。川芎提取物具有保护神经小胶质细胞缺氧损伤的作用，能够阻滞缺氧神经小胶质细胞乳酸脱氢酶释放的作用，提高缺氧神经小胶质细胞 G_2^+S 期比率。

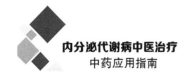

【专科临床应用】川芎单药及复方制剂常用于治疗糖尿病肾病、糖尿病周围神经病变、高脂血症、亚急性甲状腺炎、甲状腺癌术后甲状旁腺功能减退、多囊卵巢综合征等内分泌科常见疾病。

（1）糖尿病肾病。川芎辛散温通，利血脉，促血行，散瘀血，可有效治疗糖尿病肾病。川芎–黄芪药对为治疗糖尿病肾病常用药对，黄芪生津止渴，能够缓解糖尿病肾病气虚津伤口渴症状，又能利尿消肿，增强对糖尿病肾病水肿防治效果，黄芪与川芎相使，可增强川芎活血化瘀之功。川芎–山药药对具有活血化瘀、气阴双补之效，能改善糖尿病肾病血瘀及气阴双虚的病理状态。川芎–当归药对补血又活血，补血而不滞血，行血而不破血，对糖尿病肾病日久形成的血脉瘀滞具有一定改善作用。此外，川芎常与生地黄、赤芍等清热药配伍，共奏活血清热之效，能够改善糖尿病及其肾病并发症血瘀燥热内盛的病理状态；川芎与丹参、红花等其他活血化瘀药配伍合用，能够增强活血化瘀之力，从而有效发挥对糖尿病肾病的防治作用。川芎注射液联合贝那普利治疗糖尿病肾病，能够显著降低患者血糖、尿蛋白，改善肾功能。

（2）糖尿病周围神经病变。川芎–黄芪为治疗糖尿病周围神经病变常用配伍，黄芪补气升阳、利水消肿，川芎祛风行气、活血化瘀，两者共达行气益气、活血化瘀的作用，其中补阳还五汤、血府逐瘀汤、当归四逆汤这些经方治疗糖尿病周围神经病变取效良好，而黄芪、川芎是这些经方的重要组成部分。复方川芎胶囊联合甲钴胺胶囊可以显著缓解糖尿病周围神经病变患者肢端麻木、肢端疼痛等症状，提高疗效。

（3）高脂血症。川芎、赤芍两药合用及单用均能明显降低血清胆固醇、甘油三酯和低密度脂蛋白水平，治疗高脂血症。川芎与大黄相伍而成的大黄川芎饮可用于治疗高脂血症，大黄味苦性寒，功在消痰化浊，活血化瘀，川芎为血中气药，补五劳，壮筋骨，调血脉，既可降脂，又可防治血管硬化。

（4）亚急性甲状腺炎。川芎茶调散合小柴胡汤加减治疗风邪内伏、邪退正伤证亚急性甲状腺炎，能有效地改善患者临床症状及体征、甲状腺功能，降低红细胞沉降率水平。

（5）甲状腺癌术后甲状旁腺功能减退。丹参川芎制剂对甲状腺癌术后甲状旁腺功能减退治疗效果明显，可改善患者甲状腺功能，缓解患者临床症状。

（6）多囊卵巢综合征。多囊卵巢综合征属痰瘀互结证者，可给予川芎配伍苍术、香附、陈皮、法半夏、石菖蒲等中药行气化痰、活血化瘀。

【用法用量】煎服，3～10 g。

【注意事项】阴虚火旺者忌用。

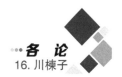

【文献论述】

《神农本草经》：主中风入脑头痛，寒痹，筋挛缓急，金疮，妇人血闭无子。

《本草经疏》：凡病人上盛下虚，虚火炎上，呕吐咳嗽，自汗、易汗、盗汗，咽干口燥，发热作渴烦躁，法并忌之。

《本草从新》：气升痰喘不宜用。

16. 川楝子

川楝子为楝科植物川楝 *Melia toosendan* Sieb.et Zucc. 的干燥成熟果实。

【别名】仁枣，楝实，练实，金铃子，苦楝子，楝子，石茱萸，楝树果，川楝树子，川楝实。

【性味】苦，寒。

【归经】肝经，小肠经，膀胱经。

【功效与主治】疏肝泻热，行气止痛，杀虫。用于肝郁化火，胸胁、脘腹胀痛，疝气疼痛，虫积腹痛。

【现代药理研究】

（1）抗炎、镇痛。川楝子乙醇提取物能够降低小鼠痛觉敏感值，其机制可能与减少雪旺氏细胞数量，延缓大鼠坐骨神经的传导速度等有关。川楝子活性成分川楝素可通过抑制丝裂原活化蛋白激酶/转录激活因子–1通路的表达来保护食管黏膜。

（2）神经保护。川楝子乙醇提取物和乙酸乙酯提取物均具有神经保护作用，其机制与促进神经元分化、抑制小胶质细胞的炎症和神经毒性等相关。

（3）抗氧化。川楝子多糖能够清除超氧化物自由基和羟基自由基，具有较强的抗氧化活性。

（4）抗菌。川楝子的水提物对堇色毛菌、奥杜盎氏小孢子菌、白色念珠菌、金黄色葡萄球菌有较强的抑制作用。

【专科临床应用】川楝子单药及复方制剂常用于治疗糖尿病、糖尿病胃轻瘫、甲状腺功能亢进症等内分泌科常见疾病。

（1）糖尿病。柴胡疏肝散加味（川楝子、龙胆草、柴胡、枳壳、茵陈、陈皮等）

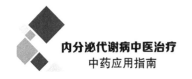

配合熊去氧胆酸可用于治疗糖尿病合并胆囊炎，具有疏肝利胆，降糖降浊的功效。治疗糖尿病合并冠心病属肝肾阴虚证者，可给予一贯煎合参芪瓜蒌薤白半夏汤，以川楝子、西洋参、黄芪、半夏、瓜蒌、薤白、生地、麦冬、当归、枸杞子为基础方滋养肝肾、益气养心、宣痹通脉。

（2）糖尿病胃轻瘫。糖尿病胃轻瘫以胃扩张、胃蠕动减弱和胃排空延迟为主要特点，常表现为胃脘胀满、早饱、恶心、呕吐、反酸、厌食等症状，治疗以健脾益气为本，可在健脾益气的基础上加用川楝子配伍神曲、莱菔子、山楂等行气利湿、化痰消食。

（3）甲状腺功能亢进症。一贯煎（北沙参、麦冬、当归、生地黄、枸杞子、川楝子）合二至丸（女贞子、墨旱莲）加减可用于治疗甲状腺功能亢进症属阴虚阳亢证者，症见颈部肿胀，眼胀，眼突，畏光，迎风流泪，怕热多汗，急躁易怒，心慌，消谷善饥，心烦失眠，胁胀或手抖舌颤，大便频多，小便色黄，舌红而干，脉数有力。

【用法用量】煎服，5～10 g。外用适量，研末调涂。

【注意事项】本品有小毒，不宜过量或持续服用。脾胃虚寒者慎用。

【文献论述】

《神农本草经》：主温疾、伤寒大热，烦狂，杀三虫，疥疡，利小便水道。

《药性论》：主人中大热，狂，失心躁闷，作汤浴。

《珍珠囊》：主上下部腹痛，心暴痛。

17. 女贞子

女贞子为木犀科植物女贞 *Ligustrum lucidum* Ait. 的干燥成熟果实。

【别名】冬青子，女贞实，鼠梓子。

【性味】甘，苦，凉。

【归经】肝经，肾经。

【功效与主治】滋补肝肾，明目乌发。用于肝肾阴虚，眩晕耳鸣，腰膝酸软，须发早白，目暗不明，内热消渴，骨蒸潮热。

【现代药理研究】

（1）降血糖。女贞子能够调控氧化应激反应，保护胰岛 β 细胞，延缓 2 型糖尿病进展。女贞子多糖对 α-葡萄糖苷酶具有非竞争性的抑制作用，通过减少糖类的水解，延缓糖类的吸收，从而有效地降低血糖。

（2）降血脂。女贞子提取物能降低血清总胆固醇、甘油三酯、低密度脂蛋白胆固醇的水平、载脂蛋白 AI 及载脂蛋白 B 的水平，提高高密度脂蛋白胆固醇的水平。

（3）调节免疫。女贞子中含有的齐墩果酸能显著抑制单核吞噬细胞系统和巨噬细胞的吞噬功能，减缓肝细胞变性及坏死的速度，减轻肝组织炎性反应，促进肝细胞再生，加快坏死肝组织的修复，增强体液免疫。

（4）抗氧化。特女贞苷可以通过抑制 p66Shc 的表达，提高抗氧化酶活性，降低凋亡相关蛋白的表达，具有治疗内皮细胞氧化损伤、老化相关疾病潜力。

（5）保肝护肝。女贞子对肝脏损伤有着显著保护作用，能够清除自由基，促进肝细胞再生，抑制肝星状细胞。女贞总苷主要可通过防止机体脂质过氧化、降低炎症因子释放等机制，从而对急性肝损伤的小鼠起到保护作用。

【专科临床应用】女贞子单药及复方制剂常用于治疗糖尿病肾病、糖尿病视网膜病变、高脂血症、甲状腺功能亢进症、骨质疏松症等内分泌科常见疾病。

（1）糖尿病肾病。女贞子与墨旱莲相配而成的二至丸功擅补益肝肾、滋阴止血，女贞子滋补肝肾、明目乌发，墨旱莲滋补肝肾、凉血止血，两药均具有抗炎、抗氧化、免疫调节、治疗糖尿病等药理作用。

（2）糖尿病视网膜病变。女贞子-山茱萸-黄芪药组具有滋养肝肾、益精明目之效，切合糖尿病视网膜病变肝肾阴虚、目络瘀阻的核心病机，临床可配伍夏枯草、郁金、枳壳疏肝行气、畅通目络气血，丹参、川芎、桃仁活血化瘀。

（3）高脂血症。女贞子可明显降低高脂血症患者的血清总胆固醇、甘油三酯，升高其血清高密度脂蛋白。女贞子主要成分齐墩果酸能够改善糖尿病患者的血脂异常，并具有预防和消减动脉粥样硬化斑块的作用。

（4）甲状腺功能亢进症。女贞子-墨旱莲配伍补益肝肾、滋阴潜阳中药可用于治疗甲状腺功能亢进症属肝肾阴虚证者，症见颈部肿胀，眼胀眼突，畏光、迎风流泪，五心烦热，低热颧红，胸胁胀痛，腰膝酸软，视物模糊，或见男子遗精阳痿，女子经少经闭，舌红少苔，脉弦细数。

（5）骨质疏松症。女贞子-淫羊藿、女贞子-菟丝子为治疗骨质疏松症常用药对，具有调控骨代谢的功效。

【用法用量】煎服，6～12 g。酒制后增强补肝肾作用。

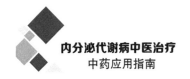

【注意事项】脾胃虚寒泄泻及阳虚者忌服。

【文献论述】

《神农本草经》：主补中，安五脏，养精神，除百疾。久服肥健，轻身不老。

《本草纲目》：强阴，健腰膝，明目。

18. 天冬

天冬为百合科植物天冬 *Asparagus cochinchinensis*（Lour.）Merr. 的干燥块根。

【别名】倪铃，天门冬，明天冬，天冬草，丝冬，赶条蛇，多仔婆。

【性味】甘，苦，寒。

【归经】肺经，肾经。

【功效与主治】养阴润燥，清肺生津。用于肺燥干咳，顿咳痰黏，腰膝酸痛，骨蒸潮热，内热消渴，热病津伤，咽干口渴，肠燥便秘。

【现代药理研究】

（1）抗炎和免疫调节。天冬总皂苷作用于人外周血淋巴细胞，可呈剂量依赖性，刺激免疫细胞的增殖，抑制 IL-6 产生，增加 IgG 和 IL-12 分泌，对 Th1/Th2 细胞因子平衡具有较强的调节作用。

（2）抗衰老。天冬多糖对超氧阴离子和羟基自由基具有显著的清除作用，可用于防治心血管疾病、抗衰老、防辐射等。天冬乙醇提取物可以清除氢氧自由基和一氧化氮自由基，延缓衰老。

（3）镇咳平喘。天冬醇提物对浓氨水引起的小鼠咳嗽有显著的祛痰作用，对组胺引起的豚鼠哮喘模型具有平喘作用。

（4）抗抑郁和神经保护。天冬提取物具有抗抑郁和神经保护作用，可能通过激活 pShp-2 和 pErk1/2 通路产生作用。天冬总皂苷可以显著抑制过氧化氢诱导的皮质神经元细胞死亡。

【专科临床应用】天冬单药及复方制剂常用于治疗围绝经期综合征、甲状腺功能亢进症等内分泌科常见疾病。

（1）围绝经期综合征。天冬配伍太子参、生地黄、黄芪、当归、淫羊藿、山茱萸、

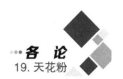

炒酸枣仁、生龙牡等中药治疗围绝经期综合征疗效显著。心烦少寐者，可加柏子仁、夜交藤；月经量多者，可加白芷、鸡冠花、炒杜仲；月经量少或停经者，可加香附、益母草、牛膝；腰膝酸软者，可加桑寄生、川续断；头晕者可加牛膝、天麻。

（2）甲状腺功能亢进症。甲状腺功能亢进症阴虚阳亢证，可给予天冬配伍生地黄、麦冬、柏子仁、酸枣仁、沙参、枸杞子、生龙骨、生牡蛎等中药滋阴潜阳，改善患者口干口渴、怕热多汗等症状。

【用法用量】煎服，6～12 g。

【注意事项】虚寒泄泻及外感风寒致嗽者，皆忌服。

【文献论述】

《神农本草经》：主诸暴风湿偏痹，强骨髓，杀三虫，去伏尸。久服轻身，益气延年。

《本草分经》：甘苦大寒，入肺经气分，益水之上源而下通肾，清金降火，润燥滋阴，消痰止血，杀虫，去肾家湿热，治喘嗽骨蒸一切阴虚有火诸症。

19. 天花粉

天花粉为葫芦科植物栝楼 *Trichosanthes kirilowii* Maxim. 或双边栝楼 *Trichosanthes rosthornii* Harms 的干燥根。

【别名】瑞雪，栝楼根，白药，天瓜粉，花粉，屎瓜根，栝蒌粉。

【性味】甘，微苦，微寒。

【归经】肺经，胃经。

【功效与主治】清热泻火，生津止渴，消肿排脓。用于热病烦渴，肺热燥咳，内热消渴，疮疡肿毒。

【现代药理研究】

（1）降血糖。天花粉中含有的 Trichosans A、Trichosans B、Trichosans C、Trichosans D、Trichosans E 等 5 种多糖类成分在正常大鼠中均可表现出降糖活性，其中 Trichosans A 可显著降低四氧嘧啶引起的糖尿病模型大鼠血糖浓度。

（2）抗炎和调节免疫。天花粉多糖具有明显的抗炎及增强免疫作用，能够促进人

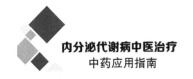

外周血单个核细胞淋巴细胞的增殖和活化作用，上调 T 细胞含量，诱导淋巴细胞高水平分泌 TNF-α 和 IL-6。

（3）抗肿瘤。天花粉蛋白能够促进线粒体促凋亡蛋白（smac）的去甲基化，增加宫颈癌 CaSki 细胞中的表达，对人宫颈癌 HeLa 细胞的生长和增殖具有抑制作用。天花粉蛋白能诱导结肠癌细胞凋亡，明显抑制结肠癌细胞增殖。天花粉蛋白也可抑制肺癌 A549 细胞的增殖和分化，并通过细胞骨架的变化影响 A549 细胞的功能。

【专科临床应用】天花粉单药及复方制剂常用于治疗糖尿病、糖尿病肾病、甲状腺功能亢进症等内分泌科常见疾病，以口干、口渴等阴虚内热症状为著者。

（1）糖尿病。天花粉清热泻火、生津止渴，临床上广泛应用于热病烦渴、内热消渴等症。天花粉为治疗糖尿病要药，天花粉中治疗糖尿病的有效部位多为水提物，且有效成分亦是水溶性的天花粉蛋白（trichosanthin，TCS）、天花粉凝集素（trichosanthes kirilowii lectin，TKL）和天花粉多糖等大分子化合物。天花粉 - 生地黄、天花粉 - 知母等为治疗糖尿病的有效药对，生地黄滋阴清热，知母滋阴泻热除烦，与天花粉配伍应用使热清、燥润、渴止。《丹溪心法》中所载消渴方，以天花粉、黄连、生地黄为主要组成，三药合用分清三焦气分血分之热，合用诸汁以润燥生津、通利三焦。以天花粉为主要组成的经方还包括栝楼牡蛎散、栝楼瞿麦丸等。栝楼牡蛎散由天花粉、牡蛎两药等分组成，天花粉苦寒清解肺胃之热，生津止渴，牡蛎咸寒引热下行，使热不致上炎而消烁津液，则津液得生，虚热得清，口渴自解。栝楼瞿麦丸由天花粉、茯苓、薯蓣、附子、瞿麦组成，具有化气利水润燥之功。含天花粉的抗糖尿病复方制剂还包括天麦消渴片、消渴丸、天芪降糖胶囊等。天麦消渴片由天花粉、五味子、麦冬、吡考啉酸铬等组成的复方制剂，具有滋阴清热生津之效，用于消渴病气阴两虚、阴虚内热证；天芪降糖胶囊由天花粉、黄芪、女贞子、石斛、人参、地骨皮、黄连、山茱萸、墨旱莲、五倍子等中药组成，具有益气养阴、清热生津之效，可用于治疗 2 型糖尿病气阴两虚证；消渴丸由格列苯脲、天花粉、黄芪、生地黄、山药、五味子及葛根组成，具有滋肾养阴、益气生津之效，可用于治疗 2 型糖尿病属气阴两虚证。

（2）糖尿病肾病。糖尿病肾病病因病机主以气阴两虚为主，在益气养阴之中应兼治"阴虚化热、热灼伤津"之并发症，遣方用药上重用黄芪、生地黄等益气养阴之药，并注重滋阴清热生津的应用，常应用天花粉 15 ～ 30 g 以发挥益气养阴、清热生津之功效。栝楼瞿麦丸由天花粉、茯苓、薯蓣、附子、瞿麦组成，如《医宗金鉴》所言"小便不利，水蓄于膀胱也。其人苦渴，水不化生津液也。以薯蓣、花粉之润燥生津，而苦渴自止；以茯苓、瞿麦之渗泄利水，而小便自利；更加炮附宣通阳气。上蒸津液，下行水气，亦肾气丸之变制也。然其人必脉沉无热，始合法也"，可治疗上燥下寒水停之消渴小便不利。临床试验结果表明在西药基础治疗上加用栝楼瞿麦丸治疗糖尿病肾病（脾肾阳虚证）疗效确切，患者中医证候、24 小时尿蛋白定量、尿素氮及肌酐均取得了一定的疗效。

（3）甲状腺功能亢进症。甲状腺功能亢进症以心、肝、肾等多个脏腑阴虚为主，阴虚阳亢，邪热上扰炼液成痰，气滞不行，瘀血停滞，结于颈部经络而发，其基本病机为阴虚阳亢。甲状腺功能亢进症阴虚阳亢证患者以滋阴潜阳为治疗大法，口干明显者可重用天花粉、麦冬、五味子滋阴清热、润燥止渴。《金匮要略》记载栝楼牡蛎散治疗百合病渴不差者，甲状腺功能亢进症阴虚较重、阳亢较为显著的患者，表现为口干多饮，口苦，情绪急躁可适当选用栝楼牡蛎散治疗。

【用法用量】煎服，10 ～ 15 g。

【注意事项】孕妇慎用；不宜与川乌、制川乌、草乌、制草乌、附子同用。

【文献论述】

《神农本草经》：主消渴，身热，烦满，大热，补虚安中，续绝伤。

《名医别录》：除肠胃中痼热，八疸身面黄，唇干，口燥，短气。通月水，止小便利。

《日华子诸家本草》：通小肠，排脓，消肿毒，生肌长肉，消扑损瘀血。治热狂时疾，乳痈，发背，痔瘘疮疖。

20. 天麻

天麻为兰科植物天麻 *Gastrodia elata* Bl. 的干燥块茎。

【别名】定风草，鬼督邮，明天麻，水洋芋，独摇芝，赤箭脂，冬彭。

【性味】甘，平。

【归经】肝经。

【功效与主治】熄风止痉，平抑肝阳，祛风通络。用于小儿惊风，癫痫抽搐，破伤风，头痛眩晕，手足不遂，肢体麻木，风湿痹痛。

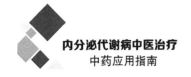

【现代药理研究】

（1）抗眩晕。天麻素具有营养细胞和改善血流动力学的作用，能够在短时间内消除椎基底动脉系统的循环不良，改善迷路炎或前庭神经元炎导致的恶心、呕吐或眩晕、耳鸣。此外，天麻还具有明显的延长催眠作用，有助于扩张血管，提高血液的供氧能力。

（2）降压。天麻中含有的天麻苷元及天麻素等活性成分，能够降低血管阻力，扩张微血管和小动脉，预防激活交感神经，发挥降低和持续性平稳血压的作用。

（3）抗惊厥。天麻素能够穿透血脑屏障，抑制兴奋性氨基酸的产生与释放，降低髓性细胞核分化抗原受体的活性，避免钙离子的升高，阻断 N–甲基–D–天冬氨酸受体钙离子通路，发挥抗惊厥的作用。

（4）增强免疫力。天麻多糖具有增强机体非特异性免疫及细胞免疫的作用，天麻苷能明显增强小鼠的免疫功能，提高抗感染能力。

（5）保护心肌细胞。天麻中含有的巴利森苷 J 对心肌细胞有明显的保护作用，其作用机制与抑制 JNK1 磷酸化、下调 ATF–2 磷酸化水平、降低 14–3–3 蛋白磷酸化水平及增加其与 Bcl–2 相关 X 蛋白的结合有关。

（6）保护神经。天麻素能够扩张血管、提高脑组织超氧化物歧化酶含量、预防氧自由基出现，减少继发性脑损伤的效果，起到保护神经细胞的作用。

【专科临床应用】天麻单药及复方制剂常用于治疗糖尿病、糖尿病周围神经病变、糖尿病性脑血管病变、高脂血症、代谢综合征等内分泌科常见疾病并以眩晕为主症者。

（1）糖尿病。天麻与钩藤为主要组成的天麻钩藤饮能够治疗糖尿病合并高血压属阴虚阳亢兼湿热血瘀证者。半夏白术天麻汤治疗脾虚痰湿型糖尿病合并眩晕临床疗效显著，可降低善患者血糖、血压水平，降低中医证候积分，提高生存质量评分。

（2）糖尿病周围神经病变。天麻素注射液治疗糖尿病周围神经病变能够改善患者肢体麻木疼痛等症状。强力天麻杜仲胶囊联合甲钴胺治疗糖尿病周围神经病变，能够明显缓解患者临床症状，改善下肢动脉血流和神经传导速度及胫神经 H 反射，减轻机体炎症反应。

（3）糖尿病性脑血管病变。糖尿病性脑血管病变肝风夹痰浊上逆，蒙蔽清窍，可给予半夏白术天麻汤化痰熄风、健脾祛湿，痰浊较重，可加石菖蒲、郁金、远志、天竺黄，并改半夏为竹沥半夏，以加强化痰之力。

（4）高脂血症。半夏白术天麻汤加减治疗高脂血症合并高血压，可发挥良好的治

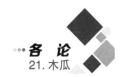

疗效果，显著改善患者的血脂水平，纠正血压水平，改善中医症候积分，减少不良反应发生。

（5）代谢综合征。天麻与半夏、白术、茯苓、橘红等药物配伍，可降低血压、降糖、减肥、调节脂代谢、对胰岛素抵抗具有改善作用，改善痰湿壅盛型代谢综合征的临床症状。

【用法用量】煎服，3～10 g。

【注意事项】气血虚甚者慎服。

【文献论述】

《神农本草经》：主恶气，久服益气力，长阴肥健。

《名医别录》：主消痈肿，下肢满疝，下血。

《药性论》：治冷气痛痹，瘫缓不遂，语多恍惚，多惊失志。

21. 木瓜

木瓜为蔷薇科植物贴梗海棠 *Chaenomeles speciosa*（Sweet）Nakai 的干燥近成熟果实。

【别名】贴梗海棠，铁脚梨，皱皮木瓜，宣木瓜。

【性味】酸，温。

【归经】肝经，脾经。

【功效与主治】舒筋活络，和胃化湿。用于湿痹拘挛，腰膝关节酸重疼痛，暑湿吐泻，转筋挛痛，脚气水肿。

【现代药理研究】

（1）降血糖、调节血脂。木瓜中的多种有效物质具有降血脂的作用。皱皮木瓜甲醇提取物具有显著的 α-葡萄糖苷酶、β-葡萄糖苷酶活性抑制作用。研究表明，光皮木瓜 80% 甲醇提取物对链脲佐菌素诱导的大鼠高血糖模型有一定的降脂降血糖作用。光皮木瓜黄酮和多糖可不同程度地降低高脂小鼠肝脏系数和脂肪系数，提高肾指数，并降低高脂小鼠血清总胆固醇、甘油三酯、低密度脂蛋白胆固醇含量和动脉粥样硬化指数，提高高密度脂蛋白胆固醇含量，达到降血脂的作用。

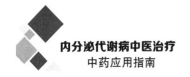

（2）镇痛抗炎。木瓜提取物、木瓜苷、总有机酸等均有较好的抗炎镇痛作用。采用小鼠乙酸扭体反应、甲醛实验及佐剂性关节炎大鼠屈伸实验证明，木瓜苷可以抑制小鼠的乙酸扭体反应和甲醛第二相反应，具有明显的镇痛作用。其机制可能是木瓜苷作用于关节滑膜细胞，通过改善滑膜细胞异常的超微结构并抑制其过度分泌 IL-1、TNF 和前列腺素 E2（ prostaglandin E2，PGE2），抑制细胞亢进的代谢、增值和分泌功能，从而达到治疗关节炎的作用。木瓜总有机酸与醇提物对化学和物理两种方法引起的小白鼠疼痛有明显的镇痛作用，对二甲苯所致的小鼠耳肿胀有一定的抑制作用，提示宣木瓜中总有机酸可能是抗炎镇痛作用的有效组分之一。

（3）其他作用。木瓜多糖能降低四氯化碳所致急性肝损伤小鼠血清谷丙转氨酶活性，抑制肝组织谷胱甘肽、谷胱甘肽过氧化物酶、超氧化物歧化酶的降低和丙二醛、一氧化氮的升高，减轻肝组织的病理损伤。木瓜乙醇提取物和水提物对细菌有广谱抑菌作用。木瓜总黄酮可剂量依赖性抑制程序性死亡因子-1 及其配体 PD-L1 的结合，降低肿瘤细胞表面 PD-L1 的表达，促进机体对肿瘤的免疫应答，抑制肿瘤生长。

【专科临床应用】木瓜单药及复方制剂常用于治疗糖尿病、糖尿病周围神经病变、骨质疏松症、甲状腺功能亢进症等内分泌科常见疾病。

（1）糖尿病。部分医家认为肝肾不足为消渴病主要病机，木瓜味酸入肝，健脾化湿，养肝而健脾，肝脾健则肾气足，临床治疗糖尿病的效果显著。

（2）糖尿病周围神经病变。野木瓜注射液穴位注射可显著改善糖尿病下肢周围神经病变患者的疼痛、麻木感、感觉迟钝等症状，临床疗效显著。国医大师吕仁和常以木瓜配以狗脊、杜仲、续断、全蝎、土鳖虫、蜈蚣用于治疗糖尿病周围神经病变，滋补肝肾、强筋壮骨、舒筋活络、通痹止痛之力倍增，适用于肝肾不足、经脉不活证，常用于肝肾亏虚、冲、任、督、带经脉失养所致的腰腿痛、肢体麻木等症。

（3）骨质疏松症。"牛膝木瓜汤"联合碳酸钙 D_3 片及阿仑膦酸钠片能明显改善肝肾阴虚型绝经后骨质疏松症患者的中医证候，明显降低患者的视觉模拟评分，缓解疼痛症状，同时能明显降低患者计时起立行走测试（time up and go test，TUGT）计时，可以改善患者的动态平衡功能。

（4）甲状腺功能亢进症。临床研究发现以木瓜为主药的甲状腺功能亢进煎可显著缓解患者甲状腺肿大、心慌、手抖等临床症状，改善甲状腺功能指标。

【用法用量】煎服，6～9 g。

【注意事项】胃酸过多者不宜服用。

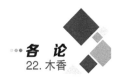

【文献论述】

《名医别录》：味酸，温，无毒。主治湿痹邪气，霍乱，大吐下，转筋不止。

《本草拾遗》：本功外，下冷气，强筋骨，消食，止水痢后渴不止，作饮服之。又脚气冲心，取一颗去子，煎服之，嫩者更佳。又止呕逆心膈痰唾。

《雷公炮炙论》：调营卫，助谷气。

22. 木香

木香为菊科植物木香 *Aucklandia lappa* Decne. 的干燥根。

【别名】云木香，广木香。

【性味】辛，苦，温。

【归经】脾经，胃经，大肠经，三焦经，胆经。

【功效与主治】行气止痛，健脾消食。用于胸脘胀痛，泻痢后重，食积不消，不思饮食。煨木香实肠止泻。用于泄泻腹痛。

【现代药理研究】

（1）降血糖。木香烃内酯对链脲佐菌素诱导的大鼠糖尿病有较好的降血糖作用。木香中白桦酯酸、白桦酯酸甲酯、川木香内酯、去氢木香内酯和蒽醌类成分还表现出对 PTP－1B（一种与 2 型糖尿病的胰岛素信号传导、高血脂、肥胖密切相关的酶）的抑制活性。

（2）抗炎。木香醇提物能抑制角叉菜胶、弗氏佐剂引起的大鼠足跖肿胀和炎性细胞的积累，能抑制 LPS 诱导的 CINC、IL－8、TNF－α 产生也能增强白细胞的吞噬功能，并可抑制淋巴细胞增殖和 IFN－γ 分泌。活性筛选实验发现木香分离出的 3 种倍半萜内酯（菜蓟苦素、桉烷内酯和珊塔玛内酯）在一定剂量下能抑制 TNF－α 活性，其中，菜蓟苦素可能是木香中抑制 TNF－α 的主要成分。

（3）促胃动力。木香汤剂能加速胃排空和增强胃动素的释放，且不同剂量的木香煎剂对胃排空及肠推进均有促进作用（剂量依赖性）。木香动力胶囊内容物（木香为主要成分）对小鼠胃排空有影响，研究发现其对阿托品、左旋麻黄碱负荷下对胃排空抑制有一定的拮抗作用。

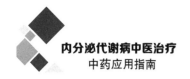

（4）其他作用。木香醇提取物能增加胆汁流量，具有利胆作用。木香水煎剂体外对纤维蛋白溶解有增强作用，木香挥发油、去氢木香内酯和木香烃内酯成分具有抑制 ADP 诱导的血小板聚集作用。

【专科临床应用】木香单药及复方制剂常用于治疗糖尿病、糖尿病肾病、糖尿病心肌病等糖尿病相关并发症、甲状腺功能减退症、自身免疫性甲状腺炎及原发性骨质疏松症、高脂血症等内分泌科常见疾病。

（1）糖尿病。《兰室秘藏》谓消渴："皆燥热为病也"，国医大师吕仁和认为虽然患者无明显胃肠道症状，但消渴病起因脾热津留、二阳结热，中焦或虚或实均有热邪存在，开创性地将木香配伍黄连应用于消渴病的治疗中，黄连清热解毒燥湿，木香温中化湿行气，二者一寒一温，辛开苦降，使中焦健运，转输如常，则消渴自愈。临床研究发现木香配伍人参、茯苓、白术等组成七味白术散可显著降低糖尿病患者空腹及餐后 2 小时血糖。

（2）糖尿病胃轻瘫。Meta 分析结果表明木香是治疗糖尿病胃轻瘫的常用中药，含有木香的六君子汤加味对糖尿病胃轻瘫的疗效可能优于多潘立酮、西沙必利 + 甲氧氯普胺。队列研究发现以木香主的和胃方联合多潘立酮治疗糖尿病胃轻瘫具有较好的临床效果，对患者各项临床症状均有明显的改善作用，和胃方联合多潘立酮可以明显减少患者的胃固体半排空时间，具有明显的促进胃动力作用。

（3）糖尿病合并冠心病。全国名中医丁书文认为，糖尿病合并冠心病多是由于嗜食肥甘厚腻、辛辣刺激食物，使脾胃运化失常，水湿、痰饮内停，阻碍气机运行，易导致气滞血瘀，诸因素阻痹心脉而发病，治疗过程中尤重益气健脾、养血复脉，临证常使用药对为木香、砂仁。

（4）高脂血症。由木香、大黄等组成的六味能消胶囊能显著降低高脂血症患者的总胆固醇和甘油三酯水平，同时升高高密度脂蛋白水平。

（5）亚急性甲状腺炎。亚急性甲状腺炎属中医瘿病范畴，发病是外感六淫、内伤七情和遗传素质等共同作用所致。情志不畅，气血不和，肝郁气滞血瘀，脾胃升降失常，脾失健运，气虚血少，水湿凝聚而成，治疗常以理气舒郁，化痰消瘿，兼以清泄肝火。选用木香、柴胡理气解郁，配伍陈皮、法半夏等，临床研究发现以木香、陈皮、法半夏、海藻、昆布为主的亚甲散治疗亚急性甲状腺炎效果与泼尼松联合阿司匹林无差异。

（6）甲状腺腺瘤。甲状腺瘤的病因病机可归纳为情志不遂，饮食不节，肝气郁滞，

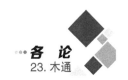

气痰瘀相互搏结于颈项。基本法则为理气化痰，软坚散结，活血化瘀。常用木香以疏肝解郁、行气止痛。有学者报道由木香、海藻、昆布、夏枯草、丹参、牡蛎、玄参等组成的消瘿汤，治疗甲状腺瘤效果显著，患者使用后肿块较前有明显缩小。

【用法用量】煎服，3～6g。生用行气力强；煨用实肠止泻，用于治疗泄泻腹痛。

【注意事项】本品辛温香燥，凡阴虚火旺者慎用。

【文献论述】

《神农本草经》：主治邪气，辟毒疫温鬼，强志，主淋露。久服不梦寤魇寐。

《名医别录》：治气劣、肌中偏寒；主气不足，消毒，（治）温疟，行药之精。

《药性论》：治女人血气刺心，心痛不可忍，末，酒服之。治九种心痛，积年冷气，痃癖症块，胀痛，逐诸壅气上冲烦闷。治霍乱吐泻，心腹绞刺。

23. 木通

木通为木通科植物木通 *Akebia quinata*（Thunb.）Decne、三叶木通 *Akebia trifoliata*（Thunb.）Koidz.，或白木通 *Akebia trifoliata*（Tunb.）Koidz.var.*australis*（Diels）Rehd. 的干燥藤茎。

【别名】通草，附支，丁翁，丁父，蒖藤，王翁，万年，万年藤，燕覆，乌覆。

【性味】苦，寒。

【归经】心经，小肠经，膀胱经。

【功效与主治】利尿通淋，清心除烦，通经下乳。用于淋证，水肿，心烦尿赤，口舌生疮，经闭乳少，湿热痹痛。

【现代药理研究】

（1）抗炎。三叶木通和五叶木通水提物均能显著抑制二甲苯致炎症反应。木通中含有的刺楸皂苷A、常春藤皂苷元和齐墩果酸均具有抗炎作用，其中常春藤皂苷元抗炎作用强于其他两个化合物。

（2）抑菌作用。木通的热水浸液和乙醇浸液对金黄色葡萄球菌有抑制作用，木通醇浸液在体外对革兰阳性菌、革兰阴性菌（如痢疾杆菌、伤寒杆菌）均具有抑制作用。三叶木通、木通的水提物对乙型溶血性链球菌、痢疾杆菌作用明显，对大肠埃希菌、

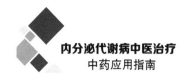

金黄色葡萄球菌有一定抑菌作用。三叶木通水提物的抑菌作用强于木通水提物。

（3）利尿。研究三叶木通藤茎正丁醇萃取部位、石油醚萃取部位、乙酸乙酯萃取部位和水提物部位对 SD 大鼠排尿量的影响，发现正丁醇萃取部位作用能显著增加大鼠尿量，同时增加其尿液中钠、钾、氯离子的排出，能有效改善大鼠的水钠潴留，其机制可能与抑制肾小管对 $NaCl-H_2O$ 的重吸收有关。

（4）抗血栓。木通粗总皂苷大剂量给药时可明显降低大鼠的静脉血栓重量，提示其具有抑制大鼠实验性静脉血栓形成的作用，推测木通粗总皂苷具有抗静脉血栓的作用。

【专科临床应用】木通单药及复方制剂常用于治疗糖尿病周围血管病、糖尿病泌尿系统感染、痛风性关节炎等内分泌科常见疾病。

（1）糖尿病周围血管病变。糖尿病周围血管病辨用四妙勇安汤加减方中配伍木通对症治疗湿热下注型症候表现，治以清热利湿，活血化瘀，改善下肢轻度坏疽继发感染患者行走乏力酸胀沉重感。甘露消毒饮加减方中配伍木通用于湿热瘀阻证患者，治以清热利湿，活血通脉，改善患者身倦潮热、关节酸痛、胃脘胀满、不思饮食等症状。

（2）糖尿病泌尿系统感染。首都国医名师张炳厚认为糖尿病泌尿系统感染热邪内盛，病程日久，多耗及肾阴，临床应重视滋补肾。其创制了导赤通淋汤，组成为熟地黄、生地黄、淡竹叶、川木通、生甘草、滑石块、萹蓄、瞿麦、蒲公英、鱼腥草、草河车、苦参，临床效果显著。

（3）痛风性关节炎。痛风多因平素酗酒或过食肥甘厚腻，滋生湿热浊邪，流注关节经隧，壅塞脉络，兼以感受风寒或过度劳累致使浊邪凝聚，生湿助热，气血郁滞所致。病机为风湿热邪壅阻经络关节，气血郁滞，治疗多用木通以通血脉、利尿泻热。临床疗效观察发现含木通的痛风 1 号方治疗痛风患者疗效显著。

【用法用量】煎服，3 ～ 6 g。

【注意事项】孕妇慎用。不宜长期或大量服用。

【文献论述】

《神农本草经》：主去恶虫，除脾胃寒热，通利九窍血脉关节，令人不忘。

《药性论》：主治五淋，利小便，开关格。治人多睡，主水肿浮大，除烦热。

24.五加皮

五加皮为五加科植物细柱五加 *Acanthopanax gracilistylus* W.W. Smith 的干燥根皮。

【别名】南五加皮

【性味】辛，苦，温。

【归经】肝经，肾经。

【功效与主治】祛风湿，补肝肾，强筋骨。用于风湿痹痛，筋骨痿软，小儿行迟，体虚乏力，水肿，脚气。

【现代药理研究】

（1）调节免疫。红毛五加多糖参与了机体的体液免疫，可激发T淋巴细胞、B淋巴细胞的生物学功能，对小鼠T淋巴细胞、B淋巴细胞增殖反应有增强效应。红毛五加多糖 10 mg/（kg·d）皮下注射在提高 ATP 酶活性的同时，能部分升高其免疫水平，提示该药对于心肌肥厚所出现的免疫抑制现象及增强心肌代偿能力具有一定药理作用。红毛五加多糖连续腹腔注射 3 天，可显著促进脾 IgM 分泌细胞产生，明显提高 NK 细胞活性及增强 ConA 刺激脾细胞产生 HL-2，提示红毛五加多糖具有增强免疫功能的作用。

（2）抗炎。五加皮主要通过减少炎症介质的释放及抑制其致炎作用。腹腔注射五加皮药液对巴豆油引起的小鼠耳部炎症有显著的抑制作用。细柱五加皮醇浸膏对阈下戊巴比妥钠产生协同作用，使小鼠睡眠时间明显延长，其正丁醇提取物及短梗五加醇提取物均能提高痛阈，具有明显的镇痛作用。五加皮提取物 Age 可明显增加单核细胞的 TNF-α、IL-12 等细胞因子的产生。

（3）抗心肌缺血。南五加皮挥发油中的主要物质为 5-羟甲基-糠醛，有一定的抗心肌缺血、改善血液流变学作用；5-羟甲基-糠醛对肝损伤及血管内皮细胞均具有一定的保护作用。

（4）其他作用。南五加萜酸具有生胃酮梓抗溃疡活性，剂量为 50～100 mg/kg 时对大鼠幽门结扎型和无水乙醇型溃疡模型均具有良好保护作用，可显著升高幽门结扎大鼠胃液中的氨基多糖含量。五加皮水提取物 Age 通过调节单核细胞吞噬功能及其 TNF-α、IL-12 等细胞因子的产生而发挥抗肿瘤作用。

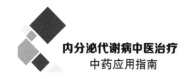

【专科临床应用】五加皮单药及复方制剂是内分泌代谢病临床研究的重点，目前多用于治疗骨质疏松症。五加皮强壮筋骨，强骨固疏，治肾虚骨萎，劳倦乏力，止骨痹痛，筋骨得以润泽营养，逐渐恢复骨萎功能平衡，消除疼痛。临床研究表明黄走碎仙固疏汤（黄花倒水莲 50 g，五加皮 30 g，走马胎 15 g，骨碎补 15 g，淫羊藿 15 g）能显著改善患者疼痛，降低视觉模拟评分，提高骨密度的 t 值，临床治疗骨质疏松症效果显著。

【用法用量】煎服，5 ～ 10 g；或酒浸、入丸散服。

【注意事项】阴虚火旺者慎服。

【文献论述】

《神农本草经》：主心腹疝气，腹痛，益气疗躄，小儿不能行，疽疮阴蚀。

《药性论》：能破逐恶风血，四肢不遂，贼风伤人，软脚，臀腰，主多年瘀血在皮肌，治痹湿内不足，主虚羸，小儿三岁不能行。

《本草纲目》：治风湿痿痹，壮筋骨。

25. 五味子

五味子为木兰科植物五味子 *Schisandra chinensis*（Turcz.）Baill. 的干燥成熟果实。

【别名】五梅子，菋，荎蕏，玄及，会及。

【性味】酸，甘，温。

【归经】肺经，心经，肾经。

【功效与主治】收敛固涩，益气生津，补肾宁心。用于久咳虚喘，梦遗滑精，遗尿尿频，久泻不止，自汗，盗汗，津伤口渴，短气脉虚，内热消渴，心悸失眠。

【现代药理研究】

（1）降血糖。五味子挥发油具有降血糖作用。五味子油是通过降低脂质过氧化反应副产物，增强抗氧化物酶活力，调节凋亡相关基因，促进血清胰岛素分泌，从而降低血糖。五味子中含有 α－葡萄糖苷酶抑制剂，药理实验表明其具有良好的降糖作用，能显著降低正常及四氧嘧啶致糖尿病小鼠的血糖水平，还能降低肾上腺素引起的高血糖，并提高正常小鼠的糖耐量。

（2）降血脂。五味子有效成分五味子多糖（50 mg/kg）能降低高脂治疗诱导的高脂血症大鼠中血清总胆固醇、低密度脂蛋白胆固醇及甘油三酯水平，改善乙酰胆碱引起的内皮依赖性血管舒张反应；增加血清中一氧化氮水平，提高胸主动脉内皮细胞一氧化氮表达，并降低血中丙二醛含有量，表明五味子多糖具有降血脂和保护血管内皮功能作用。

（3）心脏保护。五味子可作用于多种信号通路，保护心血管细胞，改善微循环。五味子挥发油可通过抑制金属蛋白酶-9（MMP-9）及其相关信号通路 NF-κB 的表达而达到抗动脉粥样硬化的效果。五味子挥发油用于治疗主动脉平滑肌细胞迁移。五味子乙素可通过降低氧化应激损伤，抑制转录因子6（ATF6）和蛋白激酶 R 样内质网激酶（PERK）通路，降低内质网细胞（ER）应激细胞凋亡而达到改善心肌作用，临床常用于治疗心肌缺血引起的再灌注损伤。五味子还能够通过调节力竭运动大鼠的心肌氧化应激反应和炎性因子的表达水平，保护力竭运动大鼠的心肌组织。

（4）改善肠道蠕动。北五味子木脂素用于治疗消化系统疾病，可改善肠道蠕动，缓解因胃肠道疾病引起的腹泻症状。五味子在肠道组织中可降低 TNF-α 和炎症介质 IL-6 的表达水平，有效改善5-氟尿嘧啶（5-FU）导致的肠道黏膜炎小鼠出现的体质量下降、腹泻等症状。五味子醇甲介导的结肠非肾上腺素能非胆碱能弛豫可延缓结肠的推进速度，抑制其自发性收缩，调节结肠运输，改善腹泻。

（5）保护性腺。动物实验表明五味子提取物具有降低皮质酮，增加睾丸间质细胞分泌颗粒数量，其对于雄性大鼠的性腺具有一定的保护作用。五味子多糖可以增加生精障碍模型小鼠的精子密度和成活率，降低畸形率，升高睾酮（testosterone，T）含量，下调卵泡刺激素和促黄体生成素（luteinizing hormone，LH）水平；睾丸组织病理性损伤得到明显改善。

（6）其他作用。五味子酯甲对肝缺血再灌注损伤大鼠有显著的保肝作用，能减少组织学损伤，改善氧化/亚硝化应激，减弱炎症状态，减少细胞凋亡。五味子乙素可以通过上调 γ-氨基丁酸（γ-aminobutyric acid，GABA）A 受体的表达，调节外周血和脑组织中 γ-氨基丁酸和谷氨酸的含有量，起到镇静催眠作用。五味子醇甲可通过清除氧自由基，抗氧化应激，调控凋亡基因等作用机制保护受损神经细胞。

【专科临床应用】五味子单药及复方制剂常用于治疗糖尿病、糖尿病肾病、糖尿病心肌病、甲状腺功能亢进症、高脂血症等内分泌科常见疾病。

（1）糖尿病。五味子包含的主要化学成分有木质素、多糖、挥发油等。经过各家

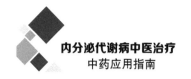

研究证实，中药五味子治疗糖尿病可以通过抗炎、抗氧化、抗胰岛 β 细胞受损等药理作用，有效地降低血糖，具有敛肺滋肾、生津敛汗、宁心安神的作用，常用于治疗肺肾阴虚、津伤口渴等证。在临床实践过程中，五味子化治疗糖尿病尤其是 2 型糖尿病有一定的疗效。复方中常用剂量为 15～30 g。玄参–五味子、生地–五味子、黄芪–山药–五味子是治疗 2 型糖尿病常用药对。

（2）糖尿病肾病。国医大师张大宁认为在糖尿病肾病中，五味子可"补不足，强阴，益男子精"，其是张大宁治疗糖尿病肾病必用之品。张大宁用量常在五味子 20～30 g，配合女贞子、墨旱莲，能清上补下，入肾补精，加强补益肝肾之力，调和阴阳。

（3）糖尿病心脏病。生脉饮是由人参、麦冬、五味子组成的具有益气养阴作用的经典方剂，现已广泛地应用于糖尿病心脏病治疗。Meta 分析结果表明生脉散可提高糖尿病合并冠状动脉粥样硬化性心脏病治疗的有效率，改善空腹血糖、餐后 2 小时血糖、动态心电图缺血性 ST–T 水平、同型半胱氨酸水平、C 反应蛋白水平。

（4）糖尿病视网膜病变。研究五味子乙素对糖尿病大鼠视网膜病变的影响发现，五味子乙素通过上调 HO–1 的表达进而抑制新生血管形成、抑制炎症反应及氧化损伤以预防视网膜病变。五味子为治疗糖尿病视网膜病变气阴两虚证的常用中药，常与党参、黄芪、麦冬、丹参、山药、生地黄、玉竹配伍使用。

（5）甲状腺功能亢进症。参芪五味子片与甲巯咪唑合用不但可以显著改善甲状腺功能亢进症患者的 T_3、T_4、TSH、FT_3、FT_4 各项指标，而且具有防止白细胞减少和升高白细胞的作用，同时可预防转氨酶升高和降低转氨酶。仝小林教授在甲状腺功能亢进症治疗中根据多年临床经验，精选三味药物，即夏枯草、五味子、黄药子合成三味小方，以清肝解毒、敛肝、保肝。运用五味子，一是取其酸性收敛肝气；二是根据药理研究结果，取其保肝之用，并将其视为敛肝、保肝的靶药。

（6）高脂血症。红曲复方制剂（红曲、决明子、荷叶、五味子和山楂）对中老年高脂血症患者的体质有良好的改善效果，具有降低总胆固醇、甘油三酯、低密度脂蛋白胆固醇水平及升高高密度脂蛋白胆固醇水平的作用。

【用法用量】煎服，2～6 g。

【注意事项】凡表邪未解，内有实热，咳嗽初起，麻疹初期，均不宜用。

【文献论述】

《神农本草经》：主益气，咳逆上气，劳伤羸瘦，补不足，强阴，益男子精。

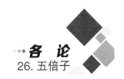

《名医别录》：养五脏，除热，生阴中肌。

《雷公炮制药性解》：性温无毒，入肺肾二经。滋肾经不足之水，收肺气耗散之金，除烦热，生津止渴，补虚劳，益气强阴。苁蓉为使，恶葳蕤，胜乌头，北产者良。

26. 五倍子

五倍子为漆树科植物盐肤木 *Rhus chinensis* Mill.、青麸杨 *Rhus potaninii* Maxim. 或红麸杨 *Rhus punjabensis* Stew.var.*sinica*（Diels）Rehd. et Wils. 叶上的虫瘿，主要由五倍子蚜 *Melaphis chinensis*（Bell）Baker 寄生而形成。

【别名】棓子，百药煎，百虫仓。

【性味】酸，涩，寒。

【归经】肺经，大肠经，肾经。

【功效与主治】敛肺降火，涩肠止泻，敛汗止血，收湿敛疮。用于肺虚久咳，肺热痰嗽，久泻久痢，盗汗，消渴，便血痔血，外伤出血，痈肿疮毒，皮肤湿烂。

【现代药理研究】

（1）降血糖。实验发现五倍子中石油醚的提取物具有明显的降血糖的活性，其中降血糖的有效成分为脂肪油。进一步的化学与柱色谱的分离可以导致降血糖的活性降低，而且溶剂提取与通过二氧化碳超临界提取所得的五倍子油相比，两者降血糖活性并没有明显差异。通过实验的结果推断五倍子石油醚提取物中的脂肪油降血糖作用显著。

（2）止泻。五倍子富含鞣质，鞣质是抵抗大肠埃希菌的活性化合物之一，鞣质对肠毒素引起的分泌性腹泻具有抑制作用，这可能与囊性纤维化跨膜电导调节通道功能的过度激活有关。五倍子口服溶液在蓖麻油诱导的小鼠腹泻模型中显示出显著的止泻活性，表明鞣质可以抑制肠毒素的产生和活性，呈剂量相关性，能降低促炎细胞因子 IFN-γ、TNF-α、IL-1β、IL-6 和 IL-8 的表达，并增加抗炎细胞因子 IL-4 的水平。

（3）抗氧化。五倍子的化学成分几乎都有邻位酚羟基结构，在生物体内具有较强的清除超氧自由基的作用，从而产生抗衰老的作用。

（4）其他作用。五倍子提取物具有抑制金黄色葡萄球菌、肺炎球菌、伤寒杆菌、铜绿假单胞菌、大肠埃希菌的作用。五倍子中鞣质还能够以非特异性方式浓缩原生质

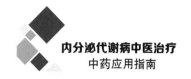

体和微生物中的各种酶，与蛋白质、可沉淀的许多重金属离子、生物碱、生物苷等反应形成不溶性复合物，具有止血作用。

【专科临床应用】五倍子单药及复方制剂常用于治疗糖尿病、糖尿病肾病、糖尿病足、糖尿病颈痈、甲状腺肿等内分泌科常见疾病。

（1）糖尿病。五倍子石油醚提取物有明显的降血糖活性，其中脂肪油类成分为降血糖的有效组分。临床疗效观察发现采用含五倍子的复方治疗糖尿病，能显著降低患者血糖，改善症状。

（2）糖尿病肾病。国家级名中医南征认为病机的关键是毒损肾络，应用解毒通络保肾法治疗消渴肾病，并创消渴蛋白1号方，临床应用20余年，临床病例达到三千多例，经临床研究证实其可消除蛋白尿等症状。

（3）糖尿病足。糖尿病足主要病机为湿邪下趋，乘虚浸淫足筋，郁而化热，致筋腐成疽。五倍子功擅止血，收湿敛疮，临床常用于治疗糖尿病足。改良生肌玉红膏纱条（人参、浙贝母、五倍子、肉桂、当归、紫草、血竭、蜂蜡、冰片、香油，涂于纱布条、高压消毒）可用于治疗糖尿病足。

（4）糖尿病颈痈。五倍子粉热醋调膏外敷联合黄连解毒汤能显著改善糖尿病颈痈患者的疼痛并消除脓性病灶。

（5）甲状腺肿。五倍子具有除湿敛疮、消肿止痛、解毒、杀虫化痰降火之功，对甲状腺肿有散结消核之功效。五倍子炒黄研末，每晚睡前用米醋调成膏状敷于颈部可减轻甲状腺肿。

【用法用量】煎服，3～6 g。外用适量。研末外敷或煎汤熏洗。

【注意事项】湿热泻痢者忌用。

【文献论述】

《本草拾遗》：治肠虚泄痢，熟汤服。

《本草纲目》：敛肺降火，化痰饮，止咳嗽，消渴，盗汗，呕吐，失血，久痢，黄病，心腹痛，小儿夜啼，乌须发，治眼赤湿烂，消肿毒、喉痹，敛溃疮、金疮，收脱肛、子肠坠下。

《雷公炮制药性解》：主齿宣疳䘌，风癣疥癣，肠风五痔，及小儿面鼻口耳疳疮，明目生津，止泻涩精。噙口中，治口疮。善收顽痰，解诸热毒。百药煎即五倍造成，主肺胀喘咳。噙化能敛而降之。

27. 车前子

车前子为车前科植物车前 *Plantago asiatica* L. 或平车前 *Plantago depressa* Willd. 的干燥成熟种子。

【别名】车前实，虾蟆衣子，猪耳朵穗子，凤眼前仁。

【性味】甘，微寒。

【归经】肝经，肾经，肺经，小肠经。

【功效与主治】清热利尿，渗湿通淋，明目，祛痰。用于水肿胀满，热淋涩痛，暑湿泄泻，目赤肿痛，痰热咳嗽。

【现代药理研究】

（1）降血糖。药理研究表明车前子的主要黏多糖 plantage-mucilage-A 具有一定的降糖作用。车前子胶高剂量组能显著拮抗肾上腺素对大鼠的升血糖作用，可能与促进糖原合成，促进糖利用，抑制糖异生作用有关。另外车前子胶中、高剂量组能显著对抗外源性葡萄糖引起的大鼠血糖升高，表明其可能抑制葡萄糖的吸收或影响糖的代谢。其发挥作用的原因可能是因为水溶液成胶状，在胃肠道形成黏膜，故能延缓餐后葡萄糖的吸收。车前子多糖体外对肠道功能的影响，发现磷酸吡哆醛（pyridoxal5-phosphatemonohydrate，PLP）对糖扩散和 α-淀粉酶活性具有明显的抑制作用，有助于延长血糖反应，从而控制餐后血糖浓度。

（2）调节血脂。车前子可以提高大鼠超氧化物歧化酶的活性，从而有效达到调节血脂、提高免疫力、抗衰老的效果，并且可以保护高脂血症大鼠的血管内皮免受损伤。车前子可以对机体自由基的防御功能产生一定的影响作用，对于动脉粥样硬化及冠心病具有一定的防治效果。

（3）降尿酸。车前子提取物在体外能较好地抑制肝脏黄嘌呤氧化酶活性。体内实验亦证实车前子醇提物能降低高尿酸血症模型小鼠的血尿酸，降低黄嘌呤氧化酶活性，改善高尿酸血症小鼠的肾脏功能。抑制黄嘌呤氧化酶与腺苷脱氨酶（adenosine deaminase，ADA）活性并下调肾脏尿酸转运体 mRNA 的表达，是其降低高尿酸血症小鼠血清尿酸水平的可能机制。

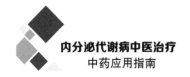

（4）抗炎作用。车前子能通过抑制滑膜炎症中 TNF-α、IL-12 的含量进行抗炎，并且车前子多糖对阴道菌群的失调有明显调节作用。车前子提醇沉液对二甲苯致耳郭肿胀、蛋清致足肿胀有明显的抑制作用，能降低腹腔毛细血管、红细胞膜及皮肤的通透性。

（5）调节免疫。研究大粒车前子多糖（PL-PS）对 RAW264.7 细胞一氧化氮生成的影响，PL-PS 能够通过调控树突状细胞（DCs）分泌 Th1、Th2 型细胞因子及趋化因子水平，诱导 Th1 型细胞免疫应答。大粒车前子多糖羧甲基化修饰能够显著增强促进树突状细胞的成熟诱导活性。

（6）降压。车前子中类叶升麻苷、异类叶升麻苷、车前草苷 D 和大车前苷可以通过降低血管紧张素 II 的含量抑制血管紧张素转换酶（angiotensin converting enzyme，ACE）的活性。

（7）利尿。车前子和车前草能增加大鼠排尿量和尿中 Na^+、K^+、Cl^- 含量，相同浓度下车前子作用略强于车前草，但其水提物则无利尿作用。车前子提取物能显著下调水通道蛋白（aquaporin，AQP）2 的 mRNA 表达，对 AQP1 的 mRNA 表达也有一定的下调作用，表明车前子有明显的利尿作用，其利尿活性与降低肾髓质 AQP2 和 AQP1 表达有关。

（8）镇咳平喘。车前子煎剂及车前子苷有一定的镇咳作用。车前子苷是从车前子的热水浸出物分离出来的黄烷酮类糖甙类化合物，具有祛痰、镇咳作用，是车前子的活性成分。

【专科临床应用】车前子单药及复方制剂常用于治疗糖尿病、糖尿病视网膜、糖尿病肾病、脂肪肝、高尿酸血症、高血压等内分泌科常见疾病。

（1）糖尿病。车前子具有清热利尿，渗湿通淋，明目祛痰等功效。现代研究表明，车前子具有降血糖、改善胰岛素抵抗等作用。对临床上常用的控糖经方进行 Meta 分析发现，金匮肾气丸加用车前子联合常规西医治疗手段在降低空腹血糖、2hPG 更有优势，疗效优于单独西医治疗。

（2）糖尿病视网膜病变。糖尿病视网膜病变黄斑水肿的基本病机以虚为本，以瘀、水湿内停为标，以益气养阴、活血利水之治则，临床常以车前子加减利水消肿。临床疗效观察表明，对于糖尿病视网膜病变行视网膜光凝术的患者，复明片（由黄芪、白术、地龙、车前子等中草药制成）改善视网膜功能及提高视觉质量优于单纯西药治疗。

（3）糖尿病肾病。消渴病肾病湿热互结，湿遏热伏，扰乱于肾，肾失分清泌浊之功，故见蛋白尿。临床常用车前子以利湿泄浊，导热下行，热除湿祛，乃治标之法，并可防诸药滋腻恋邪。

（4）脂肪肝。脂肪肝的病机要点为肝郁脾虚、气津运行不畅所致气滞、痰湿、浊瘀等病理产物异常聚集。故在治疗时当注重理气、化湿、行水与活血并用，临床常用车前子以利湿泄浊，同时通调水道予邪以出路。中药用药规律研究发现车前子为使用频率较高的中药之一，太子参、车前子、白术为常见配伍药。

（5）高尿酸血症。高尿酸血症因多食肥甘厚腻、劳逸失度等引发，辨证有湿浊内蕴证和脾肾不足两种证型。治疗多从肝、脾、胃、肾等下手，治法以祛湿化浊、清利湿热，以及健脾益肾为主，常用车前子配伍清热利湿、健脾益肾中药。

（6）高血压。国医大师颜德馨教授常用单味车前子治疗高血压，患者一般连服3～4个月，眩晕、头痛、目昏、失眠等症状均有明显改善。车前子粗多糖胶囊可通过改善高血压患者肠道微生态环境降低收缩压与舒张压。

【用法用量】9～15 g，入煎剂宜包煎。

【注意事项】孕妇及肾虚精滑者慎用。

【文献论述】

《神农本草经》：主气癃、止痛，利水道小便，除湿痹。

《本草纲目》：止暑湿泻痢。

《雷公炮制药性解》：主淋沥癃闭，阴茎肿痛，湿疮，泄泻，赤白带浊，血闭难产。

28. 水蛭

水蛭为水蛭科动物蚂蟥 *Whitmania pigra* Whitman、水蛭 *Hirudo nipponica* Whitman 或柳叶蚂蟥 *Whitmania acranulata* Whitman 的干燥体。

【别名】蛭蝚，至掌，马蛭，马鳖，红蛭，蚂蝗蜞，水麻贴，沙塔干，肉钻子。

【性味】咸，苦，平；有小毒。

【归经】肝经。

【功效与主治】破血，逐瘀，通经。用于症瘕痞块，血瘀经闭，跌扑损伤。

【现代药理研究】

（1）降血脂。中药水蛭可能通过抑制肝脏组织中与脂肪酸、胆固醇合成及转化相

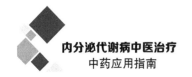

关的酶，即酰基辅酶 A-胆固醇酰基转移酶-2、羧甲戊二酸辅酶 A 还原酶的表达水平及活性，降低胆固醇及脂肪酸的合成，通过调节脂质代谢降低大鼠的血脂水平。水蛭粉可能通过调节血脂，减少脂质浸润，抑制平滑肌细胞表型转化、增殖和迁移等环节，从而抑制内膜增厚，减缓动脉粥样硬化的进展。

（2）降尿酸。天然水蛭素具有显著的抗高尿酸血症和抗痛风作用，能够降低血清尿素氮水平，显著抑制人 GLUT9 的表达，减轻肾脏病理学损伤。

（3）抗凝血、抗血栓。水蛭具有显著的抗凝血作用。水蛭的提取物能延长 PT、TT、APTT 时间，表明水蛭具有抗凝血作用，且免加热水蛭提取物抗凝作用强于水煎提取物。水蛭醇提物可明显抑制小鼠体内血栓和大鼠动-静脉旁路血栓形成，同时可增强红细胞和血小板膜脂流动性达到抗血栓形成的作用。

（4）抗肿瘤。水蛭提取液具有抑制人视网膜母细胞瘤细胞增殖、侵袭并诱导细胞凋亡的作用。水蛭含药血清在体外能够抑制人脐静脉血管内皮细胞的增殖，这表明水蛭具有抗肿瘤的功效。

（5）抗纤维化。水蛭素能下调四氯化碳（carbon tetrach loride，CCl4）制备的大鼠纤维化模型中结缔组织生长因子（connective tissue growth factor，CTGF）mRNA 的表达，可通过抑制肝细胞外基质异常增生而发挥抗肝纤维化作用。水蛭素能抑制兔肌腱成纤维细胞 TGF 纤维的表达而抑制肌腱成纤维细胞增殖，可用于临床预防肌腱粘连。

（6）抗炎。氧化应激与炎症密切相关，研究发现，水蛭冻干粉可有效抑制 JAK2/STAT1/STAT3 信号通路活化，抑制氧化应激及炎症因子的产生。水蛭素可降低炎症细胞浸润，改善肺组织损伤和肺纤维化，其机制可能与抑制 RhoA/Rho 激酶（Rho-associated coiled-coil-forming kinases，ROCK）信号通路有关。

【专科临床应用】水蛭单药及复方制剂常用于治疗糖尿病肾病、糖尿病神经病变、糖尿病足、慢性淋巴细胞性甲状腺炎合并甲状腺功能减退、高脂血症、痛风等内分泌科常见疾病。

（1）糖尿病肾病。水蛭具有减轻氧自由基损伤、抗氧化应激的作用，可以延缓糖尿病肾脏病变的发生发展。Meta 分析发现应用水蛭的治疗组的血肌酐、血尿素氮、24 小时尿蛋白含量比单纯西药对照组下降更显著，水蛭联合常规治疗与单用常规治疗比较，延缓糖尿病肾病肾脏损害及保护肾脏的作用更显著。

（2）糖尿病中枢神经病变。水蛭破血通经，主要成分水蛭素具有很强的抗凝及纤溶作用，可清除大鼠大脑中动脉脑血栓形成模型丙二醛的生成，减少超氧化物歧化酶消耗，降低一氧化氮的毒性，对缺血脑组织有保护作用。脑心通胶囊（黄芪、赤芍、丹参、当归、川芎、桃仁、红花、乳香、没药、鸡血藤、牛膝、桂枝、桑枝、地龙、全蝎、水蛭）联合奥扎格雷钠治疗糖尿病合并脑梗死不仅能改变患者脑部血流动力学，还可使神经功能缺损程度评分显著降低。

（3）糖尿病周围神经病变。水蛭等虫类药可化瘀、行气、通络，虫类搜剔法对于神经损伤的恢复有较好的疗效。含地龙、全蝎、水蛭的脑心通胶囊联合西药治疗糖尿病周围神经病变可显著提高患者感觉神经传导速度。临床观察结果表明水蛭配方颗粒治疗2型糖尿病周围神经病变，可明显改善患者的临床症状，以及患者的血糖、血脂、神经传导速度等指标，是治疗糖尿病周围神经病变的有效方法。

（4）糖尿病视网膜病变。目络瘀阻是糖尿病视网膜病变的基本病机。"病在血，调之络"，故在积极降糖的基础上，活血化瘀通络应为基本治疗大法。水蛭具有活血化瘀通络之功效，临床应用广泛，疗效显著。临床研究证实芪明颗粒（黄芪、葛根、地黄、枸杞子、决明子、茺蔚子、蒲黄、水蛭）可明显改善糖尿病视网膜病变患者的视力及眼底病变，还能明显改善患者视网膜微循环，促进微血管瘤的吸收，改善视力。

（5）糖尿病足。水蛭是凝血酶特效抑制剂，它与凝血酶迅速结合，阻止凝血酶作用于纤维蛋白原，控制血液凝固，还可抑制血小板的聚集。水蛭可明显改善血管、神经状况，促进糖尿病足创面的愈合。临床观察发现水蛭地龙注射液能显著改善糖尿病足患者的血液流变学、踝肱指数和溃疡愈合速度，有效地改善微循环障碍，促进了糖尿病足患者的临床治愈。水蛭胶囊是治疗糖尿病足血瘀型患者简便易行、疗效肯定、复发率低的理想药物，能明显改善患者双下肢的感觉阈值及不适症状，其作用机制可能同抑制机体血栓形成、稳定血管内皮功能及改善双下肢微血管循环有关。

（6）慢性淋巴细胞性甲状腺炎合并甲状腺功能减退。慢性淋巴细胞性甲状腺炎合并甲状腺功能减退属于中医学的"瘿病""虚劳"等范畴，气滞、痰浊、血瘀是其重要病理因素，水蛭可用于治疗慢性淋巴细胞性甲状腺炎合并甲状腺功能减退。临床研究观察证实水蛭颗粒可明显改善慢性淋巴细胞性甲状腺炎合并甲状腺功能减退患者症状和体征，特别是甲状腺肿大程度，且具有降低甲状腺球蛋白抗体和甲状腺过氧化物酶抗体指标的功能。

（7）高脂血症。大黄水蛭合剂治疗糖尿病伴高脂血症，可有效降低患者血糖，并通过调节载脂蛋白含量改善脂代谢水平，降低血脂含量，保护血管内皮功能。

（8）痛风。《本草经百种录》记载："水蛭最喜食人之血，而性又迟缓善入，迟缓

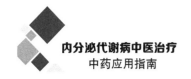

则生血不伤，善入则坚积易破，借其力以攻久之滞，自有利而无害也。"利用水蛭的特殊生物秉性，让水蛭吸吮痛风患者肿胀疼痛部位，有助于缓解痛风发作期的炎症反应。

【用法用量】煎服，1.5～3 g。

【注意事项】孕妇及无瘀血者禁用。

【文献论述】

《神农本草经》：主逐恶血、瘀血、月闭，破血瘕积聚，无子，利水道。

《本草拾遗》：人患赤白游疹及痈肿毒肿，取十余枚令啖病处，取皮皱肉白，无不差也。

29. 牛黄

牛黄为牛科动物牛 *Bos taurus domesticus* Gmelin 干燥的胆结石。

【别名】丑宝，天然牛黄

【性味】甘，凉。

【归经】心经，肝经。

【功效与主治】清心，豁痰，开窍，凉肝，熄风，解毒。用于热病神昏，中风痰迷，惊痫抽搐，癫痫发狂，咽喉肿痛，口舌生疮，痈肿疔疮。

【现代药理研究】

（1）抗炎。牛黄及其代用品都具有显著的抗炎作用，能够抑制炎症渗出和肉芽组织增生。胆红素和各种胆酸同系物是牛黄的抗炎有效成分，去氧胆酸与胆红素均可对抗二甲苯所致的小鼠耳郭炎症肿胀，其作用机制可能与表面活性强度有关。

（2）抗氧化。培植牛黄具有明显的抗肝匀浆脂质过氧化作用，对超氧阴离子自由基和羟自由基具有显著的清除能力。体外培育牛黄具有提高耐缺氧能力和抗氧化酶活性，提高缺氧小鼠的脑、肝、心组织及血清超氧化物歧化酶活性，降低丙二醛含量，能明显减轻脑组织的病理损伤并能提高机体清除自由基能力，减轻脂质过氧化作用对心脑细胞的损害，调节神经递质，保护或恢复神经通路，从而达到保护心脑细胞的目的。

（3）镇静催眠。牛黄能显著增加大鼠脑纹状体透析液抑制性氨基酸 γ - 氨基丁酸及甘氨酸浓度，从而发挥镇静作用。人工牛黄可明显缩短戊巴比妥钠所致睡眠小鼠的睡眠潜伏期，且可明显延长睡眠时间。

（4）调节免疫。牛黄鹅去氧胆酸能够增强环磷酰胺（cyclophosphamide，CTX）免疫抑制小鼠的免疫功能，恢复免疫抑制小鼠的免疫功能，对免疫失衡机体具有一定的保护作用。

（5）心脏保护。牛黄成分之一的牛磺酸可抑制心室肌细胞钙内流，减轻细胞钙超载，能对抗肾上腺素、地高辛和洋地黄诱发的心律失常。除此之外，能够抑制血管平滑肌细胞增生和内膜增厚，抗高血压和抗动脉粥样硬化，降低血脂，抑制血小板凝集与血栓形成，保护心肌，抗心力衰竭。

（6）利胆保肝。牛黄保肝利胆作用可能与所含的主要化学成分熊去氧胆酸、胆汁酸、胆红素及牛磺酸等有关。熊去氧胆酸能显著促进正常大鼠胆汁流量、胆汁胆红素、胆汁总胆汁酸的分泌，降低胆汁胆固醇的含量，并显著降低血清胆红素、血清总胆汁酸、血清胆固醇水平，便于胆结石病人的胆固醇逐渐溶解。

（7）降血脂。酶育牛黄可显著改善血脂异常小鼠的高密度脂蛋白功能，可能与其显著下调血浆 IL-6、TNF-α、丙二醛含量和上调 PON-1 活性有关。

【专科临床应用】牛黄单药及复方制剂常用于治疗糖尿病、糖尿病性坏疽、甲状腺功能减退症及高血压等内分泌科常见疾病。

（1）糖尿病。糖尿病患者口服牛磺酸 500 mg/ 次，2 次 / 天，可降低血浆和尿中葡萄糖水平，改变新陈代谢。临床研究结果表明 2 型糖尿病患者中，牛磺酸可作为补充治疗剂，防止糖尿病并发症。

（2）糖尿病性坏疽。糖尿病性坏疽是本虚标实之证，以气血两虚、肝肾不足为本，湿热、瘀毒为标，虚、痰、瘀是导致本病的直接病因。体外培育牛黄解毒开窍，对脱疽有举足轻重之要，画龙点睛之妙，因为痰瘀毒贯穿本病始末，解毒开窍，活血化痰是治疗本病重要手段，而且牛黄可以抑制血栓形成和抗氧化作用，临床应用效果显著。

（3）甲状腺功能减退症。临床观察结果表明九味牛黄丸治疗甲状腺功能减退，可改善临床症状，显著提升 FT$_3$、FT$_4$ 水平，降低 TSH 水平，降低并发症的发生率。

（4）高血压。牛黄降压丸能明显改善原发性高血压病患者的临床症状，降压作用显著，相关不良症状发生率较低。在降低血压的血压的同时，牛黄降压丸显著降低患者总胆固醇、甘油三酯、低密度脂蛋白胆固醇水平，增加高密度脂蛋白胆固醇水平，明显改善高血压病患者的病情和临床症状，且无明显不良反应。

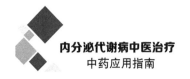

【用法用量】0.15 ～ 0.35 g，多入丸散用。外用适量，研末敷患处。

【注意事项】非实热证不宜使用。孕妇慎用。

【文献论述】

《神农本草经》：主惊痫，寒热，热盛狂痓。

《名医别录》：主治小儿百病，诸痫，热口不开，大人狂癫 . 又堕胎，久服轻身，增年，令人不忘

《证类本草》：味苦，平，有小毒。主惊痫寒热，热盛狂，除邪逐鬼，疗小儿百病，诸痫热，口不开，大人狂癫，又堕胎。久服轻身增年，令人不忘。

30. 牛蒡子

牛蒡子为菊科植物牛蒡 *Arctium lappa* L. 的干燥成熟果实。

【别名】大力子，恶实。

【性味】辛，苦，寒。

【归经】肺经，胃经。

【功效与主治】疏散风热，宣肺透疹，解毒利咽。用于风热感冒，咳嗽痰多，麻疹，风疹，咽喉肿痛，痄腮丹毒，痈肿疮毒。

【现代药理研究】

（1）降血糖。牛蒡子苷和咖啡酰奎宁酸类化合物具有显著的降血糖作用，其中咖啡酰奎宁酸衍生物的降糖作用甚至强于阿卡波糖，比牛蒡子中含量最高的木脂素类表现出来的降血糖活性更为显著。同时，3－O－咖啡酰奎宁酸与牛蒡子总木脂素配伍使用后疗效明显优于单独使用。其机制主要为 I3K/PKB/AKT 和 AMPK 信号通路，与促进胰岛素和胰高血糖素样肽－1（GLP－1）的释放密切相关。

（2）降血脂。牛蒡具有很好的调节血脂作用，牛蒡根提取物可明显降低大鼠血清中甘油三酯、总胆固醇和动脉硬化指数提高高密度脂蛋白含量，从而发挥降血脂和抗动脉硬化作用。

（3）降血压。牛蒡具有很好的降压及靶器官保护作用，牛蒡苷元具有逆转左心室肥厚的作用。牛蒡苷元降低 SHR 大鼠血浆血栓素 B_2 及动脉超氧阴离子水平，并且通过

抑制主动脉还原型烟酰胺腺嘌呤二核苷酸磷酸氧化酶的表达、增加一氧化氮的产生改善血管内皮功能并降低收缩压。

（4）抗凝。牛蒡子对血浆凝固的影响，牛蒡子具有明显改善凝血功能的作用，其能够有效改善血液流变学指标，降低全血黏度，纤维蛋白原水平，延长凝血酶原时间，抑制血小板的异常聚集及活化。

（5）抗炎。牛蒡子可通过 NF-κB 抗炎通路，抑制细胞的凋亡，提高细胞存活率，延缓炎症进展。牛蒡子中主要抗炎活性物质为牛蒡子苷元，其他物质如 β-谷甾醇、β-胡萝卜苷、角鲨烯等萜类化合物也具有抗炎活性。

【专科临床应用】牛蒡子单药及复方制剂常用于治疗糖尿病肾病、糖尿病视网膜病变、亚急性甲状腺炎、高脂血症、痛风等内分泌科常见疾病。

（1）糖尿病肾病。通过对 431 例糖尿病肾病患者采用随机双盲、安慰剂、多中心对照研究的方法进行实验发现，牛蒡子苷元可以明显减少患者尿蛋白的漏出，并且对已损伤的肾小球足细胞有显著的恢复作用。

（2）糖尿病视网膜病变。糖尿病视网膜病变病机是肝肾阴虚，肝胃燥热，阴亏燥热耗津灼液，血稠成瘀；阴津亏虚不能上荣睛目，目失濡养，脉络瘀滞，血不循经则溢于脉外以致神光受遏。有学者认为早期治疗以和营清热、活血降糖为主，见到眼底出血以和营止血降糖治疗；到中、后期因视网膜大量反复出血，视网膜见较多大片状出血，伴有视网膜水肿，黄斑水肿，视网膜较多白色"软性渗出"时，治拟和营活血、利水降糖。临床常用牛蒡子辅助降糖，治疗糖尿病视网膜病变有较好疗效。

（3）亚急性甲状腺炎。亚急性甲状腺炎属中医"瘿病"中"瘿痈"的范畴，多因风热，气滞而致痰凝所致。牛蒡子疏风清热，治疗亚急性甲状腺炎疗效显著，临床疗效观察表明牛蒡消瘿汤治疗亚急性甲状腺炎可显著改善患者的症状。

（4）高脂血症。牛蒡根茶能显著降低高脂血症患者血清总胆固醇及甘油三酯水平，且肝、肾功能等安全性指标未见异常。牛蒡根提取物对人体具有良好的降血脂及抗动脉粥样硬化作用，且安全性高。

（5）痛风。痛风患者缓解期见关节红肿、热痛明显缓解，活动改善伴肢重乏力、倦怠纳差、腰膝酸软、舌淡或暗或有瘀点瘀斑、苔白腻或黄腻、脉弦滑。此期以脾虚湿盛、肾虚肝瘀为主，有学者常以利湿化浊、健脾益肾为治疗原则，用药常配以牛蒡子燥湿清热解毒。

【用法用量】煎服，6～12 g。炒用可使其苦寒及滑肠之性略减。

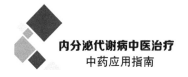

【注意事项】本品性寒，滑肠通便，气虚便溏者慎用。

【文献论述】

《名医别录》：明目补中，除风伤。

《本草纲目》：消斑疹毒。

《药性论》：除诸风，利腰脚，又散诸结节筋骨烦热毒。

31. 牛膝

牛膝为苋科植物牛膝 *Achyranthes bidentata* Bl. 的干燥根。

【别名】怀牛膝，牛髁膝，山苋菜，对节草，红牛膝，杜牛膝。

【性味】苦，酸，性平。

【归经】肝经，肾经。

【功效与主治】补肝肾，强筋骨，逐瘀通经，引血下行。用于腰膝酸痛，筋骨无力，经闭症瘕，肝阳眩晕。

【现代药理研究】

（1）降血糖。牛膝中的蜕皮甾酮能够增加 HepG2 细胞对葡萄糖的消耗量，且这种作用是非胰岛素依赖性的。在胰岛素抵抗细胞模型中，蜕皮甾酮能增加胰岛素的敏感性，改善体内糖代谢。此外，牛膝多糖及其衍生物也被认为具有降糖作用，其中硫酸酯衍生物的降糖效果最佳。糖尿病会引发严重并发症累积多器官系统损害，尤其是肾脏。牛膝多糖通过降低肾脏转化生长因子-β1 对糖尿病肾病有一定的防治作用。牛膝多糖可以上调 survivin 表达，降低 Bax 表达，对糖尿病大鼠视网膜病变具有一定的保护作用。

（2）抗骨质疏松。牛膝中的三萜皂苷类成分可以抑制破骨细胞形成，从而发挥抗骨质疏松的作用。实验表明，竹节参苷Ⅳa、竹节参苷Ⅳa丁酯、竹节参苷Ⅳa甲脂、竹节参苷Ⅴ、木鳖子皂苷Ⅰb 具有较强的抑制活性，且这种抑制作用具有可逆性。牛膝醇提液的乙酸乙酯、正丁醇部位具有骨吸收亢进的抑制作用，活性成分为三萜皂苷类，其中齐墩果酸的葡萄糖酸苷活性最强。正丁醇部位对大鼠双侧卵巢摘除模型的骨密度降低具有明显的防治作用，且未见雌激素样副作用。

（3）神经保护。牛膝中多肽类物质（achyranthes bidentata polypeptide，ABPP）对

神经生长具有保护作用，ABPP可以保护这些神经元免受凋亡和受损的影响。此外，ABPP还可以加快家兔受损的腓总神经的再生。ABPP的神经保护作用是通过抑制NMDA受体过度刺激所引发的Bax蛋白高表达、Caspase-3活性、细胞内氧自由基种类增加及线粒体功能障碍来实现的。

（4）其他作用。牛膝皂苷能增强蛙、兔和豚鼠的离体心脏的收缩力，并呈剂量依赖性关系，但多次重复给药其收缩作用减弱；牛膝皂苷还能增加衰竭状态的心脏张力和节律。牛膝总苷可显著改善急性血瘀模型大鼠的全血黏度、血浆黏度、纤维蛋白原含量、血细胞比容、血栓长度及重量、血小板黏附率。

【专科临床应用】牛膝单药及复方制剂常用于治疗糖尿病周围神经病变、糖尿病肾病、糖尿病视网膜病变、糖尿病足、原发性骨质疏松症、痛风性关节炎等内分泌科常见疾病。

（1）糖尿病周围神经病变。牛膝具有活血祛瘀、补肝肾、引血下行的功效，在治疗糖尿病周围神经病变中起着重要的作用。含牛膝的复方制剂通塞脉片对糖尿病周围神经病变具有良好的益气养阴、活血通脉除痹的功效，可明显改善患者肢体麻木、疼痛、感觉减退等自觉症状。临床疗效观察表明通塞脉片联合依帕司他治疗糖尿病周围神经病变的总有效率高于单纯依帕司他，可明显改善神经传导速度，临床疗效显著。

（2）糖尿病肾病。国医大师吕仁和将牛膝配伍狗脊用于中晚期消渴病肾病患者，其中牛膝味苦、酸，性平，归肝、肾经，功能补肝肾、强筋骨、逐瘀通经、引血下行，用于腰膝酸痛、筋骨无力、经闭癥瘕、肝阳眩晕。狗脊味苦、甘，性温，归肝、肾经，功能补肝肾、强腰脊、祛风湿、用于腰膝酸软、下肢无力、风湿痹痛。此二味药功用主治类似，两药相合，能共同补肝肾、强筋骨，其中牛膝还有逐瘀的作用，适用于糖尿病肾病肝肾亏虚、瘀血内阻的病机。

（3）糖尿病视网膜病变。临床报道含牛膝的复方制剂血府逐瘀胶囊（桃仁、红花、牛膝、川芎、赤芍等）明显改善糖尿病视网膜病变患者的血液流变学异常，消除或减轻视网膜水肿及渗出，促进玻璃体积血的吸收，使患者的视力提高。

（4）糖尿病足。牛膝引药下行，直达病处，且牛膝性善走，气亦善走，两相和则气无止遏，血无凝滞，从而使血易生、气易旺。牛膝中的牛膝多糖具有增强人体免疫功能、活血、抗氧化、抗骨质疏松和降血糖的作用，与地龙等活血通络中药配伍，对于糖尿病足创面的修复及预防再发，具有协同增效作用。采用数据挖掘方法对现代中医药文献中治疗血瘀型糖尿病足的处方用药规律进行分析研究，结果表明牛膝为临床

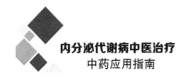

治疗糖尿病足常用中药，使用频次较高，组方规律分析牛膝为核心中药之一。

（5）骨质疏松症。补肾活血方（含淫羊藿、狗脊、牛膝等）配合常规基础治疗可显著改善骨质疏松症患者的骨代谢异常，使骨密度显著增加，显著改善患者生活质量。补肾壮骨汤（含骨碎补、熟地黄、怀牛膝等）联合西药治疗2型糖尿病骨质疏松症（肾阳虚），结果显示其疗效优于对照组，且相关的骨代谢指标空腹血糖、餐后2小时血糖、糖化血红蛋白、IGF–1结果优于对照组。

（6）痛风性关节炎。复方土茯苓颗粒（含萆薢、土茯苓、山慈菇、牛膝等）可有效降低高尿酸血症患者的血尿酸水平，对与痰湿阻滞相关的中医临床症状有改善作用，远期疗效及安全性好。牛膝利尿通淋能"引诸药下行"，黄柏善清下焦湿热，两药合用能加强清利下焦湿热的作用，是临床治疗痛风的常用药对。基于关联规则和复杂系统熵聚类的痛风用药规律研究牛膝、黄柏是使用频次最高的药物组合，关联规则结果表明牛膝为临床治疗痛风最常用中药之一。

【用法用量】煎服，4.5～9 g。

【注意事项】孕妇慎用。

【文献论述】

《神农本草经》：主寒湿痿痹，四肢拘挛，膝痛不可屈，逐血气，伤热火烂，堕胎。

《本草纲目》：治久疟寒热，五淋尿血，茎中痛，下痢，喉痹，口疮，齿痛，痈肿恶疮，伤折。

《名医别录》：疗伤中少气，男肾阴消，老人失溺，补中续绝，填骨髓，除脑中痛及腰脊痛，妇人月水不通，血结，益精，利阴气，止发白。

32. 升麻

升麻为毛茛科植物大三叶升麻 Cimicifuga heracleifolia Kom.、兴安升麻 Cimicifuga dahurica（Turcz.）Maxim. 或升麻 Cimicifuga foetida L. 的干燥根茎。

【别名】龙眼根，莽牛卡架，窟窿牙根。

【性味】辛，微甘，微寒。

【归经】肺经，脾经，胃经，大肠经。

【功效与主治】发表透疹，清热解毒，升举阳气。用于风热头痛，齿痛，口疮，咽喉肿痛，麻疹不透，阳毒发斑；脱肛，子宫脱垂。

【现代药理研究】

（1）抗炎。升麻中的多种活性成分都具有抗炎作用，可以减少细胞因子的生成，减轻炎症反应。升麻素可以抑制异硫氰酸荧光素诱导的小鼠局部组织中 IL-4、IL-9、IL-13 的表达，从而抑制炎性细胞浸润及充血、水肿等病理改变，发挥抗炎抗过敏作用。阿魏酸可通过抑制 β-淀粉样斑块相关胶质增生、减少细胞因子产生，从而减轻神经炎症状，起到延缓、拮抗阿尔兹海默病的作用。

（2）调节胃肠动力。蜜麸升麻能显著降低脾虚小鼠的胃残留率，加速胃肠排空，并提高大鼠血清中的胃泌素和血浆中的胃动素含量，从而促进胃肠动力。

（3）抗骨质疏松。女性绝经后雌激素缺乏、内分泌紊乱，促进破骨细胞活性，抑制成骨细胞活性，使骨吸收增加、骨形成减少，导致骨质疏松。因升麻具有改善绝经后围绝经期综合征，因此扩展其抗骨质疏松研究。升麻根茎中提取的三萜皂苷化合物升麻苷 H-1、升麻苷 H-2 和升麻亭抑制卵巢切除（ovariectomized，OVX）小鼠模型骨流失、体外抑制破骨细胞的形成及其骨吸收作用，并且 3 个化合物具有协同效应。

（4）解痉镇痛。升麻氯仿萃取成分体外抑制大鼠小肠离体平滑肌的收缩幅值和频率。升麻对氯化乙酰胆碱、组织胺和氯化钡所致的肠痉挛均有一定的抑制作用。

【专科临床应用】升麻单药及复方制剂常用于治疗糖尿病性腹泻、糖尿病胃轻瘫、糖尿病肾病、甲状腺功能减退症、亚急性甲状腺炎及原发性骨质疏松症、围绝经期综合征等内分泌科常见疾病。

（1）糖尿病性腹泻。糖尿病性腹泻多由消渴病日久，阴虚燥热，耗伤气阴，阴损及阳，损及脾胃，脾胃虚弱，运化失职，水谷不化精微，阳气不能上行，浊阴反而有余，清浊混杂而下，遂成泄泻。脾虚中阳不足，湿浊内生为主要病机，首当治以益气升阳，健脾化湿法。升麻其气升浮，具有升发阳气，升举脾胃清阳之功，为治疗糖尿病性腹泻的常用药物。临床疗效观察结果表明，升阳健脾汤（生芪、太子参、炒白术、茯苓、柴胡、升麻等）治疗糖尿病性腹泻疗效显著，可有效减轻患者腹泻症状。

（2）糖尿病胃轻瘫。糖尿病胃轻瘫的病机为消渴日久，药物长久服用、情志不畅等导致脾胃受损，水谷不能正常运化，再加之脾之升清功能不可以正常运行，精微物质不能正常输布于全身各处，脾气不升、胃气不降，气机升降之枢纽异常，治疗上应重视健脾益气、调畅气机，临床常应用补中益气汤以补中益气、升阳举陷，其中升麻

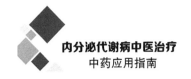

升阳举陷，助黄芪升提下陷之中气，发挥重要作用。临床报道补中益气汤加减治疗糖尿病性胃轻瘫在控制血糖、改善胃轻瘫临床症状方面优于多潘立酮，明显改善患者临床症状。

（3）糖尿病肾病。国医大师张琪教授认为升麻具有升、降双重作用，根据其配伍不同，所起的作用亦不相同。升麻和金樱子配伍，取意"升清和固涩同用"，使金樱子固涩收敛之力增强，从而减少精微下泄，减少糖尿病肾病尿蛋白。

（4）甲状腺功能减退症。甲状腺功能减退多由先天禀赋不足，后天失养，或积劳内伤，病久失养，或五志过极，情志不遂而导致的肝气不疏，肝失条达而泛脾土，脾胃为后天之本，气血生化之源。若伤及脾胃，脾失健运，化源日少，日久脾气亏虚，可使清阳不升，浊阴不降，痰湿内停，瘀血内阻，壅于颈前而发。补中益气汤是补益中气、升阳举陷之良剂，通过临床验证，能有效地改善甲状腺功能减退患者的临床症状，具有良好疗效。

（5）亚急性甲状腺炎。使用升麻等中药以升阳清热为法可提高亚急性甲状腺炎治疗总体有效率，显著提高证候有效率。在改善亚急性甲状腺炎症状方面，"升阳清热"法在改善颈前疼痛、缩短疼痛时间，缩小颈前肿大、减轻心悸、烦躁易怒等方面优于西药常规治疗；在退热时间，缩小甲状腺肿的时间上与西药常规治疗相当，同时改善能够下调 FT_3、FT_4 指标。在上调 TSH 及下降红细胞沉降率（erythrocyte sedimentation Rate，ESR）方面也与西医常规治疗相当，但联合西药常规治疗后效果明显优于单纯西医常规治疗。

（6）骨质疏松症。总状升麻提取物还可以增强成骨细胞增殖分化标志物骨碱性磷酸酶活性及骨钙素的表达，其作用机制可能是通过增强人成骨细胞的增殖分化及增加 OPG/RANKL 比率来发挥其抗骨质疏松症效应。一项针对升麻素的随机双盲对照多中心临床研究结果显示，升麻素可减轻受试者的围绝经期症状及改善骨代谢，其作用与雌激素相当。

（7）围绝经期综合征。升麻提取物升麻总皂苷具有神经-内分泌调节功能。升麻能明显改善绝经后围绝经期综合征，减轻烘热汗出、烦躁易怒、失眠、胁痛、头晕耳鸣、腰膝酸痛、忧郁寡欢等症。研究发现，升麻制剂可以缓解围绝经期妇女潮热盗汗、焦虑等绝经早期症状，虽比激素补充剂见效缓慢，但不影响患者性激素水平，不良反应小。

【用法用量】煎服，3～9 g。

【注意事项】麻疹已透、阴虚火旺，以及阴虚阳亢者均当忌用。

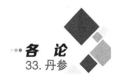

【文献论述】

《神农本草经》：主解百毒，杀百老物殃鬼，辟温疾，障邪毒蛊。

《本草纲目》：消斑疹，行瘀血，治阳陷眩运，胸胁虚痛，久泄下痢，后重遗浊，带下崩中，血淋下血，阴痿足寒。

《名医别录》：主中恶腹痛，时气毒疠，头痛寒热，风肿诸毒，喉痛，口疮。

33. 丹参

丹参为唇形科植物丹参 *Salvia miltiorrhiza* Bge. 的干燥根及根茎。

【别名】大红袍，红根，血参根，血山根，红丹参，紫丹参。

【性味】苦，微寒。

【归经】心经，肝经。

【功效与主治】活血祛瘀，通经止痛，清心除烦，凉血消痈。用于胸痹心痛，脘腹胁痛，瘤瘕积聚，热痹疼痛，心烦不眠，月经不调，痛经经闭，疮疡肿痛。

【现代药理研究】

（1）改善血液流变。丹参在改善血液流变学指标，降低血液黏稠度，增强红细胞变形性，增强红细胞膜机械强度，降低血浆纤维蛋白原，抑制血小板聚集，防止血小板活化，阻止血栓形成，扩张微血管，改善微循环方面具有显著效果。

（2）保护心肌细胞。丹参酮ⅡA可以通过降低细胞炎性因子的水平、抑制心肌细胞凋亡和抑制 JAK/STAT 信号通路等方面来调节自身免疫性心肌炎，保护心肌细胞。

（3）保护神经元。丹参酮ⅡA通过抗神经元细胞凋亡发挥神经保护作用。

（4）降压。丹参中的水溶活性成分丹参素、丹酚酸A、丹酚酸B和原儿茶醛联合应用于自发性高血压大鼠时，可显著降低大鼠的收缩压，同时抑制胸主动脉的形态学改变。丹酚酸B镁盐是丹参发挥心血管保护作用的主要成分之一，对于注射生理盐水或去氧肾上腺素的大鼠，丹酚酸B镁盐具有剂量依赖性的降压作用，且在血压升高情况下的降压作用更强。

（5）降血脂。丹参甲醇提取物能显著降低高脂血症小鼠血中甘油三酯含量，使其恢复到正常水平，并通过检测小鼠肝脏中的基因表达推测 Mcm 蛋白等可能是丹参治疗

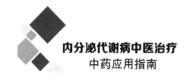

高脂血症的分子靶点。丹参中的丹酚酸 A、多糖类成分也被报道具有降低大鼠主动脉脂质沉积、甘油三酯、总胆固醇、低密度脂蛋白胆固醇水平的作用。

（6）降血糖。丹酚酸 B 可以降低糖尿病大鼠的血糖水平，提高胰岛素敏感性，改善胰岛素抵抗，明显增加了肌糖原和肝糖原的储量，检测还发现丹酚酸 B 增加了血清清除自由基能力，降低了脂质过氧化副产物的水平。

【专科临床应用】丹参单药及复方制剂常用于治疗糖尿病合并冠心病、糖尿病肾病、糖尿病周围神经病变、糖尿病足、糖尿病视网膜病变、高脂血症及骨质疏松症等内分泌科常见疾病。

（1）糖尿病合并冠心病。丹参可通过改善血液流变学指标，降低患者血黏度，控制冠心病患者的病情发展。丹参川芎嗪药物可降低糖尿病合并冠心病患者的总胆固醇、甘油三酯、低密度脂蛋白胆固醇水平，升高高密度脂蛋白胆固醇，改善心电图指标。

（2）糖尿病肾病。丹红注射液联合胰岛素治疗早期和临床期糖尿病肾病，能够有效地降低尿白蛋白和肌酐，对糖尿病肾病的治疗具有积极作用。丹参多酚酸盐为丹参的提取物，其主要成分为丹参乙酸镁。丹参多酚酸盐具有改善微循环灌注，增加微血管血流速度、抗凝和抗氧化的作用。研究发现丹参多酚酸盐能有效地降低早期糖尿病肾病患者的炎症反应，并改善肾血管内皮功能。

（3）糖尿病周围神经病变。丹红注射液有抗凝、扩张血管、改善微循环、增加缺血组织的血流量和供氧作用，对治疗糖尿病周围神经病变有较好的疗效。

（4）糖尿病足。丹参酮注射液联合大剂量甲钴胺对糖尿病足有良好的治疗效果，能加快神经传导速度，修复受损外周神经，改善血液微循环，抗凝血及血栓，有助于足部微神经及微血管功能的恢复。研究发现，采用前列地尔注射液与复方丹参注射液中西医结合治疗糖尿病足，其治疗效果明显优于单独采用前列地尔注射或复方丹参注射液治疗，且可以有效降低糖尿病足患者的血脂水平，以及尿素氮、肌酐、β_2 微球蛋白、尿微量白蛋白水平，对糖尿病肾损害可以发挥一定的防治作用。

（5）糖尿病视网膜病变。复方丹参滴丸治疗糖尿病视网膜病变，能改善视力、视野灰度值、血管瘤数量及出血灶面积。

（6）高脂血症。丹参滴丸与瑞舒伐他汀联合应用，其临床疗效优于瑞舒伐他汀单独使用，治疗后患者的总胆固醇、甘油三酯、低密度脂蛋白胆固醇水平、血小板聚集率和血液黏滞度都呈下降趋势，提示两者联合使用，其临床上可起到协同的作用，临床疗效更高。临床研究证实超微加味丹参饮能显著降低高脂血症合并颈动脉粥样硬化斑块患者的总胆固醇、甘油三酯、低密度脂蛋白胆固醇、载脂蛋白 B 及 hs－CRP、VEGF、MMP－9 水平，降低颈动脉 IMT，减少颈动脉内膜斑块面积，升高高密度脂蛋白胆固醇、载脂蛋白 A（apolipoprotein A，APOA）水平，从而延缓动脉粥样硬化形成。

（7）骨质疏松症。丹参是常见的治疗心血管类疾病的活血化瘀类药物，研究显示其具有植物雌激素样和植物孕激素样作用。丹参通过升高 PINP 促进骨形成，降低 CXT 抑制骨吸收，起到预防骨质疏松的目的。临床证实丹参在防止骨量流失，改善骨质状况上效果显著。Meta 分析结果显示补肝肾活血类中药治疗骨质疏松症疗效确切。

【用法用量】煎服或研末冲服，10 ～ 15 g。

【注意事项】不宜与藜芦同用。

【文献论述】

《神农本草经》：主心腹邪气，肠鸣幽幽如走水，寒热积聚；破癥除瘕，止烦满，益气。

《本草纲目》：活血，通心包络。治疝痛。

《名医别录》：养血，去心腹痼疾结气，腰脊强，脚痹；除风邪留热，久服利人。

34. 乌药

乌药为樟科植物乌药 *Lindera aggregata*（Sims）Kosterm. 的干燥块根。

【别名】天台乌，台乌，矮樟，香桂樟，铜钱柴，班皮柴。

【性味】辛，温。

【归经】肺经，脾经，肾经，膀胱经。

【功效与主治】顺气止痛，温肾散寒。用于胸腹胀痛，气逆喘急，膀胱虚冷，遗尿尿频，疝气，痛经。

【现代药理研究】

（1）抗炎。乌药中起抗炎镇痛的主要成分为生物碱。乌药总生物碱有缓解 P－二甲苯致小鼠耳郭肿胀及角叉菜胶致后足跖肿胀的效果，能减少小鼠在热板上舔后足的次数和减少乙酸致小鼠扭体的次数，镇痛效果显著。从乌药提取得到的去甲异波尔定

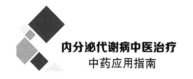

可以减少关节炎大鼠关节中破骨细胞的数量，改善骨侵蚀，同时升高 CYP1A1 表达和降低大鼠滑膜中 VEGF mRNA 的表达，通过激活 AhR 通路，抑制 NF-κB 和 HIF 途径，减弱破骨细胞分化和骨侵蚀。

（2）保肝。乌药叶总黄酮有较明显的降血脂作用，可改善肝细胞脂肪变性，对脂肪肝有较好的治疗作用。乌药提取物能够改善急性酒精性肝损伤大鼠的组织病理状态，降低血清谷丙转氨酶、谷草转氨酶活性和胆固醇、甘油三酯、甲烷二羧酸醛水平，以及肝组织丙二醛和炎症介质（TNF-α、IL-1β）水平，从而达到对肝的保护作用。

（3）降血脂。乌药醇提物对高脂饮食诱导的高脂血症具有改善作用，能减轻肝脏脂质沉积，减少炎性细胞浸润，该作用可能与调节胆固醇逆转运，促进胆固醇向肝脏内转运及向胆汁酸的转化，以及胆固醇和胆汁酸的肠道排泄有关。

（4）降血压。乌药具有抗高血压作用，作用可能与乌药降低血浆中去甲肾上腺素水平有关。

（5）调节胃肠。乌药根挥发油能明显抑制大鼠胃实寒模型胃排空率，明显升高胃实寒大鼠血浆中的 cAMP/cGMP。乌药挥发油、水提液、水煎液、醇提液能显著抑制豚鼠离体回肠自发活动，且对乙酰胆碱、氯化钡所致的回肠痉挛有显著拮抗作用，并能使先用肾上腺素而紧张性降低的豚鼠离体回肠进一步松弛。

【专科临床应用】乌药单药及复方制剂主要用于治疗糖尿病、糖尿病胃轻瘫、糖尿病肾病等糖尿病相关并发症。

（1）糖尿病。国医大师吕仁和主张将消渴病分为脾瘅期、消渴期、消瘅期三期，认为其可分别对应现代医学糖尿病前期、糖尿病期和糖尿病并发症期。吕老认为消瘅期发病多与情志异常相关，常选用香附、乌药，二者寒温并用，上下同治，疏肝行气，使一身气血调畅，如气郁胸闷较甚，常配伍香橼、佛手宽胸理气，如气滞血瘀，症见心烦易怒，胸胁胀痛，腹胀便秘，唇暗，月经色暗，有血块，舌有瘀点等，常加用柴胡、赤芍、白芍、炒枳壳、炒枳实、桃仁、红花等行气活血，如兼有失眠、多梦，常配伍酸枣仁、柏子仁养心安神，栀子清心除烦。

（2）糖尿病胃轻瘫。四磨汤加减（沉香、乌药、槟榔、党参、天花粉）治疗糖尿病胃轻瘫总有效率显著高于单纯西药治疗，能有效保护胃黏膜，改善症状。

（3）糖尿病肾病。乌药配伍益智仁使用可温补肾阳、温化肾气、减少尿量，益智-乌药药对能够发挥协同作用，增强疗效或想到纠正偏性与缓和毒性。两药配伍后，可能通过改善肾脏功能，增强神经内分泌功能，增加水钠重吸收，浓缩尿液进而减少尿量。含乌药的膈下逐瘀汤活血化瘀，益气通络，扩张肾血管，软化肾小球，降低血液黏稠度和改善微循环，改变血液的高凝状态，临床观察结果显示其治疗糖尿病肾病疗效显著。

【用法用量】煎服，3～9 g。

【文献论述】

《本草拾遗》：主中恶心腹痛，宿食不消，天行疫瘴，膀胱肾间冷气攻冲背膂，妇人血气，小儿腹中诸虫。

《本草纲目》：治中气，脚气，疝气，气厥头痛，肿胀喘息，止小便频数及白浊。

《本草通玄》：理七情郁结，气血凝停，霍乱吐泻，痰食稽留。

35.乌梅

乌梅为蔷薇科植物梅 *Prunus mume*（Sieb.）Sieb.et Zucc. 的干燥近成熟果实。

【别名】酸梅，黄仔，合汉梅，干枝梅。

【性味】酸，涩，平。

【归经】肝经，脾经，肺经，大肠经。

【功效与主治】敛肺，涩肠，生津，安蛔。用于肺虚久咳，久痢滑肠，虚热消渴，蛔厥呕吐腹痛，胆道蛔虫症。

【现代药理研究】

（1）降血糖。乌梅降血糖的作用机制与增加细胞膜上的GLUT4的表达和活性有关，可加快细胞对葡萄糖的吸收和利用，增加葡萄糖向糖原和脂肪的转化。齐墩果酸和熊果酸是乌梅果肉中主要的三萜类成分，齐墩果酸和熊果酸可通过改善胰岛素 AKT 信号通路，抑制肝脏糖异生，降低血糖水平，还能通过抑制 PTP1B 激活胰岛素信号通路来改善胰岛素抵抗，提高胰岛素敏感性。

（2）降血脂。乌梅熊果酸能明显降低正常小鼠的甘油三酯水平，提高小鼠高密度脂蛋白含量。熊果酸和齐墩果酸具有拟胰岛素样作用，可促进 PPAR-α，调控脂肪细胞 PPAR-γ，以及调控脂质各种关键酶基因的表达，从而抑制白色脂肪形成，促进棕色脂肪的生长，使机体耗能增加；同时能选择性调控转录因子法尼酯 α 受体，稳定胆

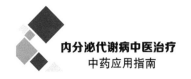

固醇、甘油三酯和体内能量的平衡，抑制肠道对脂质和糖分的吸收。

（3）抗氧化。乌梅提取物可以显著降低肾结石大鼠肾脏组织的丙二醛和 8-OHDG 含量，提高总抗氧化能力含量，具有抑制氧化应激反应的作用。乌梅熊果酸能明显抑制猪油的自动氧化作用，并对 DPPH 和羟自由基具有很强的清除能力，其抗氧化作用与浓度呈正相关。乌梅总有机酸也具有清除 DPPH 自由基的能力，有学者认为乌梅的抗氧化能力与总有机酸密切相关。

（4）抗炎。在小鼠溃疡性结肠炎模型中，乌梅可以通过调节肠道组织 NF-κB mRNA 表达，降低炎性介质 IL-1β、IL-6、TNF-α 水平，从而发挥抑制炎症的作用。乌梅提取液可以通过抑制 IL-4、IL-13 分泌来缓解肥大细胞脱颗粒模型的炎症症状。

（5）其他作用。乌梅有机酸提取液具有广谱抗菌作用，对枯草杆菌、金黄色葡萄球菌、大肠埃希菌和四联球菌等具有明显的抑制作用。乌梅主要活性成分熊果酸能预防肿瘤形成、诱导肿瘤细胞凋亡、阻滞肿瘤细胞增殖周期、诱导肿瘤细胞分化、防止肿瘤细胞侵袭转移等，具有抗肿瘤作用。此外，乌梅能改善有益菌和有害菌的比例及调节肠道菌群的丰度，调节肠道微生态环境。

【专科临床应用】乌梅单药及复方制剂常用于治疗糖尿病、糖尿病性心脏病、糖尿病神经病变、糖尿病胃轻瘫等糖尿病相关并发症。

（1）糖尿病。临床试验发现乌梅汤加减治疗 2 型糖尿病可显著缓解症状及胰岛素抵抗，改善糖代谢及胰岛功能，并提高临床疗效。

（2）糖尿病性心脏病。乌梅对血液流变学的改变有一定的影响。临床试验发现，乌梅制剂与活络效灵丹合用，患者血液流变学各项指标如全血比高切黏度、全血比低切黏度、血浆黏度、纤维蛋白原等均有显著的改善，并且对糖尿病心脏病的症状、体征有显著的缓解作用。

（3）糖尿病神经病变。乌梅所含有的丰富的 B 族维生素对于神经细胞有滋养保护作用。运用乌梅制剂治疗中重度糖尿病周围神经病变患者，可有效改善其症状、体征，并提高神经传导速度。此外，乌梅的抗氧化作用对于神经性的病变也有较好的作用，已有研究证明，氧化应激反应对于糖尿病周围神经病变的发生有着重要的影响，抑制氧化应激反应对于神经细胞有保护的作用。

（4）糖尿病胃轻瘫。糖尿病胃轻瘫病机是以脾胃气虚为本，寒热错杂为标，致使脾气当升不升，胃气当降不降，中焦运化之权失司。乌梅丸方中的细辛、干姜、附子、川椒、桂枝等辛温之品，以温中散寒，黄连、黄柏等苦寒之品以清热燥湿，两者共同

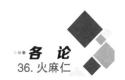

组成辛开苦降之法，使脾胃升降之机得以恢复。通过临床疗效观察及胃排空功能的测定，说明乌梅丸有促进胃排空作用，治疗糖尿病性胃轻瘫可收到满意效果，而且不良反应少，疗效持久。

【用法用量】煎服，6～12 g。外用适量，捣烂或炒炭研末外敷。

【注意事项】外有表邪或内有实热积滞者均不宜服。

【文献论述】

《神农本草经》：主下气，除热烦满，安心，肢体痛，偏枯不仁，死肌，去青黑痣、恶肉。

《本草纲目》：敛肺涩肠，治久嗽，泻痢，反胃噎膈，蛔厥吐利，消肿，涌痰，杀虫，解鱼毒、马汗毒、硫黄毒。

《名医别录》：止下痢，好唾口干，利筋脉，去痹。

36. 火麻仁

火麻仁为桑科植物大麻 *Cannabis sativa* L. 的干燥成熟果实。

【别名】大麻仁，火麻，线麻子。

【性味】甘，平。

【归经】脾经，胃经，大肠经。

【功效与主治】润肠通便。用于血虚津亏，肠燥便秘。

【现代药理研究】

（1）降血糖。火麻仁中含有的一些寡肽具有抑制 α–葡萄糖苷酶活性作用，表明火麻仁可以作为潜在的降血糖药物。

（2）降血压。大麻素可能是降压有效成分，可能机制是通过抑制乙酰胆碱酯酶，使支配血管的胆碱能神经释放的乙酰胆碱免遭水解，产生降压作用。

（3）降血脂。火麻仁中的甾醇及其衍生物（谷甾醇，樟脑甾醇，环芳香烃醇）和生育酚可以影响脂质代谢。火麻仁中 ω–3 家族的多不饱和脂肪酸，可以通过诱导肝脏和骨骼肌中的脂肪酸氧化和抑制肝脏脂质合成来改善脂质代谢。火麻仁油可减缓人体内脂质过氧化物（lipid peroxidation，LPO）含量的增加；具有使总胆固醇、甘油三酯、

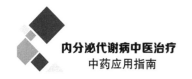

低密度脂蛋白降低，血清高密度脂蛋白升高，动脉粥样硬化指数下降，并可减轻动脉壁内膜细胞及平滑肌细胞的病变程度，延缓和抑制动脉粥样硬化斑块的形成。

（4）改善学习记忆。火麻仁含有多种大麻素，包括具有精神作用的Δ9-四氢大麻酚、Δ8-四氢大麻酚和11-羟-Δ9-四氢大麻酚，以及无精神作用的大麻酚、大麻二酚等。这些大麻素可以提高小鼠皮层、海马、纹状体、中脑和髓-脑桥区的乙酰胆碱水平，降低乙酰胆碱的更新率。大麻素通过激活大麻素受体1，强化大鼠脑的内侧额叶前部皮层中神经元的情感学习可塑性和记忆形成。

（5）调节胃肠道。火麻仁有抑制胃肠推进运动，减少番泻叶引起的大肠性腹泻次数的作用，对便秘和腹泻有双向治疗作用。火麻仁中的多种成分都可优化肠道菌群结构，改善肠道微环境，发挥保护肠道的作用。火麻仁中的甾醇成分能够促进肠道内双歧杆菌等益生菌的繁殖，抑制腐败菌的生长，优化肠道菌群结构。

【专科临床应用】火麻仁单药及复方制剂常用于治疗糖尿病及糖尿病性便秘等内分泌科常见疾病且以便秘为主症者。

（1）糖尿病。火麻仁可以改善2型糖尿病患者的血糖水平，减少降糖药的用量，降低并发症的发生、减轻病变程度。麻子仁丸加味（火麻仁配伍枳实、熟地黄、杏仁、白芍、山药）治疗2型糖尿病有良好的效果。

（2）糖尿病性便秘。火麻仁性味甘平，质润多脂，功擅润肠通便，又兼具滋养补虚之效。临床疗效观察结果表明以火麻仁为主的黄枳胶囊能够纠正糖尿病性便秘患者的胃肠激素异常分泌的状态，在改善糖尿病性便秘临床症状的同时具有降低空腹血糖、餐后2小时血糖，改善胰岛素抵抗的作用。

【用法用量】煎服，9～15 g。

【文献论述】

《本草纲目》：利女人经脉，调大肠下痢；涂诸疮癞，杀虫；取汁煮粥食，止呕逆。

《名医别录》：主中风汗出，逐水，利小便，破积血，复血脉，乳妇产后余疾。

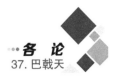

37. 巴戟天

巴戟天为茜草科植物巴戟天 *Morinda officinalis* How 的干燥根。

【别名】三角藤，鸡肠风，鸡眼藤，黑藤钻，兔仔肠，糠藤。

【性味】甘，辛，微温。

【归经】肾经，肝经。

【功效与主治】补肾阳，强筋骨，祛风湿。用于阳痿遗精，宫冷不孕，月经不调，少腹冷痛，风湿痹痛，筋骨痿软。

【现代药理研究】

（1）抗骨质疏松。巴戟天多糖能够提高骨质疏松大鼠骨密度，提高血清微量元素水平，同时降低 IL-6 和 TNF-α 的表达水平，对骨质疏松起到一定的防治作用。巴戟天多糖具有提高骨质疏松模型大鼠体内 5-羟色胺、VEGF 的含量和血清磷的水平，从而减缓大鼠骨质疏松的症状，其能提高去卵巢大鼠的骨矿物质、骨密度、骨钙素及 1，25-二羟基维生素的含量，对去卵巢大鼠具有良好的防治作用。巴戟天多糖含药血清能够促进体外成骨细胞的增殖能力和碱性磷酸酶的活性，并下调成骨细胞 DKK-1 蛋白的表达。

（2）抗衰老。巴戟天提取物具有延缓衰老的作用，其发病机制可能与其调节脑内神经递质、抗氧化、抗损伤等有关。研究发现巴戟天低聚糖类具有抑制 Aβ25-35 致痴呆模型大鼠脑组织中海马 CA1 脑区、皮质和前脑基底核神经元细胞的减少，明显提高大鼠学习记忆能力，从而抗衰老。巴戟天水提取液能提高自然衰老小鼠脑组织中多巴胺、肾上腺素和去甲肾上腺素的含量，降低脑组织中 5-羟色胺的含量，从而延缓大脑衰老。

（3）改善心肌缺血。巴戟天醇提物能够减轻心肌细胞在缺血再灌注损伤后的凋亡程度，此作用机制可能与降低心肌组织中的 IL-1β、TNF-α 水平表达有关。巴戟天还具有改变衰老心肌细胞形态的能力，能够抑制 β-半乳糖苷酶的损伤作用，增强心肌细胞的活力，同时上调衰老心肌细胞肌球蛋白重链 α-MHC mRNA 表达和下调肌球蛋白重链 β-MHC mRNA 表达，从而提高衰老心肌的收缩力。

（4）调节免疫。巴戟天多糖可有效提升环磷酰胺诱导的免疫功能低下小鼠的免疫

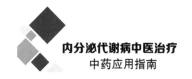

器官指数、巨噬细胞吞噬率及外周血淋巴细胞转化率，具有增强免疫活性的潜在功效。

（5）改善生殖。巴戟天寡糖能增加环磷酰胺引起的精子减少雄性小鼠模型的精子数量及活力、睾丸系数及附睾系数，表明巴戟天寡糖可能是巴戟天促进雄性小鼠生精作用的主要物质。

（6）抗抑郁。巴戟天寡糖口服给药对获得性无助大鼠具有抗抑郁作用。巴戟天寡糖显著减少小鼠在强迫性游泳期间的不动时间，能明显减少大鼠在获得性无助后躲避失败次数。巴戟天寡糖与临床有效抗抑郁剂地昔帕明类似，表明巴戟天寡糖具有抗抑郁作用。

【专科临床应用】巴戟天单药及复方制剂常用于治疗糖尿病周围神经病变、糖尿病合并认知功能障碍、糖尿病神经源性膀胱、甲状腺功能减退症及骨质疏松症等内分泌科常见疾病。

（1）糖尿病周围神经病变。消渴总的病机是本虚标实，阴虚为本，燥热为标。初为燥热多见，日久多以阴虚为主，进而阴损及阳，阴阳俱损，肝肾亏虚，筋脉失于濡养。巴戟天具有补肾阳，强筋骨的功效，常用于糖尿病周围神经病变的临床治疗。以巴戟天为主药的地黄饮子可有效缓解糖尿病周围神经病的临床症状，总有效率高于西医常规治疗组。

（2）糖尿病合并认知功能障碍。中医学认为肾虚是糖尿病合并认知功能障碍的主要病机，因为肾主气化，肾气虚则气化无源，气虚而无力推动血液、津液等运行到脏腑四肢，尤其是脑窍，脑窍空虚则无法濡养脑脉。补肾填髓为糖尿病合并认知功能障碍的主要治则，常选用巴戟天等补肾类中药。以巴戟天为君药的益智合剂可明显改善2型糖尿病合并认知障碍患者的定向能力、计算能力、记忆及理解能力、语言表达能力等多方面的能力，提升其日常生活起居、社会交往等方面的各种能力，还可调节血流变，并使血清同型半胱氨酸水平明显下降。

（3）糖尿病神经源性膀胱。本病属本虚标实之证，病位在肾、膀胱，与脾密切相关。肾虚是导致糖尿病神经源性膀胱发生与进展的根源。巴戟天具有鼓舞肾气之功，从而使膀胱气化功能得复，司开阖之功恢复正常，尿液排泄正常。临床研究证实巴戟天为主要成分的平消癃清方能有效改善患者临床症状，增加最大尿流率，减少膀胱残余尿量，改善排尿功能障碍，疗效优于单纯西医治疗。

（4）甲状腺功能减退症。甲状腺功能减退症多由先天禀赋不足，后天失养，或者积劳内伤，久病失调引起肾气，脾气不足，继之脾肾阳虚所致。肾阳亏虚为发病的关

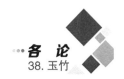

键，多选用巴戟天等温肾助阳之品，研究发现含巴戟天的复方制剂能有效地改善甲状腺功能减退患者的临床症状，减少优甲乐用量及毒副作用。

（5）骨质疏松症。临床研究发现巴戟天能有效地防止骨质丢失，促进钙盐沉积，改善骨质疏松的症状。在常规治疗基础上加用单味中药巴戟天煎液口服治疗骨质疏松症，在骨密度、血清骨钙素、尿吡啶酚等方面的改善明显优于单独常规治疗，表明单味中药巴戟天煎液口服治疗骨质疏松症具有一定的疗效。

【用法用量】煎服，3～9 g。

【注意事项】阴虚火旺者不宜使用。

【文献论述】

《神农本草经》：主大风邪气，阴痿不起，强筋骨，安五脏，补中增志益气。

《本草纲目》：治脚气，去风疾，补血海。

《名医别录》：疗头面游风，小腹及阴中相引痛，下气，补五劳，益精。

38. 玉竹

玉竹为百合科植物玉竹 *Polygonatum odoratum*（Mill.）Druce 的干燥根茎。

【别名】甜草根，葳蕤，玉参，尾参，铃当菜，小笔管菜，靠山竹。

【性味】甘，微寒。

【归经】肺经，胃经。

【功效与主治】养阴润燥，生津止渴。用于肺胃阴伤，燥热咳嗽，咽干口渴，内热消渴。

【现代药理研究】

（1）降血糖。玉竹总皂苷对四氧嘧啶高糖小鼠具有明显的降血糖作用，其机制主要与显著抑制 α–葡萄糖苷酶的活性有关。玉竹多糖也具有降血糖效果，通过灌胃给予四氧嘧啶诱导的实验性糖尿病大鼠玉竹多糖，可明显减轻四氧嘧啶对糖尿病大鼠胰岛 β 细胞的损伤，对胰岛 β 细胞起到一定的保护作用。

（2）抗炎。玉竹醇提物具有低毒性和安全性，能够抑制免疫功能和炎症反应。玉竹提取物能够抑制脂多糖诱导的小鼠巨噬细胞分泌的促炎症因子一氧化氮，且这种抑

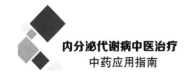

制作用呈剂量依赖性。

（3）抗氧化。玉竹抗氧化性主要体现在黄酮类成分，它具有良好的抗氧化活性，且从玉竹中提取的黄酮和分离出的铁元素可与之协同作用清除 DPPH 自由基，并较单独使用黄酮/铁元素的效果显著增强。玉竹多糖类化合物能够提高超氧化物歧化酶和谷胱甘肽活性，降低脂质过氧化物、脂褐素、b 型单胺和氧化酶的水平、改善肝脏线粒体能量代谢，增强自然绝经大鼠的抗氧化能力，延缓衰老。

（4）心血管保护。玉竹水提醇沉液在体外培养乳鼠心肌细胞缺氧缺糖性损伤中具有保护作用。玉竹水提物可以明显抑制大鼠血栓形成，其作用机制可能与降低血浆中血栓烷 B2 的含量和增加血浆中 6-酮-前列腺素 F1α 的含量有关。

【专科临床应用】玉竹单药及复方制剂常用于治疗糖尿病、糖尿病肾病、糖尿病合并脑梗、糖尿病心脏病、高脂血症等内分泌科常见疾病。

（1）糖尿病。高剂量玉竹提取物胶囊可降低 2 型糖尿病患者餐后血糖水平，尤其对气阴两虚兼内热型疗效较为显著；且该治疗方法的安全性良好，对健康受试者的血糖基本没有影响。

（2）糖尿病肾病。以养阴益肾汤（石斛、生地、熟地、北沙参、玉竹、天花粉、黄连、桑螵蛸、山茱萸、鲜兔肉、冬瓜皮、丹参、益母草、当归）加西医降糖降压治疗糖尿病肾病。治疗后血糖下降及尿蛋白消减均明显优于单纯西医治疗，用于治疗糖尿病肾病效果显著。

（3）糖尿病合并脑梗死。益气养阴活血功效的人参、玉竹、川芎药物血清可以促进脑缺血后高糖培养的神经干细胞增殖。临床证实由人参、玉竹、川芎组成的具有益气养阴活血功效的复方颗粒药物可改善糖尿病合并脑梗死患者的临床神经功能缺损，提高日常生活能力，优于单纯运用西药治疗。

（4）糖尿病心脏病。临床研究发现以玉竹为主药的益气生津散在改善气阴两虚型 2 型糖尿病合并心绞痛患者临床症状方面有明显的疗效，能够降低 2 型糖尿病合并稳定型心绞痛（stable angina pectoris，SAP）患者的静脉空腹血糖（fasting plasma glucose，FPG）、半乳糖苷酶（galactosidase，GAL）、糖化血红蛋白水平，能够提高心率变异性标准差（standard diviation of NN intervals，SDNN）、心率变异性（heart rate variability，HRV）三角指数水平。

（5）高脂血症。以玉竹为主要成分的降脂胶囊联合小剂量辛伐他汀可以有效改善患者血清甘油三酯、低密度脂蛋白胆固醇和高密度脂蛋白胆固醇水平，同时显著改善

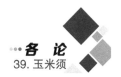

血清总胆固醇、一氧化氮和血浆 ET 水平。此外，与大剂量辛伐他汀对照组相比，不良反应发生率无显著差异。含玉竹的中药特膳可以显著改善 2 型糖尿病高脂血症患者的 BMI、体质量、体脂含量、骨骼肌含量等各项指标。

【用法用量】煎服，6～12 g。

【文献论述】

《神农本草经》：主中风暴热，不能动摇，跌筋结肉，诸不足。久服去面黑皯，好颜色，润泽。

《本草纲目》：主风温自汗灼热，及劳疟寒热，脾胃虚乏，男子小便频数，失精，一切虚损。

《名医别录》：主心腹结气虚热，湿毒腰痛，茎中寒，及目痛眦烂泪出。

39. 玉米须

玉米须为禾本科植物玉蜀黍 *Zea mays* L. 的花柱和柱头。

【别名】玉蜀黍须，蜀黍须，包谷须。

【性味】甘，淡，平。

【归经】膀胱经，肝经，胆经。

【功效与主治】利尿消肿，平肝利胆。用于急、慢性肾炎，水肿，急、慢性肝炎，高血压，糖尿病，慢性鼻窦炎，尿路结石，胆道结石，小便不利、湿热黄疸等症。并可预防习惯性流产。

【现代药理研究】

（1）降血糖。玉米须提取物有确切的降血糖作用。研究发现玉米须水提物可降低糖尿病大鼠的空腹血糖和胰高血糖素，抑制胰高血糖素大量分泌，对 2 型糖尿病大鼠有一定的保护作用。玉米须多糖降糖机制可能是促进肝糖原合成，加快糖异生，对糖尿病小鼠糖代谢器官损伤有修复作用。玉米须黄酮通过抗氧化作用，减轻四氧嘧啶对胰岛 β–细胞损伤或促进已损伤的 β–细胞的修复，增强胰岛的分泌功能，从而减轻高血糖反应。

（2）降血脂。玉米须的水提取物可以有效降低高脂血症小鼠的血糖，同时能改善

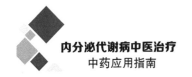

血脂和血液流变学。玉米须中的总黄酮可以显著降低高脂血症大鼠的血清总胆固醇、甘油三酯和低密度脂蛋白胆固醇水平，并增加高密度脂蛋白胆固醇水平。

（3）抗氧化。玉米须多糖能明显降低老年大鼠血清丙二醛含量及脑和肝组织脂褐质（Lf）含量，明显提高血清超氧化物歧化酶、过氧化氢酶、谷胱甘肽过氧化物酶活性及皮肤和肝组织羟脯氨酸（hydroxyproline，HYP）含量。

（4）利尿。通过甘油肌肉注射建立鼠肾衰模型，发现玉米须多糖可增加总尿量，验证了玉米须多糖的利尿作用。

（5）护肝。玉米须总黄酮能降低血清中的谷丙转氨酶、谷草转氨酶和乳酸脱氢酶活性，以及肝脏中丙二醛含量和肝脏指数的升高，减轻了四氯化碳对肝脏的损害。

【专科临床应用】玉米须单药及复方制剂常用于治疗糖尿病、糖尿病肾病、非酒精性脂肪肝及高脂血症等内分泌科常见疾病。

（1）糖尿病。临床研究证明，玉米须提取物能使成年 2 型糖尿病患者空腹血糖和餐后 2 小时血糖平均下降 1.27 mmol/L（下降 14.2%）和 1.75 mmol/L（下降 13.7%）。

（2）糖尿病肾病。玉米须单用或复方在临床治疗中亦取得较好的疗效。临床疗效观察结果显示，玉米须为主的活血化浊方可降低糖尿病肾病患者 mALB/Cr、hs－CRP、IL－6 水平，明显改善糖尿病肾病患者临床症状，减少尿蛋白。

（3）非酒精性脂肪肝及高脂血症。玉米须煎剂可显著降低总胆固醇、甘油三酯水平，治疗高脂血症疗效确切。甘枣宁颗粒治疗非酒精性脂肪肝患者，腹围较前减少，临床症状明显改善，血脂中总胆固醇、甘油三酯和低密度脂蛋白胆固醇均较治疗前有所降低。

【用法用量】煎服，6 ～ 12 g。

【文献论述】

《中药大辞典》：利尿，泄热，平肝，利胆。治肾炎水肿，脚气，黄疸肝炎，高血压，胆囊炎，胆结石，糖尿病，吐血衄血，鼻渊，乳痈。

《滇南本草》：宽肠下气。治妇人乳结，乳汁不通，红肿疼痛，怕冷发热，头痛体困。

《中华本草》：利尿消肿；清肝利胆。主水肿；小便淋沥；黄疸；胆囊炎；胆结石；高血压、糖尿病、乳汁不通。

40. 甘草

甘草为豆科植物甘草 *Glycyrrhiza uralensis* Fisch.、胀果甘草 *Glycyrrhiza inflata* Bat. 或光果甘草 *Glycyrrhiza glabra* L. 的干燥根。

【别名】甜草根，红甘草，粉甘草，粉草，国老。

【性味】甘，平。

【归经】心经，肺经，脾经，胃经。

【功效与主治】补脾益气，清热解毒，祛痰止咳，缓急止痛，调和诸药。用于脾胃虚弱，倦怠乏力，心悸气短，咳嗽痰多，脘腹、四肢挛急疼痛，痈肿疮毒，缓解药物毒性、烈性。

【现代药理研究】

（1）抗炎。炙甘草中的甘草查尔酮 A 能够显著抑制葡聚糖硫酸钠（dextran sodium sulfate，DSS）诱导的溃疡性结肠炎，其作用机制很可能是通过抑制相关信号通路发挥抗炎作用和抗氧化作用。甘草总黄酮具有保护胃黏膜、抑制炎性因子释放的作用，干预慢性萎缩性胃炎的发生和发展。

（2）调节免疫。甘草多糖的主要成分包括葡萄糖醛糖酸和葡萄糖，具有多种调节人体免疫系统的功效。实验证实，甘草多糖能够有效刺激 T 淋巴细胞的增殖，从而达到增强抵抗力的效果。此外，它还能促进免疫球蛋白的产生，并抑制补体的活性。甘草酸、甘草多糖和光甘草定可以增强巨噬细胞的吞噬能力，促进 IL-1β、IL-6、IL-12 和 TNF-α 的分泌，并阻止 IL-4、IL-10 和 TGF-β 的分泌。

（3）保护神经。甘草醇提物能够改善由东莨菪碱引起的大鼠学习记忆障碍，说明它可能对中枢神经系统具有保护作用。异甘草素与骨髓间充质干细胞共同作用于脑梗死大鼠模型，能减少神经组织损伤和脑梗死面积，有效保护神经。18β-甘草次酸能抑制炎症因子的表达，减少氧化应激，降低神经细胞的损伤，对局灶性脑缺血再灌注大鼠的神经具有保护作用。

（4）抗心衰、抗心律失常。甘草次酸对心力衰竭患者表现出显著的心肌肥厚和功能障碍抑制作用，此作用机制可能与削弱心肌细胞凋亡过程有关。甘草苷能够降低乌

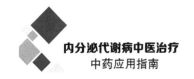

头碱引起的大鼠心肌细胞乳酸脱氢酶的释放，表明它可以拮抗由乌头碱引起的 *Kv4.3* 基因的 mRNA 表达下降和 *Cav L2* 基因的 mRNA 表达上升，证明了甘草苷能够减少乌头碱对心肌细胞的损伤。此外，甘草总黄酮还具有降低由毒毛花苷、三氯甲烷、乌头碱引起的心律失常发生率的保护作用。

（5）其他作用。甘草总黄酮对硫代乙酰胺所致大鼠肝纤维化具有保护作用，致使 TGF-β1 蛋白和 mRNA 及 caspase-3 蛋白的表达下降，从而抑制肝细胞的凋亡。此外，甘草次酸一方面可通过促进 T 淋巴细胞凋亡，抑制淋巴细胞和嗜酸性粒细胞增生，减少 IgE、IL-4、IL-13、TNF-α 表达；另一方面能够调控 Bax、caspase-3 和 Bcl-2 的 mRNA 和蛋白表达，具有平喘作用。

【专科临床应用】甘草单药及复方制剂常用于治疗糖尿病肾病、糖尿病周围神经病变、糖尿病足、糖尿病视网膜病变、糖尿病性心脏病等糖尿病相关并发症，以及甲状腺功能亢进性心脏病、高脂血症、骨质疏松症等内分泌科常见疾病。

（1）糖尿病肾病。甘草甘平，既能和中缓急、调和药性，又可泻火解毒，配伍攻破之力峻猛的大黄，防止中焦脾胃受损而克伐"生生之气"，临床上常用于糖尿病肾病肾功能不全患者，多配合当归补血汤、二陈汤、温胆汤等，取其泄浊解毒、和胃降逆之用；也常用于糖尿病肾病胃肠热结证心烦口干、大便偏干、舌红、苔黄、脉滑数者，常配合生地黄、玄参、天花粉；更可用于合并胃肠自主神经功能紊乱心下痞、大便不畅、进食后呕吐者，常可配合陈皮、半夏、芦根等。若见胃肠热结甚或热毒壅郁证候突出者，可用生大黄、生甘草。

（2）糖尿病周围神经病变。芍药甘草汤为张仲景治疗"脚挛急"之要方，方中大剂量芍药与甘草温养脾土而生阴血；芍药合甘草酸甘化阴，缓急止痛。随机平行对照研究发现，芍药、甘草治疗糖尿病周围神经病变在改善糖尿病周围神经病变患者的多伦多临床评分系统（toronto clinical scoring system，TCSS）和神经传导速度方面均优于单纯西药。

（3）糖尿病足。临床治疗糖尿病足多用滋阴养血、益气温阳、活血止痛之品，临证若见患趾（指）发凉喜暖、疼痛、间歇性跛行、神疲乏力、少气懒言、动则气喘、皮肤干燥、毳毛脱落、口干欲饮、便秘、溃后创面久不愈合、肉芽暗红或苍白、舌淡暗、苔薄白；或见舌有裂纹、边尖稍红、少苔、脉结代或寸脉虚细无力，方选炙甘草汤加减。

（4）糖尿病视网膜病变。大黄䗪虫方加芍药甘草汤联合羟苯磺酸钙治疗糖尿病视网膜病变在疗效上优于单纯使用西药，对患者视力的改善及眼底改善情况明显优于对照组，具有改善视网膜血流密度的作用。

（5）糖尿病性心脏病。糖尿病性心脏病其病机为心脏气血亏虚，常兼夹痰浊、瘀血，治疗上以益气养血、复脉定悸为主。炙甘草汤有益气养血、复脉定悸功效，临床用于糖尿病性心脏病治疗有较好效果。研究发现炙甘草汤可显著降低糖尿病心衰患者 B 型脑钠肽（BNP）数值，具有改善左室舒张末期内径（left ventricular end diastolic dimension，LVDd）、左室舒张末期容积（left ventricular end diastolic volume，LVEDV）、左室收缩末期容积（left ventricular end systolic volume，LVESV）、左室射血分数（left ventricular ejection fraction，LVEF）等心功能指标。

（6）甲状腺功能亢进性心脏病。加味炙甘草汤联合西药治疗甲状腺功能亢进性心脏病可以显著改善患者的临床症状，临床疗效确切，且用药安全性良好。

（7）高脂血症。临床研究发现高脂血症患者炎症因子 IL-6、C 反应蛋白水平与甘油三酯、总胆固醇与低密度脂蛋白水平呈正相关，与高密度脂蛋白水平呈负相关；经炙甘草汤治疗后血清总胆固醇、甘油三酯、低密度脂蛋白水平显著降低，高密度脂蛋白水平显著升高，IL-6、CRP 含量水平显均著降低，炙甘草汤加减可调控脂质代谢紊乱，改善患者微炎症状态。

【用法用量】煎服，1.5～9 g。

【注意事项】不宜与海藻、京大戟、红大戟、甘遂、芫花同用。本品有助湿壅气之弊，湿盛胀满、水肿者不宜用。大剂量久服可致水钠潴留，引起浮肿。

【文献论述】

《神农本草经》：主五脏六腑寒热邪气，坚筋骨，长肌肉，倍力，金疮，解毒。

《本草纲目》：解小儿胎毒、惊痫，降火止痛。

《名医别录》：温中下气，烦满短气，伤脏咳嗽，止渴，通经脉，利血气，解百药毒。

41. 石决明

石决明为鲍科动物杂色鲍 *Haliotis diversicolor* Reeve、皱纹盘鲍 *Haliotis discus hannai* Ino、羊鲍 *Haliotis ovina* Gmelin、澳洲鲍 *Haliotis ruber*（Leach）、耳鲍 *Haliotis*

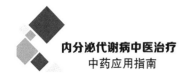

asinina Linnaeus 或白鲍 *Haliotis laevigata*（Donovan）的贝壳。

【别名】千里光，鲍鱼皮，真珠母，鳆鱼甲，九孔螺，金蛤蜊皮。

【性味】咸，寒。

【归经】肝经。

【功效与主治】平肝潜阳，清肝明目。用于头痛眩晕，目赤翳障，视物昏花，青盲雀目。

【现代药理研究】

（1）降压。石决明可能通过高浓度 Ca^{2+} 阻滞 L⁻ 型钙离子通道，降低血管平滑肌细胞 L 型电压依赖性钙通道的电流峰值起到降压作用。

（2）抗菌。石决明对铜绿假单胞菌抑菌作用较强，对金黄色葡萄球菌、大肠埃希菌等其他细菌的抑菌作用不明显。

（3）中和胃酸。石决明中的主要成分碳酸钙具有中和胃酸的作用，可用于治疗胃溃疡、胃炎等胃酸过多的患者。

（4）抗急性损伤。石决明外用治疗局部皮肤破损可有效地促进止血、改善创面血运、消除局部炎症、促进肉芽组织生长。

【专科临床应用】石决明单药及复方制剂常用于治疗高血压合并高脂血症等内分泌科常见疾病。临床研究发现心脑喜康（珍珠母、石决明、钩藤、葛根、丹参、郁金、红景天等）治疗高血压合并高脂血症患者，可在有效控制血压的同时降低血清总胆固醇、甘油三酯、低密度脂蛋白。

【用法用量】煎服，6～20 g，先煎。

【注意事项】畏旋覆花，反云母。

【文献论述】

《名医别录》：主目障翳痛，青盲。

《本草纲目》：通五淋。

《医学衷中参西录》：石决明味微咸，性微凉，为凉肝镇肝之要药。肝开窍于目，是以其性善明目。研细水飞作敷药，能治目外障；作丸、散内服，能消目内障。为其能凉肝，兼能镇肝，故善治脑中充血作疼、作眩晕，因此证多系肝气、肝火挟血上冲也。

42. 石菖蒲

石菖蒲为天南星科植物石菖蒲 *Acorus tatarinowii* Schott 的干燥根茎。

【别名】阳春雪，昌本，菖蒲，昌阳，昌羊，尧时薤，木蜡，望见消，九节菖蒲，水剑草，苦菖蒲，粉菖，剑草，剑叶菖蒲，山菖蒲，溪菖，石蜈蚣，野韭菜，水蜈蚣，香草。

【性味】辛，苦，温。

【归经】心经，胃经。

【功效与主治】开窍豁痰，醒神益智，化湿开胃。用于神昏癫痫，健忘失眠，耳鸣耳聋，脘痞不饥，噤口下痢。

【现代药理研究】

（1）调节血糖。石菖蒲能够降低血糖水平，其作用机制可能与促进胰岛素分泌、胰岛素增敏等有关。

（2）降血脂。石菖蒲中的β-谷甾醇可通过与胆固醇竞争结合位点，使质膜高胆固醇状态下构象异常的 1 型胆囊收缩素受体恢复正常，并与胆囊收缩素结合使胆囊收缩，以促进消化、调节胃排空。

（3）抗炎。石菖蒲根茎中多种单体化合物具有抗炎活性，能显著降低脂多糖诱导的 RAW 264.7 巨噬细胞中 IL-6、IL-1β、TNF-α 炎性细胞因子分泌和一氧化氮的释放，具有较好的体外抗炎作用。

（4）抗氧化。石菖蒲中的β-谷甾醇可以清除自由基，从而发挥抗氧化作用。β-谷甾醇与有机酸反应生成衍生物β-谷甾醇-2-萘甲酰酯，可通过抑制 TLR4 和 NF-κB 的过度表达增强急性肝损伤小鼠 NRF-2、HO-1 的表达，从而抑制氧化应激反应。

（5）保护神经。石菖蒲挥发油在大鼠皮层神经细胞氧糖剥夺模型中具有显著的神经细胞保护活性。石菖蒲溶液可以通过 CXCR4-PI3K 通路抑制脑出血大鼠小胶质细胞自噬且具有神经保护作用。此外，石菖蒲中的β-谷甾醇可以促进神经元再生，从而发挥保护神经作用。

【专科临床应用】石菖蒲复方制剂常用于治疗糖尿病认知功能障碍、高脂血症、高

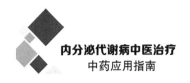

尿酸血症、骨质疏松等内分泌科常见疾病。

（1）糖尿病认知功能障碍。石菖蒲–黄连可能通过调节糖代谢、改善胰岛素抵抗、抑制炎性因子表达、抗神经细胞凋亡，以及调控 PI3K–AKT、Age–RAGE、胰岛素等相关通路治疗糖尿病并发的认知障碍。

（2）高脂血症。张继东教授治疗高脂血症常使用石菖蒲，并根据证型伍以其他方药：肾虚型选何首乌丸、杞菊地黄丸化裁，痰浊型则选枸杞丸、温胆汤化裁，痰瘀型则选用丹参饮、涤痰汤化裁。

（3）高尿酸血症。临床研究表明，含有石菖蒲的清热泻浊方（车前子 15 g、萹蓄 15 g、大黄 6 ～ 10 g、滑石 10 g、黄柏 15 g、泽兰 10 g、泽泻 10 g、草薢 15 g、桂枝 10 g、茯苓 15 g、石菖蒲 10g、甘草 5 g）治疗高尿酸血症总有效率达 95%，能显著改善患者症状。

【用法用量】煎服，3 ～ 10 g。

【注意事项】阴虚阳亢，汗多、精滑者慎服。

【文献论述】

《神农本草经》：主风寒湿痹，咳逆上气，开心孔，补五脏，通九窍，明耳目，出声音。久服轻身，不忘，不迷惑，延年。

《药性论》：治风湿顽痹，耳鸣，头风，泪下，杀诸虫，治恶疮疥瘙。

43. 石斛

石斛为兰科植物金钗石斛 *Dendrobium nobile* Lindl.、霍山石斛 *Dendrobium huoshanense* C.Z.Tang et S.J.Cheng、鼓槌石斛 *Dendrobium chrysotoxum* Lindl. 或流苏石斛 *Dendrobium fimbriatum* Hook. 的栽培品及其同属植物近似种的新鲜或干燥茎。

【别名】吊兰。

【性味】甘，微寒。

【归经】胃经，肾经。

【功效与主治】益胃生津，滋阴清热。用于热病津伤，口干烦渴，胃阴不足，食少干呕，病后虚热不退，阴虚火旺，骨蒸劳热，目暗不明，筋骨痿软。

【现代药理研究】

（1）降血糖。铁皮石斛中的生物碱和酚类成分通过调节糖代谢、改善胰岛 β 细胞功能、增强抗氧化应激和抑制炎症反应等多重途径实现其降血糖作用。

（2）调节脂质代谢。铁皮石斛能降低 ApoE-/-小鼠血清甘油三酯、总胆固醇、低密度脂蛋白胆固醇含量，降低血清和主动脉内 TNF-α、IL-6 的表达，减少肝脏脂肪堆积和主动脉内脂质斑块的沉积，缓解动脉粥样硬化损伤。

（3）抗氧化。铁皮石斛多糖可显著延长秀丽隐杆线虫的寿命，并增强其运动能力、咽泵功能和抗氧化应激能力。这一作用可能与其提高过氧化氢酶、超氧化物歧化酶活性和谷胱甘肽含量有关。

（4）保护胃肠道。铁皮石斛水溶性总蛋白能够有效降低阿司匹林造成的胃黏膜出血及糜烂，增加胃黏膜损伤大鼠血清中 PGE2、超氧化物歧化酶的含量，降低 IL-6、IL-1β、TNF-α、丙二醛含量，从而保护胃黏膜损伤。

（5）调节肠道菌群。铁皮石斛多糖能抑制肠道中大肠埃希菌和乳酸菌的增殖，促进双歧杆菌和真菌的增殖，提高纤维素酶、木聚糖酶、淀粉酶和蛋白酶等肠道消化酶的活性。另外，研究发现铁皮石斛多糖能调控高脂饮食饲养的小鼠的肠腔菌群结构及代谢功能，降低有害菌属的丰度，促进拟杆菌属、双歧杆菌属的增殖。

（6）调节免疫。铁皮石斛多糖通过增强细胞的吞噬活性、降低炎症因子（TNF-α、IL-6、一氧化氮）释放水平和改变细胞极化分型，从而促进巨噬细胞 RAW264.7 细胞增殖，起到免疫调节作用。此外，铁皮石斛中性多糖可缓解环磷酰胺所致免疫功能低下小鼠的免疫抑制，增加小鼠胸腺指数，下调血清中 IL-6 和 IL-10 水平，增强血清溶血素水平。

【专科临床应用】石斛单药及复方制剂常用于治疗糖尿病、糖尿病肾病、糖尿病视网膜病变、高脂血症、高尿酸血症、多囊卵巢综合征不孕症等内分泌科常见疾病。

（1）糖尿病。石斛单味药配合胰岛素治疗 2 型糖尿病可以明显改善患者空腹血糖、餐后 2 小时血糖、糖化血红蛋白水平。由石斛、知母、黄芪、丹参、葛根、黄连、五味子、地龙、蒲公英、大黄等药物组成的石斛合剂长期被应用于糖尿病及其并发症的治疗，网络药理学研究表明，石斛合剂可以通过调控细胞凋亡过程的负调控、类固醇激素介导的信号通路、细胞对胰岛素的刺激反应等生物学进程，多靶点地发挥对糖尿病的治疗作用。

（2）糖尿病肾病。含有石斛的验方五味消渴方（石斛、太子参、绞股蓝、黄连、乌梅、干姜、地龙、僵蚕、甘草）可明显改善早期糖尿病肾病气阴两虚夹瘀患者的血

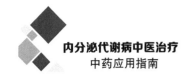

糖、血脂、肾功能及其他临床症状。

（3）糖尿病视网膜病变。石斛明目丸联合常规西药治疗非增殖期糖尿病视网膜病变肝肾亏虚、目络失养证患者，治疗后患者视力、眼压及眼底情况均较治疗前好转，且治疗效果明显好于只应用常规西药的对照组。

（4）高脂血症。霍山石斛胶囊具有明显的降血脂、保护血管内皮和抗脂质过氧化作用，对高脂血症和动脉硬化的发生具有一定的防治作用。

（5）高尿酸血症。铁皮石斛四妙方可以通过降低黄嘌呤氧化酶、腺苷脱氨酶含量来减少尿酸生成，抑制炎症因子 IL-6、TNF-α 的异常分泌，从而发挥降尿酸作用。

（6）多囊卵巢综合征不孕症。以石斛为主药的石斛汤（组成为石斛、紫石英、菟丝子、玫瑰花、月季花）联合氯米芬治疗多囊卵巢综合征不孕症患者，结果其妊娠例数、排卵前子宫内膜厚度均高于仅使用氯米芬的对照组，卵泡最大直径与最小直径差值、周期用药量少于对照组。

【用法用量】煎服，6～12 g；鲜品 15～30 g。

【注意事项】温热病早期阴未伤者、湿温病未化燥者、脾胃虚寒者均禁服。

【文献论述】

《神农本草经》：味甘，平。主伤中，除痹，下气，补五脏虚劳羸瘦，强阴，久服厚肠胃。

《名医别录》：益精，补内绝不足，平胃气，长肌肉，逐皮肤邪热痱气，脚膝疼冷痹弱，久服定志，除惊。

《药性论》：益气除热。主治男子腰脚软弱，健阳，逐皮肌风痹，骨中久冷，虚损，补肾积精，腰痛，养肾气，益力。

44. 石膏

石膏为硫酸盐类矿物石膏族石膏，主含含水硫酸钙（$CaSO_4 \cdot 2H_2O$），采挖后，除去杂石及泥沙。

【别名】白虎，冰石，大石膏，玉大石，细理石。

【性味】甘，辛，大寒。

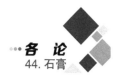

【归经】肺经，胃经。

【功效与主治】清热泻火，除烦止渴。用于外感热病，高热烦渴，肺热喘咳，胃火亢盛，头痛，牙痛。

【现代药理研究】

（1）抗炎。石膏在脂多糖诱导的全身炎症反应小鼠模型中降低了 TNF-α、IL-6 等促炎因子含量，抑制了 TLR4/NF-κB 信号通路。另有研究表明，通过 43℃热应激小鼠模型，显示石膏可抑制体温升高和 IL-1β 过表达，推测其通过降低 IL-1β 改善下丘脑炎症反应。

（2）降温。生石膏具有降温作用，且在大鼠实验中，这种降温效果要优于阿司匹林。其作用可能是通过降低大鼠下丘脑内 PGE2 含量及血清 Na^+/Ca^+ 的比值来实现的。

【专科临床应用】石膏单药及复方制剂常用于治疗糖尿病、甲状腺癌术后等内分泌科常见疾病。

（1）糖尿病。含有石膏的经方白虎加人参汤能显著改善糖尿病患者糖代谢异常、血脂紊乱、胰岛素抵抗等病理状态，同时还可以干预体内的炎症状态、氧化应激水平，对于糖尿病并发症〔如糖尿病酮症酸中毒（diabetic ketoacidosis，DKA）、血管并发症、抑郁症等〕具有良好的治疗效果，具有安全性高、不良反应小等特点。竹叶石膏汤联合西格列汀治疗老年 2 型糖尿病，能有效改善患者糖脂代谢功能，减轻氧化应激损伤，且不良反应少。倪青教授所创的新消渴方（黄连、生地黄、知母、石膏、麦冬、地骨皮、白芍、甘草）用于治疗 2 型糖尿病早期胰岛素抵抗阴虚热盛证疗效显著，其机制可能与减轻氧化应激损伤、抑制肝糖异生等有关。

（2）甲状腺癌术后。竹叶石膏汤联合左甲状腺素钠治疗早期分化型甲状腺癌根治术后患者，可控制中医证候，调节 PI3K/AKT 信号通路，增强机体免疫力，促进甲状腺功能恢复，与只应用西药的对照组相比，中药组血清 FT_3、FT_4 水平更高，TSH 水平更低。

【用法用量】煎服，15 ～ 60 g，先煎。

【注意事项】脾胃虚寒及血虚、阴虚发热者忌服。

【文献论述】

《神农本草经》：主中风寒热，心下逆气，惊喘，口干舌焦，不能息，腹中坚痛，产乳，金疮。

《药性论》：治伤寒头痛如裂，壮热，皮如火燥，烦渴，解肌，出毒汗，主通胃中结，烦闷，心下急，烦躁，治唇口干焦。和葱煎茶去头痛。

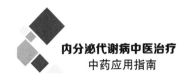

45. 龙骨

龙骨为古代哺乳动物如象类、犀牛类、三趾马等的骨骼化石。

【别名】五花龙骨。

【性味】甘，涩，微寒。

【归经】心经，肝经。

【功效与主治】镇惊安神，敛汗固精，止血涩肠，生肌敛疮。治惊痫癫狂，怔忡健忘，失眠多梦，自汗盗汗，遗精淋浊，吐衄便血，崩漏带下，泻痢脱肛，溃疡久不收口。

【现代药理研究】

（1）镇惊催眠。龙骨可以延长阈上剂量戊巴比妥钠所致睡眠时间，增加阈下剂量戊巴比妥钠所致小鼠的入睡率，对抗硝酸士的宁惊厥发作的作用。龙骨还可以延长慢波睡眠 2 期从而起到催眠作用。

（2）增强免疫。龙骨水煎液可明显增加小鼠胸腺和脾脏的相对重量，增强小鼠单核巨噬细胞对血清碳粒的吞噬能力。

【专科临床应用】龙骨单药及复方制剂常用于治疗糖尿病合并抑郁、糖尿病合并失眠、糖尿病自主神经病变、代谢综合征、甲状腺结节、甲状腺功能亢进症、围绝经期膝骨关节炎等内分泌科常见疾病。

（1）糖尿病合并抑郁。柴胡加龙骨牡蛎汤联合氟哌噻吨美利曲辛片可明显缓解少阳证 2 型糖尿病合并焦虑抑郁状态患者的中医症状，改善患者血糖水平及焦虑抑郁状态，其机制可能与调节血清 5-羟色胺水平有关。

（2）糖尿病合并失眠。柴胡加龙骨牡蛎汤治疗少阳型消渴伴不寐，在改善中医症状和降低血糖方面优于艾司唑仑，在改善睡眠质量方面疗效与艾司唑仑相当。

（3）糖尿病自主神经病变。龙骨-牡蛎对药在治疗糖尿病汗出异常、心脏自主神经功能紊乱、糖尿病认知功能异常、失眠、糖尿病胃轻瘫、糖尿病神经源性膀胱等糖尿病自主神经功能紊乱方面有明显疗效。

（4）代谢综合征。柴胡加龙骨牡蛎汤联合西药治疗代谢综合征患者，在改善患者

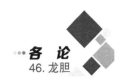

症状，及调节总胆固醇、甘油三酯、高密度脂蛋白、低密度脂蛋白等脂代谢指标方面优于仅使用西药的对照组。

（5）甲状腺结节。柴胡-龙骨-牡蛎为治疗甲状腺结节常用药组，在临床中常应用柴胡加龙骨牡蛎汤治疗甲状腺结节。

（6）甲状腺功能亢进症。龙骨小麦疏肝汤（龙骨、浮小麦各 30 g，浙贝母 20 g，炒苍术 15 g，玄参、柴胡、枳壳、香附、白芍及桔梗各 10 g）联合甲巯咪唑治疗肝郁脾虚型甲状腺功能亢进症，总有效率显著高于只应用甲巯咪唑的对照组。龙骨小麦疏肝汤治疗甲状腺功能亢进可改善患者临床症状，恢复甲状腺功能，减少复发，提高临床疗效。

（7）围绝经期膝骨关节炎。柴胡桂枝龙骨牡蛎汤联合阿仑磷酸钠能改善围绝经期膝骨性关节炎的膝关节功能，缓解围绝经期不适。

【用法用量】15～30 g，入煎剂宜先煎；外用适量；收敛固涩煅用，其他生用。

【注意事项】有湿热、实邪者忌服。

【文献论述】

《本草纲目》：益肾镇惊，止阴疟，收湿气，脱肛，生肌敛疮。

《药性论》：逐邪气，安心神，止冷痢及下脓血，女子崩中带下，止梦泄精，梦交，治尿血，虚而多梦纷纭加而用之。

46. 龙胆

龙胆为龙胆科植物条叶龙胆 *Gentiana manshurica* Kitag.、龙胆 *Gentiana scabra* Bge、三花龙胆 *Gentiana triflora* pall 或坚龙胆 *Gentiana rigescens* Franch. 的干燥根及根茎。

【别名】龙胆草，苦胆草，胆草。

【性味】苦，寒。

【归经】肝经，胆经。

【功效与主治】清热燥湿，泻肝胆火。用于湿热黄疸，阴肿阴痒，带下，强中，湿疹瘙痒，目赤，耳聋，胁痛，口苦，惊风抽搐。

【现代药理研究】

（1）抗甲状腺功能亢进。龙胆可明显抑制甲状腺功能亢进大鼠肝中皮质醇分解代

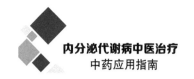

谢的关键酶——类固醇 Δ4－还原酶的活性，从而降低甲状腺功能亢进大鼠肝中皮质醇的降解作用。

（2）升血糖。实验表明，大鼠腹腔注射龙胆碱后 30 分钟血糖升高，持续 3 小时，且与剂量成正比。肾上腺切除后，此升血糖效应消失，表明龙胆碱可通过调节肾上腺素引起血糖升高。

（3）抗炎镇痛。龙胆苦苷对急、慢性炎症反应有抑制作用，对炎症的早期渗出具有一定的抑制作用。龙胆水提物可以改善大鼠细菌性和霉菌性阴道炎。龙胆苦苷对小鼠热和化学刺激引起的疼痛反应有明显镇痛作用。

（4）保肝作用。研究发现龙胆水提取物能明显抑制急性肝细胞坏死大鼠血清中谷丙转氨酶及谷草转氨酶含量的升高，增加血清中超氧化物歧化酶和谷胱甘肽过氧化物酶的含量。

（5）抗肿瘤。龙胆苦苷及其衍生物于体外可抑制人肺腺癌细胞株 A549 的活性和 SMMC－772 1 人肝癌细胞增殖。具有较好的肿瘤抑制作用。

【专科临床应用】龙胆单药及复方制剂常用于治疗甲状腺功能亢进症、多囊卵巢综合征等内分泌科常见疾病。

（1）甲状腺功能亢进症。含有龙胆的中药复方（龙胆、栀子、黄芩、柴胡、郁金、生龙骨、生牡蛎等）与小剂量甲巯咪唑合用治疗甲状腺功能亢进，总有效率显著高于仅使用甲巯咪唑的对照组。

（2）多囊卵巢综合征。龙胆泻肝汤可用于治疗肝经湿热型多囊卵巢综合征，并佐以山楂、炒麦芽、炒谷芽等消食化积类药物加减，兼肾虚则佐以女贞子、茯苓、牡丹皮、山茱萸、山药等补肾填精，兼血瘀则佐以桃仁、红花、川芎、赤芍等活血化瘀。

【用法用量】煎服，3～6 g。

【注意事项】脾胃虚寒者慎服。

【文献论述】

《神农本草经》：主骨间寒热，惊痫邪气，续绝伤，定五脏，杀蛊毒。久服益智不忘，轻身耐老。

《名医别录》：大寒，无毒。主除胃中伏热，时气温热，热泄下痢，去肠中小蛊，益肝胆气，止惊惕。

《雷公炮制药性解》：味苦涩，性寒，无毒，入肝、胆、肾、膀胱四经。退肝经之邪热，除下焦之湿肿，明目定惊，治疸止痢，能杀疳虫。

47. 龙眼肉

龙眼肉为无患子科植物龙眼 *Dimocarpus longan* Lour. 的假种皮。

【别名】龙眼，桂圆，圆眼。

【性味】甘，温。

【归经】心经，脾经。

【功效与主治】补益心脾，养血安神。用于气血不足，心悸怔忡，健忘失眠，血虚萎黄。

【现代药理研究】

（1）调节垂体–性腺轴。龙眼肉的乙醇提取物可明显降低雌性大鼠血清中催乳素、孕酮和促卵胞刺激素的含量。龙眼肉乙醇提取物可明显影响大鼠垂体–性腺轴的功能。

（2）抗氧化。龙眼多糖具有清除多种自由基的能力，对 DPPH 和羟自由基有较强的清除能力，而对超氧阴离子的清除效果不明显；龙眼多糖质量分数越高，清除 DPPH 活性也越强，杂蛋白可抑制清除羟自由基、超氧阴离子活性。干龙眼果肉蛋白 / 多糖粗提物具有明显的还原 Fe^{3+} 能力、总还原力和 ABTS+ 清除能力，且与其浓度呈明显的正相关。

（3）增强免疫。龙眼多糖口服液可使小鼠的胸腺指数、抗体数升高，同时使动物的溶血空斑数明显增加，能明显增强小鼠迟发型变态反应和 ND 细胞的活性，能明显增强细胞的吞噬率及吞噬指数。

（4）抗肿瘤。水溶性龙眼多糖能引起肺癌 A549 细胞周期 G1 期阻滞，抑制 A549 移植瘤的生长并诱导细胞凋亡。水溶性龙眼多糖对卵巢癌 SKOV3 和 HO8910 细胞也具有显著的抑制作用，抑制率分别为 40% 和 50%。

【专科临床应用】龙眼肉单药及复方制剂常用于治疗糖尿病肾病、老年心悸合并高脂血症等内分泌科常见疾病。

（1）糖尿病肾病。使用生脉散合归脾汤加减（人参 10 g、黄芪 30 g、麦冬 10 g、山药 20 g、白术 20 g、茯苓 10 g、当归 20 g、酸枣仁 15 g、龙眼肉 15 g、木香 10 g、五味子 6 g）治疗糖尿病肾病气阴两虚证患者，在减少尿蛋白漏出、改善临床症状及血

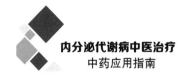

液流变学指标方面有显著作用，临床疗效显著。

（2）老年心悸合并高脂血症。加味归脾汤联合调节血脂汤（茯苓、丹参、决明子各 20 g，桑寄生、何首乌、山楂、虎杖、泽泻各 15 g，柴胡、枸杞子、半夏各 10 g，枳壳、甘草各 5 g）加辛伐他汀治疗老年性心悸合并高脂血症，可明显改善患者心悸症状，降低患者血清中的血脂浓度、血液黏度。

【用法用量】煎服，9 ～ 15 g。

【注意事项】内有痰火及湿滞停饮者忌服。

【文献论述】

《神农本草经》：主五脏邪气，安志、厌食，久服强魂魄，聪明。

《名医别录》：除虫，去毒。

《开宝本草》：归脾而能益智。

48. 北沙参

北沙参为伞形科植物珊瑚菜 *Glehnia littoralis* Fr. Schmidt ex Miq. 的干燥根。

【别名】莱阳沙参，海沙参，辽沙参，条沙参。

【性味】甘，微苦，微寒。

【归经】肺经，胃经。

【功效与主治】养阴清肺，益胃生津。用于肺热燥咳，劳嗽痰血，胃阴不足，热病津伤，咽干口渴。

【现代药理研究】

（1）调节脂质代谢。北沙参根热水提取物可通过下调体内外脂肪基因表达抑制脂肪细胞分化和细胞内脂质积累。经北沙参根热水提取物处理的高脂饮食肥胖小鼠的体质量增加和脂肪积累明显低于未经处理的小鼠。

（2）抗炎。北沙参二氯甲烷提取物能显著抑制脂多糖刺激的 RAW 264.7 巨噬细胞中一氧化氮合酶和 COX－2 的 mRNA 和蛋白表达，还可以抑制 NF－κB 激活和 IκB－α 降解，降低 ERK 和 JNK 的活化。北沙参的 70% 乙醇水提取物能有效减少由 TPA 引起的慢性炎症损伤并显著降低由乙酸诱导的小鼠血管渗透性。

（3）增强免疫。北沙参及其活性成分显示出显著的免疫增强作用。北沙参能够增加小鼠的胸腺和脾脏质量，提升腹腔巨噬细胞对中性粒细胞的吞噬能力，增强淋巴细胞的杀瘤效率及自然杀伤细胞（natural killer cell，NK）的杀伤能力。此外，北沙参多糖的纯化组分对体外脾脏淋巴细胞的增殖表现出显著的促进作用，显示出良好的体外免疫活性。

（4）抗氧化。北沙参根有机提取物有抑制脂质过氧化的作用。北沙参多糖对活性氧具有直接清除作用，且对羟基自由基和超氧自由基均有清除作用。

【专科临床应用】北沙参单药及复方制剂常用于治疗糖尿病、甲状腺功能亢进症等内分泌科常见疾病。

（1）糖尿病。网络药理学研究表明，北沙参可能通过调节有丝裂原活化蛋白 MAPK、血管细胞黏附分子 VCAM1、血清高迁移率蛋白 IL1B、紧密连接蛋白 CLDN4 等靶点，以及内分泌抵抗、NF-Kappa B 信号通路、HIF-1 信号通路、Ras 信号通路、MAPK 信号通路、FoxO 信号通路、P53 信号通路等，多靶点、多通路地发挥清热养阴、祛湿化痰、益气健脾等作用来参与糖尿病的治疗。北沙参生脉散（北沙参、麦冬、五味子、柴胡、姜半夏、黄芩、甘草等）治疗气阴两虚型 2 型糖尿病联合西药常规降糖治疗，总有效率显著高于仅使用西药治疗的对照组。

（2）甲状腺功能亢进症。含有北沙参的中药复方百合地黄平亢汤（生地黄 15 g，百合、北沙参、生牡蛎各 30 g，知母 10 g，玄参、炒白芍各 12 g，夏枯草 25 g）可治疗甲状腺功能亢进症。

【用法用量】煎服，5～12 g。

【注意事项】不宜与藜芦同用。

【文献论述】

《本草从新》：专补肺阴，清肺火，治久咳肺痿。

《饮片新参》：养肺胃阴，治劳咳痰血。

《东北药植志》：治慢性支气管炎，肺结核，肺膨胀不全，肺脓疡等。

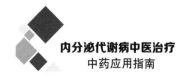

49. 生姜

生姜为姜科植物姜 *Zingiber officinale* Rosc. 的新鲜根茎。

【别名】姜。

【性味】辛，微温。

【归经】肺经，脾经，胃经。

【功效与主治】解表散寒，温中止呕，化痰止咳，解鱼蟹毒。用于风寒感冒，胃寒呕吐，寒痰咳嗽，鱼蟹中毒。

【现代药理研究】

（1）降糖。生姜醇提物可通过降低血糖水平、提高机体抗氧化能力、减轻脂质过氧化反应等途径对小鼠糖尿病所致的肾损害，起到一定的保护作用。生姜水可以提高葡萄糖转运蛋白−2 的 mRNA 的表达促进葡萄糖从血液向肝脏运输。

（2）降脂。生姜水在实验研究中对大鼠体重、总胆固醇和血清甘油三酯含量表现出显著降低效应，其机制涉及刺激脂解途径和调节血脂合成途径以调节脂质代谢。

（3）抗凝血。姜精油可以改变急性血瘀大鼠的血液流变性，降低血瘀大鼠的全血黏度、血浆黏度、全血还原黏度，抑制血瘀大鼠内源性及外源性凝血途径，改善血瘀大鼠的高凝状态。

（4）抗氧化。生姜精油对自由基有明显的清除能力，尤其是羟基自由基和 DPPH 自由基，自由基清除率越大、抗氧化能力越强。

（5）免疫调节。生姜可促进脾细胞抗体的生成，能增加小鼠腹腔巨噬细胞吞噬活性及细胞毒活性，能增强 NK 细胞杀伤活性，提高机体免疫力。

【专科临床应用】生姜单药及复方制剂常用于治疗糖尿病、糖尿病胃动力障碍、围绝经期障碍等内分泌科常见疾病。

（1）糖尿病。生姜泻心汤治疗以胃虚为主的糖尿病患者，具有良好的降糖效果。

（2）糖尿病胃动力障碍。厚朴生姜半夏甘草人参汤加味治疗糖尿病胃动力障碍（厚朴 15 g、法半夏 10 g、党参 20 g、生姜 5 片、炙甘草 6 g）能够有效改善患者临床症状，降低血清中 GAS 与 MTL 的含量，安全性较高，具有较高的临床应用价值。

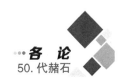

（3）围绝经期障碍。当归四逆汤加吴茱萸生姜汤治疗围绝经期障碍伴有冷症疗效显著，对冷症、头痛、围绝经期障碍均有全面改善。

【用法用量】煎服，3 ～ 10 g。

【注意事项】阴虚内热者忌服。

【文献论述】

《神农本草经》：去臭气，通神明。

《名医别录》：主治伤寒头痛，鼻塞，咳逆上气，止呕吐。

50. 代赭石

代赭石为氧化物类矿物刚玉族赤铁矿，主含三氧化二铁（Fe_2O_3）。

【别名】红石头，须丸，赤土，代赭，血师，紫朱，赭石，土朱，铁朱，赤赭石。

【性味】苦，寒。

【归经】肝经，心经，肺经，胃经。

【功效与主治】平肝潜阳，重镇降逆，凉血止血。用于眩晕耳鸣，呕吐，噫气，呃逆，喘息，吐血，衄血，崩漏下血。

【现代药理研究】

（1）镇痛作用。代赭石含有微量元素镍，镍可以作为神经镇痛剂治疗神经痛等疾病。

（2）生血作用。镍是血纤维蛋白溶酶的组成成分，具有刺激生血功能的作用，能促进红细胞的再生。适量的镍可使血红蛋白的合成及红细胞的再生明显加速。

【专科临床应用】代赭石单药及复方制剂常用于治疗糖尿病胃轻瘫等内分泌科常见疾病。旋覆代赭汤加味治疗糖尿病性胃轻瘫可缓解症状，促进胃排空，增加胃蠕动。

【用法用量】煎服，9 ～ 30 g，先煎。

【注意事项】孕妇慎服。

【文献论述】

《神农本草经》：主鬼疰，贼风，蛊毒，杀精物恶鬼，腹中毒邪气，女子赤沃漏下。

《本草别录》：主带下百病，产难，胞衣不出，堕胎，养血气，除五脏血脉中热，

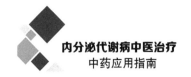

血痹，血瘀，大人小儿惊气入腹，及阴痿不起。

《药性论》：治女子崩中淋沥不止，疗生子不落。

51. 仙茅

仙茅为石蒜科植物仙茅 *Curculigo orchioides* Gaertn. 的干燥根茎。

【别名】土白芍，独茅根，茅爪子，婆罗门参，独脚仙茅，蟠龙草，风苔草，冷饭草，小地棕根，地棕根，仙茅参，独脚丝茅，黄茅参，独脚黄茅，独足绿茅根，天棕，山棕，平肝薯，盘棕，山兰花。

【性味】辛，热，有毒。

【归经】肾经，肝经，脾经。

【功效与主治】补肾阳，强筋骨，祛寒湿。用于阳痿精冷，筋骨痿软，腰膝冷痛，阳虚冷泻。

【现代药理研究】

（1）抗骨质疏松作用。仙茅可改善与骨代谢相关的生化指标，增加骨矿化结节的形成。仙茅可以通过逆转磷酸酶的活性，增加骨形态发生蛋白、β-catenin、胰岛素样生长因子-Ⅰ和巨噬细胞集落刺激因子的表达，增加骨保护素与 NF-κB 配体受体激活剂的相对比值，抑制破骨细胞的生成，促进成骨细胞的分化、增殖，从而具有抗骨质疏松的能力。

（2）降糖。仙茅苷和仙茅 80% 甲醇提取的乙酸乙酯萃取物可能通过激活 mTOR/AKT 信号通路促进 3T3-L1 脂肪细胞模型 GLUT4 的转位和葡萄糖摄取。

（3）抗炎。仙茅可以通过抑制炎性细胞因子的释放，下调 JAK/STAT 信号通路蛋白在体外发挥抗关节炎作用。另有研究表明，仙茅可以剂量依赖性的方式降低炎症因子（TNF-α、IL-1β 和 IL-6 等）水平。

（4）调节免疫。仙茅的甲醇提取物可以比较显著地增加吞噬细胞的吞噬功能。仙茅苷可增强细胞免疫功能，使 Th1 型细胞因子介导激活 NK 细胞介导的肿瘤细胞裂解，并抑制促炎细胞因子水平。

【专科临床应用】仙茅单药及复方制剂常用于治疗糖尿病、糖尿病肾病、糖尿病骨

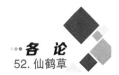

质疏松等内分泌科常见疾病。

（1）糖尿病。糖尿病晚期阴阳虚衰证常使用仙茅－淫羊藿药对。

（2）糖尿病肾病。赵进喜教授临床常用仙茅－淫羊藿药对治疗糖尿病肾病、糖尿病肾并合并冠心病，或兼见阳痿者。含有仙茅的复方制剂二仙汤加味联合缬沙坦对糖尿病肾病患者胰岛素抵抗有明显的改善作用，且能促进患者的血糖恢复，并提高肾功能代谢指标。

（3）糖尿病骨质疏松。淫羊藿－仙茅药对能提高高糖介导的成骨细胞活性并促进增殖。

【用法用量】煎服，3～10 g。

【注意事项】凡阴虚火旺者忌服。

【文献论述】

《海药本草》：主风，补暖腰脚，清安五脏，强筋骨，消食。宣而复补，主丈夫七伤，明耳目，益筋力，填骨髓，益阳。

《日华子诸家本草》：治一切风气，补五劳七伤，开胃下气。

《开宝本草》：主心腹冷气不能食，腰脚风冷挛痹不能行，丈夫虚劳，老人失溺。

52. 仙鹤草

仙鹤草为蔷薇科植物龙芽草 *Agrimonia pilosa* Ledeb. 的干燥地上部分。

【别名】脱力草，龙牙草，瓜香草，黄龙尾，铁胡蜂，金顶龙芽，老鹳嘴，子母草，毛脚茵，黄龙牙，草龙牙，地椒，黄花草，蛇疙瘩，龙头草，寸八节，过路黄，毛脚鸡，杰里花，线麻子花，刀口药，大毛药，地仙草，蛇倒退，路边鸡，毛将军，鸡爪沙，路边黄，五蹄风，牛头草。

【性味】苦，涩，平。

【归经】心经，肝经。

【功效与主治】收敛止血，截疟，止痢，解毒，补虚。用于咯血，吐血，崩漏下血，疟疾，血痢，痈肿疮毒，阴痒带下，脱力劳伤。

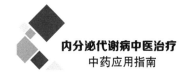

【现代药理研究】

（1）降糖。仙鹤草中的多种活性成分可以发挥降糖作用。仙鹤草中的熊果酸等成分具有对 α-葡萄糖苷酶活性的抑制作用。仙鹤草中的三萜化合物可以通过激活过氧化物酶体增殖物激活受体（peroxisome proliferators activated receptor，PPAR）、下游控制基因，促进前脂肪细胞分化，而且在体外具有胰岛素增敏作用。农甘内酯能有效地提高肝细胞胰岛素介导的糖原水平。

（2）调节凝血功能。仙鹤草具有促凝血及抗凝的双向调节作用。仙鹤草水提物通过抑制血小板 Fg-R 活化，抑制血小板聚集及内源凝血途径，从而表现出抗凝止血的药理作用。也有抗凝血研究表明，仙鹤草的提取物阿拉伯半乳糖和高酯化的鼠李糖醛酸在体外具有抑制血浆凝块形成的能力，主要表现在凝血级联的内在途径上。

（3）抗炎。仙鹤草根部提取物能够降低牙龈卟啉单胞菌诱导的 RAW 264.7 细胞中的亚硝酸盐浓度，抑制促炎性细胞因子 IL-1、IL-6 和 TNF 的表达，上调 IL-10 的表达，还能够呈剂量依赖性抑制环氧化酶-2 和诱导型一氧化氮合成酶的蛋白表达，从而抑制炎症反应。

（4）抗肿瘤。仙鹤草注射液能够诱导前列腺癌实体移植瘤动物模型裸鼠中肿瘤组织坏死改变，病理检查可见大量炎症细胞浸润。仙鹤草挥发性成分可以显著抑制人肝癌细胞 Hep G2 的增殖，促进 Hep G2 凋亡。

【专科临床应用】仙鹤草单药及复方制剂常用于治疗糖尿病、糖尿病视网膜病变等内分泌科常见疾病。

（1）糖尿病。仙鹤草中的成分乌苏酸、山柰酚、槲皮素、没食子酸可能可以通过抑制 NF-κB 的激活起到降糖作用。仙鹤草降糖散（仙鹤草、丹参、黄芪等组成）治疗糖尿病总有效率达 92.5%，高于使用格列苯脲的对照组，且并发症发生率较低。

（2）糖尿病视网膜病变。仝小林教授使用三味小方（蒲黄、三七、仙鹤草）治疗糖尿病瘀血阻络型眼底出血，活血不破血、止血不留瘀，临床反馈良好。

【用法用量】煎服，6～12 g。外用适量。

【注意事项】非出血不止者不用。

【文献论述】

《滇南本草》：治妇人月经或前或后，赤白带下，面寒腹痛，日久赤白血痢。

《生草药性备要》：理跌打伤，止血，散疮毒。

《百草镜》：下气活血，理百病，散痞满；跌扑吐血，血崩，痢，肠风下血。

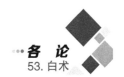

53. 白术

白术为菊科植物白术 *Atractylodes macrocephala* Koidz. 的干燥根茎。

【别名】山姜，山蓟，杨抱蓟，术，山芥，天蓟，乞力伽，山精，山连，冬白术。

【性味】苦，甘，温。

【归经】脾经，胃经。

【功效与主治】健脾益气，燥湿利水，止汗，安胎。用于脾虚食少，腹胀泄泻，痰饮眩悸，水肿，自汗，胎动不安。

【现代药理研究】

（1）降糖。白术的多种有效成分具有降糖作用。白术多糖可以显著降低糖尿病大鼠的血糖水平，提高胰岛素敏感指数。白术内酯Ⅰ、Ⅱ可以通过激活 AMPK 和 PI3K/AKT 信号通路，增加小鼠骨骼肌 C2C12 细胞的葡萄糖摄入，从而产生良好的降糖效果。

（2）降脂。白术提取物可通过降低磷酸化 AKT 水平抑制脂肪形成，降低小鼠体重和血清中甘油三酯水平，升高血清高密度脂蛋白胆固醇水平。白术内酯Ⅰ可抑制氧化修饰低密度脂蛋白诱导的血管平滑肌细胞的增殖和迁移，并降低炎症因子的产生和单核细胞趋化蛋白-1 的表达，可用于治疗动脉粥样硬化。

（3）神经保护。白术水提物能明显改善缺血/再灌注大鼠的神经行为，提高大鼠脑组织中超氧化物歧化酶、谷胱甘肽和过氧化氢酶活性，降低丙二醛含量，逆转海马基因突触素、蛋白激酶 C、环一磷酸腺苷反应元件结合蛋白表达的降低，提高学习记忆能力。白术中的多糖类成分能够改善缺氧导致的 SD 胎鼠大脑皮层神经细胞生长抑制，抑制其早期凋亡。

（4）抑制子宫平滑肌收缩。白术对人晚孕子宫平滑肌细胞和 IL-6 作用后的子宫平滑肌细胞钙依赖钾通道电流有直接的增强作用，可以抑制子宫平滑肌的收缩。

（5）调节胃肠道功能。白术对胃肠道功能有双向调节作用。白术水煎剂能显著促进大鼠的胃排空和肠推进，可通过增加胃窦中乙酰胆碱酯酶含量及 P 物质（substanceP，SP）阳性神经分布，发挥其促动力效应。生白术醇提物及麸炒白术醇提物对离体肠肌和乙酰胆碱所导致的肠肌兴奋具有显著的抑制作用，且麸炒后抑制作用增强。白术内酯

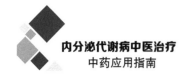

Ⅲ还可以通过抑制基质金属蛋白酶 MMP-2 和 MMP-9 的表达，减少细胞外基质损伤并阻止胃溃疡的形成。

（6）抗炎。白术中的倍半萜化合物能抑制脂多糖诱导的 RAW264.7 细胞一氧化氮生成。白术内酯Ⅰ和Ⅲ可以下调脂多糖诱导的腹膜巨噬细胞炎症模型中 TNF-α mRNA 的表达，抑制一氧化氮合酶的合成及活性，从而降低 TNF-α 水平、抑制一氧化氮生成，发挥抗炎作用。

【专科临床应用】白术单药及复方制剂常用于治疗糖尿病、糖尿病肾病、糖尿病视网膜病变、糖尿病周围神经病变、糖尿病胃轻瘫、高脂血症、高尿酸血症、甲状腺功能减退症、原发性骨质疏松症、多囊卵巢综合征等内分泌科常见疾病。

（1）糖尿病。参苓白术散加减联合有氧运动治疗肥胖型 2 型糖尿病临床疗效显著，有助于改善患者肥胖症状和糖代谢指标。七味白术散合补阳还五汤（党参、茯苓各 15 g，白术、山萸肉、山药各 12 g，熟地黄、甘草、藿香、木香、丹皮、赤芍、川芎、桃仁各 6 g，葛根 9 g，当归 10 g，黄芪 30 g，地龙、佩兰各 8 g）联合降糖药物治疗 2 型糖尿病，不仅可有效控制血糖水平，还可增加胰岛素敏感性。

（2）糖尿病肾病。七味白术散加味治疗早期 2 型糖尿病肾病联合西医常规降糖治疗，治疗后血浆内 β2-微球蛋白、胱抑素 C 及尿微量白蛋白等指标均有改善。

（3）糖尿病视网膜病变。参苓白术散合四物汤加减（人参 20 g，白术 10 g，茯苓 10 g，泽泻 10 g，莲子肉 10 g，薏苡仁 30 g，当归 10 g，红花 10 g，川芎 10 g，白芍 10 g，砂仁 10 g，桔梗 10 g）治疗糖尿病性黄斑水肿，疗效满意。参苓白术散合桃红四物汤治疗脾虚气弱型糖尿病黄斑水肿，能有效改善患者的视力，减轻黄斑水肿，改善视功能。

（4）糖尿病周围神经病变。针灸联合加味七味白术散治疗糖尿病周围神经病变可显著提高临床疗效，改善中医症状，下调 NGF、IGF-1、Hcy、VEGF 等因子的表达水平。

（5）糖尿病胃轻瘫。荟萃分析显示，六君子汤对糖尿病胃轻瘫的疗效可能优于多潘立酮、西沙必利+甲氧氯普胺，但并不优于西沙必利。以枳术丸为基本方，辨证加减治疗糖尿病胃轻瘫，疗效满意。

（6）高脂血症。苍术-白术-荷叶可通过调节胆固醇逆转运、多靶点、多途径地调节血脂，防治高脂血症。泽泻-白术药对的泽泻醇 A、23-乙酰泽泻醇 A、白术内酯Ⅲ等活性成分可通过调控 VEGFA、IL6、EGFR 等靶点的表达，激活或抑制相关信号通路，发挥抑制食欲、抑制胆固醇转运及合成、抑制脂肪细胞生长等作用，从而治疗血脂异常。参苓白术散合五苓散加减利于改善痰湿体质冠心病合并高脂血症患者的心肌功能，

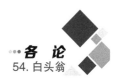

改善脂质代谢紊乱，保护血管内皮功能，提高红细胞免疫功能，且心血管不良事件的发生率明显降低。

（7）高尿酸血症。七味白术散具有减轻无症状高尿酸血症合并 2 型糖尿病患者的血尿酸、空腹和餐后 2 小时血糖的作用。

（8）甲状腺功能减退症。加减参苓白术散联合左甲状腺素钠片可调节脾气虚弱型甲状腺功能减退患者 TSH、FT_3、FT_4 水平，以及总胆固醇、甘油三酯、低密度脂蛋白胆固醇等脂代谢指标，且能改善患者的中医症状。

（9）原发性骨质疏松症。黄芪 – 白术药对可能通过调控 TNF、NF–κB、HIF–1 等信号通路发挥调控炎症反应及破骨细胞和成骨细胞的内在平衡作用，从而对原发性骨质疏松骨折产生治疗作用。参苓白术散可能通过调控免疫细胞与骨细胞的相互作用，多成分、多靶点地治疗原发性骨质疏松症。

（10）多囊卵巢综合征。白术附子汤治疗多囊卵巢综合征可有效改善患者体内相关激素水平，改善患者症状，降低不良反应发生率。

【用法用量】煎服，6 ～ 12 g。

【注意事项】阴虚燥渴、气滞胀闷者忌服。

【文献论述】

《神农本草经》：主风寒湿痹，死肌，痉，疸，止汗，除热消食。

《药性论》：主大风顽痹，多年气痢，心腹胀痛，破消宿食，开胃，去痰涎，除寒热，止下泄，主面光悦，驻颜去䵟，治水肿胀满，止呕逆，腹内冷痛，吐泻不住，及胃气虚冷痢。

54. 白头翁

白头翁为毛茛科植物白头翁 *Pulsatilla chinensis*（Bge.）Regel 的干燥根。

【别名】毛姑朵花，老婆子花，老公花。

【性味】苦，寒。

【归经】胃经，大肠经。

【功效与主治】清热解毒，凉血止痢。用于热毒血痢，阴痒带下。

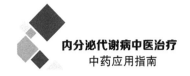

【现代药理研究】

（1）降糖。白头翁皂苷 B4 可通过 PI3K/AKT 通路增加 GLUT4 的表达，并作用于 GLUT4 的增强子，促进 GLUT4 的转录和表达，从而发挥降糖作用。白头翁水提取物可促进胰岛 β 细胞释放胰岛素，从而发挥降糖作用。

（2）抗炎。白头翁皂苷 B4 通过抑制 TLR4 信号通路激活，下调小鼠溃疡性结肠炎模型 TLR4/NF-κB/MAPK 通路的关键蛋白，降低结肠组织中的炎症因子 TNF-α、IL-1β、IL-6 的水平。

（3）抑菌和抗病毒。白头翁三氯甲烷提取物中的白头翁素、95% 乙醇提取物中的白头翁总皂苷及其水煎液均具有抑制金黄色葡萄球菌、大肠埃希菌的作用。白头翁能够膨大金黄色葡萄球菌细胞，增厚细胞壁，使其核糖体聚集成块，细胞壁破裂使胞质渗出，发挥抑菌作用。白头翁总皂苷可能可以通过 NF-κB 通路来对轮状病毒 NSP4 产生抑制作用。

（4）调控细胞增殖和凋亡。白头翁可以对异常增殖的细胞（如肿瘤细胞）起到抑制增殖和促进凋亡的作用。白头翁皂苷 D 可以通过对 Wnt 信号通路进行调控来抑制宫颈癌细胞的增殖，对食管癌细胞 EC9706 的增殖叶具有显著的抑制作用，而可以通过激活 AMPK 通路，抑制 COX-2 表达对发挥细胞凋亡的促进作用。

【专科临床应用】白头翁单药及复方制剂常用于治疗糖尿病、甲状腺癌等内分泌科常见疾病。

（1）糖尿病。白头翁具有清热解毒功效，有学者研究发现白头翁水提取物对糖尿病大鼠具有显著降血糖效果，最优剂量为 20 mg/kg，其作用机制与促进胰岛 β 细胞释放胰岛素有关。地骨皮、白头翁合用，清热作用增强，可用于糖尿病阴虚不甚、肺胃热盛证的患者。

（2）甲状腺癌。白头翁提取物能通过增加甲状腺未分化癌细胞中 cleaved PARP 和 caspase-3 的表达来诱导细胞凋亡，以剂量依赖性的方式抑制甲状腺未分化癌细胞的生长。

【用法用量】煎服，9 ～ 15 g。

【注意事项】虚寒泻痢忌服。

【文献论述】

《神农本草经》：主温疟，狂易寒热，癥瘕积聚，瘿气，逐血止痛，疗金疮。

《药性论》：止腹痛及赤毒痢，治齿痛，主项下瘤疬。

《伤寒蕴要》：热毒下痢紫血鲜血者宜之。

55. 白芍

白芍为毛茛科植物芍药 *Paeonia lactiflora* Pall. 的干燥根。

【别名】芍药，离草，余容，其积，解仓，犁食，没骨花，婪尾春，将离。

【性味】苦，酸，微寒。

【归经】肝经，脾经。

【功效与主治】养血调经，敛阴止汗，柔肝止痛，平抑肝阳。用于血虚萎黄，月经不调，自汗，盗汗，胁痛，腹痛，四肢挛痛，头痛眩晕。

【现代药理研究】

（1）降糖。白芍的有效成分白芍多糖可以通过抗氧化效应改善糖尿病模型大鼠的葡萄糖耐量、降低空腹血糖，增加空腹胰岛素和胰岛素敏感指数。

（2）降脂。白芍的有效成分白芍总苷对高脂、高糖饮食诱导的脂肪肝有防治作用。白芍总苷能够减轻动脉粥样硬化大鼠动脉硬化的病变程度，降低血清总胆固醇、低密度脂蛋白胆固醇和甘油三酯含量。

（3）镇痛。白芍的有效成分芍药苷和芍药内酯苷可以通过升高血清和大脑皮质中 β-内啡肽水平、减少大脑皮质 PGE2 的生成或释放，发挥对小鼠疼痛模型的镇痛作用。

（4）抗抑郁。白芍的有效成分芍药苷和芍药内酯苷均具有明显的抗抑郁作用，但其具体作用机制尚不清楚，可能与其下调大脑皮质及海马组织中的一氧化氮/环磷酸鸟苷（cGMP）通路有关。也有研究表明，芍药苷可以通过调节海马组织中的谷氨酸及其受体表达来发挥抗抑郁作用。

（5）保肝。白芍可通过调节细胞因子水平及环磷酸腺苷（cAMP）/cGMP 水平、增强肝组织中抗氧化酶及乙醇代谢关键酶活性、抑制脂质过氧化反应来发挥保护酒精性肝损伤的作用。白芍有效成分芍药苷还可通过调节 $I\kappa B$ 与 $NF-\kappa B$ 之间的通路发挥对炎性肝损伤的保护作用。

【专科临床应用】白芍单药及复方制剂常用于治疗糖尿病、甲状腺功能亢进症、多囊卵巢综合征等内分泌科常见疾病。

（1）糖尿病。白芍的有效成分白芍多糖可以通过抗氧化效应改善糖尿病模型大鼠

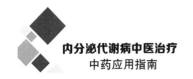

的葡萄糖耐量、降低空腹血糖，增加空腹胰岛素和胰岛素敏感指数。网络药理学研究表明，白芍抗 2 型糖尿病的主要活性成分为山奈酚、芍药苷、桦木酸等，可能是通过作用炎症反应、胰岛素抵抗、糖尿病并发症等相关靶点及通路，起到治疗 2 型糖尿病的作用。基于代谢组学的研究显示，黄芩 – 白芍药对可能通过调节脂质代谢、能量代谢等多条代谢通路，改善内源性代谢物的水平来发挥对 2 型糖尿病的治疗作用。

（2）甲状腺功能亢进症。丹栀逍遥散加减（包括牡丹皮、栀子、柴胡、当归、白芍、云苓、白术等）联合西药治疗肝火旺盛型 Graves 病，可显著改善患者的 FT3、FT4 水平，减轻甲状腺肿。

（3）多囊卵巢综合征。白芍 – 牡蛎药对可通过作用于 IL–6、TNF 和 AKT1 等靶点及 PI3K – AKT 等通路对多囊卵巢综合征的相关基因表达、蛋白合成进行调控，从而降低多囊卵巢综合征患者的黄体生成素水平，缓解疾病相关症状。网络药理学研究表明，芍药甘草汤中的槲皮素、山奈酚等可能通过 TNF、IL–6、STAT3、VEGFA 等靶点作用于 TNF、HIF–1、FoxO、Toll 样受体等信号通路来调节糖脂代谢、保护血管内皮、参与炎症反应，以减少雄激素的合成，发挥治疗多囊卵巢综合征高雄激素血症的作用。

【用法用量】煎服，6～15 g。

【注意事项】虚寒腹痛泄泻者慎服。

【文献论述】

《神农本草经》：味苦，平。主邪气腹痛，除血痹，破坚积，治寒热疝瘕，止痛，利小便，益气。

《药性论》：治肺邪气，腹中疞痛，血气积聚，通宣脏腑拥气，治邪痛败血，主时疾骨热，强五脏，补肾气，治心腹坚胀，妇人血闭不通，消瘀血，能蚀脓。

56. 白芷

白芷为伞形科植物白芷 *Angelica dahurica*（Fisch.ex Hoffm.）Benth.et Hook.f. 或杭白芷 *Angelica dahurica*（Fisch. ex Hoffm.）Benth.et Hook.f.var.*formosana*（Boiss.）Shan et Yuan 的干燥根。

【别名】薛，芷，芳香，苻蓠，泽芬，白茝，香白芷。

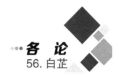

【性味】辛，温。

【归经】胃经，大肠经，肺经。

【功效与主治】解表散寒，祛风止痛，宣通鼻窍，燥湿止带，消肿排脓。用于感冒头痛，眉棱骨痛，鼻塞流涕，鼻衄，鼻渊，牙痛，带下，疮疡肿痛。

【现代药理研究】

（1）降血糖。白芷提取物可以改善糖尿病小鼠的葡萄糖耐量，其有效成分珊瑚菜素可以激活 GPR119 并增加活性 GLP−1 和体外胰岛素分泌，并增强正常和糖尿病小鼠的葡萄糖耐量。白芷提取物处理的细胞也显示出 GPR119 活化，细胞内 cAMP 水平、GLP−1 水平和葡萄糖刺激的胰岛素分泌显著增加或提升。

（2）降血压。白芷的主要成分之一香豆素类化合物对冠状动脉血管具有扩张作用和对钙离子拮抗作用，有研究者合成新的呋喃香豆素类化合物，发现其具有松弛血管平滑肌的作用，并且活性作用很强。将白芷煎后取药液以 50 mg/kg 作用于猫，结果显示可降低动脉压 50%，维持作用时间 90 分钟。

（3）镇痛。白芷总挥发油可以通过增加内源性镇痛物质含量，激活内源性镇痛机制而缓解伤害性疼痛模型大鼠的疼痛。

（4）其他作用。白芷可抑制酪氨酸酶活性，可以用于肌肤美白及雀斑的治疗。

【专科临床应用】白芷单药及复方制剂常用于治疗糖尿病、糖尿病足、骨质疏松性疼痛等内分泌科常见疾病。

（1）糖尿病。白芷多糖可能是通过调节异常脂代谢及氧化应激发挥降糖保肝作用。白芷提取物可以改善糖尿病小鼠的葡萄糖耐量，其有效成分珊瑚菜素可以激活 GPR119 并增加活性 GLP−1 和体外胰岛素分泌，并增强正常和糖尿病小鼠的葡萄糖耐量。白芷提取物处理的细胞也显示出 GPR119 活化，细胞内 cAMP 水平、GLP−1 水平和葡萄糖刺激的胰岛素分泌显著增加或提升。

（2）糖尿病足。含有白芷的复方制剂生肌玉红膏（白芷、当归、白蜡、轻粉、血竭、甘草、紫草等）外用结合内治法治疗糖尿病足疗效显著，可明显缩短创面愈合时间。

（3）骨质疏松性疼痛。白芷可通过靶向调控骨体相关经络等途径纠正机体阴阳气血不通引起的病理状态，继而发挥抗骨质疏松性疼痛的作用。白芷亦可通过纠正"肠−骨轴"骨代谢调控模式紊乱发挥治疗作用。

【用法用量】煎服，3 ～ 10 g。

【注意事项】呕吐因于火者禁用。漏下赤白阴虚火炽血热所致者勿用。

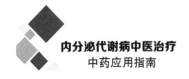

【文献论述】

《神农本草经》：主女人漏下赤白，血闭阴肿，寒热，风头（头风）侵目泪出，长肌肤，润泽。

《名医别录》：疗风邪久渴，呕吐，两胁满，风痛头眩，目痒。

《药性论》：治心腹血刺痛，除风邪，主女人血崩及呕逆，明目、止泪出，疗妇人沥血、腰腹痛；能蚀脓。

57. 白扁豆

白扁豆为豆科植物扁豆 *Dolichos lablab* L. 的干燥成熟种子。

【别名】火镰扁豆，峨眉豆，扁豆子，茶豆。

【性味】甘，微温。

【归经】脾经，胃经。

【功效与主治】健脾化湿，和中消暑。用于脾胃虚弱，食欲不振，大便溏泻，白带过多，暑湿吐泻，胸闷腹胀。炒白扁豆健脾化湿。用于脾虚泄泻，白带过多。

【现代药理研究】

（1）降血糖。白扁豆有效成分白扁豆多糖可以减轻 2 型糖尿病大鼠胰腺氧化应激和炎症反应来发挥胰腺保护作用，并可以降低糖尿病大鼠空腹血糖水平，改善糖耐量受损情况。

（2）降血脂。白扁豆多糖可降低酒精型肝病模型大鼠的肝指数和血清中的谷丙转氨酶、谷草转氨酶、甘油三酯、总胆固醇水平，并可改善肝组织病理形态，对酒精型肝病起到防治作用。

（3）抗氧化。白扁豆可使超氧化物歧化酶活力提高，从而提高小鼠的抗氧化能力。体外实验也表明，白扁豆多糖对超氧离子自由基和羟基自由基有不同程度的清除作用，从而达到抗氧化的效果。

（4）其他作用。白扁豆多糖具有神经保护作用，可促进胚鼠神经细胞生长。

【专科临床应用】白扁豆单药及复方制剂常用于治疗糖尿病、糖尿病肾病、糖尿病视网膜病变、高脂血高尿酸血症、甲状腺功能减退症等内分泌科常见疾病。

（1）糖尿病。白扁豆多糖可通过抑制高血糖介导的下丘脑－垂体－肾上腺轴（hypothalamic-pituitary-adrenal axis，HPA）轴亢进和小肠组织钠葡萄糖转运蛋白1（sodium glucose link transporter 1，SGLT1）的高表达，减少葡萄糖吸收入血，改善2型糖尿病大鼠胰岛素抵抗水平，发挥降血糖作用。含有白扁豆的中成药参苓白术散联合二甲双胍治疗2型糖尿病肥胖，可有效改善患者的血糖、血脂水平，并降低患者体重指数和腰围。

（2）糖尿病肾病。加味参苓白术散治疗脾肾气虚兼瘀型早期糖尿病肾病患者临床疗效显著，有效率显著高于金水宝胶囊。

（3）糖尿病视网膜病变。参苓白术散合桃红四物汤治疗脾虚气弱型糖尿病黄斑水肿，具有改善患者视力、减轻黄斑水肿、改善视功能的作用。

（4）高脂血症。参苓白术散合五苓散加减利于改善痰湿体质冠心病合并高脂血症患者的心肌功能，改善脂质代谢紊乱，保护血管内皮功能，提高红细胞免疫功能，且心血管不良事件的发生率明显降低。

（5）甲状腺功能减退症。加减参苓白术散联合左甲状腺素钠片可调节脾气虚弱型甲状腺功能减退患者 TSH、FT_3、FT_4 水平，以及总胆固醇、甘油三酯、低密度脂蛋白胆固醇等脂代谢指标，且能改善患者的中医症状。

【用法用量】煎服，9～15 g。

【注意事项】患寒热者勿用。

【文献论述】

《名医别录》：味甘，微温。主和中，下气。

《雷公炮制药性解》：味甘，性微温无毒，入脾经。主补脾益气，和中止泻，醋制能疗霍乱转筋，解酒毒及河毒，一切草木毒。叶主蛇虫咬伤，花主赤白带下。

58. 瓜蒌

瓜蒌为葫芦科植物栝楼 *Trichosanthes kirilowii* Maxim. 或双边栝楼 *Trichosanthes rosthornii* Harms 的干燥成熟果实。

【别名】天撤，苦瓜，山金匏，药瓜皮。

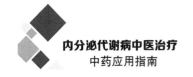

【性味】甘，微苦，寒。

【归经】肺经，胃经，大肠经。

【功效与主治】清热涤痰，宽胸散结，润燥滑肠。用于肺热咳嗽，痰浊黄稠，胸痹心痛，结胸痞满，乳痈，肺痈，肠痈，大便秘结。

【现代药理研究】

（1）调节糖代谢。瓜蒌子油可能通过促进胰岛素的释放及降低血清一氧化氮和一氧化氮合酶含量来降低糖尿病小鼠血糖。超微粉化瓜蒌根可以改善 2 型糖尿病大鼠模型的胰岛素抵抗情况和胰岛 β 细胞的分泌功能。天花粉凝集素也具有胰岛素样作用，且其降糖效应呈剂量依赖性。

（2）心脏保护。瓜蒌皮水煎液能显著降低高血脂合并急性心肌缺血大鼠的血脂含量，抑制缺血心肌细胞坏死，维持心脏功能。此外，瓜蒌具有扩张冠脉、增加冠脉流量的作用，能延长异丙肾上腺素作用的小鼠常压缺氧存活时间，提高动物的耐缺氧能力，对大鼠急性心肌缺血模型具有保护作用。

（3）其他作用。瓜蒌皮多糖和瓜蒌子多糖均有较强的抗氧化和抗衰老作用。此外，瓜蒌还具有增强免疫功能的作用。

【专科临床应用】瓜蒌单药及复方制剂常用于治疗糖尿病、糖尿病肾病、糖尿病心肌病、高脂血症、甲状腺肿、甲状腺腺瘤、多囊卵巢综合征等内分泌科常见疾病。

（1）糖尿病。瓜蒌子可能是通过调节神经递质水平、改善神经递质受体活性、促进胰岛素分泌等机制治疗 2 型糖尿病。

（2）糖尿病肾病。瓜蒌瞿麦汤联合西药治疗糖尿病肾病疗效良好，能改善患者糖脂代谢水平，减轻血管内皮损伤，且效果优于仅使用西药的对照组。

（3）糖尿病心肌病。瓜蒌皮注射液对 2 型糖尿病合并冠心病慢性心力衰竭患者安全有效，并且能显著降低 hs-CRP 和 NT-pro BNP。瓜蒌薤白半夏汤可通过干预 chemerin/CMKLR1/PPARα 信号通路显著改善 2 型糖尿病-AMI 的糖脂代谢紊乱，进而对受损心肌具有保护作用。

（4）高脂血症。临床研究证实瓜蒌贝母散治疗高脂血症疗效确切，具有降低血脂水平的作用，且安全性较好。常用药对瓜蒌-薤白可通过影响脂肪消化吸收，胆汁分泌，脂质代谢，次级代谢产物生物合成、转运、分解代谢，Toll 样受体、PPAR、AMPK、TNF 及 HIF-1 信号通路等途径发挥调节血脂抗炎作用，从而治疗高脂血症。

（5）甲状腺肿。用行气化瘿汤（柴胡、枳壳、川芎、陈皮、广木香、青皮、夏枯草、白芍、浙贝母、全瓜蒌、煅牡蛎、炙甘草）治疗甲状腺肿，能明显降低患者甲状腺直径，且疗效优于海藻玉壶汤。

（6）甲状腺腺瘤。逍遥蒌贝散联合优甲乐治疗肉瘿（甲状腺腺瘤）临床有效率显著优于仅使用优甲乐治疗的对照组。

（7）多囊卵巢综合征。荷叶瓜蒌汤（荷叶、瓜蒌、陈皮、麻子仁、淫羊藿、泽泻、炒枳壳、炒决明子、苍术、茯苓、炒薏苡仁、山楂、菟丝子）联合炔雌醇环丙孕酮片能缩小多囊卵巢综合征患者卵巢体积，有效改善多囊卵巢综合征患者生殖激素水平，调整月经周期。

【用法用量】煎服，9～15 g。

【注意事项】不宜与川乌、制川乌、草乌、制草乌、附子同用。

【文献论述】

《名医别录》：无毒。主除肠胃中痼热，八疸，身面黄，唇干口燥，短气，通月水，止小便利。

《雷公炮制药性解》：主胸痹。

《本草经集注》：主胸痹，悦泽人面。

59. 玄参

玄参为玄参科植物玄参 *Scrophularia ningpoensis* Hemsl. 的干燥根。

【别名】元参，重台，鬼藏，正马，鹿肠，玄台，咸，逐马，馥草，黑参，野脂麻。

【性味】甘，苦，咸。微寒。

【归经】肺经，胃经，肾经。

【功效与主治】清热凉血，滋阴降火，解毒散结。用于热入营血，温毒发斑，热病伤阴，舌绛烦渴，津伤便秘，骨蒸劳嗽，目赤，咽痛，白喉，瘰疬，痈肿疮毒。

【现代药理研究】

（1）降糖。玄参水提液对链脲佐菌素诱导的大鼠具有降低糖化血红蛋白和血糖水平的作用，玄参多糖能够降低2型糖尿病大鼠的血糖水平。此外，玄参中的成分桃叶

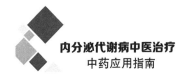

珊瑚苷能够改善线粒体的抗氧化水平，降低大鼠的血糖。

（2）心脏保护。玄参水提液可以降低大鼠的左心室质量指数及心脏质量指数，对大鼠冠状动脉结扎引起的心室重构具有改善作用，且能够增加压力超负荷心力衰竭小鼠的心脏抗氧化防御活性。玄参水提物表现出显著的抗血管生成活性。其主要成分哈帕苷和哈帕俄苷能降低人脐静脉血管内皮细胞（human umbilical vein endothelial cell，HUVEC）中丙二醛和乳酸脱氢酶（lactate dehydrogenase，LDH）水平，从而具有抗动脉粥样硬化的作用。

（3）神经保护。活性成分哈帕苷能够显著抑制 OCG/R 模型大鼠的神经元凋亡，降低神经元内质网应激，提高神经胶质细胞源性神经营养因子，减轻多巴胺能性神经退行性变和运动障碍。玄参多糖对脑缺血再灌注损伤的大鼠具有保护作用，可改善神经缺损症状，这一作用可能与其提高脑组织的抗氧化能力、抑制炎症因子的过度产生及改善 c-Jun 氨基末端激酶、p38 和细胞外信号调节激酶等丝裂原活化蛋白激酶通路相关。

（4）抗炎。对于脂多糖诱发的急性肺损伤大鼠，玄参水提物能够减少其中性粒细胞的产生。玄参的有效成分玄参多糖可有效缓解脂多糖诱导的 IL-6 和 TNF-α mRNA 的增加，具有良好的抗炎活性，且呈剂量依赖性。

【专科临床应用】玄参单药及复方制剂常用于治疗糖尿病、糖尿病肾病、甲状腺结节、甲状腺功能亢进症等内分泌科常见疾病。

（1）糖尿病。祝谌予常用含有玄参的验方（黄芪 60 g，生山药、玄参各 20 g，苍术 15 g，生、熟地黄各 20 g，葛根 15 g，丹参 15 g，花粉 20 g，牡丹皮 12 g，生石膏 30 g，知母、黄芩各 12 g）治疗糖尿病疗效显著。研究发现苍术-玄参药对可通过作用于 PTGS2、DPP4、PTGS1、NR3C2 等靶点协同治疗 2 型糖尿病。

（2）糖尿病肾病。以玄参为主要组成的益气养阴活血通络方（含生地黄、太子参、淮山药、玄参、葛根、桃仁等）具有降低糖尿病肾病患者 24 小时尿蛋白定量、血及尿 β2 微球蛋白、血肌酐、空腹血糖作用，可减轻肾小球、肾小管损害，改善肾功能。

（3）甲状腺结节。含有玄参的中药复方消瘰丸（玄参、煅牡蛎、浙贝母等）治疗良性甲状腺结节痰热互结证能有效改善患者的临床不适症状，降低证候积分，缩小甲状腺结节最大直径，减少甲状腺结节数目，且未对肝肾功能及血尿粪常规造成影响。

（4）甲状腺功能亢进症。临床数据挖掘研究发现玄参为治疗甲状腺功能亢进症常用中药，关联规则挖掘方法发现玄参常与夏枯草配伍，共奏清肝泻火、疏肝解郁、化痰散结、柔肝滋阴之功。

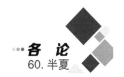

【用法用量】煎服，9～15 g。

【注意事项】不宜与藜芦同用。

【文献论述】

《神农本草经》：主腹中寒热积聚，女子产乳余疾，补肾气，令人明目。

《名医别录》：主暴中风，伤寒身热，支满狂邪，忽忽不知人，温疟洒洒，血瘕下寒血，除胸中气，下水，止烦渴，散颈下核、痈肿、心腹痛、坚瘕，定五藏。

《药性论》：能治暴结热，主热风头痛，伤寒劳复，散瘤瘿瘰疬。

60. 半夏

半夏为天南星科植物半夏 *Pinellia ternata*（Thunb.）Breit. 的干燥块茎。

【别名】守田，地文，水玉，示姑，羊眼半夏，和姑，蝎子草，地珠半夏，麻芋果，三步跳，泛石子，地鹧鸪，地茨菇，老黄嘴，老和尚头，野芋头，老鸹头，捉嘴豆子，地巴豆，无心菜根，天落星，老鸹眼，麻芋子，地雷公，老瓜蒜，狗芋头，珠半夏，裂刀菜，麻草子。

【性味】辛，温；有毒。

【归经】脾经，胃经，肺经。

【功效与主治】燥湿化痰，降逆止呕，消痞散结。用于湿痰寒痰，咳喘痰多，痰饮眩悸，风痰眩晕，痰厥头痛，呕吐反胃，胸脘痞闷，梅核气；外治痈肿痰核。

【现代药理研究】

（1）抗炎。半夏生物碱能降低炎症模型细胞一氧化氮、TNF-α、IL-8、细胞间黏附分子1的释放，抑制 TL-8、细胞间黏附分子 1 mRNA 的表达，触发中性粒细胞趋化作用，减缓中性粒细胞聚集。半夏多糖还可以抑制脂多糖诱导的 TNF-α、IL-1β 和 IL-6 释放。

（2）止呕。半夏生物碱可以拮抗 5-羟色胺、选择 5-羟色胺 3 受体激动剂 2-甲基-5-羟色胺、P 物质和选择性 NK1 受体激动剂的收缩肠管作用，并具有一定程度的剂量依赖性。

（3）止咳。半夏水煎剂可明显减轻由氨水诱发的小鼠咳嗽症状，连续灌胃给药

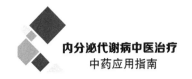

9～10次时可达到无咳嗽症状。复方半夏水提取物可剂量依赖性地使组胺和乙酰胆碱所致豚鼠哮喘的引喘潜伏期延长，显著地降低组胺致痉所升高的肺溢流量。

（4）其他作用。半夏总生物碱可抑制肿瘤细胞增殖能力，具有抗肿瘤作用。

【专科临床应用】半夏单药及复方制剂常用于治疗糖尿病、糖尿病肾病、糖尿病胃轻瘫、代谢综合征、高脂血症、高尿酸血症、甲状腺结节、甲状腺功能亢进症、桥本甲状腺炎、多囊卵巢综合征等内分泌科常见疾病。

（1）糖尿病。荟萃分析显示，以半夏为重要组成的黄连温胆汤及其加减方联合西药治疗2型糖尿病在提高临床疗效，改善患者胸闷腹胀、口渴饮少及小便浑浊等中医症状并下调中医证候总积分，改善空腹血糖、餐后2小时血糖、糖化血红蛋白、总胆固醇、甘油三酯、胰岛素抵抗指数（HOMA-IR）、低密度脂蛋白胆固醇等实验室指标方面的疗效优于单纯应用西药组。

（2）糖尿病肾病。加味半夏泻心汤联合百令胶囊治疗气阴两虚兼湿浊中阻型糖尿病肾病患者，可明显提高疗效，改善肾功能、24小时尿蛋白定量、全段甲状旁腺激素及肾小球滤过率均有显著改善，疗效优于单纯西药治疗。黄连温胆汤拆方可以有效减轻糖尿病肾病大鼠的肾脏足细胞损伤，延缓糖尿病肾病。

（3）糖尿病胃轻瘫。半夏通过多成分、多靶点、多通路的潜在作用机制，发挥调控血糖、促进胃肠道运动、保护胃黏膜等抗二磷酸甘油酸盐的可能治疗作用。针灸结合半夏泻心汤可明显缓解糖尿病胃轻瘫患者的临床症状，降低瘦素水平，提高临床疗效。半夏泻心汤联合α-硫辛酸可显著改善糖尿病胃轻瘫患者的胃排空功能，降低血浆胃动素及糖化血红蛋白水平。外台茯苓饮加半夏治疗糖尿病胃轻瘫痰湿内阻证不仅可以有效改善中医临床症状，还可以改善糖尿病胃轻瘫患者空腹血糖、餐后2小时血糖及焦虑抑郁情绪障碍，同时具有较高的安全性。半夏调中颗粒联合养元通络针法可显著缓解寒热错杂型糖尿病胃轻瘫患者的消化道临床症状，有效调节胃肠激素水平，改善胃电节律和胃肠动力。

（4）代谢综合征。加味半夏白术天麻汤（半夏9 g，天麻6 g，白术15 g，首乌15 g，山楂15 g，葛根20 g，陈皮10 g，泽泻30 g，丹参25 g，黄芪30 g，草决明15 g，茯苓15 g）不仅可降血压、降糖、减肥、调节脂代谢、减轻胰岛素抵抗，还能改善痰湿壅盛型代谢综合征的临床症状。

（5）高脂血症。半夏白术天麻化裁方（法半夏、白术、陈皮、茯苓、胆南星、薏苡仁、决明子、山楂等）能提高超氧化物歧化酶活性，降低丙二醛含量，并改善高脂血症相关指标。山楂半夏汤能加速脂质代谢、增加血流量、改善微循环、降低血脂，其治疗高脂血症总有效率高于血脂康片。

（6）高尿酸血症。半夏泻心汤加味联合非布司他治疗高尿酸血症具有良好的临床疗效，在降低尿酸、血脂，减轻机体炎症水平，改善患者肾功能及临床症状方面优于单用非布司他，且无严重不良反应。加味半夏白术天麻汤对痰湿壅盛型原发性高血压合并高尿酸血症有较显著的疗效，能较明显降低血尿酸水平。

（7）甲状腺结节。半夏厚朴汤加减治疗甲状腺结节可改善患者临床症状，减小甲状腺结节直径。研究发现半夏厚朴汤可通过 PI3K–AKT 信号通路、肝炎信号通路、癌症途径、脂质与动脉粥样硬化、内分泌抵抗、IL–17 信号通路等干预甲状腺结节。

（8）甲状腺功能亢进。小柴胡汤合旋覆花汤（醋柴胡、旋覆花、浙贝母、夏枯草各 10 g，赤芍、白芍各 15 g，黄芩 6 g，法半夏 9 g）联合小剂量甲巯咪唑可以有效调节甲状腺激素水平，且不会增加不良反应的发生。

（9）桥本甲状腺炎。加味半夏厚朴汤（法半夏、茯苓、夏枯草、熟地黄、制香附、郁金、海浮石各 10 g，厚朴 9 g，陈皮、紫苏叶、苍术各 6 g，猫爪草、浙贝母各 15 g，生姜、炙甘草各 5 g）联合左甲状腺素钠片治疗气郁痰阻型桥本甲状腺炎疗效显著，可有效改善中医证候积分及 TSH、TGAb、TPOAb 水平。

（10）多囊卵巢综合征。临床研究证实小柴胡汤加减（柴胡、陈皮、木香各 6 g，黄芩、姜半夏、茯苓、炒白术、皂角刺、浙贝母、郁金各 10 g，党参 12 g，干姜 3 g，大枣 6 枚，红花 5 g）治疗多囊卵巢综合征疗效确切，且停药后 3 个月，对照组促黄体生成素、促黄体生成素 / 卵泡刺激素等指标仍保持治疗后的水平。

【用法用量】内服一般炮制后使用，3 ～ 9 g。外用适量，磨汁涂或研末以酒调敷患处。

【注意事项】不宜与川乌、制川乌、草乌、制草乌、附子同用；生品内服宜慎。

【文献论述】

《神农本草经》：主伤寒寒热，心下坚，下气，喉咽肿痛，头眩胸胀，咳逆，肠鸣，止汗。

《药性论》：消痰涎，开胃健脾，止呕吐，去胸中痰满，下肺气，主咳结。新生者摩涂痈肿不消，能除瘤瘿。气虚而有痰气，加而用之。

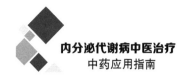

61. 地龙

地龙为钜蚓科动物参环毛蚓 *Pheretima aspergillum*（E. Perrier）、通俗环毛蚓 *Pheretima vulgaris* Chen、威廉环毛蚓 *Pheretima guillelmi*（Michaelsen）或栉盲环毛蚓 *Pheretima pectinifera* Michaelsen 的干燥体。

【别名】土龙，蚯蚓，曲蟮，广地龙，蚯蟮，丘坎，附蚓，寒蚓，虫蟮。

【性味】咸，寒。

【归经】肝经，脾经，膀胱经。

【功效与主治】清热定惊，通络，平喘，利尿。用于高热神昏，惊痫抽搐，关节痹痛，肢体麻木，半身不遂，肺热喘咳，水肿尿少。

【现代药理研究】

（1）调节肾脏功能。地龙可以通过阻碍肾小球系膜细胞的增殖和肾小球局部血栓的形成达到治疗肾病的目的。此外，高剂量地龙水煎液能够有效降低糖尿病肾病的蛋白水平，减小肾小球硬化和肾小管的破损，以此来保护肾脏。

（2）降血脂。地龙多肽可通过显著降低肝脏系数、改善脂肪酸代谢异常、减少肝脏脂质堆积来调节血脂代谢；此外还可通过使外源性脂质的吸收减少，合成内源性脂质，调节血脂水平，促进脂质的转运和排泄，来达到降脂作用的。地龙水煎剂可显著降低血清和肝脏的总胆固醇、甘油三酯和游离脂肪酸含量。

（3）抗凝、抗血栓。地龙水提液能够显著延长机体内的血小板血栓和纤维蛋白血栓的形成时间，并且减少血栓的长度和干重。向大鼠体内注射地龙冻干粉，观察到其具有溶解血栓的作用，并且还可以有效地抑制内源性凝血的途径。

（4）降血压。地龙中的地龙多肽和类血小板活化因子具有良好的降压作用，且作用力持久。地龙降压胶囊对自发性高血压大鼠具有显著的降压作用。

（5）其他作用。地龙还具有促进创面愈合、平喘、镇静、抗惊厥、抗肿瘤等作用。

【专科临床应用】地龙单药及复方制剂常用于治疗糖尿病肾病、糖尿病足等糖尿病相关并发症及高脂血症等内分泌科常见疾病。

（1）糖尿病肾病。地龙及其复方具有改善血栓前状态、改善血液流变学特性、调节血脂代谢紊乱等药理活性，进而达到治疗糖尿病肾病的作用。研究表明地龙对人肾小球系膜细胞增殖具有抑制作用，且随着地龙药材浓度、时间点的增加抑制作用不断增强，其中地龙中剂量组药效与阳性药福辛普利效果相当，高剂量组优于福辛普利组。在治疗慢性肾小球肾炎之本虚（肾气虚）标实（浮肿）证时，于辨证的基础上使用黄芪与地龙二药，可以起到消除浮肿、降低血压、使尿蛋白转阴的功效。地龙与蝉蜕两药合用适用于慢性肾脏病合并呼吸道、泌尿道感染及皮肤感染等，在控制感染的同时可以减少蛋白尿。

（2）糖尿病足。基于对临床上治疗血瘀型糖尿病足方剂药物的关联规则分析，发现用药主要集中在具有活血化瘀功效的当归、川芎、地龙、丹参和补虚的黄芪、甘草等药。

（3）高脂血症。红曲地龙蛋白片能够改善血液循环，提高胆固醇水解酶的活性，促进 FBA 排泄，具有调节血脂水平和脂质代谢的作用。

【用法用量】内服煎汤，5～10 g；或末，每次 1～2 g；或入丸、散；或鲜品拌糖或盐化水服；外用鲜品捣烂敷或取汁涂敷；研末撒或调涂。

【注意事项】脾胃虚寒不宜服，孕妇禁服。

【文献论述】

《神农本草经》：主蛇瘕；去三虫、伏尸、鬼疰、蛊毒；杀长虫。

《本草纲目》：性寒故能解诸热疾，下行故能利小便、治足疾而通经络也。

《滇南本草》：祛风。治小儿瘈疭惊风，口眼歪斜，强筋，治痿软。

62. 地骨皮

地骨皮为茄科植物枸杞 *Lycium chinense* Mill. 或宁夏枸杞 *Lycium barbarum* L. 的干燥根皮。

【别名】杞根，地骨，地辅，地节，枸杞根，苟起根，枸杞根皮，山杞子根，甜齿牙根，红耳堕根，山枸杞根，狗奶子根皮，红榴根皮，狗地芽皮。

【性味】甘，寒。

【归经】肺经，肝经，肾经。

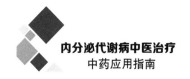

【功效与主治】凉血除蒸，清肺降火。用于阴虚潮热，骨蒸盗汗，肺热咳嗽，咯血，衄血，内热消渴。

【现代药理研究】

（1）降血糖。研究表明地骨皮水煎液对链脲佐菌素等 3 种高血糖模型都有不同程度的降糖作用，其有效成分可能为有机酸类酸性成分。地骨皮具有改善胰岛功能、促进肝糖原合成的作用，对糖尿病及其并发症防治有益。研究发现地骨皮甲素可抑制人胰岛淀粉样多肽的聚集，发挥降血糖作用。

（2）减轻肾损害。现地骨皮醇提液可抑制肾组织中 NF-κB 的活化，减少下游炎症因子的表达，控制炎症反应，从而减轻肾脏的病理损害，改善肾功能。

（3）降血脂。在对高脂血症血症小鼠的观察中，腹腔注射地骨皮甲素，可通过抑制 Srebp-1c 的过度表达从而抑制小鼠体内脂质积累，发挥调血脂的作用。

（4）降血压。地骨皮注射剂对麻醉的犬、猫、兔、大鼠静脉注射或肌肉注射或灌胃均表现出明显的降血压作用。有学者首次从地骨皮中分离出由 2 分子二氢咖啡酸和 1 分子精胺通过酰胺键对称结合成的一个直链化合物 kukoamine A；从地骨皮的三氯甲烷提取物中分离得到 2 种对 ACEI 有明确抑制作用的活性物质，均具有显著降血压的作用。

（5）其他作用。地骨皮还具有免疫调节、抗过敏作用。

【专科临床应用】地骨皮单药及复方制剂常用于治疗糖尿病、甲状腺功能亢进症、高脂血症、痛风性关节炎、多囊卵巢综合征等内分泌科常见疾病。

（1）糖尿病。有研究表明地骨皮 50 g 煎水代茶饮 1 周左右可使糖尿病症状基本控制，血糖恢复正常。糖尿病的病机以燥热、湿热、瘀热"三热"互结为标，气阴两虚、肝肾阴虚为本。对于燥热伤肺、肺失濡润者常用地骨皮清肺降火，配伍桑叶、天花粉、知母清肺润燥、滋阴生津，其中地骨皮用量为 15 ~ 20 g。医家认为 2 型糖尿病应从"火热"论治，对糖尿病早期伴有咽干口苦、心烦畏热、渴喜冷饮、多食易饥、尿赤便秘的患者，常以地骨皮清热泄火，配伍北沙参、石斛、牡丹皮等滋阴液、清虚热，其中地骨皮用量为 30g。2 型糖尿病的发病可归纳为"郁、热、虚、损"四个阶段，在"虚"的阶段阴分热甚者，使用地骨皮清热泻火、生津止渴，配伍牡丹皮、玄参、天花粉等清热凉血、滋阴泻热、养阴生津并辅助降糖，地骨皮用量为 30 g。禀赋不足、饮食不节、情志内伤、劳逸失衡为高血压合并糖尿病并发动脉粥样硬化的主要病因。治疗高血压合并糖尿病并发动脉粥样硬化中期伴有便秘患者，使用地骨皮直入阴分而退虚热，于清热除蒸泻火之中，兼有生津止渴的作用，配伍沙参、百合、麦冬滋阴益胃、

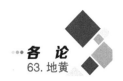

养阴润燥，以达养阴生津，增液行舟之效，地骨皮用量为 20g。

（2）甲状腺功能亢进症。疾病初期初起多为肝郁化火，渐则火热伤及气阴，挟有痰湿血瘀，临床上采用龟芪汤（龟甲 20 g、黄芪 20 g、青蒿 20 g、地骨皮 20 g、柴胡 15 g 等）以龟板滋阴潜阳，黄芪益气固表为君，青蒿、地骨皮清虚热，诸药合用具有滋阴益气、疏肝化瘀散结的功效，可降低甲状腺功能亢进患者血清 TPOAb 水平，改善其体内的自身免疫状态。

（3）高脂血症。地骨皮有效成分总黄酮可通过降低血胆固醇和甘油三酯来达到降低血脂的作用。地骨皮提取液可在一定程度上降低血糖，调节血脂代谢，缓解肝脂肪变性程度，保护肝脏细胞，改善 2 型糖尿病肥胖大鼠的胰岛素抵抗状态。

（4）痛风性关节炎。联用地骨皮汤和三黄膏治疗急性痛风性关节炎，可有效降低其体内的血尿酸及 CRP 水平，减轻此类患者关节疼痛的症状，且无明显的副作用。

（5）多囊卵巢综合征。以地骨皮为主药而成的清热养阴方治疗多囊卵巢综合征患者，临床上能够减轻患者体重、降低空腹血糖和胰岛素抵抗，有改善排卵的显著疗效。

【用法用量】内服煎汤，9 ～ 15 g；或入丸、散；外用煎水含漱、淋洗，研末撒或调敷。

【注意事项】脾胃虚寒者忌服。

【文献论述】

《神农本草经》：主五内邪气，热中，消渴，周痹。

《汤液本草》：泻肾火，降肺中伏火，去胞中火，退热，补正气。

《珍珠囊》：解骨蒸肌热，消渴，风湿痹，坚筋骨，凉血。

63. 地黄

地黄为玄参科植物地黄 *Rehmannia glutinosa* Libosch. 的新鲜或干燥块根。

【别名】野地黄，酒壶花，山烟根。

【性味】甘，寒。

【归经】心经，肝经，肾经。

【功效与主治】清热凉血，养阴生津。用于热入营血，温毒发斑，吐血衄血，热病

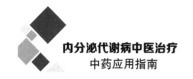

伤阴，舌绛烦渴，津伤便秘，阴虚发热，骨蒸劳热，内热消渴。

【现代药理研究】

（1）降血糖。地黄多糖对降低糖尿病大鼠的血糖和胆固醇水平有明显效果，可改善胰岛素释放肽含量。地黄低聚糖能够有效改善 db/db 2 型糖尿病小鼠的耐糖量，抑制肝糖原的产生。地黄寡糖灌胃给药，可对四氧嘧啶糖尿病的大鼠治疗有明显效果，提高血清胰岛素水平，能够在原有水平上增加有益菌群，调节生物体的肠道生态平衡，对大鼠的体重和脾脏重量有明显正向作用，改善胰岛素水平。地黄寡糖能增加胸腺和脾脏的器官质量，降低空腹血糖水平，改善葡萄糖耐量异常，增加肝脏和肌肉中糖原的储量，减少糖异生的能力和血浆游离脂肪酸的水平，以及减少血浆中甘油三酯和总胆固醇水平。

（2）抗衰老。地黄甲醇提取物可以抑制过氧化氢 /Fe 诱导血浆蛋白氧化，抑制静息血小板产生超氧阴离子。地黄可以抑制过氧化氢诱导的大鼠肾脂质过氧化及红细胞溶血，通过清除自由基的产生，抑制脂质过氧化，延缓细胞衰老。

（3）调节免疫。有研究报道，不同剂量地黄提取物均能不同程度地提高小鼠免疫器官指数、碳粒廓清指数、IL-2 和 TNF-α 水平，提高 T 淋巴细胞比值、血清溶血素水平及脾淋巴细胞增殖率；小鼠模型实验研究表明，地黄煎能通过提高免疫功能低下小鼠血清中 IL-1α 水平增强免疫功能，并调节内分泌、保护胸腺和卵巢形态结构。

（4）改善中枢系统。研究表明，地黄可广泛应用于治疗各种神经退行性疾病，有效改善认知和记忆障碍。针对记忆缺陷大鼠，腹腔注射 200 mg/kg 地黄提取物 2 周后发现，地黄提取物不但明显改善大鼠记忆障碍，并减少大鼠在水迷宫中寻找平台的潜伏期。此外，地黄益智方可通过改善脑组织中氧化应激水平和神经突触间的乙酰胆碱浓度对老年性痴呆起到一定的防治作用。

（5）抗肿瘤。地黄中含有丰富的地黄寡糖（主要为水苏糖），具有明显的抗肿瘤作用。水苏糖可抑制人肝癌 HepG-2 细胞、人胃癌 SGC-7901 细胞的生长，促进癌细胞死亡，且其作用与浓度呈正相关；水苏糖联合环磷酰胺治疗 H22 荷瘤小鼠，发现小鼠肿瘤质量与水苏糖浓度呈负相关。

【专科临床应用】生地黄单药及复方制剂常用于治疗糖尿病、糖尿病肾病、糖尿病骨质疏松等糖尿病相关并发症，以及甲状腺功能亢进症、代谢综合征、卵巢早衰等内分泌科常见疾病。

（1）糖尿病。临床研究表明，黄芪、生地黄、丹参三药配伍可降低血糖，升高胰岛素水平，降低血脂，调节脂质代谢，降低血液黏度，改善血液流变学。这说明以滋阴清热、益气活血法为指导组成的黄芪、生地黄、丹参配伍是从降血糖、降血脂、改善血流变、抗氧化等多方面、多层次、多环节对糖尿病及其并发症起到防治作用，对临床实践具有一定的指导意义。六味地黄丸（地黄、山药、山萸肉、泽泻、茯苓、牡丹皮）有"补阴方药之祖"之称，具有滋阴补肾、健脾益胃之效，治疗糖尿病及糖尿病并发症证属肾阴亏虚者，具有降低血糖、增强肾脏功能，可延缓糖尿病并发症的发生、发展，在糖尿病的临床治疗中得到应用广泛，疗效显著。

（2）糖尿病肾病。生地黄饮子联合达格列净治疗早期糖尿病肾病，与对照组相比，治疗组 FPG、24 小时尿蛋白定量、e GFR 有明显改善。生地黄特征性成分梓醇梓醇可改善 AGEs 导致的系膜细胞内质网应激，减轻其引起的炎症反应及细胞器损伤。

（3）糖尿病骨质疏松。金匮肾气丸（地黄、山药、山茱萸、泽泻、茯苓、牡丹皮、桂枝、制附子）联合葡萄糖酸钙能够改善机体钙磷代谢的失衡，减少骨矿物质的丢失，既促进了骨的形成，又抑制了骨的破坏吸收，从而恢复其原有的动态平衡，明显改善骨显微结构病理变化，起到防治骨质疏松的作用。

（4）甲状腺功能亢进症。生地黄能显著改善甲状腺功能亢进症等阴虚患者交感肾上腺素能神经兴奋的症状，使血浆 cAMP 含量正常，但对 T_3、T_4 无影响。

（5）代谢综合征。三参降消胶囊（西洋参、三七、生地黄等）治疗代谢综合征患者，能够降低其血糖、糖化血红蛋白、血脂水平，改善血液流变学指标，临床疗效确切。

（6）卵巢早衰。生地黄汤能够改善子宫和卵巢的形态及功能，缓解卵巢过早衰竭。其作用可能是通过增强抗氧化能力，促进血清雌、孕激素分泌，增加子宫黏膜腺上皮细胞和卵巢颗粒细胞 ER 的表达来实现的。

【用法用量】煎服，9 ～ 15 g；或入丸、散；外用煎水含漱、淋洗，研末撒或调敷。

【注意事项】脾胃虚寒者忌服。

【文献论述】

《神农本草经》：主折跌绝筋，伤中，逐血痹，填骨髓，长肌肉。作汤除寒热积聚，除痹，生者尤良。

《名医别录》：生地黄，大寒，主妇人崩中血不止，及产后血上薄心、闷绝，伤身、胎动、下血，胎不落，堕坠，腕折，瘀血、留血，衄鼻，吐血，皆捣饮之。

《开宝本草》：生地黄破恶血通血脉，益气力，利耳目。生者大寒。吐血，捣饮之。

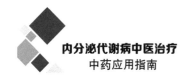

64. 地榆

地榆为蔷薇科植物地榆 *Sanguisorba officinalis* L. 或长叶地榆 *Sanguisorba officinalis* L. var. longifolia（Bert.）Yü et Li 的干燥根。

【别名】黄瓜香，玉札，山枣子。

【性味】苦，酸，涩，微寒。

【归经】肝经，大肠经。

【功效与主治】凉血止血，解毒敛疮。用于便血，痔血，血痢，崩漏，水火烫伤，痈肿疮毒。

【现代药理研究】

（1）降血糖。地榆及地榆多糖均具有抑制 α–葡萄糖苷酶活性的作用，其中，地榆多糖对酵母 α–葡萄糖苷酶的抑制类型为竞争性抑制，作用原理与阿卡波糖相似，而地榆对 α–葡萄糖苷酶抑制活性最强。经过结构修饰的地榆皂苷Ⅱ甲酯不仅具有更好的抗糖尿病活性，还对 2 型糖尿病患者有肝肾保护作用。

（2）止血。现代研究发现地榆中的鞣质、三萜及粗提物都有一定的止血效果。地榆可使家兔的全血黏度、血细胞压积明显增大，血液中红细胞百分含量增多，造成集轴现象，外周血浆层厚度减少，使全血浓度增高、血流速度趋缓，利于血小板抗凝血功能的发挥。不同浓度的地榆总皂苷能单独或协同细胞因子促进血细胞增殖，且其促增殖作用与上调血小板生成素受体的表达有关。

（3）调节免疫。人参多糖可以明显促进自然杀伤细胞的活性，上调活化受体的表达来激活 NK92–MI 细胞，提高细胞的杀伤功能。人参精氨酸双糖苷能够提高治疗组小鼠的体重及免疫器官指数，使脾脏淋巴细胞的增殖指数及 CD3、CD4、CD8 的含量明显提高，显著加强免疫力弱的小鼠的免疫功能。

（4）抗溃疡。地榆鞣质能改善小鼠急性胃溃疡情况，在剂量为 260 mg/kg 时，抗溃疡效果与云南白药效果相当。地榆能显著降低溃疡性结肠炎大鼠肠血清中 IL–1β 水平，升高 IL–10，明显下调 NF–κB p65 蛋白的表达，发挥抗溃疡作用。地榆七柏汤能改善溃疡结肠炎大鼠的疾病活动性、降低血清 TNF–α、IL–8 水平，促进结肠组织

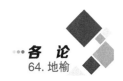

创面修复。

（5）抗炎消肿。多种动物实验表明，地榆对大鼠棉球肉芽肿增生模型、二硝基氟苯致小鼠接触性皮炎模型、巴豆油和二甲苯致小鼠耳肿胀模型、乙酸扭体试验和腹腔毛细管通透性亢进试验，均具有明显的治疗作用。其抗炎消肿作用的发挥主要通过抑制 PGE2、一氧化氮、TNF-α、IL-1β、IL-6 等炎症介质的产生来实现。

（6）抗肿瘤。地榆鞣质对肝癌细胞 SMMC-7721 具有促进凋亡的作用；地榆总皂苷具有一定的体内抗肿瘤血管生成作用，其作用与抑制肿瘤组织 VEGF 的表达有关；地榆正丁醇萃取层（鞣质含量 15.36%）可以浓度依赖性地抑制人肝癌细胞株 Hep G2 的增殖，并促进其凋亡。

【专科临床应用】地榆单药及复方制剂常用于治疗糖尿病足、糖尿病肾病、甲状腺结节等内分泌科常见疾病。

（1）糖尿病足。疡愈膏（含地榆、五倍子、诃子、蜈蚣等）对糖尿病足肉芽期创面肉芽组织生长具有明显的促进作用，可促进创面愈合，发挥对糖尿病足的治疗作用。

（2）糖尿病肾病。通过数据挖掘方法分析中药灌肠治疗糖尿病肾病的用药规律及组方特点，研究发现地榆是灌肠治疗糖尿病肾病的常用中药，常与大黄配伍，大黄、地榆二者性苦寒、沉降，可增强清热排毒、凉血活血之功效。

（3）甲状腺结节。甲状腺结节、乳腺增生、子宫肌瘤三联征发病属于郁，肝郁气结为发病基础，治疗宜"郁则散之、虚则补之"，用消瘰丸合矾金丸加减治疗三联征，常加用生地榆凉血消肿，配伍生蒲黄、莪术、三七、香附等活血化瘀、理气消癥散结，地榆用量为 30 g。

【用法用量】煎服，9～15 g；外用适量，研末涂敷患处。

【注意事项】虚寒者忌服。

【文献论述】

《神农本草经》：主妇人乳痓痛，七伤，带下病，止痛，除恶肉，止汗，疗金疮。

《本草纲目》：汁酿酒：治风痹，补脑。捣汁涂虎、犬、蛇虫伤。

《名医别录》：止脓血，诸瘘，恶疮，消酒，除消渴，补绝伤，产后内塞，可作金疮膏。

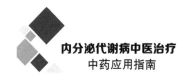

65. 芒硝

芒硝为硫酸盐类矿物芒硝族芒硝，经加工精制而成的结晶体。

【别名】马牙硝，土硝，盆硝。

【性味】咸，苦，寒。

【归经】胃经，大肠经。

【功效与主治】泻下通便，润燥软坚，清火消肿。用于实热积滞，腹满胀痛，大便燥结，肠痈肿痛；外治乳痈，痔疮肿痛。

【现代药理研究】

（1）泻下。芒硝内服后，其硫酸离子不易被肠黏膜吸收，存留肠内成为高渗溶液，使肠内水分增加，引起机械刺激，促进肠蠕动而致泻。

（2）抗炎。芒硝主要成分为硫酸钠，采用 10% ～ 25% 硫酸钠溶液外敷创面，可以加快淋巴循环，尚能增强网状内皮细胞吞噬功能，从而产生软坚散结、消肿止痛作用。

【专科临床应用】芒硝单药常用于治疗糖尿病足、肾性水肿等内分泌科常见疾病。

（1）糖尿病足。可用芒硝外敷的方法，即缝制清洁棉布药袋，大小约 13 cm × 9 cm × 2 cm，放入干燥芒硝 200 g 后封口，根据红肿皮肤面积大小以 1 个或数个药袋外敷于皮肤红肿处，外用纱布固定。如有局部皮肤破溃，外敷时注意露出溃疡创面，2 次 / 日换药袋；如药袋潮湿明显，可适当增加更换次数 3 ～ 4 次 / 日，至局部皮肤红肿消退，恢复正常皮肤颜色。

（2）肾性水肿。研究表明芒硝外用时可扩张局部血管，血流加快，调动机体的抗病能力，加快炎症的吸收和消散。对患者下肢水肿部位进行芒硝袋外敷，可起到消肿效果。

【用法用量】6 ～ 12 g，一般不入煎剂，待汤剂煎得后，溶入汤液中服用。外用适量。

【注意事项】孕妇慎用；不宜与硫黄、三棱同用。

【文献论述】

《神农本草经》主百病，除寒热邪气，逐六腑积聚，结固留癖，能化七十二种石。

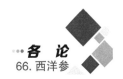

《本草纲目》：马牙硝，咸微甘。

《名医别录》：主五脏积聚，久热胃闭，除邪气，破留血，腹中痰实结搏，通经脉，利大小便及月水，破五淋，推陈致新。

66. 西洋参

西洋参为五加科植物西洋参 *Panax quinquefolium* L. 的干燥根。

【别名】西洋人参，洋参，西参，花旗参，广东人参。

【性味】甘，微苦，凉。

【归经】心经，肺经，肾经。

【功效与主治】补气养阴，清热生津。用于气虚阴亏，虚热烦倦，咳喘痰血，内热消渴，口燥咽干。

【现代药理研究】

（1）降血糖。西洋参总皂苷能明显降低高血糖大鼠血糖、血清总胆固醇和甘油三酯的水平，且提高血清高密度脂蛋白和胰岛素含量。西洋参茎叶总皂苷能够促进脂肪细胞利用葡萄糖、抑制 TNF-α 的促脂解作用，从而调节糖脂代谢。西洋参果中分离的多糖部分对患有糖尿病 OB/OB 鼠具有抗血糖作用和治疗肥胖作用。

（2）降血脂。西洋参可升高链脲佐菌诱导的胰岛素抵抗大鼠胰岛素敏感指数，降低甘油三酯、总胆固醇、游离脂肪酸水平，纠正胰岛素抵抗大鼠血脂代谢紊乱。

（3）调节免疫。西洋参根多糖不仅可以防止环磷酰胺所致免疫功能低下小鼠外周白细胞减少及胸腺、脾重减轻，还能增强正常和免疫功能低下小鼠网状内皮系统的吞噬作用，改善淋巴细胞转化。西洋参多糖中均一组分 PPQ5-2 含糖醛酸具有刺激淋巴细胞转化及 IL-2 促诱生功能。复方西洋参多糖通过调节接受辐射致免疫低下的小鼠模型的 T 淋巴细胞，起免疫增强作用。西洋参二醇组皂苷注射液可激活免疫活性。

（4）其他作用。西洋参还具有抗肿瘤、抗氧化等作用。

【专科临床应用】西洋参单药及复方制剂常用于治疗糖尿病、糖尿病肾病、糖尿病周围神经病变等糖尿病相关并发症及高脂血症等内分泌科常见疾病。

（1）糖尿病。以西洋参、麦冬为君药的抗饥消渴汤（西洋参 5 ～ 7.5 g、麦冬

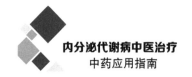

15～25 g、黄柏 10 g、龟甲 10～15 g、生地黄 30～50 g、熟地黄 30～50 g、五味子 10 g 等）治疗属气阴两虚的非胰岛素依赖型糖尿病，具有益气养阴、生津清燥功效。参七糖络方是在葛根芩连汤的基础上配伍苦瓜、知母、西洋参而成。其中，葛根芩连汤具有清热生津的功效，正好切中糖尿病胃肠湿热、燥热伤津的病机，在此基础上配伍苦瓜、知母、西洋参以增降糖之功。故临床上常用于治疗肥胖型 2 型糖尿病肠道湿热证，屡获佳效。以西洋参、玄参、丹参等组成的三参降糖方治疗非胰岛素依赖型糖尿病，可缓解临床症状，降低血糖、尿糖，控制疾病的发展，总有效率达 81.5%。

（2）糖尿病肾病。加味参芪地黄汤（黄芪 15 g、西洋参 5 g、地黄 12 g、麦冬 12 g、丹参 12 g）能显著降低血糖和尿素氮的含量，降低尿液中Ⅳ型胶原的含量，减缓糖尿病肾病的进程。地黄二参汤益气滋阴、补肾降浊，在改善糖尿病肾病患者尿白蛋白排泄率、肌酐、尿素氮等指标方面均优于对照组。

（3）糖尿病周围神经病变。参芪血痹方（西洋参、黄芪、茯苓、当归、熟地黄、山茱萸、柴胡）联合西药治疗糖尿病周围神经病变能够明显改善患者微血管的内皮功能，调节周围血管舒缩功能，进而改善周围神经的供血、供氧，修复神经功能损伤，具有一定的临床和科研价值。

（4）高脂血症。三七西洋参粉合用，补不足、通淤滞，可达到消除瘀阻，疏通血脉、调和气血、消瘀而不伤正气的效果，能显著降低高脂血症患者总胆固醇、甘油三酯、低密度脂蛋白胆固醇水平（可分别降低 23%、19%、29%）；蜂胶西洋参软胶囊具有辅助降血脂功能，可明显降低高脂血症大鼠血清总胆固醇和甘油三酯含量。

【用法用量】3～6 g，另煎兑服。

【注意事项】不宜与藜芦同用。

【文献论述】

《医学衷中参西录》：能补助气分，兼能补益血分。

《药性考》：补阴退热。姜制益气，扶正气。

《本草求原》：清肺肾，凉心脾以降火，消暑，解酒。

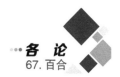

67. 百合

百合本品为百合科植物卷 *Lilium lancifolium* Thunb.、百合 *Lilium brownii* F.E. Brown var. *viridulum* Baker 或细叶百合 *Lium pumilum* DC. 的干燥肉质鳞叶。

【别名】韭番，重迈，中庭，重箱，摩罗，强瞿，百合蒜。

【性味】甘，寒。

【归经】心经，肺经。

【功效与主治】养阴润肺，清心安神。用于阴虚燥咳，劳嗽咯血，虚烦惊悸，失眠多梦，精神恍惚。

【现代药理研究】

（1）降血糖。百合的降血糖活性成分主要为甾体皂苷及多糖，其作用机制主要为促进体内的糖类代谢及胰岛 β 细胞的分泌增殖。百合多糖可缓解链脲佐菌素致糖尿病大鼠体质量下降，并呈剂量依赖性地降低高血糖小鼠的血糖浓度；体外实验结果显示，百合甾体皂苷能加速 3T3-L1 前脂肪细胞分化，增加 HepG2 细胞及 3T3-L1 脂肪细胞中葡萄糖的消耗；百合膳食纤维能够降低小鼠的空腹血糖，改善高血糖小鼠的糖耐受量。

（2）降血脂。研究表明 300 mg/kg 百合皂苷则可显著降低 2 型糖尿病小鼠胆固醇和血糖，并表现出肝保护活性。百合膳食纤维可减缓肥胖大鼠体重增长，降低肥胖大鼠动脉硬化指数及体脂率，并剂量依赖性地降低血清中总胆固醇、甘油三酯，升高血清中高密度脂蛋白含量。

（3）镇静催眠。连续 14 天灌胃百合皂苷 30 mg/kg，1 次 / 天，可明显减少小鼠的自主活动次数并延长戊巴比妥钠引起小鼠睡眠的时间。卷丹百合、川百合水提液可显著增加小鼠戊巴比妥钠灌胃后的睡眠时间及阈下剂量的睡眠率。此外，百合还能够显著缩短戊巴比妥钠及氯苯丙氨酸致失眠模型动物的睡眠潜伏期。

（4）其他作用。百合皂苷等提取物具有抗抑郁、抗氧化、抗肿瘤、抗炎等作用。

【专科临床应用】百合单药及复方制剂常用于治疗糖尿病、糖尿病肾病、糖尿病酮症酸中毒、糖尿病肝损伤等糖尿病相关并发症，甲状腺功能亢进症，以及高脂血症、代谢综合征、高尿酸症等内分泌科常见疾病。

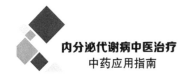

（1）糖尿病。糖尿病病机与阴虚内热密切相关，百合病的病机本质亦在于阴虚内盛。糖尿病亦与阴虚内热密切相关。二者病机相近，且神志症状为百合病及糖尿病共同特征表现，借鉴百合类方治疗糖尿病，临床通过辨证、辨症状、辨指标等，选用百合、知母、玄参、生地黄、葛根等药物滋阴清热，取得较好疗效。

（2）糖尿病肾病。百合甘而寒，顺肺脏及本病之性，凉燥滋阴。乌药味辛，胜在顺膀胱及肾脏气化之性，气化有度，尿量得以调控如常。现代研究表明百合中分离出来的百合多糖具有降糖作用；乌药水提取物可有效改善糖尿病小鼠的肾小球纤维化指数，延缓糖尿病肾病进展，且对糖代谢及血压影响不大。

（3）糖尿病酮症酸中毒。糖尿病酮症酸中毒是在消渴病内热伤阴耗气的基础上，进一步外感热邪，或饮食不节，或服药不当，邪热严重耗伤阴液所致的一种病症，在治疗时用百合丹参饮加味，收效颇佳。

（4）糖尿病肝损伤。百合乌药汤可通过抗炎、抗氧化、抗凋亡、促进细胞增殖及改善胰岛素信号通路发挥对 1 型糖尿病并发肝损伤的保护作用。

（5）高脂血症。龙牙百合多糖具有一定的抗氧化能力和良好的降血脂能力，对胰脂肪酶的抑制率高达 86.22%。百合膳食纤维可阻止机体对脂肪的吸收，吸附胆汁酸并降低胆固醇和甘油三酯，具有较好的调节血脂和减肥的功能。

（6）代谢综合征。百合地黄汤可在针对代谢综合征各个组分进行治疗的同时兼顾老年病患的证候特点，从整体上对患者加以调治，标本兼治。

（7）甲状腺功能亢进症。甲状腺功能亢进的基本病机为阴虚阳亢，病位主要在肝、心、肾，以阴虚为本、燥热为标，为本虚标实之症，治疗方中多以百合为主药，取其清润养阴。百合可显著地改善临床症状，降低血清 T_3、T_4 的含量，改善甲状腺功能。此外，在常规西药治疗基础上联合百合地黄平亢汤治疗甲状腺功能亢进，可明显控制患者中医证候积分，改善甲状腺功能，降低不良反应和复发率，提高疗效。

（8）高尿酸血症。长期服用百合米仁粥可降低无症状性高尿酸症患者的血尿酸水平。萆草百合汤能够降低痛风性关节炎患者 C–反应蛋白、血尿酸及血沉，提高急性痛风性关节炎的治愈率，减轻不良反应的发生率。

【用法用量】煎服，6 ～ 12 g。

【注意事项】风寒痰嗽，中寒便滑者忌服。

【文献论述】

《神农本经》：主邪气腹胀、心痛。利大小便，补中益气。

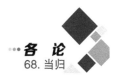

《名医别录》：除浮肿胪胀，痞满，寒热，通身疼痛，及乳难喉痹，止涕泪。

《本草纲目拾遗》：清痰火，补虚损。

68. 当归

当归为伞形科植物当归 *Angelica sinensis*（Oliv.）Diels 的干燥根。

【别名】干归，马尾当归，秦归，马尾归，云归，西当归，岷当归。

【性味】甘，辛，温。

【归经】肝经，心经，脾经。

【功效与主治】补血活血，调经止痛，润肠通便。用于血虚萎黄，眩晕心悸，月经不调，经闭痛经，虚寒腹痛，风湿痹痛，跌扑损伤，痈疽疮疡，肠燥便秘。酒当归活血通经，用于经闭痛经，风湿痹痛，跌扑损伤。

【现代药理研究】

（1）降血糖。当归多糖可通过阻断内外源性凋亡途径，抑制胰岛 β 细胞凋亡，促进 2 型糖尿病小鼠胰岛结构破损和胰岛素分泌功能障碍的修复。另有研究表明，当归多糖可能通过维持糖尿病小鼠胰岛结构的完整性，促进胰岛 β 细胞的修复，发挥降血糖活性作用。

（2）降血压。当归挥发油能明显降低原发性高血压病大鼠尾动脉收缩压和血清中肾素、血管紧张素 Ⅱ 水平，改善大鼠心肌横纹，其降压机制可能是肾素-血管紧张素系统受到抑制，醛固酮分泌减少，从而血压下降。当归挥发油能降低血清 vWF、EMPs 的水平，升高一氧化氮水平，从而维持血压的稳定。

（3）抗氧化。当归多糖对体内自由基有较强的清除功能，调控高酚氧化酶活性、超氧化物歧化酶活性和谷胱甘肽过氧化物酶活性，缓解机体的氧化应激反应。绿原酸对羟自由基、超氧阴离子自由基和 1，1-二苯基-2-甲基苯并肼基自由基的清除能力强于维生素 C。

（4）改善造血功能。当归对造血功能的影响主要是通过抑制人体造血细胞的衰老和促进造血细胞的生成和增殖分化。当归多糖能通过增加红细胞计数和 Hb 浓度，提高血清铁和总铁结合能力水平，抑制铁调素的表达，从而发挥抗贫血的作用。

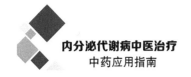

（5）其他作用。当归还具有抗肿瘤、调节免疫、抗炎等作用。

【专科临床应用】当归单药及复方制剂常用于治疗糖尿病、糖尿病肾病、糖尿病周围神经病变等糖尿病相关并发症，以及甲状腺功能亢进症、桥本甲状腺炎等甲状腺疾病和痛风等内分泌科常见疾病。

（1）糖尿病。黄芪–当归药对对气虚血瘀型糖尿病患者中血清 8–异前列腺素 F2α 水平有明显抑制作用，能够改善糖尿病高糖引起的血管氧化应激损伤，降低大血管病变。黄芪当归合剂可明显改善糖尿病患者尿蛋白、脂质代谢等功能，提升糖尿病患者的临床治疗效果。当归六黄汤治疗糖尿病，与对照组相比，当归六黄汤治疗组患者的体重指数、血糖水平、糖化血红蛋白水平及瘙痒相关症状评分均更佳。

（2）糖尿病肾病。有研究通过综合脂质组学、网络药理学和转录组学等方法对当归补血汤治疗糖尿病肾病作用机制进行研究分析，发现当归补血汤改善糖尿病肾病的机制可能是影响胰岛素抵抗、脂质蓄积和慢性炎症的因素。此外，当归补血汤可以显著降低糖尿病大鼠空腹血糖、尿素氮和肌酐，降低乙酰肝素酶表达。当归六黄汤加减用药可改善或缓解阴虚火旺糖尿病患者的肾功能损害。

（3）糖尿病周围神经病变。赤芍–当归配伍治疗证属寒凝血瘀证和脉络瘀阻糖尿病足具有温络通阳、补气活血、调血祛瘀、去腐生肌之效。当归–黄芪配伍治疗糖尿病下肢血管病变，既可通利血脉而无耗血、动血之虞，又可补中益气，气行则血行，通则不痛，达到标本兼治的治疗目的。糖尿病周围神经病变病性为本虚标实，本虚以气虚及阴虚为主，标实以痰、瘀为主。当归四逆汤为温经散寒代表方剂，临床上治疗糖尿病周围神经病变运用广泛，其有效性主要体现在寒凝血瘀、血虚寒凝、气虚血瘀及寒湿困脾四个证型，可提高糖尿病周围神经病变的神经传导速度、扩张末梢血管、改善血液循环和患者临床症状及体征，且不良反应较少，疗效佳。

（4）甲状腺功能亢进。当归六黄汤加减可改善证属阴虚火旺甲状腺功能亢进患者甲状腺肿大及眼突症状，且治疗效果优于基础西药组。

（5）桥本甲状腺炎。当归芍药散合小柴胡治疗桥本甲状腺疾病，可显著调控 FT_3、FT_4、TSH 及抗甲状腺过氧化物酶自身抗体的水平，改善不适症状，疗效优于西药组。当归六黄汤加减辨治桥本甲状腺炎，可有效恢复患者 Th1 和 Th2 间维持的免疫平衡状态，减轻桥本甲状腺炎临床症状。在口服左甲状腺素钠片的基础上加用中药小柴胡汤合当归芍药散加减，4 周为 1 个疗程，连续 3 个疗程。与单独服用左甲状腺素钠片组（总有效率为 55%）相比，当归芍药散组总有效率为 85%，可较好地改善患者的证候积

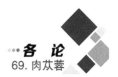

分，显著降低甲状腺过氧化物酶抗体滴度。

（6）痛风。当归拈痛汤治疗湿热阻络型痛风性肾病，可降低尿酸、24小时尿蛋白定量、肌酐水平，提高治疗后的生活质量评分。此外，当归拈痛汤在高尿酸血症中的治疗具有明显的降尿酸、抗炎作用，同时无明显不良反应。

【用法用量】煎服，6～12 g。

【注意事项】湿阻中满及大便溏泻者慎服。

【文献论述】

《神农本草经》：主咳逆上气；温疟寒热洗洗在皮肤中；妇人漏下绝子；诸恶疮疡、金疮，煮饮之。

《本草纲目》：治头痛，心腹诸痛，润肠胃筋骨皮肤。治痈疽，排脓止痛，和血补血。

《雷公炮炙论》：凡使当归，先去尘并头尖硬处一分已来，酒浸一宿。

69. 肉苁蓉

肉苁蓉为列当科植物肉苁蓉 Cistanche deserticola Y. C. Ma 或管花肉苁蓉 Cistanche tubulosa（Schenk）Wight 的干燥带鳞叶的肉质茎。

【别名】地精，金笋，肉松蓉，纵蓉，大芸。

【性味】甘，咸，温。

【归经】肾经，大肠经。

【功效与主治】补肾阳，益精血，润肠通便。用于肾阳不足，精血亏虚，阳痿不孕，腰膝酸软，筋骨无力，肠燥便秘。

【现代药理研究】

（1）降血糖。肉苁蓉可以改善链脲佐菌素诱导的糖尿病模型大鼠体重减轻现象，降低糖化血红蛋白、空腹血糖，提高糖原含量，改善胰岛素的敏感性，进而起到降血糖、降血脂的作用。

（2）调节免疫。肉苁蓉多糖是肉苁蓉发挥免疫调节作用的物质基础，能够促进淋巴细胞增殖，改善机体免疫功能，激活免疫细胞，同时能显著提高巨噬细胞吞噬及分

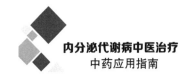

泌能力，从而活化巨噬细胞，起到调节免疫活性的作用。管花肉苁蓉苯乙醇苷提取物可以促进诱导型—氧化氮合酶表达从而刺激巨噬细胞合成—氧化氮，同时也刺激巨噬细胞释放 TNF-α 和 IL-6，激活巨噬细胞的免疫调节功能。

（3）抗衰老。肉苁蓉多糖显著提高衰老模型大鼠肝脏钙–三磷腺苷酶活性、肝线粒体膜流动性及呼吸链复合体的活性，这表明肉苁蓉多糖可以提高肝线粒体的抗氧化能力，减少脂质过氧化产物，减轻线粒体氧化损伤，改善线粒体能量代谢，达到延缓衰老的目的。肉苁蓉多糖可以提高衰老小鼠的运动耐力，降低衰老小鼠血清尿素、乳酸水平，增加肝糖原、肌糖原含量，发挥抗疲劳作用。

（4）抗骨质疏松。肉苁蓉对成骨细胞有明显的增殖促进作用。研究表明，肉苁蓉水提取物可显著增加切除双侧卵巢致骨质疏松大鼠股骨中段骨密度和骨痂中骨质。骨小梁规则厚实，骨痂塑形较好且骨折线不明显。

（5）其他作用。肉苁蓉多糖等提取物具有改善胃肠功能、保护神经等作用。

【专科临床应用】肉苁蓉单药及复方制剂常用于治疗糖尿病、糖尿病肾病、糖尿病便秘、糖尿病视网膜病变、甲状腺功能减退症、高脂血症等内分泌科常见疾病。

（1）糖尿病。灵芝降糖方（灵芝、黄芪、女贞子、肉苁蓉、太子参等）治疗肝肾阴虚型 2 型糖尿病，可明显改善患者五心烦热、口干夜甚、腰膝酸软、低热颧红、眩晕耳鸣等症候，控制炎性因子水平，提高机体免疫功能，临床疗效显著。

（2）糖尿病肾病。芪蓉降糖颗粒可降低糖尿病肾病患者的血糖、血脂水平，减少尿蛋白，通过调整脾肾功能以清除代谢产物，精微物质得以保留，气血津液正常运行，从而延缓了糖尿病肾病患者肾功能损害的病理进程。

（3）糖尿病便秘。糖尿病日久，诸虚渐重，气血不足，阴阳两虚致排便困难。中医认为久病及肾，治疗上以虚则补之为治疗大法，用济川煎加味以补肾益精，润肠通便。方中用肉苁蓉、锁阳补肾益精，润肠通便，为君药。

（4）糖尿病视网膜病变。消渴病久入肾、入络、化瘀，因此肾虚血瘀是糖尿病视网膜病变的基本病机。临床上采用具有补肾活血功效的鹿茸方可明显改善患者视力及眼底病变，减少不良反应的发生。

（5）甲状腺功能减退症（简称甲状腺功能减退）。中医认为甲状腺功能减退以脾肾阳虚为本、痰浊瘀血为标，治疗应当注重温阳健脾利水，故以肉苁蓉、附子、巴戟天温补脾肾，辅以益气活血，利水消痰之药物，不但能减少患者的激素使用剂量，减少副作用，还能增强并巩固治疗效果，显著改善症状，提高患者的生存质量和生活质量。

（6）高脂血症。肉苁蓉尿囊素提取物抑制 HMG-CoA 还原酶的表达，减少乙酰辅酶 A 的生成，发挥降血脂的作用。有研究表明，将肉苁蓉 400 g、山楂、金樱子各 200 g，共研细末加蜂蜜 900 g，制成 10 g 重蜜丸，久服 3 月可明显降低患者总胆固醇、甘油三酯、低密度脂蛋白水平。

【用法用量】煎服，6 ～ 10 g，或入丸剂。

【注意事项】胃弱便溏、相火旺者忌服。

【文献论述】

《神农本草经》：主五劳七伤，补中，除茎中寒热痛，养五脏，强阴，益精气，多子，妇人症瘕。

《名医别录》：除膀胱邪气、腰痛，止痢。

《雷公炮炙论》：凡使肉苁蓉，先须用清酒浸一宿，至明，以棕刷刷去沙土浮甲尽，劈破中心，去白膜一重如竹丝草样，却蒸，从午至酉出，又用酥炙得所。

70. 肉桂

肉桂为樟科植物肉桂 *Cinnamomum cassia* Presl 的干燥树皮。

【别名】牡桂，紫桂，大桂。

【性味】辛，甘，大热。

【归经】肾经，脾经，心经，肝经。

【功效与主治】补火助阳，引火归元，散寒止痛，温通经脉。用于阳痿宫冷，腰膝冷痛，肾虚作喘，虚阳上浮，眩晕目赤，心腹冷痛，虚寒吐泻，寒疝腹痛，痛经经闭。

【现代药理研究】

（1）降血糖。肉桂可通过延迟胃排空时间、清除自由基和抗脂质过氧化、增加胰岛素敏感性，改善胰岛素抵抗等方式发挥降糖作用。其发挥降糖作用的主要成分为肉桂多酚。肉桂多酚通过激活胰岛细胞的 AKT 通路，促进胰岛素分泌，降低血糖含量。

（2）降血脂。连续给药肉桂提取物粉（4 μg/kg）30 天，可降低高胆固醇成年雄性大鼠血清总胆固醇、甘油三酯、低密度脂蛋白水平，并降低大鼠体重、摄食量及食物利用率。肉桂提取物还可通过抑制脂质积累、增加能量消耗来控制实验肥胖小鼠的体

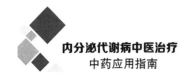

重增加，从而达到降低血脂、避免肝脏中的脂质积累的效果，其作用机制涉及骨骼肌细胞中线粒体生物发生相关因子表达的显著增加。

（3）降尿酸。研究表明，肉桂皮和野菊花提取物的混合物可通过抑制黄嘌呤氧化酶活性和增加尿液排泄来改善高尿酸血症。

（4）抗菌、抗炎。肉桂醛可通过增强耐药性菌株对抗生素的敏感性而起到抗菌的作用；显著抑制 RAW264.7 巨噬细胞中一氧化氮、TNF-α 和 PGE2 的产生，发挥抗炎作用。肉桂的乙醇提取物对肉中常见的腐败菌和致病菌包括大肠埃希菌、枯草芽孢杆菌、金黄色葡萄球菌、黑曲霉、青霉菌、啤酒酵母均有较强的抑制作用，其中对青霉菌的抑制效果最好。

（5）其他作用。肉桂还具有免疫调节、抗肿瘤、抗氧化等作用。

【专科临床应用】肉桂单药及复方制剂常用于治疗糖尿病、糖尿病肾病、糖尿病肝损伤等糖尿病相关并发症，以及甲状腺功能减退症、高脂血症等内分泌科常见疾病。

（1）糖尿病。以肉桂为佐药的金匮肾气丸内服可用于治疗阴阳两虚型 2 型糖尿病，疗效确切。糖尿病后期虚损阶段，肉桂为补益下焦相火要药，肉桂、山萸肉、生晒参组成三味小方"温脬饮"治疗"虚、损"期糖尿病，效果显著，值得临床推广。交泰丸治疗 2 型糖尿病，以黄连 10 g、肉桂 5 g 配伍，降糖作用显著。

（2）糖尿病肾病。临床上采用肉桂、泽泻、猪苓、白术配伍，对肾脏纤维化和炎症具有很好的改善作用。糖尿病肾病的发病，肾气亏虚、阳气不足是内在基础，"毒"邪内伏是关键因素，治疗上强调补肾扶阳解毒治法的关键作用，采用胡芦巴丸化裁方（包含胡芦巴、黄连、肉桂、怀牛膝 4 味药），全方寒温并用，攻补兼施，补肾温阳扶正不助邪，清热解毒祛邪不伤阳，共奏补肾扶阳解毒之效。

（3）糖尿病肝损伤。研究表明，肉桂能显著降低糖尿病大鼠的肝脏指数，对糖尿病肝损伤具有一定的保护作用。

（4）高脂血症。临床研究证实，肉桂可降低甘油三酯、低密度脂蛋白、总胆固醇水平，对高密度脂蛋无明显影响。肉桂、陈皮可通过上调甘油水通道蛋白 AQP7、AQP9 的基因表达来改善脂代谢异常，达到减肥降脂的作用。

（5）甲状腺功能减退症。小剂量优甲乐联合参桂甲状腺功能减退丸（制附片、干姜、太子参、肉桂、巴戟天、肉苁蓉等）可有效改善脾肾阳虚型甲状腺功能减退患者的临床症状，减少优甲乐用量及毒副作用。

【用法用量】内服：1～5 g，煎汤，或入丸、散。外用：研末调敷或浸酒涂擦。

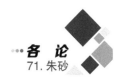

【注意事项】有出血倾向者及孕妇慎用；不宜与赤石脂同用。

【文献论述】

《神农本草经》：主上气咳逆，结气喉痹吐吸，利关节，补中益气。

《本草纲目》：治寒痹，风喑，阴盛失血，泻痢。

《医学启源》：补下焦不足，治沉寒痼冷及表虚自汗。

71. 朱砂

朱砂为硫化物类矿物辰砂族辰砂，主含硫化汞 HgS。

【别名】丹砂，辰砂。

【性味】甘，微寒，有毒。

【归经】心经。

【功效与主治】清心镇惊，安神，明目，解毒。用于心悸易惊，失眠多梦，癫痫发狂，小儿惊风，视物昏花，口疮，喉痹，疮疡肿毒。

【现代药理研究】

（1）催眠。朱砂安神丸水煎剂对慢波睡眠 2 期、小鼠快动眼睡眠期有明显延长作用，这可能与降低下丘脑腹外侧视前区 5-羟色胺和 NE 含量、升高 γ-氨基丁酸含量有关；在增加总睡眠持续时间上优于地西泮。

（2）镇静、催眠、抗惊厥。朱砂安神丸对创伤后应激障碍大鼠条件性恐惧记忆有拮抗作用，推测其机制可能与增强海马 CA1 区突触结构与功能的可塑性、保护神经元细胞作用相关。

（3）抗心律失常。家兔分别口服朱砂、朱砂安神丸及去朱砂之安神丸对三氯甲烷-肾上腺素和草乌注射液所致心律失常具有明显的对抗作用，使用强度依次为朱砂安神丸、朱砂、去朱砂之安神丸，同时发现朱砂安神丸作用远强于去朱砂之安神丸，肯定了朱砂在方中君药的地位，并认为朱砂的抗心律失常作用是其镇静安神功效的主要基础之一。

（4）其他作用。朱砂还具有抑菌、抗炎等作用。

【专科临床应用】朱砂复方外用可用于治疗糖尿病足。一效膏（煅炉甘石、滑石、

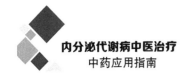

朱砂、片栗粉、冰片等）治疗糖尿病足，能有效促进创面愈合。

【用法用量】0.1 ～ 0.5 g，多入丸散服，不宜入煎剂。外用适量。

【注意事项】本品有毒，不宜大量服用，也不宜少量久服；孕妇及肝肾功能不全者禁用。

【文献论述】

《神农本草经》：养精神，安魂魄，益气，明目。

《本草纲目》：治惊痫，解胎毒、痘毒，驱邪疟，能发汗。

《名医别录》：通血脉，止烦满、消渴，益精神，悦泽人面，除中恶腹痛，毒气疥瘘诸疮。

72. 竹茹

竹茹为禾本科植物青秆竹 *Bambusa tuldoides* Munro、大头典竹 *Sinocalamus beecheyanus*（Munro）McClure var. *pubescens* P. F.Li 或淡竹 *Phyllostachys nigra*（Lodd.）Munro var. *henonis*（Mitf.）Stapf ex Rendle 的茎秆的干燥中间层。

【别名】竹皮，青竹茹，淡竹皮茹，淡竹茹，麻巴，竹二青。

【性味】甘，微寒。

【归经】肺经，胃经，心经，胆经。

【功效与主治】清热化痰，除烦，止呕。用于痰热咳嗽，胆火挟痰，惊悸不宁，心烦失眠，中风痰迷，舌强不语，胃热呕吐，妊娠恶阻，胎动不安。

【现代药理研究】

竹茹多糖能够在一定程度上改善环磷酰胺所致免疫低下小鼠的骨髓损伤和外周血血象异常情况（骨髓有核细胞、外周血白细胞、总淋巴细胞和 B 淋巴细胞数量增加，骨髓嗜多染红细胞微核率下降）；显著增强免疫低下小鼠单核巨噬细胞的吞噬功能和 NK 细胞杀伤活性，促进脾淋巴细胞增殖和体液免疫应答反应，在免疫器官、免疫细胞和免疫分子水平上对免疫低下小鼠的免疫功能进行有效调节。

【专科临床应用】竹茹复方制剂可用于治疗糖尿病胃轻瘫、糖尿病肾病等内分泌科常见疾病。

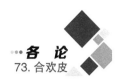

（1）糖尿病胃轻瘫。橘皮竹茹汤辨证加减联合甲钴胺治疗糖尿病胃轻瘫疗效显著，既可改善胃肠激素水平、减少胃排空时间，又可降低复发率。

（2）糖尿病肾病。基于真实世界诊疗数据，挖掘中医药治疗糖尿病肾脏疾病湿热血瘀证用药规律，研究发现竹茹-黄连-赤芍-陈皮是常用药对，清热燥湿、理气祛痰，药专力宏，可获良效。

【用法用量】煎服，5～10 g。

【注意事项】寒痰咳喘、胃寒呕逆及脾虚泄泻者禁服。

【文献论述】

《神农本草经》：气味甘、微寒，无毒。主呕，温气，寒热，吐血，崩中。

《本草纲目》：治伤寒劳复，小儿热痫，妇人胎动。

《名医别录》：微寒，主治呕哕，温气寒热，吐血、崩中，溢筋。

73. 合欢皮

合欢皮为豆科植物合欢 *Albizia julibrissin* Durazz. 的干燥树皮。

【别名】合昏皮，夜合皮，合欢木皮。

【性味】甘，平。

【归经】心经，肝经，肺经。

【功效与主治】解郁安神，活血消肿。用于心神不安，忧郁失眠，肺痈，疮肿，跌扑伤痛。

【现代药理研究】

（1）抗焦虑、抗抑郁。合欢皮水-正丁醇相萃取部位通过提高小鼠脑内 γ-氨基丁酸含量，降低小鼠脑内血糖和5-羟色胺含量，发挥抗焦虑作用。另外，合欢皮提取物可抑制去甲肾上腺素转运体和多巴胺转运体，具有抗抑郁作用。

（2）增强免疫。合欢皮总皂苷可以增加 CD4+ 和 CD8+T 细胞亚群数量，实现对 T 细胞免疫功能调节。另外，合欢皮可促进细胞分泌炎症因子，间接增强自然杀伤细胞、单核/巨噬细胞免疫作用。

（3）其他作用。合欢皮还具有抗肿、抗菌、抗生育等其他作用。

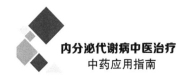

【专科临床应用】合欢皮单药及复方制剂常用于治疗糖尿病视网膜病变、糖尿病合并失眠、抑郁等内分泌科常见疾病。

（1）糖尿病视网膜病变。合欢皮提取物能促进高糖状态下人视网膜血管内皮细胞增殖及其 VEGF 表达，是治疗糖尿病视网膜相关病变潜在治疗药物。

（2）糖尿病合并失眠。失眠是糖尿病患者的常见症状。糖尿病患者久患消渴，耗气伤阴，阴不敛阳，加之患者多挟痰挟瘀，阻络而易化热，致使阴阳失调而不寐。合欢皮解郁养阴、宁心安神，可兼顾两症，常配伍麦冬、玄参等滋阴药物，广泛应用于糖尿病合并失眠的治疗。

（3）糖尿病合并抑郁。糖尿病合并抑郁是建立在"消渴病"的基础上，故与一般"郁病"有所不同，本病的基本病机当为本虚标实，相火失常，肝火过于旺盛，日久伤阴耗气，在此基础上出现气机失调，肝脏亏虚。治疗上应标本兼顾，采用疏肝无忧汤（柴胡、半夏、黄芩、百合、炙甘草、合欢皮等）具有清肺生津、降肝火的功效，可较好地缓解糖尿病患者的抑郁症状。

【用法用量】煎服，6～12 g。外用适量，研末调敷。

【注意事项】无。

【文献论述】

《神农本草经》：主安五脏，和心志，令人欢乐无忧。

《本草纲目》：和血，消肿，止痛。

《日华子诸家本草》：煎膏，消痈肿并续筋骨。

74. 冰片

冰片为无色透明或白色半透明的片状松脆结晶。

【别名】合成龙脑，梅片，艾粉，结片。

【性味】辛，苦，微寒。

【归经】心经，脾经，肺经。

【功效与主治】开窍醒神，清热止痛。用于热病神昏，惊厥，中风痰厥，气郁暴厥，中恶昏迷，胸痹心痛，目赤，口疮，咽喉肿痛，耳道流脓。

【现代药理研究】

（1）抗氧化应激。冰片可上调缺血再灌注脑损伤后超氧化物歧化酶和谷胱甘肽过氧化物酶的活性，提高还原型谷胱甘肽／氧化型谷胱甘肽的比值，增强细胞抗氧化能力。另外，其抗氧化应激作用还与抑制活性氧生成相关。

（2）抗炎。右旋冰片可以抑制缺血再灌注脑损伤大鼠大脑皮层缺血区促炎性因子蛋白水平表达，如一氧化氮合酶、TNF 等。这可能与其抑制 NF-κB 相关。

（3）神经保护。右旋冰片可以抑制缺血再灌注脑损伤后促凋亡蛋白表达，减少神经元变性数目。研究发现，左旋冰片在抑制细胞色素 C、凋亡蛋白酶激活因子-1、B 淋巴细胞瘤-2 基因相关启动子、半胱氨酸天冬氨酸蛋白酶-3 表达方面具有明确作用。冰片通过调节凋亡因子、抑制细胞凋亡，发挥神经保护作用。此外，右旋冰片能抑制大脑中动脉梗死大鼠缺血区基质金属蛋白酶-2 和基质金属蛋白酶-9 的活性，减轻基质金属蛋白酶对血脑屏障的损伤。另外，其能够提高维持血脑屏障稳定性的关键蛋白表达，增强内皮细胞间的紧密连接，降低血脑屏障的通透性，减轻神经损伤。

【专科临床应用】冰片常作为复方或制剂的主要药物，外用治疗糖尿病足、甲状腺肿等外科疾病。

（1）糖尿病足。糖尿病足主因阴虚燥热，热灼津血，日久成瘀。瘀血阻络，肌肤失养，复因外伤毒邪侵入，局部气血瘀滞，瘀久化热，热盛肉腐。冰片具有清热解毒功效，冰片配以大黄、黄芩、黄连，用于糖尿病足坏疽急性感染期；配以全蝎、蜈蚣，共同发挥攻毒散结、活血通络的功效，并且具有抗感染、去腐生肌的作用，促进肉芽生长，利于创面修复和愈合。

（2）甲状腺肿。冰片作为主要药物，配合具有散结功效的中药，如夏枯草等，共同发挥清热散结的作用，被用于治疗结节性甲状腺肿。另外，由于其清热作用强，可用于治疗亚急性甲状腺炎火郁痰阻证。

【用法用量】0.15 ～ 0.3 g，入丸散用。外用研粉点敷患处。

【注意事项】孕妇慎用。

【文献论述】

《唐本草》：主心腹邪气，风湿积聚，耳聋。明目，去目赤肤翳。

《本草纲目》：疗喉痹，脑痛，鼻瘜，齿痛，伤寒舌出，小儿痘陷。通诸窍，散郁火。

《名医别录》：妇人难产，取龙脑研末少许，以新汲水调服。

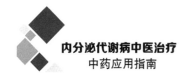

75. 决明子

决明子为豆科植物钝叶决明 Cassia obtusifolia L. 或决明（小决明）Cassia tora L. 的干燥成熟种子。

【别名】马蹄决明，钝叶决明，假绿豆，草决明。

【性味】甘，苦，咸，微寒。

【归经】肝经，大肠经。

【功效与主治】清热明目，润肠通便。用于目赤涩痛，羞明多泪，头痛眩晕，目暗不明，大便秘结。

【现代药理研究】

（1）降血脂。决明子能抑制主动脉粥样硬化斑点形成，进而延缓动脉粥样硬化斑块的形成。决明子在降血脂方面具有明确的作用，可增加血清高密度脂蛋白胆固醇含量。另外提高 HDL/CTCM 比值，改善胆固醇分布情况。正丁醇部位是决明子降血脂的有效部位。

（2）降血压。决明子主要化学成分蒽醌苷可显著降低高血压大鼠收缩压，且对肾脏具有保护作用。

（3）保肝。决明子提取物对 CCl4 所致急性肝损伤、急性酒精性肝损伤，D-氨基半乳糖所致急性肝损伤等均具有保护作用，能抑制血清谷丙转氨酶、谷草转氨酶和碱性磷酸酶及肝匀浆丙二醛含量，增加超氧化物酶和肝糖原含量发挥保肝作用。

（4）其他作用。决明子还具有增强巨噬细胞吞噬功能、抗菌、抗血小板聚集、抗癌、通便润肠等作用。

【专科临床应用】决明子单药及复方制剂常用于治疗糖尿病、糖尿病肾病、糖尿病视网膜病等糖尿病相关并发症等内分泌科常见疾病。

（1）糖尿病。决明子提取物能通过增加胰岛素敏感性、促进葡萄糖转运、增加葡萄糖摄取、糖酵解、降低糖异生、抑制 IL-6、TNF-α 等多种途径调节 2 型糖尿病的葡萄糖代谢，改善胰岛素抵抗，降低空腹血糖水平。决明子与荷叶相须为用，具有行气开郁、消膏降浊之功，可用于减轻体重，进而发挥调控血糖的作用。糖尿病病久，阴

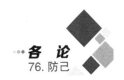

阳亏虚，气虚血瘀，应用决明子、人参、白术、茯苓、甘草、川芎、薤白、丹参、泽泻、麦冬、泽泻叶、桃仁平补阴阳气血，研究发现该方可改善胰岛 β 细胞功能。

（2）糖尿病合并脂代谢紊乱。决明子提取物能抑制脂肪酸转运蛋白表达，降低脂肪分解，降低肾周围脂肪组织的体脂率，抑制内脏脂肪含量。减少白色和棕色脂肪细胞的大小，降低肝脏胆固醇等水平。决明子配以黄芪、菟丝子、栀子、莱菔子、苏子，用于糖尿病合并脂质代谢紊乱脾肾气虚者，可改善脂代谢水平及临床症状。

（3）糖尿病肾病。决明子提取物可抑制肾小球系膜细胞中转化生长因子 β1 和纤维连接蛋白的表达，抑制晚期糖基化终末产物积累，减轻肾皮质炎症反应发挥抗糖尿病肾病作用。决明子配以黄连、麦冬、苦瓜，具有清热燥湿、消火解毒、消渴之功，适用于糖尿病肾病阴虚火旺证。

（4）糖尿病视网膜病变。决明子多糖提取物可上调 Nrf2/HO-1 信号轴，发挥糖尿病视网膜内皮细胞保护作用。临床研究发现，决明子能降低糖尿病患者玻璃体视网膜术后高眼压的发生率。针对糖尿病视网膜病变患者，临床应用黄芪、山药、苍术、肉桂、玄参、丹参、三七、泽兰、益母草、山楂、泽泻、决明子、黄连、瓜蒌、枳实、厚朴、大黄、密蒙花组合，可升清降浊，通络明目。

【用法用量】煎服，9 ~ 15 g。

【注意事项】气虚便溏者不宜用。

【文献论述】

《神农本草经》：主青盲，目淫肤赤白膜，眼赤痛，泪出，久服益精光。

《本草纲目》：除肝胆风热，淫肤白膜，青盲。

《日华子诸家本草》：助肝气，益精水；调末涂，消肿毒，熻太阳穴治头痛，又贴脑心止鼻衄；作枕胜黑豆，治头风，明目。

76. 防己

防己为防己科植物粉防己 *Stephania tetrandra* S. Moore 的干燥根。

【别名】汉防己，粉寸己，土防己，石蟾蜍，蟾蜍薯。

【性味】苦，寒。

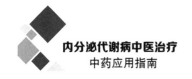

【归经】膀胱经，肺经。

【功效与主治】祛风止痛，利水消肿。用于风湿痹痛，水肿脚气，小便不利，湿疹疮毒。

【现代药理研究】

（1）抗自由基损伤。汉防己甲素抗自由基损伤主要通过抑制中性粒细胞产生自由基、清除嗜酸性粒细胞产生的超氧阴离子、清除氢氧根离子等途径。防己诺林碱作为汉防己的另一个有效成分，能通过增强体外自由基清除能力保护肝脏缺血再灌注大鼠肝损伤。

（2）抗神经毒性。防己诺林碱可阻碍钙离子通道，抑制谷氨酸盐释放，降低氰化物诱导的大鼠神经元死亡。防己有效组分粉防己碱可以通过与 β-淀粉样蛋白相互作用，抑制阿尔茨海默病大鼠胶质细胞炎症反应。

（3）调节心血管系统。防己具有降压、抗心律失调及抗心肌缺血再灌注损伤的作用。汉防己通过组织心肌或血管平滑肌电压达到降低血压的作用。汉防己甲素能够降低肺动脉压，减轻肺血管阻力，提高心输出量及氧搬运能力。

（4）其他作用。防己还具有抗肺纤维化、抗肿瘤、抗血小板聚集、抗菌、抗病毒等作用。

【专科临床应用】防己单药及复方制剂常用于治疗糖尿病前期、糖尿病肾病、糖尿病勃起功能障碍、糖尿病性心脏病等糖尿病相关并发症，以及甲状腺功能减退所致水肿等内分泌科疾病。

（1）糖尿病前期。糖尿病前期当属脾虚气消病机，防己配以黄芪、甘草、白术，补气健脾、利水消肿，可以改善糖尿病前期血糖受损。

（2）糖尿病肾病。防己治疗糖尿病肾病常与他药配伍相须为用。防己-黄芪药对能通过调节炎症反应及免疫反应改善肾脏细胞的异常、调控关键信号通路等途径治疗糖尿病肾病。《金匮要略》中，防己黄芪汤是治疗糖尿病肾病的经典验方，临床研究发现该方能减少蛋白尿、保护肾功能、减轻炎症反应。消渴病迁延日久，脏腑功能失调，气阴耗损，虚热内生，又进一步伤阴耗气，津液受损且代谢障碍，气血运行失常，痰浊瘀血内生，久病入肾，肾络受损，气化开阖失司，精微下陷，随尿而出。防己黄芪汤益气固表、利水消肿，可助肾脏功能恢复，津液固护。

（3）其他糖尿病并发症。粉防己碱可以降低糖尿病大鼠心肌血管紧张素Ⅱ含量，抑制心肌结缔组织生长因子表达，减轻糖尿病性心肌病病理变化。另有研究发现，粉

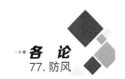

防己碱可通过阻滞钙离子通道，改善糖尿病勃起功能障碍。因防己具备降糖和利水功效，其也被用于治疗糖尿病合并胸腔积液。

（4）甲状腺功能减退所致水肿。甲状腺功能减退所致水肿多属脾肾阳气虚衰、泛溢肌肤所致，治病求本多从肺脾肾着手，在水肿消退之缓解期，气虚不固，选用防己黄芪汤化裁以益气固表。

【用法用量】煎服，5～10 g。

【注意事项】阴虚而无湿热者慎服。

【文献论述】

《神农本草经》：主风寒温疟热风诸痫；除邪，利大小便。

《本草纲目》：今人多去皮，锉，酒洗晒干用。

《雷公炮炙论》：夫使防己，要心花文黄色者，细锉，又锉车前草根相对同蒸半日后，出、晒，去车前草根，细锉用之。

77. 防风

防风为伞形科植物防风 *Saposhnikovia dvarzcata*（Turcz.）Schischk. 的干燥根。

【别名】铜芸，茴芸，茴草，百枝，闾根，百蜚，屏风，风肉。

【性味】辛，甘，微温。

【归经】膀胱经，肝经，脾经。

【功效与主治】祛风解表，胜湿止痛，止痉。用于感冒头痛，风湿痹痛，风疹瘙痒，破伤风。

【现代药理研究】

（1）解热。防风中色原酮苷类化合物可降低由酵母致热引起的大鼠体温升高。研究者通过比较防风中升麻素、升麻苷和5-O-甲基维斯阿米醇苷三种单体活性发现升麻素是防风解热的主要成分。

（2）镇静、镇痛。防风中有效成分中色原酮、香豆素、聚乙炔和1-酰基甘油具有镇痛作用，其中以色原酮药理作用最强，肝代谢酶、中枢神经系统是其主要作用靶点。

（3）抗菌、抗炎。防风化学成分升麻苷能抑制 JAK2/STAT3 信号通路进而抑制诱

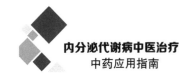

生型一氧化氮合酶和 COX-2 的表达，发挥抗炎作用。防风的乙酸乙酯部位具有抑制一氧化氮生成的作用。防风内生真菌具有抗菌作用：有研究发现防风内生真菌 DL02 次生代谢产物对铜绿假单胞菌具有较强抑制作用。

（4）抗肿瘤。防风多糖能抑制肿瘤细胞增殖及肿瘤增长，体外实验证明了其对 MEL-8、U-937、DU-145、丙二醛-MB-231 和 BT-474 细胞株的抗癌作用。

（5）免疫作用。防风多糖能通过下调过敏性鼻炎大鼠炎症因子水平及调节 Th1/Th2 淋巴细胞亚群平衡和机体免疫应答。研究发现防风多糖中阿拉伯糖和半乳糖对 RAW264.7 巨噬细胞的黑色素瘤细胞培养上清液具有抗免疫抑制作用。

（6）其他作用。防风具有抗凝血、抗过敏等作用。

【专科临床应用】防风单药及复方制剂常用于治疗糖尿病肾病、糖尿病周围神经病变和糖尿病自主神经病变等糖尿病相关并发症，以及甲状腺结节、甲状腺功能减退症、高脂血症等内分泌科常见疾病。

（1）糖尿病肾病。糖尿病肾病以气虚为发病之本，气虚则皮肤失充，腠理失肥，开阖失司，加之风性疏泄，擅开腠理，常乘虚侵袭人体，故糖尿病肾病患者较常人更易表里失和。因此，针对表里失和，易感风邪而致病情加重者，治宜调和表里、祛风散邪，方选玉屏风散化裁收效佳。当归芍药散联合玉屏风散治疗早期糖尿病肾病，可显著降低患者内生肌酐清除率、血肌酐、尿素氮、尿白蛋白排泄率、24 小时 UP，有效改善肾功能。

（2）糖尿病周围神经病变。在口服胰激肽原酶肠溶片联合加味玉屏风散对糖尿病合并周围神经病变患者疗效及血清炎症因子表达的影响研究中，对比单用胰激肽原酶肠溶片组，联合加味玉屏风散组总有效率为高达 94.44%，对于提升治疗效果、促进神经功能恢复、控制血糖、降低血清炎症因子水平效果明显，值得临床推广应用。

（3）糖尿病自主神经病变。长期高血糖或血糖波动较大，使调节体温的自主神经受累，引起汗腺分泌功能异常，导致多汗。中医治疗以益气固表、调和营卫为原则，临床上采用玉屏风散加味，诸药合用，共助益气固表、调和营卫以达止汗目的，临床效果较好，值得推广。

（4）甲状腺结节。甲状腺结节以"气滞、痰凝、血瘀"为病理因素，风药具有升散、宣通、走窜之性，与甲状腺结节病机契合。海藻连翘汤中，防风配以牛蒡子、柴胡、羌活，共奏行气散结之功。防风除透散、走窜力强外，兼具燥湿之功，甲状腺结节患者，痰湿聚集在颈部。防风一方面可以透邪从表出，另一方面也可化痰燥湿，临床上尤其适合风、湿邪气侵袭兼见表证的患者。

（5）甲状腺功能减退症。甲状腺功能减退证候以肾阳虚、脾肾阳虚、心肾阳虚、阳虚水泛、阴阳两虚为多，故治则常以温肾助阳、温肾健脾、温补心肾、温阳化气利水、调补阴阳为主。临床上采用优甲乐联合玉屏风散治疗以扶正固本，可有效改善患者甲状腺功能和免疫功能。

（6）高脂血症。以防风为君的经典名方防风通圣散为表里气血三焦通治之功，对于三焦枢机不利、脂膏痰浊瘀阻脉络或内脏的患者尤为适合。该方可以显著降低高脂血症患者总胆固醇及低密度脂蛋白胆固醇含量，显著提升高密度脂蛋白胆固醇含量。

【用法用量】内服煎汤，5～10 g，或入丸、散；外用研末调敷。

【注意事项】血虚痉急或头痛不因风邪者忌服。

【文献论述】

《神农本草经》：主大风头眩痛，恶风；风邪目盲无所见；风行周身骨节疼痹，烦满。

《本草纲目》：三十六般风，去上焦风邪，头目滞气，经络留湿，一身骨节痛。除风去湿仙药。

《本草经集注》：恶干姜、藜芦、白蔹、芫花。

78. 红曲

红曲为曲霉科真菌紫色红曲霉寄生在粳米上而成的红曲米。

【别名】红米，赤曲，福曲。

【性味】甘，温。

【归经】肝经，脾经，大肠经。

【功效与主治】活血化瘀，健脾消食。治产后恶露不净，瘀滞腹痛，食积饱胀，赤白下痢，跌打损伤。

【现代药理研究】

（1）降糖。红曲发酵过程中产生的主要维生素类化合物麦角甾醇，可显著降低糖尿病肾病模型小鼠的血糖水平。

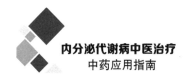
（2）调节血脂。红曲中分离得到的莫纳可林类化合物与人体内的 HMG－CoA 还原酶非常相似，可发挥胆固醇合成过程中的限速酶作用，阻止或减少内源性胆固醇的合成，达到调血脂的目的。

（3）抗氧化。古田红曲甲醇提取物有具抗氧化活性的亚油酸和 α－亚麻酸，体现红曲的抗氧化活性。红曲黄色素脂质体可有效清除 1，1－二苯基－2－三硝基苯肼自由基，表明其有抗氧化作用。

（4）抗骨质疏松。红曲中的麦角甾醇及他汀类成分是抗骨质疏松的主要活性物质，红曲醇提取物能够增加骨形态发生蛋白基因在骨质疏松大鼠骨痂组织中的表达，增加骨量和骨小梁数量，降低骨小梁分离度，提高骨密度。

（5）其他作用。红曲还具抗肿瘤、抑菌等作用。

【专科临床应用】红曲单药及复方制剂常用于治疗糖尿病、糖尿病肾病等糖尿病相关并发症，以及骨质疏松症、高脂血症等内分泌科常见疾病。

（1）糖尿病、糖尿病肾病。红曲有效成分麦角甾醇可显著降低糖尿病肾病小鼠的血糖水平。红曲作用于糖尿病模型小鼠后，小鼠血脂恢复到正常水平，血糖显著降低，体重下降，肾脏抗氧化水平提高。红曲常与荷叶、绞股蓝、桑叶、泽泻配伍，用于治疗糖尿病。

（2）高脂血症。红曲黄色素能通过参与脂代谢调节和激活腺苷酸活化蛋白激酶途径刺激脂肪酸氧化，从而有效调节血脂。红曲单方制剂血脂康，临床上可用于高脂血症、冠心病、胆固醇升高、动脉粥样硬化性心血管疾病等的预防或治疗。红曲天然调节血脂药脂必妥片可有效降低高脂血症患者总胆固醇、甘油三酯、低密度脂蛋白胆固醇水平，升高高密度脂蛋白胆固醇水平。中医常以红曲化浊降脂。湿热膏浊者常用配伍苍术燥湿化痰，以燥湿化浊；若为胃肠实热证，则配伍泽泻泄浊，二药相伍共奏消膏降脂之功。

（3）骨质疏松症。红曲能提高成骨细胞活性，降低破骨细胞活性，提高骨密度。低剂量红曲醇提取物可明显增加骨量和骨小梁数量，降低骨小梁分离度，提高骨密度，有效预防骨质疏松。

【用法用量】6～15 g。内服：煎汤，或研末入丸、散。外用：捣敷。

【注意事项】脾阴不足及无食积瘀滞者慎用。

【文献论述】

《神农本草经疏》：红曲消食，健脾胃，与神曲相同，而活血和伤，惟红曲为能，

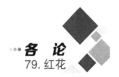

故治血痢尤为要药。

《本草衍义补遗》：活血消食，健脾暖胃，赤白痢下水谷。

《本草纲目》：治女人血气痛及产后恶血不尽，擂酒饮之良。

《本草备要》：入营而破血，燥胃消食，活血和血。治赤白下痢，跌打损伤。

79. 红花

红花为菊科植物 *Carthamu stinctorius* L. 的干燥花。

【别名】红蓝花，刺红花，草红花。

【性味】辛，温。

【归经】心经，肝经。

【功效与主治】活血通经，散瘀止痛。用于经闭，痛经，恶露不行，癥瘕痞块，胸痹心痛，瘀滞腹痛，胸胁刺痛，跌扑损伤，疮疡肿痛。

【现代药理研究】

（1）降糖。红花中的有效成分黄芩苷可降低空腹血糖，增加糖异生，改善 IR；黄芩苷可以保护胰岛 β 细胞功能和抗凋亡，促进胰岛素分泌和生成，并且可上调 IRS-1 磷酸化，介导 GLUT4 易位，进而加快骨骼肌细胞葡萄糖摄取，阻断脂肪酸合成，提高胰岛素敏感性，降低血糖。此外黄芩苷还可激活肌管中 AKT/AS160/GLUT4 通路，触发更多 GLUT4 易位和葡萄糖摄取，协同对抗高血糖。

（2）调节免疫。红花多糖可增强 NK 细胞、LAK 细胞的杀伤活性，是一种有效的免疫增强剂。红花多糖能明显促进淋巴细胞活化，分泌内源性 IL-2、IFN-γ 等细胞因子。此外，红花多糖能够通过促进 IL-12、TNF-α 的表达，抑制 IL-10 的表达，调整 Thl/Th2 漂移，从而起到调节细胞免疫功能。

（3）抗心肌缺血、脑缺血。羟基红花黄色素 A 能通过减少自噬细胞并抑制炎症反应，来减少心肌缺血再灌注损伤。羟基红花黄色素 A 通过调控丝裂原活化蛋白激酶信号通路，抑制线粒体通透性转换孔开放，限制线粒体细胞色素 C（CytC）的输出，有助于改善脑缺血再灌注损伤。

（4）抗凝血。红花多糖具有一定的抗凝血功能，能增强 4，5-腺苷二磷酸二钠盐

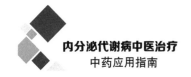

诱导的血小板聚集率，且浓度越高、抑制率越高。

（5）其他作用。红花具有抗氧化、抗肿瘤、保护肝细胞、抗炎镇痛等作用。

【专科临床应用】红花单药及复方制剂常用于治疗糖尿病、糖尿病肾病、糖尿病心肌病、糖尿病周围神经病变、糖尿病视网膜病变等糖尿病相关并发症，以及骨质疏松症、高脂血症等内分泌科常见疾病。

（1）糖尿病。红花及其有效成分黄芩苷可降低空腹血糖，改善胰岛素抵抗。桑叶－红花可能通过胰岛素信号传导通路、胰岛素抵抗相关通路、AMPK信号通路、HIF－1信号通路等的协同作用发挥预防及治疗2型糖尿病及其并发症的作用。"血不活，有瘀滞"是糖尿病的主要病因之一，故应用活血化瘀中药（如红花）治疗糖尿病及其并发症日益受到重视。

（2）糖尿病肾病。红花主要有效成分槲皮素通过抑制肾脏醛糖还原酶的产生来预防或延缓糖尿病，还可通过抑制糖尿病肾脏的氧化和糖化来控制糖尿病并发症。糖尿病肾病属于气虚血瘀证，可给予益气养阴、活血化瘀的桃仁红花煎治疗，治疗早期糖尿病肾病总有效率达86.67%。

（3）糖尿病心肌病。红花黄色素增加了心肌血氧供应，减少心肌细胞凋亡。丹参、红花配伍调控糖尿病心肌病小鼠心脏未折叠蛋白应答信号通路，可以显著改善糖尿病心肌病小鼠的糖尿病症，包括高饮水量、高血糖、低胰岛素、葡萄糖代谢能力受损，以及心脏功能障碍（包括收缩功能障碍和舒张功能障碍）。

（4）糖尿病周围神经病变。红花黄色素可以上调神经生长因子的表达、增加超氧化物歧化酶的水平，从而预防缺氧、缺血对神经元细胞的损伤，对神经细胞起到良好的保护作用。桃仁－红花药对可能通过山奈酚、槲皮素等成分，AKT1等靶点，Age－RAGE等通路参与治疗糖尿病神经病变。糖尿病周围神经病变属本虚标实之证，本虚以气虚阴虚为主，标实则以瘀血痰浊为主，故治疗时应酌情添加化瘀通络之品。桃仁－红花药对是活血化瘀的经典药对，二者均为活血化瘀之品。桃仁质重沉降，偏入里走下，破瘀力强；红花质清升浮，善走外达上，行血力胜。两者相互配对，破瘀而利血行，行血而利瘀去，从而使活血化瘀之力倍增。用于治疗糖尿病周围神经病变效果明显。

（5）糖尿病视网膜病变。羟基红花黄色素A可改善大鼠视网膜组织结构异常改变，降低caspase－3蛋白的表达，抑制光损伤后大鼠视网膜细胞的凋亡，对视网膜光损伤具有一定的保护作用。红花注射液对腓总神经运动传导速度及感觉传导速度均有显著提

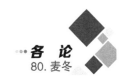

高作用，可改善神经传导速度，有效防治糖尿病周围神经病变。红花黄色素 + 硫辛酸的治疗方法，不仅能够及时进行活血化瘀、通脉止痛，还能够有效阻止蛋白质的糖基化，在治疗糖尿病神经病变及视网膜病变过程中有良好的效果。

（6）高脂血症。红花黄素能够有效使实验白鼠的总胆固醇降低、甘油三酯降低，以及使其低密度脂蛋白降低。桃仁–红花药对通过增加靶基因转录、蛋白水解、神经递质转运的方式干预高脂血症的发生和发展。

（7）骨质疏松症。羟基红花黄色素 A 可以促进骨矿化，抑制骨吸收，逆转糖皮质激素所致骨质疏松。丹参–红花为治疗潜在骨质疏松的有效药对，通过多成分、多靶点、多途径、多信号的优势有效防治骨质疏松。

【用法用量】3 ～ 10 g。内服：煎汤。入散剂或浸酒，鲜者捣汁。外用：研末撒。

【注意事项】孕妇慎用。

【文献论述】

《金匮要略》：妇人六十二种风，乃腹中血气刺痛，红蓝花酒主之。

《唐本草》：治口噤不语，血结，产后诸疾。

80. 麦冬

麦冬为百合科植物麦冬 *Ophiopogon japonicus*（L.f）Ker–Gawl. 的干燥块根。

【别名】书带草，沿阶草，麦冬草，寸冬。

【性味】甘，微苦，微寒。

【归经】心经，肺经，胃经。

【功效与主治】养阴生津，润肺止咳。用于肺胃阴虚之津少口渴、干咳咯血，心阴不足之心悸易惊及热病后期热伤津液等证。

【现代药理研究】

（1）调节血糖。麦冬多糖具有良好的抑制 α–葡萄糖苷酶活性的能力，且抑制 α–葡萄糖苷酶的效果随着麦冬多糖浓度的增加而增强。麦冬多糖通过抑制肠葡萄糖吸收和肝糖原分解，促进肝糖原合成和 GLP–1 分泌，从而发挥降低血糖作用。

（2）降脂。麦冬多糖可以减少脂肪的堆积，对血脂具有调节作用。麦冬提取物

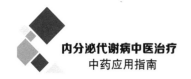

β–D–果聚糖多糖 MDG–1 可能作用于过氧化物酶体增殖物激活受 PPARα 和 PPARγ，激活 PPARα，同时抑制 PPARγ，发挥降血脂作用。

（3）调节免疫。短葶山麦冬皂苷 C 和麦冬多糖可显著增加小鼠免疫器官胸腺、脾脏质量，并可激活小鼠网状内皮系统的吞噬功能，提高血清溶血素抗体水平，调节机体免疫。麦冬多糖为麦冬发挥增强免疫作用的有效部位，通过调节单胺氧化酶 B、IL–2、TNF–α、IL–6、IFN–γ 及 IL–10 mRNA 的表达增强免疫力。

（4）保护心肌细胞、抗心律失常。麦冬多糖能够有效对抗心肌缺血引起的血管损伤。麦冬总皂苷可预防和对抗心律失常，小剂量硫酸镁同麦冬同用可预防心梗后心律失常。麦冬皂苷 D 通过降低阿霉素诱导的活性氧累积，缓解内质网应激而对心肌产生保护作用。

（5）其他作用。麦冬具有抗炎、抗氧、抗肿瘤、中枢抑制、保护胃黏膜、抗血栓等作用。

【专科临床应用】麦冬单药及复方制剂常用于治疗糖尿病、高脂血症等内分泌科常见疾病。

（1）糖尿病。麦冬汤合牛膝饮加味具有滋阴补肾、益气养阴、生津止渴、平肝抑阳之功效，对 2 型糖尿病合并高血压肝肾阴虚证具有良好的治疗效果。仝小林治疗糖尿病"热"阶段年老者或实热兼阴津耗伤者及糖尿病肠燥津亏便秘者，常应用麦冬配伍生地黄滋阴养血生津。沙参麦冬汤合玉女煎治疗糖尿病属阴虚火旺证，可明显改善患者糖代谢及胰岛素抵抗，恢复并控制患者血糖水平。

（2）高脂血症。麦冬的总皂苷和多糖等主要成分能够保护超氧化歧化酶活性，从而抑制脂质过氧化物产生，清除体内自由基，修复受损的胰腺。麦冬可明显调节四氧嘧啶所致大鼠血脂的代谢紊乱，使糖尿病大鼠总胆固醇、甘油三酯、低密度脂蛋白胆固醇明显下降及高密度脂蛋白胆固醇升高。麦冬消渴胶囊对四氧嘧啶糖尿病大鼠有明显的降血糖、降血脂作用。

【用法用量】6 ～ 12 g。内服：煎汤，或研末入丸、散。外用：适量，研末调敷；煎汤涂或鲜品捣汁搽。

【注意事项】脾胃虚寒泄泻、胃有痰饮湿浊及暴感风寒咳嗽者均忌服。

【文献论述】

《神农本草经》：主心腹结气，伤中伤饱，胃络脉绝，羸瘦短气。

《名医别录》：微寒，无毒。主治身重目黄，心下支满，虚劳、客热，口干、烦渴、

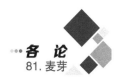

止呕吐、愈痿蹶，强阴，益精，消谷调中，保神，定肺气，安五脏，令人肥健，美颜色，有子。

《本草衍义》云：治心肺虚热，并虚劳客热。

81. 麦芽

麦芽为禾本科植物大麦 *Hordeum vulgare* L. 的成熟果实经发芽干燥的炮制加工物。

【别名】大麦蘖，麦蘖，大麦毛，大麦芽。

【性味】甘，微温。

【归经】脾经，胃经。

【功效与主治】行气消食，健脾开胃，回乳消胀。用于食积不消，脘腹胀痛，脾虚食少，乳汁郁积，乳房胀痛，妇女断乳，肝郁胁痛，肝胃气痛。生麦芽健脾和胃，疏肝行气，用于脾虚食少，乳汁郁积；炒麦芽行气消食回乳，用于食积不消，妇女断乳；焦麦芽消食化滞，用于食积不消，脘腹胀痛。

【现代药理研究】

（1）调节血糖。大麦芽粗多糖通过减轻四氧嘧啶对胰岛 β 细胞的损伤，使胰岛 β 细胞功能得到修复，从而改善胰岛分泌胰岛素的水平，最终达到降血糖作用。麦芽低聚糖同样具有降血糖活性。麦芽中的 β-葡聚糖通过下调大肠上皮细胞中钠-葡萄糖协同转运蛋白 1 型和葡萄糖转运蛋白 2 型的表达，增强肠道对葡萄糖的摄取，从而降低餐后血糖反应，调节血糖稳态。

（2）降压。大麦全蛋白提取物、大麦蛋白水解物对血管紧张素转换酶具有抑制活性。麦芽清蛋白酶解产物的 ACE 抑制活性为 33.28%。麦芽醇溶蛋白、球蛋白的酶解产物在体外也能抑制 ACE 活性，起到降压作用。

（3）降脂。生麦芽和炒麦芽水煎液均可升高高密度脂蛋白胆固醇水平，降低总胆固醇、甘油三酯和低密度脂蛋白胆固醇的含量。生麦芽和炒麦芽都能够显著提高肝脏中超氧化物歧化酶活力，降低丙二醛活力，同时降低大鼠的肝脏指数，减少脂质过氧化损伤，起到抗动脉粥样硬化的作用。

（4）调节泌乳素含量。麦芽中含有的生物碱具有回乳作用。生物碱通过减少大鼠

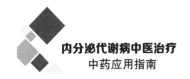
脑垂体泌乳素阳性细胞，使 PRL 细胞中 mRNA 的表达下调，进而降低大鼠体内 PRL。

（5）其他作用。麦芽具有抗炎、保肝、抗氧化等作用。

【专科临床应用】麦芽单药及复方制剂常用于治疗糖尿病、高脂血症、代谢综合征等内分泌科常见疾病。

（1）糖尿病。麦芽中含有 β-葡聚糖阻碍小肠液和消化酶的作用，使食物不能被彻底消化分解，从而减慢了血糖的转化和吸收速率，使得分解后的葡萄糖不会迅速被肠上皮细胞吸收而造成血糖骤升，从而控制血糖水平。

（2）高脂血症。大麦游离酚提取物能显著降低 CCl4 中毒小鼠血清中总胆固醇和总甘油三酯等水平。生麦芽和炒麦芽都能够降低高脂血症大鼠血清总胆固醇、甘油三酯、低密度脂蛋白胆固醇、AIS，升高高密度脂蛋白胆固醇，降低肝脏组织丙二醛水平，升高超氧化物歧化酶水平，对高脂血症有较好的治疗效果。

（3）代谢综合征。麦芽中类似溴隐亭类的物质及 B 族维生素，能够激动多巴胺 D1 受体，调节性腺轴的功能，同时维生素 B 族能够促进多巴胺的合成，从而改善患者性激素的异常变化及代谢综合征的症状。麦芽水煎剂可拮抗利培酮和奥氮平导致的代谢综合征及血清泌乳素升高，不会改变抗精神病药物对精神症状的治疗作用。

【用法用量】10～15 g；用于回乳时炒用 60 g。内服：煎汤，3～5 钱；或入丸、散。

【注意事项】脾胃虚者慎用，凡痰火哮喘者及孕妇慎用。

【文献论述】

《药性论》：消化宿食，破冷气，去心腹胀满。

《日华子诸家本草》：温中，下气，开胃，止霍乱，除烦，消痰，破癥结，能催生落胎。

《滇南本草》：宽中，下气，止呕吐，消宿食，止吞酸吐酸，止泻，消胃宽膈，并治妇人奶乳不收，乳汁不止。

82. 远志

远志为远志科植物远志 *Polugala tenuifolia* Willd. 或卵叶远志 *Polugala sibirica* L. 的干燥根。

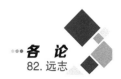

【别名】葽绕，棘菀，苦远志。

【性味】苦，辛，温。

【归经】心经，肾经，肺经。

【功效与主治】安神益智，交通心肾，祛痰，消肿。用于心肾不交引起的失眠多梦、健忘惊悸、神志恍惚，咳痰不爽，疮疡肿毒，乳房肿痛。

【现代药理研究】

（1）降血糖。远志根茎的甲醇提取物可以提高机体对葡萄糖的利用率。远志皂苷调控 PI3K/GSK－3β/Nrf2 信号转导通路，减少脑内 Aβ 生成，改善线粒体功能，抑制脑组织氧化应激，从而实现远志皂苷对 2 型糖尿病小鼠血糖的调控。宽叶远志的正丁醇提取物可明显降低正常小鼠和非胰岛素依赖型糖尿病小鼠的血糖。远志皂苷类有效成分具有明显的降血糖作用。

（2）镇静催眠。远志乙酸乙酯提取成分对小鼠有中枢性镇静催眠作用；远志中皂苷类成分可通过激活 γ-氨基丁酸能系统和（或）抑制去甲肾上腺素能系统来增加小鼠慢波睡眠和快波睡眠的睡眠量；远志中 3, 4, 5-三甲氧基肉桂酸可以降低小鼠运动活性、延长总睡眠时间及降低戊巴比妥诱导的睡眠潜伏期。

（3）保护心脑血管。远志皂苷能够降低神经细胞 H/R 损伤，起到神经保护作用，且细胞的存活率随远志皂苷的浓度和作用时间的增加而提高。远志皂苷能够抑制高迁移率族蛋白 B1 的释放，降低血清 TNF－α、IL－6 和诱导型一氧化氮合酶炎症因子的水平，减少心肌细胞的炎症反应，保护心肌细胞。

（4）降血脂。远志提取物可以诱导高脂肪饮食肠道中主转录因子过氧化物酶体增殖物激活受体 α 的表达来抑制脂质积累，并且改变肠道微生物群的分布来减轻肥胖小鼠的高脂肪饮食肠道慢性炎症。

（5）其他作用。远志具有抗肿瘤、抗炎、抗衰老、抗抑郁等作用。

【专科临床应用】远志单药及复方制剂用于治疗糖尿病、糖尿病周围神经病变等糖尿病相关并发症，以及高脂血症等内分泌科常见疾病。

（1）糖尿病。远志及其皂苷类成分能促进机体利用葡萄糖，从而发挥降低血糖的作用。

（2）糖尿病周围神经病变。远志可上调大鼠脊髓前角运动神经元蛋白的表达。从而发挥对糖尿病周围神经病变大鼠脊髓前角运动神经元的保护和预防保护作用。

（3）高脂血症。远志提取物可以改善肠道菌群分布缓解高脂肠道炎症，降低脂质

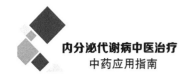

积累。远志复方能抑制游离脂肪酸作用下肝癌细胞的脂质沉积，而且能显著降低脂质生成的主要因子和提高脂质分解的主要因子，同时通过减轻对生脂基因和激酶的影响来改善肝脂肪变性，并能显著改善肥胖模型和瘦素介导的受肥胖或 FFA 影响的信号，从而发挥降血脂作用。

【用法用量】3～10 g。煎服。浸酒或入丸、散。

【注意事项】心肾有火、阴虚阳亢者忌服。

【文献论述】

《神农本草经》：主咳逆伤中，补不足，除邪气，利九窍，益智慧，耳目聪明，不忘，强志倍力。

《本草纲目》：治一切痈疽。

83. 赤石脂

赤石脂为硅酸盐类矿物多水高岭石组多水高岭石，主含四水硅酸铝 $[Al_4(Si_4O_{10})(OH)_8 \cdot 4H_2O]$。

【别名】赤符，红高岭，赤石土，吃油脂，红土。

【性味】甘，酸，涩，温。

【归经】胃经，大肠经。

【功效与主治】涩肠、止血、生肌敛疮。用于久泻久痢，大便出血，崩漏带下；外治疮疡久溃不敛，湿疮脓水浸淫。

【现代药理研究】

（1）止泻。赤石脂能形成硅酸盐和水合氧化铝的胶体溶液，吸附胃肠中的污染食物，清洁肠道而达到止泻作用。

（2）收湿敛疮、抗炎。赤石脂研末外用有吸湿作用，能使创面皮肤干燥，防止细菌生成，减轻炎症，促进溃疡愈合。自拟溃疡散治疗手足部化脓性感染、烧烫伤、创伤感染、深部脓肿、下肢慢性溃疡等体表溃疡者，疗效良好。

（3）止血，保护胃黏膜。赤石脂合剂能显著缩短小鼠及家兔出血时间及凝血时间。赤石脂可吸附炎性渗出物，使炎性得以缓解，对胃黏膜有保护作用，同时对胃肠出血

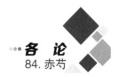

也有止血作用。

【专科临床应用】赤石脂单药及复方制剂用于治疗糖尿病合并慢性皮肤溃疡疾病。赤石脂药性甘酸涩温，外用有吸湿作用，防止细菌生长，有抗感染、减轻炎症作用，可促进创面愈合。煅石膏性寒，赤石脂性温，二者合用，药性相互中和，具有吸湿、抗炎、生肌、促进创缘上皮生长作用。煅石膏配伍赤石脂应用于糖尿病合并慢性皮肤溃疡治疗，在创面肉芽组织、创缘上皮生长速度，肉芽组织健康程度方面明显优于传统清创换药，且可明显减少换药次数，有效缓解创面疼痛，促进创面愈合。

【用法用量】9～12 g，先煎，或入丸、散。外用：研末撒或调敷。

【注意事项】不宜与肉桂同用。有湿热积滞者忌服。孕妇慎服。

【文献论述】

《本草纲目》：补心血，生肌肉，厚肠胃，除水湿，收脱肛。

《本草汇言》：渗停水，去湿气，敛疮口，固滑脱，止泻痢肠澼，禁崩中淋带。

84. 赤芍

赤芍为毛茛科植物芍药 *Paeonia lactiflora* Pall. 或川赤芍 *Paeonia veitchii* Lynch 的干燥根。

【别名】木芍药，红芍药，臭牡丹根。

【性味】酸，微寒。

【归经】肝经。

【功效与主治】清热凉血，散瘀止痛。用于热入营血，温毒发斑，吐血衄血，目赤肿痛，肝郁胁痛，经闭痛经，癥瘕腹痛，跌扑损伤，痈肿疮疡。

【现代药理研究】

（1）降血糖。赤芍提取物具有多种降糖生物活性，对 α-葡萄糖苷酶具有抑制作用，可以延缓肠道碳水化合吸收，降低餐后血糖。

（2）保护心血管。赤芍总苷能提高血清中超氧化物歧化酶与谷胱甘肽过氧化物酶的活性，对抗脂质过氧化物反应，阻遏心肌细胞凋亡，保护损伤的心肌细胞。赤芍能够通过抗氧化来治疗 AS 和心肌受损，同时还可通过抗炎减少斑块的形成，对心血管系

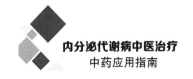

统疾病具有较好的治疗效果。

（3）保护神经细胞。赤芍中多种成分都具有保护神经细胞的作用。赤芍可明显降低丙二醛活性、提高超氧化物歧化酶活性，缓解自由基对脑组织的损伤，进而保护脑细胞。同时能降低脑细胞内活性氧的水平，使脑细胞内 Ca^{2+} 减少，抑制含半胱氨酸的天冬氨酸蛋白水解酶通路的激活，进而抑制细胞凋亡，保护受损的神经细胞。

（4）调节脂代谢。赤芍的有效成分具有抑制花生四烯酸转化为环氧化酶从而降脂等作用。赤芍没食子酸丙酯可以使肾病综合征患者的血清总胆固醇、甘油三酯均显著下降，高密度脂蛋白显著升高，血液流变学指标改善。赤芍能纠正血脂代谢紊乱，降低糖尿病肾病大鼠的总胆固醇、甘油三酯等指标。

（5）抗血栓。赤芍总苷可以改善 TXA2/PGI2 平衡，抑制血小板聚集，起到抗血栓的作用。赤芍总苷可降低大鼠血浆中内皮素（endothelin，ET）的水平，调节 NO/ET 的平衡，预防血栓形成。

（6）其他作用。赤芍具有抗衰老、保肝、抗肿瘤、抗炎、抗内毒素等作用。

【专科临床应用】赤芍单药及复方制剂用于治疗糖尿病视网膜病变、糖尿病周围神经病变、糖尿病足溃疡、糖尿病肾病等糖尿病及其相关并发症，以及高脂血症、甲状腺相关眼病、甲状腺功能亢进症、亚急性甲状腺炎等内分泌科常见疾病。

（1）糖尿病。赤芍能明显提高肝糖原含量，且能降低餐后血糖，改善脂质过氧化水平，对糖尿病疗效较好。

（2）糖尿病视网膜病变。糖尿病视网膜病变属气阴亏虚、瘀血阻络证者，常配伍地黄、党参、黄芪、山药、山萸肉、当归、三七、桃仁、地龙、夏枯草、石决明、谷精草等，益气养阴、活血祛瘀、补肾明目。

（3）糖尿病周围神经病变。糖尿病周围神经病变阴虚血瘀、脉络阻痹证者，用以川芎和赤芍为君药的复方芎芍胶囊，养阴降糖、活血化瘀、通络开痹，对治疗糖尿病周围神经病变效果明确。

（4）糖尿病足溃疡。芍药苷促进血管新生和肉芽组织形成，加快糖尿病小鼠创面愈合速度，并提高愈合质量，促使创面损伤修复。糖尿病足气血亏虚证者，常配伍黄芪、当归、牛膝、红花等药物。

（5）糖尿病肾病。血分瘀热为糖尿病肾病关键因素，故配伍丹参、牡丹皮、栀子等能清除血分瘀热的药物，以阻止消渴病肾病的进一步进展。善用凉血化瘀药，如赤芍、熟大黄、桃仁、丹皮等，可防止消渴病快速进展为消渴病肾病及其他并发症，具

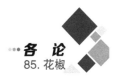

有未病先防的积极意义。

（6）高脂血症。赤芍及有效成分可以使血清总胆固醇、甘油三酯均显著下降，高密度脂蛋白显著升高，改善血液流变学指标。湿热瘀结为血脂紊乱重要病机，常配伍丹参、赤芍凉血化瘀，厚朴、菖蒲、法半夏、淡豆豉行气疏肝、醒脾化湿，又有川黄连、山栀清热祛湿。

（7）甲状腺相关眼病。甲状腺相关眼病属肝火旺盛证者，常配伍栀子、大黄、茺蔚子、菊花等药直泻肝火。甲状腺相关眼病属阴虚火热血瘀证者，常用当归-赤芍药对清热凉血养阴、活血散瘀止痛。

（8）甲状腺功能亢进症、亚急性甲状腺炎。甲状腺功能亢进的核心处方由夏枯草、玄参、白芍、赤芍、麦冬、栀子等13味中药组成。若肝热亢盛、目赤肿痛常用赤芍清肝泻热、凉血散瘀。如痰结较重、咽喉不利，常用桔梗与夏枯草配伍使用，增强化痰散结之力。治疗亚急性甲状腺炎当疏肝解郁、清热解毒、活血化瘀，配伍赤芍、重楼、天葵子、忍冬藤等清热散瘀止痛。

【用法用量】煎服，6～12 g。

【注意事项】不宜与藜芦同用。血虚者慎服。

【文献论述】

《神农本草经》：主邪气腹痛，除血痹，破坚积，寒热疝瘕，止痛，利小便，益气。

《开宝本草》：别本注云，利小便，下气。

《滇南本草》：泻脾火，降气，行血，破瘀，散血块，止腹痛，退血热，攻痛疮，治疥癫。

85. 花椒

花椒为芸香科植物青椒 *Zanthoxylum schinifolium* Sieb.et Zucc. 或花椒 *Zanthoxylum bungeanum* Maxim. 的干燥成熟果皮。

【别名】大椒，秦椒，蜀椒，南椒，巴椒，汗椒，陆拨，汉椒，川椒，点椒。

【性味】辛，温。

【归经】脾经，肺经，肾经。

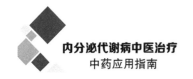

【功效与主治】温中散寒，杀虫止痒。脘腹冷痛，呕吐吐泻，虫积腹痛；外治湿疹，阴痒。

【现代药理研究】

（1）降糖。花椒酰胺调节糖尿病大鼠的糖代谢相关酶的表达水平和修复受损的胰岛 β 细胞。通过激活 AMPK 信号通路，对脂肪酸合成发挥抑制作用并对葡萄糖转运速率有提高的作用。花椒提取物对 α-葡萄糖苷酶具有较强抑制作用。花椒叶中提取的山椒素具有抑制 α-淀粉酶的作用，抑制体内淀粉类化合物的水解吸收，以此达到降低餐后血糖的目的。

（2）抗炎镇痛。花椒有效成分可通过作用于雌激素受体（estrogen receptor，ER）、雄激素受体（androgen receptor，AR）、磷脂酰肌醇-4，5-二磷酸 3-激酶催化亚基 γ（phosphatidylinositol-4,5-bisphosphate 3-kinase catalytic subunit gamma gene，PIK3CG）、凝血酶原（prothrombin，F2）、人丁酰胆碱酯酶（butyrylcholinesterase，BCHE）5 个靶点起到降低炎症因子水平的作用。花椒挥发油对二甲苯引起的小鼠耳肿胀的炎症治疗效果和对乙酸灌胃、肉芽肿、热刺激引发疼痛的镇痛效果明显。花椒素结合体内 α7nAChR 受体，进而激活 JAK2/STAT3 通路来提高小鼠疼痛阈值，发挥镇痛抗炎作用。

（3）保护心肌细胞。花椒水提物和醚提物具有抗血栓、减少心肌内酶消耗、缓解心脏损伤等作用。花椒挥发油有抗脂质过氧化损伤及降低血清过氧化脂质水平的作用，进而起到抗主动脉粥样硬化的效果。

（4）降血脂。花椒挥发油中活性成分芳樟醇不仅能促进小鼠脂肪细胞的分化，还能使小鼠的血糖值和总胆固醇值保持正常。柠檬烯参与 AMPK-SREBP-PPARS 通路下调脂肪生成相关酶而有利于降低血脂和预防高脂血症的发生。花椒籽油可以降低血清中胆固醇、甘油三酯、低密度脂蛋白胆固醇的含量，提高高密度脂蛋白胆固醇含量。

（5）其他作用。花椒具有抗氧化、杀虫、抗肿瘤等作用。

【专科临床应用】花椒单药及复方制剂用于治疗糖尿病、糖尿病合并皮肤感染等内分泌科常见疾病。

（1）糖尿病。花椒酰胺及其提取物可以诱导糖代谢相关酶的表达水平和修复受损的胰岛 β 细胞，抑制 α-葡萄糖苷酶及抑制 α-淀粉酶，发挥降低血糖作用。花椒麻味物质可使大鼠胰腺 PDX-1（一种同源框转录因子）、GLUT2 和 GK 的表达，以及胰岛 β 细胞数量和血浆胰岛素水平基本恢复到正常水平，并可促进胰岛素的分泌及改善胰岛 β 细胞的功能。

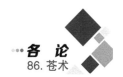

（2）糖尿病合并皮肤感染。花椒性味辛温，具有疏经活血、止痛消肿、化腐生肌、收敛止血的功效。花椒水熏洗可使感染病灶的局部毛细血管增生，可促进局部的血液循环及细胞功能的恢复，改善新陈代谢，并能使坏死的组织脱落、肉芽组织生长，从而可达到治愈该病的目的。

【用法用量】煎服，4.5～9 g，或入丸、散。外用：研末调敷或煎水浸洗。

【注意事项】阴虚火旺者忌服。孕妇慎服。

【文献论述】

《神农本草经》：主风邪气，温中，除寒痹，坚齿发，明目。主邪气咳逆，温中，逐骨节皮肤死肌，寒湿痹痛，下气。

《本草纲目》：散寒除湿，解郁结，消宿食，通三焦，温脾胃，补右肾命门，杀蛔虫，止泄泻。

86. 苍术

苍术为菊科植物茅苍术 *Atractylodes Lancea*（Thunb.）DC. 或北苍术 *Atractylodes chinensis*（DC.）Koidz. 的干燥根茎。

【别名】赤术，马蓟，青术，仙术。

【性味】辛，苦，温。

【归经】脾经，胃经，肝经。

【功效与主治】燥湿健脾，祛风散寒，明目。用于湿阻中焦，脘腹胀满，泄泻，水肿，脚气痿躄，风湿痹痛，风寒感冒，夜盲，眼目昏涩。

【现代药理研究】

（1）降糖。苍术挥发油及提取物可有效抑制 α-葡萄糖苷酶活性，延缓糖类在肠道吸收，降低餐后血糖。苍术多糖能抑制体内巴斯德效应，达到降低阿脲糖尿症小鼠的血糖的作用。茅苍术粗多糖能显著降低小鼠血糖浓度，提高胰岛素水平。苍术多糖通过抑制糖类消化酶活性，降低肠道糖类吸收发挥降低大鼠血糖、血脂的作用。

（2）抗氧化。苍术挥发油和提取物具有较强的抗氧化活性。茅苍术挥发油对缺氧/复氧损伤心肌细胞具有抗氧化和抗凋亡的作用。

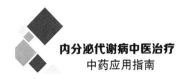

（3）抗炎。茅苍术生品和麸炒品挥发油均能升高抑炎因子水平，降低促炎因子水平，具有抗脂多糖诱导人结肠上皮细胞炎症损伤的作用。苍术挥发油对大肠埃希菌、伤寒沙门氏菌、金黄色葡萄球菌、铜绿假单胞菌有灭活和抑制作用。苍术挥发油通过改变菌体细胞膜通透性，破坏菌体完整结构，抑制大肠埃希菌、金黄色葡萄球菌和白假丝酵母菌的生长。

（4）其他作用。苍术具有抗肿瘤、保肝、抑制中枢神经等作用。

【专科临床应用】苍术单药及复方制剂用于治疗糖尿病及糖尿病肾病等相关并发症，以及代谢综合征等内分泌科常见疾病。

（1）糖尿病。玄参、苍术联合二甲双胍可以通过维持谷氨酰胺-谷氨酸动态平衡来抑制 NF-κB/NLRP3 信号通路，提高机体对胰岛素的敏感性，部分缓解细胞内皮炎症和氧化应激。

（2）糖尿病肾病。芪术颗粒（主要成分为黄芪、苍术）可通过回调糖尿病肾病糖代谢、脂代谢及氨基酸代谢等过程中的代谢中间产物显著改善糖尿病肾病糖脂代谢紊乱、尿蛋白水平，保护肾脏功能，延缓病情进展。

（3）代谢综合征。苍术二陈汤加味中药汤剂对患者的血糖、C肽水平的改善有明显疗效，苍术二陈汤为底方辨证加味治疗代谢综合征痰湿蕴结型效果明显，对改善血糖、血脂及胰岛素抵抗等疗效显著。

【用法用量】煎服，3～9 g。

【注意事项】阴虚内热、气虚多汗者忌服。

【文献论述】

《本草纲目》：治湿痰留饮，或挟瘀血成窠囊，及脾湿下流，浊沥带下，滑泻肠风。

《玉楸药解》：燥土利水，泄饮消痰，行瘀，开郁，去漏，化癖，除癥，理吞酸去腐，辟山川瘴疠，回筋骨之痿软，清溲溺之混浊。

《本草求原》：止水泻飧泄，伤食暑泻，脾湿下血。

87. 芡实

芡实为睡莲科植物芡 *Euryale ferox* Salisb. 的干燥成熟种仁。

【别名】卵菱，鸡瘫，鸡头实，雁喙实，鸡头，雁头，鸿头，刀芡实，鸡头果，苏黄，刺莲蓬实。

【性味】甘涩，平。

【归经】脾经，肾经。

【功效与主治】益肾固精，补脾止泻，除湿止带。用于遗精滑精，遗尿尿频，脾虚久泻，白浊，带下。

【现代药理研究】

（1）降血糖。芡实多糖可通过激活磷脂酰肌醇 3–激酶 / 蛋白激酶信号通路，上调葡萄糖转运蛋白 4 的表达来增加葡萄糖消耗，以改善胰岛素抵抗。芡实超微粉可能通过抑制 PI3K/AKT/ 哺乳动物雷帕霉素靶蛋白信号通路活性降低小鼠的血糖和血脂，并减轻其炎症反应，从而治疗小鼠糖尿病。

（2）抗氧化。芡实多肽具有较强的清除 ABTS 自由基和羟基自由基的能力，且其清除能力与剂量呈正相关。芡实多糖可以清除羟基自由基、1，1–二苯基–2–三硝基苯肼自由基、超氧阴离子和亚硝酸盐，表面芡实多糖具有较好的体外抗氧化活性。

（3）抗炎。芡实籽提取物类黄酮对大肠埃希菌、沙门氏菌和根霉均表现出一定抑制作用；芡实醇提物对枯草芽孢杆菌、金黄色葡萄球菌、酵母菌及弧菌的抑制作用较强；芡实种壳提取物对多种常见致病菌（如金黄色葡萄球菌、大肠埃希菌、李斯特菌、阪崎肠杆菌等）均具有一定抑制作用。

（4）降血脂。芡实超微粉可降低模型小鼠的血脂水平，改善其肝脏脂肪堆积和动脉粥样硬化，并对高脂血症引起的脂质过氧化损伤具有防护作用。

（5）其他作用。芡实还具有抗肿瘤、抗衰老等作用。

【专科临床应用】芡实单药及复方制剂用于治疗糖尿病、糖尿病肾病等内分泌科常见疾病。

（1）糖尿病。芡实超微粉有减肥、降血糖、降血脂、抗氧化、抗炎症和肾脏保护

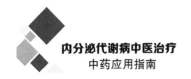
功效。黄精芡实汤能够调控糖尿病前期小鼠的基因表达。通过调节炎症因子分泌、葡萄糖代谢、提高胰岛 β 细胞功能、抑制胰岛 β 细胞凋亡等途径，改善糖尿病前期的空腹血糖受损和糖耐量受损。

（2）糖尿病肾病。芡实、金樱子通过调控 Age–RAGE 信号通路及其下游 MAPK、PI3k–AKT、NF–κB 等多个信号通路，发挥抗氧化应激、抑制炎症反应、抗纤维化等多重肾脏保护功能。由芡实和金樱子组成的水陆二仙丹主要通过槲皮素、叶红素等调控活化氧代谢、血管生成等过程发挥治疗糖尿病肾病的作用。

（3）代谢综合征早期肾损害。芡实中槲皮素、β–谷甾醇、木犀草素等活性成分调控 PI3K–AKT、AGEs–RAGE、TNF、IL–17、HIF–1 等信号通路，干预氧化应激、炎症反应、动脉粥样硬化、细胞凋亡等，多成分、多靶点、多通道地改善代谢综合征的早期肾损害。临床治疗代谢综合征早期肾损害常用芡实配伍黄芪、白术、金樱子、陈皮、半夏、丹参等药物。

【用法用量】9 ～ 15 g，内服：煎汤或入丸、散。

【注意事项】凡外感前后、疟痢疳痔、气郁痞胀、溺赤便秘、食不运化及新产后者皆忌之。

【文献论述】

《神农本草经》：主湿痹腰脊膝痛，补中除暴疾，益精气，强志，令耳目聪明。

《本草纲目》：止渴益肾。治小便不禁，遗精，白浊，带下。

88. 芦根

芦根为禾本科植物芦苇 *Phragmites communis* Trin. 的新鲜或干燥根茎。

【别名】芦茅根，苇根，芦菇根，芦通，苇子根，芦芽根，甜梗子。

【性味】甘，寒。

【归经】肺经，胃经。

【功效与主治】清热泻火，生津止渴，除烦，止呕，利尿。用于热病烦渴，肺热咳嗽，肺痈吐脓，胃热呕哕，热淋涩痛。

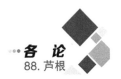

【现代药理研究】

（1）降糖。芦根中木脂素苷类、黄酮类、苯丙素类有效成分具有不同程度的抗氧化活性和抑制 α–葡萄糖苷酶活性。芦根乙醇提取物可增加糖尿病小鼠胰岛素、IR–β含量，对受损胰岛细胞具有修复作用，促进胰岛发挥其正常功效，降低血糖。芦根乙醇提取物能增强糖尿病小鼠肝脏对葡萄糖的利用，从而降低血糖，同时对糖尿病小鼠肾脏起到保护作用。

（2）改善脂代谢。芦根多糖能降低小鼠体重，改善葡萄糖耐受力，降低血糖，还可以降低 GSP、总胆固醇、甘油三酯及低密度脂蛋白胆固醇含量，提高肝糖原、高密度脂蛋白胆固醇含量。对脂代谢紊乱有改善作用。

（3）抗氧化。芦根多糖具有清除羟基自由基的能力，并抑制脂质过氧化。芦根多糖对 DPPH 自由基、亚硝酸钠有一定的清除能力，表明芦根多糖具有一定的抗氧化活性。

（4）其他作用。芦根具有保肝、调节免疫等作用。

【专科临床应用】芦根单药及复方制剂用于治疗糖尿病及糖尿病肾病等相关并发症。

（1）糖尿病。芦根有效成分及提取物可以抑制 α–葡萄糖苷酶活性，促进肝糖原合成，起到降低血糖作用。临床治疗消渴气阴两虚证者，可用鲜芦根配伍沙参、天花粉。鲜芦根益气生津、清肺润燥、清胃养阴，使气营两清；沙参、天花粉清热泻火、养阴生津，三药配伍，起到益气、养阴、生津的作用。

（2）糖尿病肾病。芦根乙醇提取物抑制 MCP–1–TGF–β1 通路，发挥保护肾脏的作用。仝小林治疗糖尿病肾病（尿毒症晚期）合并高热，常应用芦根配伍白茅根共凑清热透邪、利尿消肿之功。

【用法用量】煎服，15 ～ 30 g；鲜品用量加倍，或捣汁用。

【注意事项】脾胃虚寒者忌服。

【文献论述】

《唐本草》：疗呕逆不下食、胃中热、伤寒患者弥良。

《天宝本草》：清心益肾，去目雾，头晕，耳鸣，疮毒，夜梦颠倒，遗精。

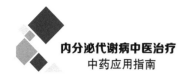

89. 杜仲

杜仲为杜仲科植物杜仲 *Eucommia ulmoides* Oliv. 的干燥树皮。

【别名】思仙，木绵，思仲，石思仙，丝连皮，丝棉皮。

【性味】甘，温。

【归经】肝经，肾经。

【功效与主治】补肝肾，强筋骨，安胎。用于肝肾不足，腰膝酸软，筋骨无力，头晕目眩，妊娠漏血，胎动不安。

【现代药理研究】

（1）降血糖。杜仲叶醇提物能显著降低糖尿病小鼠的空腹血糖，提高肝脏组织中葡萄糖激酶的活性及糖酵解关键酶肝脏磷酸果糖激酶的表达，降低糖异生相关酶葡萄糖 $-6-$ 磷酸酶的 mRNA 含量抑制 α−葡萄糖苷酶、蔗糖酶和麦芽糖酶活性，降低 Caco -2 细胞的葡萄糖转运发挥降血糖作用。杜仲叶黄酮类成分能够抑制高血糖小鼠胰腺组织中凋亡因子 Bcl -2 的表达，增加体内空腹胰岛素水平，降低氧化应激反应，对胰岛细胞具有保护作用。

（2）降血脂。杜仲叶醇提物能显著降低高脂血症模型大鼠血浆甘油三酯、总胆固醇、低密度脂蛋白胆固醇的水平，同时还降低抑制仓鼠肝脏脂肪酸合成酶和 3−羟基 $-3-$ 甲基戊二酸单酰辅酶 A 还原酶活性，从而使体内胆固醇的合成减少。杜仲叶多糖，杜仲叶总黄酮以及杜仲雄花提取物都可以不同程度的改善高脂血症的发生。

（3）抗骨质疏松。杜仲提取物及有效成分等均表现出抗骨质疏松作用。杜仲皮总木脂素类成分能通过骨保护蛋白−核因子−κB 受体活化因子−核因子−κB 受体活化因子配体信号通路抑制破骨细胞的生成。

（4）抗炎。杜仲皮醇提物能够显著改善胶原诱导的骨关节炎大鼠的足肿胀程度，降低关节炎指数以及脾脏中 Th17 阳性细胞数和血清 IL -17、IL $-1β$、TNF $-α$ 等炎症因子的表达，上调 IL -10；杜仲叶提取物可以抑制结肠缩短和组织中髓过氧化物酶活性，改善小鼠肠黏膜层的损伤和白细胞炎性浸润来治疗溃疡性结肠炎。

（5）降压。杜仲皮水提物、糖苷类成分可以引起内皮依赖性血管舒张，发挥降压

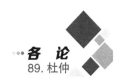

作用。杜仲雄花水提物可显著降低 SHR 血浆中血管紧张素 Ⅱ 水平，升高 Ang-（1-7）以及促进肾脏中血管紧张素转换酶 2 的表达。杜仲皮木脂素类成分可抑制高血压大鼠心肌组织中醛糖还原酶的活性降低 SHR 高表达的 Ⅲ 型胶原，从而抑制 AngⅡ 诱导炎症反应和氧化应激发挥高血压肾病的保护作用。

（6）其他作用。杜仲具有抗氧化、抗菌、抗病毒、抗肿瘤等作用。

【专科临床应用】杜仲单药及复方制剂用于治疗糖尿病、糖尿病肾病、糖尿病周围神经病变、高脂血症、多囊卵巢综合征、骨质疏松症等内分泌科常见疾病。

（1）糖尿病。杜仲多糖具有降血糖和降血脂作用。牛膝-杜仲能够激活胰岛素信号通路，增加胰岛素分泌以及敏感性，同时能有效清除机体内的氧自由基，防止脂质过氧化，减少细胞在高糖环境的损伤，从而达到降血糖的效果。

（2）糖尿病肾病。杜仲配伍大黄、黄连等药物可用于治疗中焦热结、胃肠实热型糖尿病肾病。杜仲-黄芪药对治疗糖尿病肾病合并肾病综合征脾肾不足证效果明确。

（3）糖尿病周围神经病变。杜仲-续断药对治疗糖尿病周围神经病变肝肾亏虚证效果明显。强力天麻杜仲胶囊可降低血液黏滞度改善微循环，改善下肢血液循环，治疗糖尿病周围神经病变。

（4）高脂血症。杜仲花粉可以降低与胆固醇合成相关基因 *HMGCR*、SREBP-2 的蛋白表达，降低 HMGCR、SREBP-2 的基因表达，减少 HMGCR，ACAT2 在肝脏组织细胞中的阳性表达，从而起到降低高脂血症大鼠体内脂质合成与代谢的作用。杜仲茶可降低总胆固醇、甘油三酯水平。

（5）多囊卵巢综合征。杜仲主要活性成分黄酮通过激活 PI3K/AKT/mTOR 通路，抑制多囊卵巢综合征大鼠卵巢颗粒细胞自噬，平衡性激素分泌，达到治疗多囊卵巢综合征的目标。

（6）骨质疏松症。杜仲皮醇提取物能够防止由于雌激素缺乏所致的骨质量丢失，增加骨体积分数、连接密度、骨小梁数量和骨小梁厚度、减少骨小梁间隙。全杜仲胶囊以杜仲单味药制成，既能补充钙、磷促骨细胞增殖，又能促骨胶原蛋白的合成，能够调节骨代谢水平，促进成骨细胞的增殖。

【用法用量】煎服，6 ～ 10 g。

【注意事项】阴虚火旺者慎服。

【文献论述】

《神农本草经》：主腰脊痛，补中益精气，坚筋骨，强志，除阴下痒湿，小便余沥。

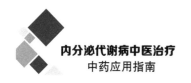

《药性论》：治肾冷臀腰痛，腰病人虚而身强直，风也。腰不利加而用之。

《日华子诸家本草》：治肾劳，腰脊挛。入药炙用。

《玉楸药解》：益肝肾，养筋骨，去关节湿淫。治腰膝酸痛，腿足拘挛。

90. 连翘

连翘为木犀科植物连翘 *Forsythia suspensa*（Thunb.）Vahl 的干燥果实。

【别名】旱连子，大翘子，空壳。

【性味】苦，微寒。

【归经】肺经，心经，小肠经。

【功效与主治】清热解毒，消肿散结，疏散风热。用于痈疽，瘰疬，乳痈，丹毒，风热感冒，温病初起，湿热入心，高热烦躁，神昏发斑，热淋涩痛。

【现代药理研究】

（1）降血糖。贯叶连翘提取物具有抑制 α-葡萄糖苷酶活性作用，延缓碳水化合物吸收速度，从而起到降低血糖作用。连翘苷能改善胰岛素抵抗性，提高机体对于胰岛素敏感性，发挥降糖作用。

（2）降血脂。连翘水提物降低血清中总胆固醇、甘油三酯、低密度脂蛋白，升高高密度脂蛋白含量。连翘苷对 TNF 介导的胰岛素抑制和脂肪细胞脂解具有显著抵抗作用，通过改善肥胖脂肪组织的炎症变化和胰岛素抑制，从而实现降低脂肪和抑制肥胖。

（3）抗炎。连翘酯苷 A 对脂多糖所诱导的炎症反应产生抑制；连翘脂素通过调控一氧化氮合酶、HO-1、MAPK 等三条信号通路从而抵御因脂多糖所致的肺炎症损伤；连翘水提物能够使角叉菜胶诱导的多种炎症因子如 IL-6、TNF-α 水平降低。

（4）降压。连翘提取物通过扩张外周血管从而增加机体血容量来达到降血压作用。

（5）抗病毒、抑菌。连翘水提物能有效抑制病毒体内增殖情况，能对传染性病毒细胞有效的抑制，从而提高抗病毒基因表达情况。连翘不仅能够对多种 DNA 病毒（孢疹病毒、腺病毒）进行抑制，并且能够对 RNA 病毒（流感病毒、呼吸道合胞病毒）产生抑制作用。连翘苯乙醇苷类对革兰阳性菌和革兰阴性菌均存在明显的抑制效果，对金黄色葡萄球菌、克氏肺炎杆菌、大肠埃希菌变形杆菌、铜绿假单胞菌等也存在明显的抑

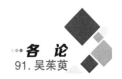

制效果。

（6）其他作用。连翘具有保肝、抗肿瘤、抗氧化、抗过敏、调节免疫等作用。

【专科临床应用】连翘单药及复方制剂用于治疗糖尿病、糖尿病周围神经病变等糖尿病及相关并发症，以及高脂血症、甲状腺炎等常见内分泌疾病。

（1）糖尿病。连翘及活性成分连翘苷能改善胰岛素抵抗性，提高机体对于胰岛素敏感性，并降低 α-葡萄糖苷酶活性作用，从而发挥降糖作用。连翘-菊花药对中所含有的木犀草素和槲皮素具有改善糖脂代谢和血管胰岛素抵抗导致的血管内皮功能紊乱的作用，能够有效降低血糖。

（2）糖尿病周围神经病变。糖尿病周围神经病属于阴亏虚、血脉瘀阻证者，常配伍黄芩、黄连、桑白皮及山药益气养血、化瘀通络。

（3）高脂血症。连翘-野菊花两种中药在降低血清总胆固醇和葡萄糖方面具有协同作用，而连翘野菊花 2∶1 搭配降脂效果最佳。

（4）甲状腺炎、甲状腺结节。连翘可下调血清特异性自身抗体甲状腺过氧化物酶抗体和甲状腺球蛋白抗体水平、抑制甲状腺细胞凋亡，改善机体免疫功能，减轻甲状腺肿大程度，改善临床症状。内消连翘丸治疗甲状腺结节总有效率为 83.8%，能明显缓解甲状腺肿及缩小甲状腺结节。

【用法用量】6 ～ 15 g。内服：煎汤；或入丸，散。外用：煎水洗。

【注意事项】脾胃虚弱，气虚发热，痈疽已溃、脓稀色淡者忌服。

【文献论述】

《本草经疏》：痈疽已溃勿服，大热由于虚者勿服，脾胃薄弱易于作泄者勿服。

《本草通玄》：久服有寒中之患。

91. 吴茱萸

吴茱萸为芸香科植物吴茱萸 *Euodia rutaecarpa*（Juss.）benth.、石虎 *Euodia rutaecarpa*（Juss.）Benth. var. *officinalis*（Dode）Huang 或疏毛吴茱萸 *Euodia rutaecarpa*（Juss.）Benth. var. *bodinieri*（Dode）Huang 的干燥近成熟果实。

【别名】左力，吴黄。

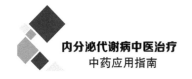

【性味】辛，苦，热，有小毒。

【归经】肝经，脾经，胃经，肾经。

【功效与主治】散寒止痛，降逆止呕，助阳止泻。用于厥阴头痛，寒疝腹痛，寒湿脚气，经行腹痛，脘腹胀痛，呕吐吞酸，五更泄泻。

【现代药理研究】

（1）镇痛。吴茱萸碱和吴茱萸次碱可以通过缓解神经损伤，来缓解小鼠在分子模拟和电生理刺激下产生的机械性疼痛。吴茱萸碱可通过抑制炎症反应和维持线粒体抗氧化功能来改善紫杉醇诱导的神经性疼痛。

（2）抗炎。吴茱萸碱可以抑制巨噬细胞、单核细胞、中性粒细胞炎症因子的分泌，从而发挥抗炎作用。吴茱萸次碱可改善特异性皮炎所致小鼠的炎症反应。吴茱萸汤能够使 TRPV1 受体减少 P 物质、降钙素基因相关肽的释放，达到缓解疼痛、减轻胰腺炎症的效果。

（3）保护心血管。吴茱萸次碱可通过抑制大鼠体内表皮生长因子受体的活化来抑制大鼠心肌炎症反应的发生，并改善高血压所致大鼠的心肌肥大。吴茱萸次碱可具有降低心肌梗死时对心肌造成的损伤以及改善血管平滑肌钙化的作用。

（4）调节糖脂代谢。吴茱萸碱通过调节机体内的脂联素水平及降低血脂含量的方式，起到抗动脉粥样硬化的作用。吴茱萸萜类化合物科罗索酸对葡萄糖苷酶的抑制率为 72%，是潜在降血糖药物。吴茱萸碱还可通过抑制胰岛细胞的减少，降低型糖尿病大鼠空腹血糖，同时还可以保护胰腺发生病变。

（5）其他作用。吴茱萸具有保护胃肠道、抗肿瘤、保护中枢神经系统等作用。

【专科临床应用】吴茱萸单药及复方制剂用于治疗糖尿病、糖尿病胃轻瘫、糖尿病肾病等糖尿病相关并发症，以及高脂血症等常见内分泌疾病。

（1）糖尿病。吴茱萸碱可保护胰腺，抑制胰岛细胞的减少，并改善胰岛素抵抗，降低血糖。联合二甲双胍，可显著降低糖尿病大鼠的血清葡萄糖和脂质分布，增加对肝细胞对二甲双胍的摄取，而达到降血糖的。

（2）糖尿病胃轻瘫。吴茱萸碱能促进胆囊收缩素（cholecystokinin，CCK）的释放和激活 CCK 受体来抑制胃肠动力，有抑制胃排空和肠道推进作用，从而缓解胃肠平滑肌的痉挛。吴茱萸磨粉贴敷于神阙穴治疗糖尿病胃轻瘫疗效显著。

（3）糖尿病肾病。吴茱萸次碱可以有效缓解 db/db2 型糖尿病小鼠糖尿病肾病所出现肾功能下降、足细胞损伤、肾脏炎症及凋亡反应，具有肾脏保护作用。

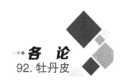

（4）高脂血症。黄连–吴茱萸等比配伍后通过促进 Leptin 与 Leptin 受体结合从而激活 JAK2/STAT3 通路，提高 JAK2、STAT3 蛋白表达，进而促进脂代谢。吴茱萸穴位贴敷涌泉穴能够改善患者的血脂水平。

【用法用量】煎服，2～5 g；或入丸、散。外用：蒸热熨，研末调敷或煎水洗。

【注意事项】阴虚火旺者忌服。

【文献论述】

《神农本草经》：主温中下气，止痛，咳逆寒热，除湿血痹，逐风邪，开腠理。

《本草拾遗》：杀恶虫毒，牙齿虫匿。

《本草纲目》：开郁化滞。治吞酸，蹶阴痰涎头痛，阴毒腹痛，疝气，血痢，喉舌口疮。

92. 牡丹皮

牡丹皮为毛茛科植物牡丹 *Paeomia suffruticosa* Andr. 的干燥根皮。

【别名】丹皮，丹根，牡丹根皮。

【性味】辛，苦，微寒。

【归经】心经，肝经，肾经。

【功效与主治】清热凉血，活血化瘀。用于热入营血，温毒发斑，吐血衄血，夜热早凉，无汗骨蒸，经闭痛经，跌扑伤痛，痈肿疮毒。

【现代药理研究】

（1）降血糖、改善胰岛素抵抗。牡丹皮中的主要活性成分丹皮酚可以缓解高胰岛素血症，改善胰岛素抵抗，减少胰腺间质水肿和淋巴细胞浸润现象，参与受损胰岛修复和重建，增强胰岛 β 细胞的抵御伤害能力。丹皮多糖–2b 可通过促进糖原合成、改善胰岛素抵抗、提高肝细胞低亲和力胰岛素受体数目和拮抗肾上腺素来降低血糖。牡丹皮三萜类化合物可促进葡萄糖摄取和糖原合成，提高胰岛素敏感性。

（2）抗炎。牡丹皮对由脂多糖诱导的肺炎损伤 SD 模型大鼠进行治疗，能使 IL–1β 等多种细胞因子明显降低，同时使白细胞浸润、肺泡蛋白渗出量也减轻，表明牡丹皮能抑制炎症反应和凝血反应，可明显防治急性肺损伤。

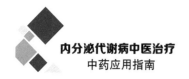

（3）抗血小板聚集、抗血栓。牡丹皮水提取物能抑制从花生烯酸 AA 至前列腺素 H_2 的环氧化酶反应。丹皮酚能抑制凝血酶诱导的血小板聚集。丹皮酚、芍药苷对内毒素、胶原、二磷酸腺苷诱导的大鼠和人的血小板聚集也有抑制作用。丹皮酚与芍药苷配伍对血小板黏附、聚集所形成的血栓具有一定的抑制作用。

（4）其他作用。牡丹皮具有解热、抗肿瘤等作用。

【专科临床应用】牡丹皮单药及复方制剂用于治疗糖尿病、糖尿病肾病、糖尿病视网膜病变等常见内分泌疾病。

（1）糖尿病。含有牡丹皮的中药方剂六味地黄丸可通过改善胰岛素抵抗、调节微循环和糖代谢，从而降低血糖水平。丹蛭降糖胶囊具有降低血糖、降低血脂及改善胰岛素抵抗等作用，其中生地黄与牡丹皮配伍使用，养阴而退燥热，使肾精得以滋养，脾胃得以滋润，肺津得以敷布，深得防治 2 型糖尿病之要旨。

（2）糖尿病肾病。糖尿病肾病日久夹瘀者，牡丹皮常配伍生地、赤芍等药物活血凉血。

（3）糖尿病视网膜病变。丹蛭降糖胶囊治疗糖尿病视网膜病变疗效确切。丹皮酚可保护神经元免受由氧 - 葡萄糖剥夺引起的损伤和由过氧化氢处理引起的神经毒性。

【用法用量】6 ～ 12 g。内服：煎汤；或入丸、散。

【注意事项】孕妇慎用。血虚有寒，孕妇及月经过多者慎服。

【文献论述】

《神农本草经》：主寒热，中风瘈疭、痉、惊痫邪气，除症坚。瘀血留舍肠胃，安五脏，疗痈疮。

《药性论》：治冷气，散诸痛，治女子经脉不通，血沥腰疼。

《本草纲目》：和血，生血，凉血。治血中伏火，除烦热。

93. 牡蛎

牡蛎为牡蛎科动物长牡蛎 *Ostrea gigas* Thunberg、大连湾牡蛎 *Ostrea talienwhanensis* Crosse 或近江牡蛎 *Ostrea rivularis* Gould 的贝壳。

【别名】蛤蛎，古贲，牡蛤，蛎房，蚝莆，蚝壳，海蛎子壳，海蛎子皮，左壳。

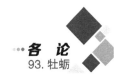

【性味】咸，微寒。

【归经】肝经，胆经，肾经。

【功效与主治】重镇安神，潜阳补阴，软坚散结。用于惊悸失眠，眩晕耳鸣，瘰疬痰核，癥瘕痞块。煅牡蛎收敛固涩，制酸止痛。用于自汗盗汗，遗精滑精，崩漏带下，胃痛吞酸。

【现代药理研究】

（1）降血糖。牡蛎活性肽具有促进胰岛组织修复和恢复其分泌的功能。牡蛎活性肽可以减少高血糖动物的空腹血糖水平，改变高血糖动物体重降低和多食多餐的情况。牡蛎提取液具有降低血糖的作用。

（2）降血压。牡蛎蛋白水解物具有降压活性。牡蛎提取物对自发性高血压大鼠也有抑制 ACE 和降低收缩压的作用。有氧锻炼和补充牡蛎肽可以减少自发性高血压患者血清中 Ang Ⅱ、ET-1 和 VEGF 浓度，在维持毛细血管内皮功能的同时降低血压。

（3）调节脂代谢。牡蛎蛋白水解物可以降低 ALD 小鼠的肝脏总脂质、总胆固醇、甘油三酯、IL-1β、TNF-α 和 TGF-β 水平。牡蛎水解物可以降低大鼠肝脏脂质水平显著降低，提高血清脂联素水平。牡蛎水解物使肝组织中的脂滴数量和脂质积累明显减少，增强了 AMP 活化蛋白激酶的表达，并激活了其下游的脂质代谢通路。

（4）其他作用。牡蛎还具有免疫调节、抗氧化、抗肿瘤、保肝等作用。

【专科临床应用】牡蛎单药及复方制剂用于治疗糖尿病、糖尿病肾病、糖尿病自主神经病变等糖尿病及其相关并发症，以及甲状腺功能亢进症、桥本甲状腺炎甲状腺功能减退期、骨质疏松症、高脂血症等常见内分泌疾病。

（1）糖尿病。柴胡加龙骨牡蛎汤治疗少阳郁火型消渴郁证者，能减轻抑郁程度、控制血糖效果更好并能改善胰岛素抵抗。消渴日久不寐之少阳胆火内郁证，常应用柴桂龙牡汤。栝蒌-牡蛎药对糖尿病小鼠血糖有明显的降低作用。

（2）糖尿病肾病。牡蛎提取物通过抑制 ERK 通路的活化，改变足细胞裂孔隔膜蛋白主要成分 NEPHRIN（为肾病蛋白，是足细胞裂孔隔膜蛋白主要成分，连接足细胞足突并介导信号传导）的表达，起到治疗蛋白尿的作用，进而促进糖尿病肾病临床症状的改善。牡蛎泽泻散治疗糖尿病肾病出现的水肿症状，能够明显减少尿蛋白的流失，升高人血清白蛋白含量，改善患者水肿程度。

（3）糖尿病自主神经病变。栝蒌-牡蛎药对对于糖尿病自主神经病变多汗症有明显治疗作用，栝蒌根纯阴可助牡蛎滋阴敛汗之功，牡蛎咸寒，属阴而润下，可引热下

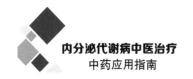

行助栝楼根清热之效，二者一清一收，共奏清热生津、敛阴止汗的作用。桂枝龙骨牡蛎汤治疗糖尿病自主神经功能病变－泌汗异常效果良好。

（4）甲状腺功能亢进症。牡蛎多糖、牡蛎糖胺聚糖可改善机体的免疫功能，有一定的镇静功能，用于治疗甲状腺功能亢进导致的失眠。牡蛎可改善机体的免疫能力，促进甲状腺激素水平恢复正常，缩短疗程，降低甲状腺功能亢进复发率。夏枯草配伍牡蛎可清热泻火，化痰散结，在治疗甲状腺功能亢进中起重要作用。

（5）桥本甲状腺炎甲状腺功能减退期。柴胡加龙骨牡蛎汤加减联合优甲乐治疗桥本甲状腺炎甲状腺功能减退期，可改善甲状腺激素水平、降低甲状腺自身抗体滴度、缓解临床症状。

（6）骨质疏松症。复方桂枝龙骨牡蛎汤可改善2型糖尿病性骨质疏松症患者血糖水平，血钙、血磷、尿钙水平及骨密度值，临床效果显著。

（7）高脂血症。牡蛎提取物具有调血脂、抗动脉粥样硬化的作用。牡蛎胶囊可以降低总胆固醇及低密度脂蛋白胆固醇水平，高脂血症患者治疗后血脂水平明显好转。

【用法用量】9～30 g，先煎。内服：煎汤；或入丸、散。外用：研末干撒、调敷或作扑粉。

【注意事项】凡病虚而多热者宜用，虚而有寒者忌之，肾虚无火，精寒自出者非宜。

【文献论述】

《神农本草经》：主伤寒寒热，温疟洒洒，惊恚怒气，除拘缓鼠瘘，女子带下赤白。久服强骨节。

《药性论》：主治女子崩中。止盗汗，除风热，止痛。治温疟。又和杜仲服止盗汗。病人虚而多热，加用地黄、小草。

《本草拾遗》：捣为粉，粉身，主大人小儿盗汗，和麻黄根、蛇床子、干姜为粉，去阴汗。

《本草纲目》：化痰软坚，清热除湿，止心脾气痛，痢下，赤白浊，消疝瘕积块，瘿疾结核。

94. 龟甲

龟甲为龟科动物乌龟 *Chinemys reevesii*（Gray）的背甲及腹甲。

【别名】

【性味】咸，甘，微寒。

【归经】肝经，肾经，心经。

【功效与主治】滋阴潜阳，益肾强骨，养血补心，固经止崩。用于阴虚潮热，骨蒸盗汗，头晕目眩，虚风内动，筋骨痿软，心虚健忘，崩漏经多。

【现代药理研究】

（1）增强免疫。龟甲胶能提高单核–吞噬细胞系统的功能，对抗免疫抑制剂对细胞免疫的抑制作用，并能对白细胞下降有保护作用。龟甲水煎液使淋巴细胞转化的脉冲数（cpm）和血清中免疫球蛋白 G（immunoglobulin G，IgG）的含量均有所提高，从而使低下的细胞免疫以及体液免疫功能均得到了较好恢复。龟甲煎剂可使甲状腺功能亢进型大鼠的萎缩胸腺恢复生长，使淋巴细胞转化率提升，改善机体的免疫因子及免疫细胞的水平，从而提高机体的免疫力。

（2）促进发育。龟板既能够促进骨髓间充质干细胞增殖，从而促进生长发育，又可能激活 MSCs 向神经方向或者成骨方向分化。龟甲能够上调增殖细胞核抗原，从而得以实现细胞增殖。

（3）其他作用。龟甲还具有抗氧化、抗肿瘤、抗骨关节炎等作用。

【内分泌科临床应用】

龟甲单药及复方制剂用于治疗糖尿病、糖尿病肾病、糖尿病视网膜病变等糖尿病及其相关病变，以及甲状腺功能亢进症、骨质疏松症等常见内分泌疾病。

（1）糖尿病、糖尿病肾病、糖尿病视网膜病变。糖尿病阴虚内热之症常以龟甲胶、鳖甲胶为主，阿胶为辅，旨在增滋阴清热，滋阴填精。糖尿病肾病精血亏虚或低蛋白血症者选用血肉有情之品，常用鹿角胶、龟甲胶、阿胶、鱼鳔胶以填补精血。糖见宁汤剂由人参、黄芪、山药、龟甲、鳖甲、黄精等组成，对于治疗气阴两虚，目睛失养或目络阻滞而形成糖尿病视网膜病变效果显著。

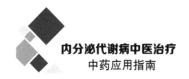

内分泌代谢病中医治疗
中药应用指南

（2）甲状腺功能亢进症。龟甲可以调节大鼠体内甲状腺激素水平。龟甲煎液可降低甲状腺功能亢进型大鼠血清中 T_3 和 T_4 含量，并且降低红细胞膜中 Na^+-K^-ATP 酶的活性、血浆中的 cAMP 及血浆的黏度，恢复甲状腺功能亢进型大鼠的甲状腺功能。李惠林在三甲复脉汤基础上加阿胶、鸡子黄、干地黄等自拟甲状腺功能亢进养阴方，治疗甲状腺功能亢进初期阴虚阳亢证及甲状腺弥漫性肿大中后期阴虚风动证。龟蛎抑亢胶囊治疗甲状腺功能亢进阴虚证患者的疗效良好。

（3）骨质疏松症。龟甲水、醇提取液可提高骨灰重、骨钙含量，从而发挥抗骨质疏松作用。临床验方（处方含有龟甲）治疗组抗氧化能力提高、超氧化物歧化酶活性显著上升、丙二醛含量显著下降、骨密度明显上升，有抑制骨质疏松的作用。

【用法用量】煎服，9～24 g，先煎。

【注意事项】不宜与沙参同用；脾胃虚寒、内有寒湿者不宜服用。孕妇慎用。

【文献论述】

《神农本草经》：主漏下赤白，破癥瘕，疟疟，五痔，阴蚀，湿痹，四肢重弱，小儿囟不合。

《本草纲目》：治腰脚酸痛。补心肾，益大肠，止久痢久泄，主难产，消痈肿。烧灰敷臁疮。

95. 羌活

羌活为伞形科植物羌活 *Notopterygium incisum* Ting ex H.T. Chang 或宽叶羌活 *Notopterygium franchetii* H.de Boiss. 的干燥根茎和根。

【别名】黑药，羌青，羌滑

【性味】辛，苦，温。

【归经】膀胱经，肾经。

【功效与主治】解表散寒，祛风除湿，止痛。用于风寒感冒，头项强痛，风湿痹痛，肩背酸痛。

【现代药理研究】

（1）抗炎。羌活挥发油对沙门菌的滑动运动水平有明显的抑制作用。羌活水提物

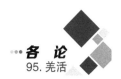

对急性疼痛模型小鼠和慢性缩窄性损伤起到镇痛作用的。羌活有效活性成分阿魏酸能降低 PPV 感染细胞激活炎症因子的表达水平，有良好的抗炎和抗病毒活性。

（2）抗血栓。羌活提取物具有抗血栓形成作用，羌活水煎醇沉液可以抑制离体兔血小板血栓和纤维蛋白血栓的形成，减缓血小板的聚集和血栓的增长速率，从而起到抗血栓作用。

（3）抗心肌缺血。羌活醇能通过激活半胱氨酸蛋白酶（caspase）介导的凋亡信号通路，增加对氧化应激的抵抗能力，从而减少对心肌细胞的损伤。羌活醇可抑制乳酸脱氢酶释放量和丙二醛含量，增强心肌细胞超氧化物歧化酶的活性，起到保护心肌、抗心肌缺血作用。

（4）抗骨质疏松。羌活提取物及化学成分可减轻卵巢切除诱导的大鼠骨质疏松症。

（5）其他作用。羌活还具有抗心律失常、抗氧化、促进脑部血液循环、抗肿瘤、抗胃溃疡等作用。

【专科临床应用】羌活单药及复方制剂用于治疗糖尿病性眼肌麻痹、糖尿病周围神经病变、糖尿病性下肢血管病变、糖尿病胃肠功能紊乱等糖尿病相关并发症。

（1）糖尿病性眼肌麻痹。西医治疗基础上结合加减羌活胜风汤治疗，能够有效改善糖尿病性眼肌麻痹患者眼外肌功能，提高疗效。血脉瘀滞，脾胃虚弱，外受风邪，中气不足是糖尿病性眼肌麻痹的病机，应用羌活胜风汤健脾散风，疏通脉络。

（2）糖尿病周围神经病变。羌活外洗方可以促进血管扩张，增加血流量，改善微循环，使周围神经功能得以恢复和改善，有效改善糖尿病周围神经病变患者临床症状。

（3）糖尿病下肢血管病变。羌活外洗方通过蒸汽和药液对下肢熏蒸和浸泡，在热能的作用下通过皮肤毛孔、经筋腧穴直接吸收药物，进入血络输布全身发挥作用，刺激血管和神经，引起肢端血管扩张，从而促进局部血液淋巴循环，改善微循环和神经病变。

（4）糖尿病胃肠功能紊乱。消渴日久，脾气亏虚，湿邪易困于脾土，脾失健运致泄泻，故在应用中加入羌活、升麻、柴胡、葛根之类风药鼓舞阳气上腾，燥湿运脾，以达胜湿止泻之功。

【用法用量】3 ~ 10 g。内服：煎汤；或入丸、散。

【注意事项】血虚痹痛忌服。

【文献论述】

《药性论》：治贼风、失音不语，多痒血癞，手足不遂，口面㖞邪，遍身顽痹。

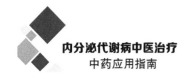

《本草备要》：泻肝气，搜肝风，治风湿相搏，本经（太阳）头痛，督脉为病，脊强而厥，刚痉柔痉，中风不语，头旋目赤。

96. 沙苑子

沙苑子为豆科植物扁茎黄芪 *Astragalus complanatus* R.Br. 的干燥成熟种子。

【别名】沙苑蒺藜，同州白蒺藜，沙苑白蒺藜，沙苑蒺藜子，潼蒺藜，沙蒺藜。蔓黄芪，夏黄草。

【性味】甘，温。

【归经】肝经，肾经。

【功效与主治】补肾助阳，固精缩尿，养肝明目。用于肾虚腰痛，遗精早泄，遗尿尿频，白浊带下，眩晕，目暗昏花。

【现代药理研究】

（1）降血脂。沙苑子总黄酮可调节肾阳虚高脂血症模型大鼠血脂、甘油三酯合成途径，一方面是通过抑制肝脏固醇调控 SREBP-1c 表达，降低甘油三酯合成途径中限速酶脂肪酸合成酶、乙酰辅酶 A 羟化酶、甘油三磷酸酰基转移酶的活性及水平；另一方面上调过氧化物酶体增殖物激活受体 a 蛋白表达，提高脂肪酸 B 氧化途径中乙酰辅酶 A 氧化酶、肉毒碱棕榈酰转移酶-1 的表达水平，从而调节血脂代谢。

（2）降压。沙苑子黄酮可以降低自发性高血压大鼠（spontaneously hypertensive rat，SHR）收缩压、舒张压，其中舒张压的下降更为明显，主要是通过降低外周阻力从而发挥降压作用。

（3）抑制血小板聚集。沙苑子黄酮含药血清可以抑制二磷酸腺苷（adenosine diphosphate，ADP）和胶原诱导的 SD 大鼠血小板聚集；沙苑子黄酮 1.25 mg/mL、5.0 mg/mL 灌服，体外抑制了 ADP 或胶原诱导的大鼠血小板聚集，表明沙苑子具有抑制血小板聚集的作用。

（4）其他作用。沙苑子还具有保肝、抗炎、清除自由基、抗氧化、提高免疫、镇痛、抗疲劳。

【专科临床应用】沙苑子单药及复方制剂常用于治疗糖尿病肾病、围绝经期综合征

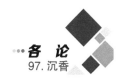

等内分泌科常见疾病。

（1）糖尿病肾病。糖尿病肾病肾阳虚证型，选用金锁固精丸加减治疗以温肾补阳。临床研究表明在血压、血糖控制程度相同的情况下，金锁固精丸加味方联合福辛普利对糖尿病肾病蛋白尿减少和肾功能保护具有明显优势。

（2）围绝经期综合征。临床研究表明沙苑子胶囊能显著改善围绝经期综合征患者部分自主神经症状，对围绝经期女性激素水平有一定改善作用。

【用法用量】煎服，9～15 g。

【注意事项】相火炽盛，阳强易举者忌服。

【文献论述】

《本草纲目》：治腰痛泄精，虚损劳乏。

《雷公炮制药性解》：味苦辛，性温无毒，入肺肝肾三经。主恶血块，癥结喉痹，产难乳闭，小儿头疮，皮肤风痒，头痛，咳逆肺痿，除烦下气，明眼目，去燥热，疗肿毒，止遗泄。其叶可做浴汤治风。杵去刺，酒蒸炒用。乌头为使。沙苑蒺藜，主补肾添精，强阴种子。

97. 沉香

沉香为瑞香科植物白木香 *Aquilaria sinensis*（Lour.）Gilg 含有树脂的木材。

【别名】蜜香，沉香，鸡骨香，黄熟香，栈香，青桂香，马蹄香，鸡舌香。

【性味】辛，苦，微温。

【归经】脾经，胃经，肾经。

【功效与主治】行气止痛，温中止呕，纳气平喘。用于胸腹胀闷疼痛，胃寒呕吐呃逆，肾虚气逆喘急。

【现代药理研究】

（1）降糖。沉香给药组小鼠连续灌胃15天后空腹血糖值明显降低，表明沉香具有降血糖作用。

（2）改善心肌缺血。沉香给药组心肌缺血模型大鼠心电图 ST 段偏移值较低，表明沉香具有良好的心肌保护作用。

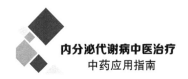
（3）降压。沉香水煎剂适量给麻醉的猫静脉注射，血压下降的效果作用表明显，数分钟后恢复正常，且不能阻断乙酰胆碱的降压作用。

（4）缓解平滑肌痉挛。沉香水煮酒沉液对小鼠腹腔注射，之后又对其进行墨汁灌胃和腹腔注射新斯的明，发现墨汁在小鼠肠道内的移动速度明显降低，表明沉香能缓解新斯的明引起的肠道平滑肌痉挛。

（5）其他作用。沉香具有抗炎、镇痛、镇静催眠、镇咳平喘、抗肿瘤、抗菌等作用

【专科临床应用】沉香单药及复方制剂常用于治疗糖尿病胃轻瘫、高脂血症及骨质疏松症等内分泌科常见疾病。

（1）糖尿病胃轻瘫。四磨汤（沉香、乌药、槟榔、党参、天花粉）加减，顺气降逆，理气消积，有效治疗糖尿病继发功能障碍性疾病，保护胃黏膜，改善症状。沉香降气散（沉香、砂仁、川楝子、延胡索、乌药等药）疏肝行气、降气，治疗糖尿病胃肠功能紊乱。

（2）高脂血症。二十味沉香散（沉香、广酸枣、天竺黄、诃子、木棉花、紫檀香、藏木香、余甘子）安神镇静，调和气血，临床观察表明，其降低甘油三酯和升高HDL-CR 总有效率亦为明显，从而治疗高脂血症。

（3）骨质疏松症。沉香常配伍黄芪、党参、陈皮、山楂。沉香，在脾胃可行气止呕止逆，在肾可温肾纳气，多用于治疗骨质疏松症患者多为体型瘦弱，素体脾胃虚弱者。

【用法用量】煎服，1～5 g，后下。

【注意事项】人参反藜芦，畏五灵脂。不宜与藜芦、五灵脂同用。

【文献论述】

《本草纲目》：治上热下寒，气逆喘急，大肠虚闭，小便气淋，男子精冷。

《雷公炮制药性解》：味辛苦，性温无毒，入肾、命门二经。主祛恶气，定霍乱，补五脏，益精气，壮元阳，除冷气，破癥癖，皮肤瘙痒，骨节不仁。忌见火，生磨用。

98. 补骨脂

补骨脂为豆科植物补骨脂 *Psoralea corylifolia* L. 的干燥成熟果实。

【别名】胡韭子，婆固脂，破故纸，补骨鸱，黑故子，胡故子，吉固子，黑故子。

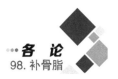

【性味】辛，苦，温。

【归经】肾经，脾经。

【功效与主治】温肾助阳，纳气平喘，温脾止泻；外用消风祛斑。用于肾阳不足，阳痿遗精，遗尿尿频，腰膝冷痛，肾虚作喘，五更泄泻；外用治白癜风，斑秃。

【现代药理研究】

（1）降糖。200 mg/kg 补骨脂种子水提物能显著增强链脲佐菌素诱导的糖尿病大鼠肝组织中糖酵解关键酶己糖激酶和葡萄糖-6-磷酸脱氢酶的活性，同时降低糖异生途径关键酶葡萄糖-6-磷酸酶的活性，通过促进糖酵解，抑制糖异生，显著增加肝脏和骨骼肌的糖原含量，降低空腹血糖水平。5-甲氧基补骨脂素也能明显改善胰岛素抵抗HepG2 细胞的糖代谢，显著增加细胞的葡萄糖消耗量和糖原含量。

（2）雌激素样作用。补骨脂能降低去卵巢大鼠的肛温，增加子宫和肾上腺系数，升高血中 E2 水平并降低促黄体生成素、卵泡刺激素水平，对去卵巢大鼠有雌激素样作用。进一步研究发现，此作用的物质基础主要为香豆素类成分补骨脂素和异补骨脂素，黄酮类成分补骨脂二氢黄酮，新补骨脂异黄酮，corylifol A 和异补骨脂查耳酮，以及萜酚类成分补骨脂酚。

（3）促进骨生长。补骨脂醇提取物有改善骨细胞生成的作用，研究发现补骨脂素通过分泌型糖蛋白（Wnt）-B/catenin 信号通路促进软骨细胞细胞周期蛋白 D1 的表达，通过激活 NF-KB 有丝分裂原以活化蛋白激酶刺激成骨细胞增殖，增加卵巢切除术诱导的骨质疏松大鼠模型的骨量。

（4）对心血管保护作用。补骨脂中的黄酮类成分对心血管有一定的作用。其中补骨脂乙素可发挥强心和扩张冠状动脉。$10^{-8} \sim 10^{-5}$ mol/L 的补骨脂乙素能明显扩张大鼠、豚鼠、兔、猫等动物的离体心脏和冠状动脉，其作用强度是凯林的 4 倍，能对抗脑垂体后叶素对冠状动脉的收缩，但对总外周血管阻力影响不大；能加强豚鼠、大白鼠的心肌收缩力；能兴奋蛙心，并对抗乳酸引起的蛙心心力衰竭。犬静注 20 mg/kg 时，冠脉血流量增加 80% 以上，冠脉阻力明显下降，每搏心输出量及作功量均有增加，而心肌耗氧量增加不明显，心肌呼吸商有所提高。

（5）其他作用。补骨脂还具有抗氧化、抗菌作用、抗炎作用、增强免疫、神经保护、抗抑郁作用、抗肿瘤作用。

【专科临床应用】补骨脂单药及复方制剂常用于治疗糖尿病肾病、糖尿病性腹泻等糖尿病相关并发症，以及骨质疏松症、甲状腺功能减退症等内分泌科常见疾病。

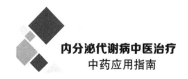
（1）糖尿病肾病。糖尿病肾病微量蛋白尿期，补骨脂常配伍生黄芪、金樱子、覆盆子、山萸肉、生地黄、女贞子、丹参、川芎、车前子、虎杖、五味子等组成培元复肾汤，化瘀通络、益肾固精、泻浊利湿。

（2）糖尿病性腹泻。补骨脂的黄酮类成分异补骨脂查耳酮、补骨脂二氢黄酮甲醚和 erythrinin A 能够抵抗金黄色葡萄球菌及表皮葡萄球菌，对腹泻有一定的治疗效果。糖尿病性腹泻属于脾肾阳虚证，常用补骨脂配伍肉豆蔻、五味子、吴茱萸、肉桂、炒白术、生黄芪、炒山药等加味四神丸加减治疗，以温补脾肾止泻。

（3）骨质疏松症。老年 2 型糖尿病骨质疏松属于肝肾亏虚证者，常配伍黄芪、川芎、熟地黄、白术、当归、骨碎补、淫羊藿、牛膝、枸杞子、山萸肉、桑寄生、桑椹等药物组成补肾益骨方，发挥补肾益骨之效。

（4）甲状腺功能减退症。甲状腺功能减退者，常以虚为主，以补为法，补骨脂配伍淫羊藿、补骨脂配伍黄芪、补骨脂–黄芪–淫羊藿，以补肾壮阳、益气健脾以治虚。

【用法用量】煎服，6 ～ 10 g。外用 20%～ 30% 酊剂涂患处。

【注意事项】阴虚火旺者忌服。

【文献论述】

《雷公炮制药性解》：破故纸，味苦辛，性大温，无毒，入肾经。主五劳七伤，阳虚精滑，腰痛膝冷，囊湿肾寒。酒浸一宿，水浸三日，蒸用。恶甘草，忌羊肉、羊血、芸苔。

《开宝本草》：味辛，大温，无毒。主五劳七伤，风虚冷，骨髓伤败，肾冷精流，及妇人血气堕胎。一名破故纸。

99. 阿胶

阿胶为马科动物驴 *Eguus asinus* L. 的干燥皮或鲜皮经煎煮、浓缩制成的固体胶。

【别名】驴皮胶，傅致胶，盆覆胶。

【性味】甘，平。

【归经】肺经，肝经，肾经。

【功效与主治】补血滋阴，润燥，止血。用于血虚萎黄，眩晕心悸，肌痿无力，心烦不眠，虚风内动，肺燥咳嗽，劳嗽咯血，吐血尿血，便血崩漏，妊娠胎漏。

【现代药理研究】

（1）对造血系统的影响。阿胶具有促进各种血细胞行使功能的作用，提升人体的造血能力。从组成成分来看，阿胶含有异源诱导物特性，这种物质类似于胚胎的组成成分，进入机体后直接作用于干细胞微环境物质，从而发挥调节血微环境、补血养气的作用。通过给予阿胶并对比不同时期贫血犬的血红蛋白、红细胞等增长情况，证实阿胶具有补血作用，并将阿胶与铁剂进行比较，阿胶的补血功能明显较强。阿胶还会使部分接受化疗的患者骨髓外造血功能大大提升。

（2）调节免疫。给予小鼠阿胶溶液后发现，小鼠脾脏的重量明显增加，胸腺的质量明显降低，阿胶溶液用药前后对小鼠进行免疫功能检测发现，小鼠的腹腔巨噬细胞吞噬能力对比差异具有统计学意义。此外，阿胶溶液用药后的腹腔巨噬细胞吞噬能力要明显高于阿胶溶液用药后。

（3）抗疲劳和耐缺氧作用。阿胶不仅可以明显增强"脾虚"模型小鼠抗疲劳和耐高温的能力，还能增强小鼠对低温条件和常压缺氧条件的耐受力。用复方阿胶浆对小鼠做抗疲劳作用实验，结果显示，以阿胶为主的制剂能显著提高小鼠肝糖原储备量，降低运动后血清尿素氮含量，提高体内尿素氮清除率，增加小鼠游泳时间，表明该阿胶制剂具有抗疲劳作用。阿胶补血膏明显升高失血性贫血小鼠的红细胞和血红蛋白，延长正常小鼠的耐缺氧时间，使小鼠血清中溶血素含量增加，提高"脾虚"模型小鼠的游泳时间和耐高温时间。

（4）其他作用。阿胶还具有抗肿瘤、提高记忆、促骨愈合、促进生殖、改善凝血等作用。

【专科临床应用】阿胶单药及复方制剂常用于治疗糖尿病、骨质疏松症、围绝经期综合征、甲状腺功能亢进症等内分泌科常见疾病。

（1）糖尿病。研究发现糖尿病阴虚热盛证，常用阿胶配伍黄连、白芍、鸡子黄、黄芩，以发挥清热润燥、养阴生津之效。现代医学也证明了黄连阿胶汤应用于阴虚热盛型2型糖尿病可改善糖代谢，减轻临床症状，提高疗效。此外，此方还可以治疗糖尿病合并失眠等疾病。

（2）骨质疏松症。原发性骨质疏松肝肾不足证者，常配伍牡蛎、枸杞子、黄芪、党参以滋补肝肾、强筋壮骨。中老年骨质疏松精血不足证者，常配伍淫羊藿，菟丝子，补骨脂，生牡蛎，怀牛膝，苏木补益精血、填髓健骨。

（3）围绝经期综合征。黄连阿胶汤加味（阿胶、鸡子黄、黄连、钩藤、芍药、枸杞

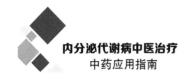
子、山萸肉、生龙骨、生牡蛎、酸枣仁）中阿胶和鸡子黄可滋阴养血，治疗女性围绝经期综合征患者，改善临床疗效，降低不良反应发生率，增强用药后的安全性，值得推广。

（4）甲状腺功能亢进症。阿胶鸡子黄汤平肝潜阳、理气化痰、柔肝熄风，能有效改善患者临床症状体征，改善甲状腺激素水平。其中阿胶、鸡子黄为血肉有情之品，液多质重，以滋血液而息肝风，治疗甲状腺功能亢进阴虚风动证。

【用法用量】3～9g。烊化兑服。

【注意事项】脾胃虚弱和实火、体质壮实者慎用。

【文献论述】

《神农本草经》：主心腹内崩，劳极洒洒如疟状，腰腹痛，四肢酸疼，女子下血，安胎。久服轻身益气。

《本草纲目》：疗吐血、衄血、血淋、尿血，肠风，下痢。女人血痛、血枯、经水不调，无子，崩中，带下，胎前产后诸疾。

《雷公炮制药性解》：味甘咸，性微温无毒，入肺肝肾三经。主风淫木旺，肢节痿疼，火盛金衰，喘嗽痰血，补劳伤，疗崩带，滋肾安胎，益气止痢。

100. 陈皮

陈皮为芸香科植物橘 *Citrus reticulata* Blanco 及其栽培变种的干燥成熟果皮。

【别名】广陈皮，新陈皮，苏红皮，樟头红，习张，土皮，苏红，广皮。

【性味】苦，辛，温。

【归经】肺经，脾经。

【功效与主治】理气健脾，燥湿化痰。用于脘腹胀满，食少吐污，咳嗽痰多。

【现代药理研究】

（1）调节胃肠平滑肌。陈皮对胃肠平滑肌有双向作用既有促进作用，也有抑制作用，这主要是因为胃肠道活动受外来神经、内在神经和多种体液因素共同调节，在不同的条件下所受调节因素会有所不同。陈皮的提取液能温和刺激体胃平滑肌，促进消化液分泌，排除肠道积气，增加食欲，促进小鼠胃排空和肠推进，但是它们对离体胃肠道平滑肌有抑制作用。

（2）促消化。广陈皮水煎液中的乙酸乙酯提取物为促消化活性最强部分，从中分离纯化并鉴定了橙皮苷、川陈皮素和橘皮素3个黄酮类化合物。橙皮苷对大鼠胃液量、胃蛋白酶排出量和胃蛋白酶活力的影响与空白对照无显著差异。而川陈皮素、橘皮素及三者组合可显著促进胃液、胃蛋白酶的排出，提高胃蛋白酶活力，增强消化功能。

（3）祛痰、平喘。迟发性哮喘是由非IgE介导，受T淋巴细胞调控，嗜酸性粒细胞、肥大细胞和其他炎症细胞释放炎症介质，通过趋化因子导致支气管内产生变应性炎症而引起哮喘，陈皮挥发油主要可抑制迟发性哮喘的发生，可抑制二硝基氟苯，导致的小鼠迟发性超敏反应，大剂量组的抑制率达73.4%，抑制导致哮喘的主要炎性细胞嗜酸性粒细胞，明显延长氨水所致小鼠咳嗽潜伏期，减少咳嗽次数，证实陈皮挥发油有平喘、镇咳和抗变应性炎症的作用。

（4）抗炎。用脂多糖处理RAW264.7细胞建立炎症模型，一氧化氮试剂盒测定各实验样品对模型细胞一氧化氮释放量的影响，MTT法检测细胞活力，以模型细胞一氧化氮释放量和细胞活力为指标，发现259μg/mL陈皮醇提液、陈皮水提液和橙皮苷部分均可在不影响细胞活力的前提下降低模型细胞一氧化氮释放量，具有显著的抗炎作用。

（5）调节血压。陈皮的主要活性物质川陈皮素能引起血管舒张，可明显降低大鼠血压，其所引起的抗高血压效应与血液中PGl2和总一氧化氮含量有关，而与ANG和EDHF含量无关；10-5M陈皮素可诱导大鼠离体肠系膜动脉舒张，呈浓度依赖性和内皮依赖性，其可通过提高大鼠主动脉内皮细胞中的Ca^{2+}浓度依次增强p-e NOS-1177活力和增加一氧化氮产物含量来介导血管舒张。

（6）其他作用。陈皮还具有抗氧化、抗肿瘤、抗菌作用、调节免疫、抗衰老及抗氧化、抗血栓和血小板聚集、抗病毒等作用。

【专科临床应用】陈皮单药及复方制剂常用于治疗糖尿病、糖尿病肾病、糖尿病胃轻瘫等糖尿病相关并发症，以及高脂血症、骨质疏松症等内分泌科常见疾病，还有甲状腺结节等甲状腺疾病。

（1）糖尿病。化痰活血汤方（法半夏、石菖蒲、茯苓、白术、天花粉、丹参、生地、枳实、陈皮、川芎、生甘草）祛痰活血、化瘀通络，其中陈皮、枳实疏肝理气化痰，使痰随气消，治疗老年2型糖尿病痰瘀互结证疗效优于单纯西药组，明显改善临床症状，调控血糖血脂，改善血流变。陈皮黑茶联合二甲双胍治疗2型糖尿病疗效优于单纯西药治疗，且无明显不良反应。

（2）糖尿病肾病。黄连温胆汤清热化痰，化湿行气，治糖尿病肾病痰热互结或湿

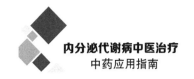

热互结之证。拆方各治疗组（黄连配陈皮、陈皮配半夏组等）能够明显改善模型动物的肾脏病理损伤，增加 nephrin、podocin 的基因表达，可以改善糖尿病肾病大鼠的肾脏损伤，延缓糖尿病肾病的发生，是临床常用的治疗糖尿病及并发症的方剂。

（3）糖尿病胃轻瘫。陈皮辛温行气健脾，配柴胡善解郁疏肝，香附行气疏肝，三药相配，药简力专，治疗糖尿病胃轻瘫肝郁气滞者。香砂六君子汤加减（党参、白术、茯苓、炙甘草、陈皮、半夏、木香、砂仁、扁豆）健脾益气，和胃止呕，治疗糖尿病胃轻瘫患者脾胃气虚兼有痰湿之症。

（4）高脂血症。白术陈皮汤破壁饮片健脾利湿化痰，治疗脾虚痰浊型高脂血症疗效确切，对血管内皮功能有一定的保护作用，使患者的血脂水平、临床症状明显改善。

（5）骨质疏松症。川陈皮素可减少骨质疏松性骨折大鼠炎症反应，促进其骨折愈合，可能与抑制 STING/NF-κB 信号通路有关。临床研究发现新会陈皮督灸治疗脾肾阳虚证绝经后骨质疏松症，可缓解患者的疼痛，提高生活质量。

（6）甲状腺结节。临证善用郁金-陈皮-猫爪草药对，清肝泻火、涤痰散结，治疗甲状腺结节气滞日久生热化火者。陈皮、柴胡均具有行气之功，合用可疏解肝郁，畅达肝气之力协同增强，通肝经之气滞，除肝经之积痰，治疗甲状腺结节。

【用法用量】煎服，3～10 g。

【注意事项】过敏者、阴虚气虚者以及实热证者不宜使用。

【文献论述】

《神农本草经》：主胸中瘕热、逆气，利水谷。久服去臭，下气通神。

《本草纲目》：橘皮，苦能泄、能燥，辛能散，温能和。其治百病，总是取其理气燥湿之功。

《雷公炮制药性解》：味辛苦，性温无毒，入肺肝脾胃四经。主下气消食，化痰破结，止呕咳，定霍乱，疗吐泻，利小便，通五淋，逐膀胱留热，杀寸白诸虫，核治腰痛疝痛。叶治乳痈胁痛。肉能止渴，多食令人气逆生痰。去白者兼能除寒发表，留白者兼能补胃和中。微炒用。产广中，陈久者良。

101. 附子

附子为毛茛科植物乌头 *Aconitum carmichaelii* Debx. 的子根的加工品。

【别名】附片，盐附子，黑顺片，白附片，黑附子，大附子，天雄，淡附块，黑附块，熟附片，制附子，制附片，炮附子等。

【性味】辛，甘，大热；有毒。

【归经】心经，肾经，脾经。

【功效与主治】回阳救逆，补火助阳，散寒止痛。用于亡阳虚脱，肢冷脉微，心阳不足，胸痹心痛，虚寒吐泻，脘腹冷痛，肾阳虚衰，阳痿宫冷，阴寒水肿，阳虚外感，寒湿痹痛。

【现代药理研究】

（1）强心作用。附子的强心作用成分是水溶性成分，去甲乌药碱、去甲猪毛菜碱、氯化甲基多巴胺等水溶性生物碱可以增加左心室收缩压、左心室收缩压上升最大速率及降低左心室收缩压下降最大速率。1.25 mg/kg、2.5 mg/kg、5 mg/kg 附子水溶性生物碱提取物静脉注射 20 分钟可以有效地升高急性心力衰竭模型大鼠心率和左心室压力最大上升速率，降低左心室压力最大下降速率，以及降低 Ang Ⅱ、TNF-α、ANP、BNP 和 ALD 的水平。

（2）抗心律失常。2.4 mg/kg 的乌头原碱可以降低猫的血压，小剂量的尼奥灵可使快速型心律失常大鼠心率减慢，延长心房开始除极到心室开始除极的时间（P-R 间期）。其抗心律失常活性随母核中的羟基被乙酰化的数目增加而增强。

（3）保护心肌。附子多糖保护心肌缺血作用也较显著，多糖处理后可以抑制缺氧 / 复氧引起的葡萄糖调节蛋白 78kD（glucose regulated protein 78kD，GRP78）、细胞应激相关蛋白和半胱氨酸蛋白酶的表达上调，提高心肌细胞的存活率，抑制心肌细胞凋亡。附子多糖的心肌保护作用机制，研究认为可能与抑制内质网应激所介导的细胞凋亡途径有关，也可能与抑制细胞凋亡有关。

（4）降压作用。去甲乌药碱是一种新型的 a1 肾上腺素受体（a1-AR）拮抗剂，可以抑制盐酸哌唑嗪与 a1-AR 的结合，体外实验发现 10 μmol/L 去甲乌药碱可以降低正常血压、自发性高血压和 PE 诱导的大鼠高血压模型的血压。

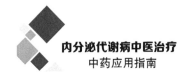

（5）其他作用。附子具有提高免疫、抗炎、镇痛、抗衰老、抗肿瘤、抗休克等作用。

【专科临床应用】附子单药及复方制剂常用于治疗糖尿病、糖尿病肾病、糖尿病胃轻瘫、糖尿病性腹泻、糖尿病周围神经病变等糖尿病相关并发症，以及甲状腺功能减退症等甲状腺疾病，还有围绝经期综合征等内分泌科常见疾病。

（1）糖尿病。附子理中汤可能以有效成分槲皮素、山柰酚和β-谷甾醇通过调控上述靶点、通路起到改善胰岛素抵抗、调节脂代谢、降低血糖及预防并发症的作用。薏苡附子败酱散加减清热解毒、活血益气，清除患者体内的炎症因子，在常规治疗药物的协助下有效治疗肥胖型2型糖尿病患者。

（2）糖尿病肾病。熟附子常配伍大黄、黄芪、竹茹、益母草、车前子等药物，组成加味大黄附子汤，发挥治疗糖尿病肾病的功效。附子理中汤（附子、干姜、党参、白术、炙甘草）加减温中健脾，治疗糖尿病肾病阳虚证患者。

（3）糖尿病胃轻瘫。糖尿病胃轻瘫脾阳虚证患者，附子常配伍干姜、甘草、白术等药物组成加味附子干姜汤，以益气温阳，健运中焦，控制血糖，还可调节肠胃功能。附子泻心汤（大黄、黄连、黄芩、炮附子），温经回阳，扶阳固表，泻热消痞，适用于用于糖尿病胃轻瘫伴见汗出恶寒者。

（4）糖尿病性腹泻。附子理中丸（附子、党参、白术、干姜、甘草）温中健脾，治疗2型糖尿病性腹泻脾肾阳虚证，调节胃肠道微生态，改善炎症指标。

（5）糖尿病周围神经病变。附子水提物可显著加快链脲佐菌素诱导糖尿病模型组大鼠神经传导速率并缩短其热刺激潜伏期，且对神经传导速率的作用效果优于阳性药组。黄芪桂枝附子汤加减（黄芪、桂枝、酒白芍、生姜、大枣、炮附子、当归、炙甘草）益气温阳、活血化瘀通络，治疗少阴人糖尿病周围神经病变的临床疗效显著，神经病变评分得到改善，治疗安全性良好。

（6）甲状腺功能减退症。附子肉桂在中医临床常以药对形式联用温肾助阳，治疗甲状腺功能减退患者肾阳不足、阳痿、畏寒、肢冷、尿频之症。实验证明附桂使脑M受体数降低，促进甲状腺功能减退动物脑M受体的生成和降解，但更新速率常数的加快占优势，使异常升高的脑M受体数降低。附子汤（附片、党参、茯苓、白术、桂枝、当归）以温肾健脾，散寒化湿，治疗甲状腺功能减退患者见阳气虚衰、产热不足之"畏寒、困倦乏力"者。

（7）围绝经期综合征。桂枝加附子汤（桂枝、白芍、炙甘草、生姜、大枣、附子）温阳益气、固表止汗、养心安神，临床上用于治疗阳气不足型围绝经期综合征患者。

【用法用量】煎服，3～15 g，先煎，久煎。

【注意事项】孕妇慎用；不宜与半夏、瓜蒌、瓜蒌子、瓜蒌皮、天花粉、川贝母、浙贝母、平贝母、伊贝母、湖北贝母、白蔹、白及同用。

【文献论述】

《神农本草经》：主风寒咳逆邪气，温中，金疮，破癥坚积聚，血瘕，寒温躄（蹙，拘挛膝痛，不能行步）。

《雷公炮制药性解》：主六腑沉寒，三阳厥逆，癥坚积聚，寒湿拘挛，霍乱转筋，足膝无力，坠胎甚速。

《本草纲目》：治三阴经证，及阴毒伤寒，阴阳易病。

102. 鸡内金

鸡内金为雉科动物家鸡 *Gallus gallus domesticus* Brisson 的干燥沙囊内壁。

【别名】黄皮，内金，鸡肫皮，鸡嗉子，鸡肚子，鸡肚胵，鸡胃皮，鸡灰皮，鸡合子，鸡中金，化骨胆，化石胆，鸡肫内，炒鸡内金。

【性味】苦，甘，温。

【归经】肝经，肾经。

【功效与主治】活血补血，调经止痛，舒筋活络。用于月经不调，痛经，经闭，风湿痹痛，麻木瘫痪，血虚萎黄。

【现代药理研究】

（1）调节血糖血脂。给药剂量为 80 mg/kg、20 mg/kg 鸡内金多糖灌胃高糖高脂加链脲佐菌素诱导的 2 型糖尿病 Wistar 大鼠 40 天，发现鸡内金多糖可显著降低糖尿病高脂血症大鼠的总胆固醇和甘油三酯，以及低密度脂蛋白胆固醇水平和空腹血糖浓度，升高高密度脂蛋白胆固醇、胸腺指数和脾指数，高剂量组大鼠淋巴细胞转化能力增强，刺激指数显著增加。

（2）改善血流动力学。以家兔为试验研究对象，耳后缘动脉采血，进行血液流变学研究，表明鸡内金与金樱子配伍，可通过抑制凝血系统功能从而改善血液流变学，为后续研究治疗动脉粥样硬化的新型药物提供参考。

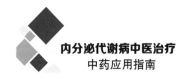

（3）调节胃肠运动。研究鸡内金及不同炮制品对小鼠胃排空率及胃肠推进率的影响，表明鸡内金及其各炮制品对小鼠的胃排空率无明显影响；小鼠的肠胃推动率有小幅度的增加趋势，鸡内金与各炮制组之间无显著性差异。鸡内金提取物还可以缩短便秘小鼠首次排便所需时间，增加排便量，明显增强小鼠的小肠运动。

（4）其他作用。鸡内金还具有改善乳腺增生、抗肾结石、改善血流动力学和血液流变学、解酒等作用。

【专科临床应用】鸡内金单药及复方制剂常用于治疗糖尿病、糖尿病胃轻瘫、糖尿病肾病等糖尿病相关并发症，以及高脂血症等内分泌科常见疾病。

（1）糖尿病。鸡内金的消积化浊之功，可除消渴日久痰瘀互结而产生的浊毒，从而有效降低糖尿病高脂血症大鼠的血糖和血脂水平，并可改善其细胞免疫功能。用黄连配伍鸡内金，以黄连泻脾胃积热，鸡内金补脾健胃、化浊固精，共同作用调节血糖，治疗糖尿病。鸡内金常配伍生黄芪、生山药、知母、葛根、五味子、天花粉，功能补脾固肾益气、滋阴生津止渴，治疗元气不升、真阴不足、脾肾两虚所致的糖尿病。

（2）糖尿病胃轻瘫。鸡内金能够调节消化液的分泌，增强小肠的推动作用及激活胃黏膜保护因子。茯苓甘平，健脾效佳，可助鸡内金、炒谷芽消食。鸡内金常配伍苍术、厚朴、陈皮、甘草、白术、砂仁、枳实、丁香等药物，以健脾益气、燥湿运脾，消食散痞，广泛应用于糖尿病性胃轻瘫患者。

（3）糖尿病肾病。鸡内金配伍山楂、麦芽、神曲，在消食健脾功效之上，兼具固肾涩精止遗、补益先天之精的作用。健后天之气以滋养先天之本，益气扶正，未病先防，治疗糖尿病肾病久治不愈或肾气虚的患者。

（4）高脂血症。含有鸡内金的正脂丸能显著地降低高脂血症患者血清甘油三酯、总胆固醇、低密度脂蛋白胆固醇、极低密度脂蛋白胆固醇含量，提高血清高密度脂蛋白胆固醇，改善动脉硬化指数，降低总胆固醇／高密度脂蛋白胆固醇比值。

【用法用量】煎服，9～15 g。研服，每次 1.5～3 g。

【注意事项】对于体寒、腹泻等症状的人群，应当谨慎使用。

【文献论述】

《神农本草经》：治食积不化，泄利等证。

《日华子诸家本草》：平，无毒。止泄精，并尿血、崩中、带下、肠风、泄痢。

《本草纲目》：治小儿食疟，疗大人淋漓反胃，消酒积，主喉闭乳蛾，一切口疮，牙疳诸疮。

103. 青蒿

青蒿为菊科植物黄花蒿 *Artemisia annua* L. 的干燥地上部分。

【别名】香丝草，青蒿，蒿子，臭蒿，香蒿，苦蒿，臭青蒿，香青蒿，细叶蒿，细青蒿，草青蒿，草蒿子，酒饼草。

【性味】苦，辛，寒。

【归经】肝经，胆经。

【功效与主治】清虚热，除骨蒸，解暑热，截疟，退黄。用于温邪伤阴，夜热早凉，阴虚发热，骨蒸劳热，暑邪发热，疟疾寒热，湿热黄疸。

【现代药理研究】

（1）降糖。青蒿琥酯降低了2型糖尿病模型 db/db 糖尿病小鼠的空腹血糖水平，改善胰岛损伤，降低胰岛素抵抗指数，可能与其改善胰岛损伤相关。研究还发现青蒿素、蒿甲醚及青蒿琥酯可以明显降低糖尿病小鼠血糖和炎症因子的表达，且青蒿素可以减轻糖尿病小鼠体质量，而蒿甲醚和青蒿琥酯无明显减重作用。

（2）抗疟。青蒿素及其衍生物中都含有过氧桥结构，抗疟作用可能与铁介导的药物过氧桥裂解产生自由基有关，这种结构可能是其杀伤具有耐药性的脑型疟及肿瘤细胞的作用基础。当血红蛋白被疟原虫吞噬后，在虫体血红蛋白酶的催化下被降解，释放出血红素和少量游离的二价铁离子。二价铁离子催化青蒿素等药物的过氧桥裂解，产生大量自由基和活性氧，抑制疟原虫生长或破坏疟原虫的生物膜结构，导致疟原虫死亡。青蒿素的抗疟作用可能还与抑制疟原虫的 PTATP6 酶（plasmodium falciparum Ca2t - ATPase 6）有关。

（3）抗炎。青蒿素、青蒿琥酯、双氢青蒿素对多种致炎因子，包括脂多糖、肽聚糖、刺激性 CpG ODN、热灭活的大肠埃希菌或金黄色葡萄球菌诱导的巨噬细胞释放的促炎细胞因子 TNF-α、IL-6，有明显的抑制作用。

（4）抑制脂肪变性。二氢青蒿素在酒精性大鼠肝脏中，治疗作用依赖于酒精性肝病的治疗靶点——法尼醇 X 受体的表达和活性，从而抑制脂肪变性，显著改善酒精性肝损伤症状。这不仅减轻了高脂血症水平，而且也通过调节脂肪的生成和分解进而减

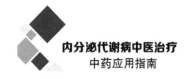

少了脂肪变性。

（5）其他作用。青蒿还具有抗休克、抑菌杀虫、调节免疫、抗纤维化、抗病毒、抗肿瘤等作用。

【专科临床应用】青蒿单药及复方制剂常用于治疗糖尿病，糖尿病认知障碍、糖尿病肾病、糖尿病心肌病、糖尿病视网膜病变、糖尿病合并牙周炎等糖尿病相关并发症，以及骨质疏松症等内分泌科常见疾病。

（1）糖尿病。青蒿琥酯可能有一定的降血糖作用，且降糖作用与使用剂量相关，高剂量青蒿琥酯较低剂量降糖作用更强。青蒿琥酯干预能够改善糖尿病大鼠刺激性唾液的分泌；适当剂量的青蒿琥酯干预，可能对糖尿病大鼠颌下腺细胞有保护作用。

（2）糖尿病认知障碍。青蒿素显著上调糖尿病小鼠海马 PI3K/AKT 途径，改善海马突触相关蛋白表达，表明青蒿素可能是通过 PI3K/AKT 信号通路，改善 2 型糖尿病小鼠的认知功能障碍。研究还发现青蒿素可能通过激活 Nrf2 抑制海马铁死亡，改善 2 型糖尿病小鼠认知功能障碍。

（3）糖尿病肾病。在糖尿病大鼠研究中，青蒿素可抑制肾脏组织细胞中 NF-KBDNA 的结合活性，下调介导免疫炎性反应关键步骤的 Toll 样受体（TLR4）及 IL-1B、IL-6、IL-8、IL-10 等炎性因子的分泌水平，减轻炎性反应，减少淋巴细胞的增殖及尿蛋白的排泄量，从而在一定程度上保护肾脏。

（4）糖尿病心肌病。青蒿素对糖尿病心肌病大鼠同样具有心脏保护作用，通过抑制 TNF-α 及 NF-KB 的表达，降低纤维化相关因子 TGF-B1、Collagenl、Collagenlll 的水平，抑制心肌胶原纤维沉积，减轻心肌纤维化，经青蒿素治疗后的糖尿病心肌病大鼠的心脏收缩及舒张功能较前明显增加。

（5）糖尿病视网膜病变。青蒿素可以通过激活丝裂原活化蛋白激酶（p38）和细胞外信号调节激酶 1/2（ERK1/2）途径，阻止过氧化氢诱导的视网膜神经元（RGC-5）细胞的死亡，并且青蒿素在体外和体内均能保护视网膜神经元功能免受过氧化氢的损伤。

（6）糖尿病合并牙周炎。青蒿素联合胰岛素可抑制 1 型糖尿病合并牙周炎大鼠股骨的炎症反应及破骨改变，增强骨质结构，提升骨密度；其机制与介导 IL-1β、OPG 蛋白表达相关。

（7）骨质疏松症。青蒿琥酯具有调控骨代谢的潜在能力，青蒿琥酯与胰岛素联合干预，对 1 型糖尿病导致的颌骨骨质疏松具有一定治疗作用。

【用法用量】煎服，6～12 g，后下。

【注意事项】脾胃虚寒者忌用。

【文献论述】

《神农本草经》：主疗瘴痂痒，恶疮，杀虱，留热在骨节间，明目。

《雷公炮制药性解》：味苦，性寒无毒，入心经。主骨蒸劳热，虚烦盗汗，明目杀虫。

《本草纲目》：青蒿得春木少阳之气最早，故所主之证，皆少阳、厥阴血分之病也。采青蒿悬于门庭内可辟邪气。治疟疾寒热。

《现代中药药理学》：主治暑邪发热，阴虚发热，夜热早凉，骨蒸劳热，疟疾寒热和湿热黄疸。

104. 苦参

苦参为豆科植物苦参 *Sophora flavescens* Ait. 的干燥根。

【别名】苦骨，川参，凤凰爪，牛参，地骨，野槐根，山槐根，地参，野槐，好汉枝，地槐，山槐子，九参，臭参，白头参。

【性味】苦，寒。

【归经】心经，肝经，胃经，大肠经，膀胱经。

【功效与主治】清热燥湿，杀虫，利尿。用于热痢，便血，黄疸尿闭，赤白带下，阴肿阴痒，湿疹，湿疮，皮肤瘙痒，疥癣麻风；外治滴虫性阴道炎。

【现代药理研究】

（1）降糖。高糖高脂饲料加链脲佐菌素制作成功的糖尿病大鼠，连续 4 周灌胃苦参碱 10、40 mg/kg，能显著降低糖尿病大鼠的血糖和胰岛素水平。

（2）降脂。高脂低蛋白饲料加四氯化碳制作的高血脂、脂肪肝大鼠，连续 4 周灌胃苦参碱 25 mg/kg、50 mg/kg、100 mg/kg，能降低血中甘油三酯、胆固醇和低密度脂蛋白胆固醇水平。给连续 3 周喂饲高脂饲料制成的脂肪肝模型大鼠，连续 30 天每天灌胃苦参碱 36 mg/kg，能纠正高脂饲料引起的脂质代谢紊乱，降低模型组大鼠血清甘油三酯、总胆固醇、高密度脂蛋白胆固醇和低密度脂蛋白胆固醇的含量。

（3）抗炎。槐黄酮 G 在（1～50）μmol/L 浓度范围内，下调 RAW 264.7 细胞诱导

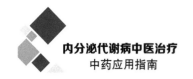
的 COX-2 和体内炎症反应诱导的 COX-2，减少了脂多糖处理的 RAW 细胞中 PGE2 的产生。通过口服或局部给药，槐黄酮 G 对小鼠巴豆油诱导的耳部水肿和角叉菜胶诱导的爪水肿，表现出体内抗炎活性。尽管抑制作用的强度远小于泼尼松龙，但在局部使用时也表现出较强的抗炎活性。

（4）对心血管的作用。氧化苦参碱能够保护病毒性心肌炎小鼠的线粒体，减少心肌细胞调亡，逆转心室重构，起到改善病毒性心肌炎小鼠心力衰竭的效果。

（5）其他作用。苦参具有抗菌、抗疟、调节免疫、抗肿瘤、抗病毒、神经保护、抗氧化、保肝等作用。

【专科临床应用】苦参单药及复方制剂常用于治疗糖尿病、糖尿病合并皮肤瘙痒等内分泌科常见疾病。

（1）糖尿病。黄酮苷可以阻碍淀粉、麦芽糖和蔗糖酶解，使生成的葡萄糖量减少，还可以使肠内吸收葡萄糖的动力减低，从而降低体内血糖含量。苦参、黄连配伍，再加鬼箭羽，三药合用，清胃中虚热、行血通经，不仅有助于降糖，还有助于减少糖尿病并发症的发生率。

（2）糖尿病合并皮肤瘙痒。苦参配伍白鲜皮、地肤子，可清热利湿、祛风止痒，治疗糖尿病合并皮肤瘙痒之风湿热蕴结于皮肤的患者。

【用法用量】煎服，4.5～9 g。外用适量，煎汤洗患处。

【注意事项】脾胃虚寒忌用。

【文献论述】

《神农本草经》：主心腹结气，癥瘕积聚，黄疸，溺有余沥，逐水，除痈肿。补中，明目，止泪。

《药性论》：治热毒风，皮肌烦燥生疮，赤癞眉脱，主除大热嗜睡，治腹中冷痛，中恶腹痛，除体闷，治心腹积聚。

《雷公炮制药性解》：味苦，性寒无毒，入胃大肠肝肾四经。主结气积聚，伏热黄疸，肠风燥渴，溺有余沥，逐水消痈，明目止泪，去湿杀虫，疗大风及一切风热细疹。

105. 枇杷叶

枇杷叶为蔷薇科植物枇杷 *Eriobotrya jabonica*（ Thunb. ）Lindl. 的干燥叶。

【别名】巴叶，枇杷，蜜枇杷叶，炙枇杷叶，芦桔叶，杷叶，芭叶，毛枇杷叶，白沙枇杷叶，卢橘叶。

【性味】苦，微寒。

【归经】肺经，胃经。

【功效与主治】清肺止咳，降逆止呕。用于肺热咳嗽，气逆喘急，胃热呕逆，烦热口渴。

【现代药理研究】

（1）降糖作用。研究发现科罗索酸提取物可以显著降低链尿佐菌素诱导的糖尿病小鼠模型的空腹血糖浓度、血清总胆固醇水平、甘油三酯含量，显著增加胰岛素水平及高密度脂蛋白胆固醇含量。

（2）抗炎、止咳作用。从枇杷叶中分离得到的乌苏酸、2a-羟基齐墩果酸和总三萜酸，对二甲苯引起的小鼠耳肿胀显示很强的抗炎活性；乌苏酸和总三萜酸还对枸橼酸喷雾引起的豚鼠咳嗽有明显的止咳作用。

（3）抗菌。枇杷叶提取物特别是乙醇的提取物，如乌索酸、齐墩果酸、皂苷类、萜酸类及黄酮类化合物等，具有较强的抗氧化或是抑菌作用。实验表明，其提取物在体外对白色葡萄球菌、金黄色葡萄球菌、肺炎双球菌、福氏痢疾杆菌等有抑制作用。

（4）抗病毒作用。枇杷叶中的 2α，19α-二羟基 3-O-乌索酸具有抗 HIV 活性，从中提取的三萜酸类成分对 EBV-EA 病毒也显示活性。

（5）其他作用。枇杷叶还具有保肝、免疫调节、抗肿瘤、抗过敏、抗肺纤维化等作用。

【专科临床应用】枇杷叶单药及复方制剂常用于治疗糖尿病、糖尿病肾病等内分泌科常见疾病。

（1）糖尿病。葛根-枇杷叶作为常用药对，可益气养阴生津，治疗 2 型糖尿病之气阴两虚证的患者。黄地安消胶囊（黄连、葛根、生地、麦冬、枇杷叶）可清热润肺、

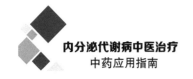

生津止渴，治疗肺热津伤证之 2 型糖尿病的临床疗效显著。

（2）糖尿病肾病。消渴汤中的枇杷叶和芡实、茯苓、百合配伍，可补肾填精、健脾益气、肃肺利尿，临床治疗糖尿病肾病疗效显著。复方黄连胶囊（黄连、葛根、枇杷叶、麦冬）有清热生津、安胃和中之效，临床研究证明其治疗早期糖尿病肾病具有防治作用，能够延缓糖尿病肾病进程。

【用法用量】煎服，6 ～ 10g。

【注意事项】胃寒呕吐及风寒咳嗽者禁止服用。

【文献论述】

《本草纲目》：治肺胃之病，大都取其下气之功耳。气下则火降痰顺，而逆者不逆，呕者不呕，渴者不渴，咳者不咳矣。

《雷公炮制药性解》：枇杷叶，味苦，性平，无毒，入肺经。主除呕和胃，解渴止嗽，下气清痰。刷去黄毛，蜜炙用。

《本草新编》：枇杷叶，味苦，气平，无毒。入肺经，止咳嗽，下气，除呕哕不已，亦解口渴。用时去毛，但只用之以止阴虚之咳嗽，他嗽不可用也。

106. 板蓝根

板蓝根为十字花科植物菘蓝 *Isatis indigotica* Fort. 的干燥根。

【别名】菘蓝，山蓝，大蓝根，马蓝根，北板蓝根，靛青根，蓝靛根，大青根，靛根。

【性味】苦，寒。

【归经】心经，胃经。

【功效与主治】清热解毒，凉血利咽。用于瘟疫时毒，发热咽痛，温毒发斑，痄腮，烂喉丹痧，大头瘟疫，丹毒，痈肿。

【现代药理研究】

（1）降糖。板蓝根活性成分治疗 2 型糖尿病大鼠，发现高剂量组大鼠体重增加，总胆固醇、低密度脂蛋白胆固醇、空腹血糖、空腹胰岛素、丙二醛水平降低，高密度脂蛋白胆固醇、ISI、超氧化物歧化酶活性增加，板蓝根活性成分具有较强的降血糖作

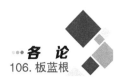

用，其机制可能与改善氧化损伤和胰岛素抵抗有关。

（2）抗菌。板蓝根水提液对多种细菌均有抑制作用，如枯草杆菌、金色葡萄糖菌、大肠埃希菌、八联球菌、表皮葡萄球菌、伤寒杆菌、甲型链球菌、肺炎双球菌、脑膜炎双球菌、流感杆菌等。

（3）抗病毒。板蓝根对肝炎病毒、单纯疱疹病毒和甲型流感病毒、乙型脑炎病毒、腮腺炎病毒等均有不同的抑制作用。板蓝根的三种提取物中，表告依春的抗病毒活性最强，喹唑二酮只有轻微的抗病毒作用，龙玉青则无抗病毒活性。

（4）抗炎。采用膜分离法得到板蓝根的不同有效部位，作用于二甲苯致耳肿胀的小鼠、醋酸致腹腔毛细血管通透性增加的小鼠，发现板蓝根中的总生物碱、总氨基酸的抗炎效果明显，使造模动物的症状得以缓解。

（5）其他作用。板蓝根具有免疫调节、抗肿瘤、解热、抗血小板聚集、抗衰老、保护和预防金属中毒等作用。

【专科临床应用】板蓝根单药及复方制剂常用于治疗糖尿病足等糖尿病相关并发症、亚急性甲状腺炎等甲状腺疾病，以及高脂血症等内分泌科常见疾病。

（1）糖尿病。板蓝根活性成分（active component of isatidis radix，ACIR）高剂量组大鼠体重增加，总胆固醇、低密度脂蛋白胆固醇、空腹血糖、空腹胰岛素、丙二醛水平降低，高密度脂蛋白胆固醇、ISI、超氧化物歧化酶活性增加，ACIR 具有较强的降血糖作用，其机制可能与改善氧化损伤和胰岛素抵抗有关。含有板蓝根的清开灵可清热解毒凉血、降火，既治标之燥热，又降低了糖尿病患者的血糖水平，改善了临床症状。

（2）糖尿病足。清开灵注射剂有明显的抗血小板聚集功能，对缺氧组织细胞具有保护作用。临床研究显示，缺血性糖尿病足，经清开灵早期干预后，能得到有效控制，防止坏疽扩大。

（3）亚急性甲状腺炎。大青叶、板蓝根均有清热解毒凉血之功，两药相配，具有抗病毒、增强机体防御功能的作用，可减少亚急性甲状腺炎复发。

（4）高脂血症。板蓝根水提物可显著降低高脂血症患者的体质量、脂肪质量、脂体比；显著减少总胆固醇、甘油三酯、低密度脂蛋白水平；显著增加脂蛋白脂酶、肝脂酶活性；显著降低血清和肝组织中丙二醛的含有量；升高超氧化物歧化酶活性。

【用法用量】煎服，9 ～ 15 g。

【注意事项】阳气虚弱慎用。

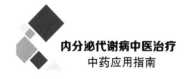

【文献论述】

《神农本草经》：主解诸毒，杀蛊蚑，疰鬼，螫毒。久服头不白，轻身。

《本草述》：板蓝根，苦，寒，无毒。治天行大头热毒。

《本草述钩元》：板蓝根，即马蓝根。气味苦寒。治妇人败血，天行热毒。

107. 郁金

郁金为姜科植物温郁金 Curcuma wenyujin Y. H. Chen et C.Ling、姜黄 Curcuma longa L.、广西莪术 Curcuma kwangsiensis S. G. Lee et C.F. Liang 或蓬莪术 Curcuma phaeocaulis Val. 的干燥块根。

【别名】黄郁，黄郁金，玉金，乙金，屈金，蔚金，广郁金，广玉金，温益金，毛姜黄，毛莪术，白丝郁金，黄丝郁金，绿丝郁金，莪苓，玉金，川郁金，马莲，温郁金，黑郁金，广郁金，马莲。

【性味】辛，苦，寒。

【归经】肝经，心经，肺经。

【功效与主治】活血止痛，行气解郁，清心凉血，利胆退黄。用于胸胁刺痛，胸痹心痛，经闭痛经，乳房胀痛，热病神昏，血热吐衄，黄疸尿赤。

【现代药理研究】

（1）降糖。温郁金中的新型倍半萜化合物 curcumolide 能减轻糖尿病视网膜血管通透性和白斑淤积，降低 TNF-α 和 ICAM-1 在糖尿病视网膜病变中的过表达，其作用与其抑制 p38-MAPK/NF-κB 通路有关。

（2）降血脂。毛郁金乙醇提取物灌胃，可降低高脂饲料喂养及脂肪乳剂诱导的高脂血症大鼠模型的血清总胆固醇、甘油三酯和低密度脂蛋白的含量，提高血清高密度脂蛋白含量，具有明显的降血脂作用。

（3）抗炎、镇痛。莪术油、莪术烯、郁金二醇、蓬莪术环二烯、二萜类化合物是温郁金中抗炎、镇痛的主要活性成分。温郁金醋酸乙酯提取物对急性炎症有显著的抗炎、镇痛作用，且有一定的剂量相关性，其作用机制与抑制 TNF-α 有关。

（4）其他作用。郁金还具有抗病毒、保肝利胆、抗肿瘤、神经保护、保护肾脏、

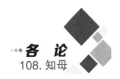

抗氧化、抗抑郁等作用。

【专科临床应用】郁金单药及复方制剂，常用于治疗糖尿病胃轻瘫、糖尿病视网膜病变、糖尿病合并高尿酸血症等糖尿病相关并发症。

（1）糖尿病胃轻瘫。木香配伍郁金，即颠倒木金散，二者分别为入气分药和入血分药，可理气解郁，气血并调，治疗糖尿病性胃轻瘫患有焦虑、抑郁、紧张等症状的患者。

（2）糖尿病视网膜病变。香附、郁金为调气和血的经典药对，可活血散结、行气解郁，在治疗糖尿病眼病中尤为重要，疏肝、理气、和血可贯穿糖尿病视网膜病变患者治疗的始终。

（3）糖尿病合并高尿酸血症。石菖蒲、郁金祛痰化湿，是菖蒲郁金汤加减（石菖蒲、炒栀子、鲜竹叶、牡丹皮、生地、黄芪、柴胡、郁金、连翘、灯芯草、木通、丹参、茯苓、淡竹沥）的君药，可补脾养肾、祛湿化痰，治疗糖尿病合并高尿酸血症患者，有助于进一步改善糖代谢，提高患者对胰岛素的敏感性。

【用法用量】煎服，3～10 g。

【注意事项】不宜与丁香、母丁香同用。

【文献论述】

《雷公炮制药性解》：郁金，味辛苦，性温，无毒，入心、肺二经。主下气破血开郁，疗尿血淋血金疮。

《本草纲目》：治血气心腹痛，产后败血冲心欲死，失心癫狂蛊毒。

108. 知母

知母为百合科植物知母 *Anemarrhena asphodeloides* Bge. 的干燥根茎。

【别名】蚳母，连母，野蓼，地参，水参，水浚，货母，蝭母，芪母，提母，女雷，女理，儿草，鹿列，韭逢，儿踵草，东根，水须，苦心，昌支，穿地龙。

【性味】苦，甘，寒。

【归经】肺经，胃经，肾经。

【功效与主治】清热泻火，滋阴润燥。用于外感热病，高热烦渴，肺热燥咳，骨蒸

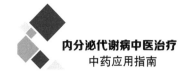

潮热，内热消渴，肠燥便秘。

【现代药理研究】

（1）降糖。知母多糖和知母聚糖均具有降糖活性。知母多糖具有抗糖尿病作用，其机理包括抗炎、抗氧化、减少 Phospho – RS1 的表达及增加 GLUT4 的表达。知母聚糖对 1 型、2 型糖尿病均具有降糖作用，知母聚糖可提高 1 型糖尿病大鼠模型骨骼肌对血中葡萄糖的摄取能力。知母多糖可以增加大鼠体质量，并改善对葡萄糖的耐受能力；降低空腹血糖水平，提高空腹胰岛素水平；降低模型大鼠血清 IL – 6、TNF – α 水平及肝组织丙二醛含量，提高肝组织过氧化氢酶、超氧化物歧化酶活性。同时，知母多糖还可以减少肝组织 Phospho – 1RS1 表达，增加 GLUT4 表达。

（2）降脂。知母总皂苷可能通过增强肝脏低密度脂蛋白受体基因的表达，促进低密度脂蛋白受体蛋白合成，从而增加了肝细胞表面的低密度脂蛋白受体数量与活性，增强了肝脏对血脂的代谢，起到调节血脂水平的作用。

（3）抗血小板聚集。知母皂苷 AIII 体内体外抗血栓活性实验表明，知母皂苷 AIII 在体内外都具有明显的抗血栓作用，但不影响体内凝血时间，知母皂苷 AIII 在抑制凝血过程中，可能只是影响血小板的聚集、黏附和活化，对血液中的各种凝血因子和血细胞因子没有影响。

（4）改善骨质结构。知母皂苷可增加卵巢切除骨流失模型大鼠血中磷酸酯酶浓度，并降低血钙浓度，可以改善骨质结构，抑制骨成分流失，防止骨小梁变薄分离，但对破骨细胞没有影响。

（5）其他作用。知母具有抗炎、抗氧化、调节免疫、抗抑郁、改善老年痴呆、抗病毒和抗肿瘤等作用。

【专科临床应用】知母单药及复方制剂常用于治疗糖尿病、糖尿病肾病、糖尿病周围神经病变、糖尿病认知功能障碍等糖尿病相关并发症。

（1）糖尿病。知母的主要活性成分芒果苷和芒果苷 – 7 – O – β – D – 葡萄糖苷具有改善 2 型糖尿病症状的作用，其作用主要是通过芒果苷和芒果苷 – 7 – O – β – D – 葡萄糖苷对 α – 糖苷酶和糖醛酶的抑制来实现。知母 – 黄柏为治疗消渴的经典药对，两药配伍使用，共奏滋阴清热、泻火解毒之功。盐知母 – 盐黄柏药对调节 2 型糖尿病大鼠糖脂代谢具有显著的效果。玉液汤（黄芪、生山药、知母、生鸡内金、葛根、五味子、天花粉）可补脾固肾益气、滋阴生津止渴，治疗元气不升、真阴不足、脾肾两虚所致的消渴。

（2）糖尿病肾病。知母皂苷能显著降低四氧嘧啶诱导的糖尿病大鼠的血糖水平，

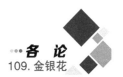

能明显降低肾功能生化指标值，如肾指数、血清肌酐、血尿素氮、尿酸、尿肌酐、尿蛋白等，且可降低总胆固醇、甘油三酯、IL-6、TNF-α 等的水平。其作用机制是通过抑制 TXNIP、mTOR 和 NF-KB 的表达，发挥降糖作用。黄芪知母参七汤（黄芪、知母、熟地黄等）治疗糖尿病肾病气阴两虚证，可能通过降脂、降糖途径，有效减轻气阴两虚型糖尿病肾病患者的微量白蛋白尿。

（3）糖尿病认知功能障碍。知母的活性成分芒果苷具有抑制乙酰胆碱酯酶或胆碱酯酶受体的作用，可催化 NF-κB 因子，改善胆碱能病灶诱导的记忆障碍。知母-黄柏两药相须而行，养脾胃、滋养肾精不足、利水消肿，减少痰瘀阻滞，促进脑髓生成，从而达到降糖、改善认知障碍的作用。葛根解表退热、生津止渴、升阳止泻，知母清热泻火、生津润燥，两药相伍，可清热生津、滋阴润燥，通过降低血糖及糖化血红蛋白水平、调控脑内 HMGB1/RAGE/NF-κB 通路，明显改善糖尿病大鼠模型的认知功能障碍。

（4）糖尿病周围神经病变。知母-黄柏药对滋阴降火、清热祛湿，知母、黄柏可提高糖尿病小鼠血浆中的 NF-κB 活性，TGF-β1 及超氧化物歧化酶水平均显著降低，血浆谷胱甘肽水平显著升高，对糖尿病模型小鼠的糖尿病周围神经病变具有明显的保护作用。桂枝芍药知母汤（芍药、桂枝、甘草、生姜、麻黄、白术、知母、防风、附子）通阳散寒、祛风除湿，可明显改善寒湿瘀阻型糖尿病周围神经病变患者的肢体麻木、疼痛、发凉等症状及体征，值得临床进一步推广及深入研究。

【用法用量】煎服，6～12 g。

【注意事项】本品性寒质润，有滑肠作用，故脾胃虚寒、大便溏泄者忌服。

【文献论述】

《神农本草经》主消渴热中，除邪气，肢体浮肿，下水，补不足，益气。

《名医别录》：主治伤寒久疟烦热，胁下邪气，膈中恶及风汗内疸。

《本草纲目》：安胎，止子烦，辟射工、溪毒。

109. 金银花

金银花为忍冬科植物忍冬 *Lonicera japonica* Thunb. 的干燥花蕾或带初开的花。

【别名】通灵草，二花，二苞花，忍冬，茶叶花，二宝花，二花秧，二色花，藤金

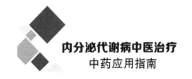

钗，股金花，金藤花，金银花藤，金银藤，老翁须，两宝藤，鹭鸶花，鹭鸶藤，密桶草，忍冬草，忍冬花，忍冬藤，双苞花，双花，苏花，银花，银花藤，银花秧，银藤，右旋藤，鸳鸯藤，左缠藤。

【性味】甘，寒。

【归经】肺经，心经，胃经。

【功效与主治】清热解毒，疏散风热。用于痈肿疔疮，喉痹，丹毒，热毒血痢，风热感冒，温病发热。

【现代药理研究】

（1）降糖。金银花可提高四氧嘧啶所致糖尿病小鼠血清中总超氧化物歧化酶、谷胱甘肽过氧化物酶的活性，降低丙二醛活性，从而清除机体自由基，减轻氧化反应，减少细胞损伤；水提醇沉的方法得到金银花的多糖组分提取物，给予 2 型糖尿病大鼠每天口服，发现大鼠血糖降低，总胆固醇、总甘油三酯水平升高，证明金银花的多糖组分有降低大鼠血糖的作用。

（2）降脂。金银花可与胆固醇相结合，阻止胆固醇在肠道中的吸收，正常家兔灌服金银花煎剂可使血中胆固醇水平降低，证实金银花有降血脂作用。

（3）抗炎。对金银花进行水煎、干燥后，以 45 g/kg 的剂量注射到小鼠腹腔中，发现金银花的提取物可以逆转醋酸所致的小鼠腹腔毛细血管通透性升高，证明金银花提取物具有抗炎作用。此外，金银花以 22.5 g/kg 的给药剂量对内毒素也有一定的抑制作用，可缓解小鼠的发热症状。

（4）抗菌。金银花针对多种致病菌具有较好的抑制活性作用。研究发现金银花提取物可以有效改善体内的细菌数，有效延长金黄色葡萄球菌感染小鼠的存活概率，最大程度降低死亡概率，有较强的抗菌作用。

（5）抗病毒。金银花具有广谱抗病毒作用，主要对应病毒类型包括禽流感病毒、甲型流感病毒、狂犬病毒、流感病毒、巨细胞病毒、单纯疱疹病毒、合胞疱疹病毒、孤儿病毒、柯萨奇病毒、乙肝病毒等，抗病毒作用显著。

（6）其他作用。金银花还具有抗氧化、抗肿瘤、增强免疫、抗血小板聚集、利胆保肝、抗过敏、抗生育、止血等作用。

【专科临床应用】金银花单药及复方制剂常用于治疗糖尿病，糖尿病足、糖尿病视网膜病变等糖尿病相关并发症，甲状腺癌、亚急性甲状腺炎等甲状腺疾病。

（1）糖尿病。四种金银花多糖组分提取物具有显著的降血糖作用，可作为 2 型糖尿病功能性食品的有效成分。金芪降糖片由黄连、黄芪、金银花组成,具有清热益气、生津止渴之功效,适用于糖尿病阴虚燥热证。研究证明金芪降糖片具有多组分多靶点协同抗糖尿病的作用,机制涉及抑制α-糖苷酶、抑制脂肪酶,清除自由基,抑制醛糖还原酶水平,抑制一氧化氮释放。

(2)糖尿病足。中药黄柏、金银花自制水煎液联合负压伤口治疗技术,对糖尿病足创面的细菌生物膜有清除作用,促进创面愈合,且存在协同作用,可在临床上推广应用。骨碎补-金银花可清热解毒、祛腐生肌,通过调节 MAPK、PI3K/AKT 等信号通路的 JUN、TP53、AKT1、MAPK3 等疾病靶点,干预酶的活性、炎症等生物学过程,进而治疗糖尿病足。四妙勇安汤(金银花、玄参、当归、甘草)可以清热解毒、活血止痛,在改善糖尿病足患者症状、加快神经传导速度、促进创面恢复等方面,具有明显优势。

(3)糖尿病视网膜病变。金银花活性成分通过降低促血管新生因子 VEGF 的表达,抑制了视网膜血管新生,改善了增殖性糖尿病视网膜病的进程。还通过抑制视网膜炎性损伤,缓解血-视网膜屏障的损坏,改善非增殖性糖尿病视网膜病。金银花水提取物还可能通过抑制神经小胶质细胞的活化,抑制 NF-KB 介导的炎性信号通路,缓解视网膜的炎性损伤和血-视网膜屏障的渗漏,减少链脲佐菌素诱导的高血糖小鼠中 VEGF 的表达,抑制 VEGF 介导的视网膜新血管生成。

(4)甲状腺癌。金银花总皂苷能抑制甲状腺癌细胞的增殖、侵袭并增强其凋亡,其机制可能与金银花总皂苷抑制 SHP2/Ras/MAPK 信号通路的激活有关。

(5)亚急性甲状腺炎。金银花、连翘质轻上浮,都能疏散风热、清热解毒,二药同用,并走于上,可流通气血,宣导十二经脉气血,以消肿散结止痛。此药对能祛除风热邪毒的外因,还能改善亚急性甲状腺炎患者颈前肿大、疼痛的症状。解毒消瘿中药复方(金银花、连翘、黄芩、穿山龙、浙贝母)治疗痰热壅结型亚急性甲状腺炎,可改善甲状腺功能、血红细胞沉降率,减轻甲状腺肿块大小,不良反应少,复发率低。

【用法用量】煎服,6~15 g。

【注意事项】脾胃虚寒及气虚疮疡脓清者禁用。

【文献论述】

《神农本草经》:主治外感风热、瘟病初起、疮疡疔毒、红肿热痛、便脓血。

《本草纲目》:一切风湿气,及诸肿毒、痈疽疥癣、杨梅诸恶疮。散热解毒。

《雷公炮制药性解》:主热毒血痢,消痈散毒,补虚疗风,久服延年。

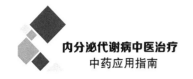

110. 泽泻

泽泻为泽泻科植物东方泽泻 *Alisma orientale*（Sam.）Juzep. 或泽泻 *Alisma plantago-aquatica* Linn. 的干燥块茎。

【别名】天鹅蛋，如意花，水泻，芒芋，鹄泻，泽芝，及泻，天秃，禹孙，水泽，车苦菜，天秃，一枝花。

【性味】甘，淡，寒。

【归经】肾经，膀胱经。

【功效与主治】利水渗湿，泄热，化浊降脂。用于小便不利，水肿帐满，泄污尿少，痰饮眩晕，热淋涩痛，高脂血症。

【现代药理研究】

（1）降糖。泽泻的醇提取物作用于高血糖小鼠模型，观察小鼠血液生化指标及胰岛素的变化，发现该提取物能够较为显著地降低机体内血糖和血脂的含量，而且在一定程度上可以对胰岛产生保护作用。

（2）降脂。观察泽泻结合有氧运动治疗后的高脂血症大鼠模型的血脂变化，发现单独使用泽泻进行治疗的高脂血症大鼠模型和经过泽泻结合有氧运动治疗的高脂血症大鼠模型，其机体内的脂代谢紊乱均得到了改善，两种治疗方案均降低了高脂血症大鼠模型血清中的总胆固醇、甘油三酯、LDL-G 含量，并且泽泻结合有氧运动联合作用的降血脂效果要优于单一使用泽泻。

（3）降压。泽泻产生抗实验性高血压药理作用的活性成分为萜类化合物。该类化合物除了可以抑制交感神经释放去甲肾上腺素，还可以产生 Ca^{2+} 阻滞作用，从而发挥其降血压的药理作用。

（4）其他作用。泽泻具有显著的利尿作用，该作用是通过增加钠离子分泌来实现的，其活性成分泽泻醇 A 乙酸酯和泽污醇 B 表现出良好效果。泽泻甲醇提取物在治疗动物脂肪肝方面有效，且具有抗结石作用，可降低肾组织中的 Ca^{2+} 含量，抑制草酸钙结晶的生长。其醇提物和水提物能抑制炎症介质，减轻肺气肿和肺纤维化，同时表现出强抗氧化能力。泽泻的活性成分如泽泻醇 B 具抗癌效果，可减少肺癌转移灶数，并保护心肌缺血再灌注损伤，改善心电图和血流动力学指标。

【专科临床应用】泽泻单药及复方制剂常用于治疗糖尿病，糖尿病肾病、糖尿病胃轻瘫等糖尿病相关并发症，及亚临床甲状腺功能减退症、甲状腺囊肿等甲状腺疾病，以及高脂血症、高尿酸血症等内分泌科常见疾病。

（1）糖尿病。泽泻多糖具有显著调节糖尿病大鼠糖脂代谢的作用，其作用机制与其提高肝脏 Adipo R2，PPARαmRNA 和蛋白表达水平相关联，并对糖尿病并发症和肝脏组织脂肪积累具有一定的防治作用。泽泻利水渗湿、泻热、化浊降脂，菟丝子补肾益精，两者配伍治疗糖尿病肾阴虚证患者。茯苓泽泻汤（茯苓、泽泻、甘草、桂枝、白术、生姜）益气健脾、活血通络，可有效提高胰岛 β 细胞功能，调节糖脂代谢功能，治疗糖尿病气虚血瘀证患者。

（2）糖尿病肾病。高剂量泽泻多糖组与吡格列酮组对糖尿病大鼠肾损伤各指标差异比较无统计学意义，PPAR-γ 抑制剂可逆转高剂量泽泻多糖对大鼠肾脏功能的保护作用。泽泻多糖可能通过激活 PPAR-γ/LXR-α/ABCG1 通路保护糖尿病肾病大鼠肾脏。以茯苓-泽泻药对为基础的五苓散为临床所常用，临床运用五苓散温阳利水，用于治疗糖尿病肾病气阴两虚证患者，临床疗效显著。牡蛎泽泻散（牡蛎、泽泻、商陆根、蜀漆、栝楼根、海藻、葶苈子）逐水清热、软坚散结，治疗糖尿病肾病下焦湿热壅滞，膀胱气化功能失常导致的水肿。

（3）糖尿病胃轻瘫。茯苓、泽泻、白术、桂枝、甘草、生姜淡渗健脾以利水，辛甘化气以和胃降逆，加制半夏加强化湿祛饮、降逆止呕，治疗糖尿病性胃轻瘫患者的临床症状和胃蠕动。

（4）高脂血症。泽泻汤有效成分 Alisol A 24-acetate 等相关有效成分可能是通过抑制甘油三酯的吸收或者是促进其消除来发挥降血脂的药理作用。泽泻汤（泽泻、白术）利水除饮，健脾制水、可通过肠道菌群这一靶标，进行脂质代谢的调节，从而发挥抗高脂血症的作用。大黄茯苓泽泻汤中大黄、土茯苓、泽泻行泄浊、化浊之功，健脾以断"瘀浊"之来源，活血行气通络以通"瘀浊"之道路，利尿祛湿以开"瘀浊"之门，治疗 2 型糖尿病合并高脂血症疗效显著。

（5）高尿酸血症。泽泻乙醇提取物对氧嗪酸钾致大鼠高尿酸血症具有明显的改善作用，其作用机制可能是通过抑制黄嘌呤氧化酶活性。泽泻具有较好的利尿效果，能够通过增强肾脏功能，促进尿液的产生，有助于加速尿酸的排出，降低血液中的尿酸浓度，防止尿酸在体内积累，减少痛风发作的风险。黄芩泽泻汤中酒大黄、土茯苓、泽

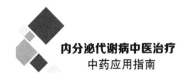

泻行泄浊、化浊之功，此三味药对血尿酸、胆固醇、甘油三酯均有不同程度的降低作用。

（6）亚临床甲状腺功能减退症。泽泻醇提物可改善亚临床甲状腺功能减退母鼠甲状腺功能，促进仔鼠神经因子表达，并提高仔鼠的学习与记忆功能，其机制可能与激活 TrkA 信号通路表达有关。

（7）甲状腺囊肿。瞿麦利尿，兼破血通经；泽泻善于逐三焦、膀胱之水。两药合用，相使相辅，活血利水，使湿从小便而去，治疗甲状腺囊肿同时伴随颈前刺痛、舌暗等瘀水互结证。

【用法用量】煎服，6 ～ 10 g。

【注意事项】肾虚滑精者忌用。

【文献论述】

《神农本草经》：主风寒湿痹，乳难，消水，养五脏，益气力，肥健。

《本草纲目》：风痹消渴，益肾气，强阴，补不足，除邪湿。

《雷公炮制药性解》：主去胞垢，退阴汗，治小便淋涩仙药，疗水病湿肿灵丹。

111. 细辛

细辛为马兜铃科植物北细辛 *Asarum heterotropoides* Fr. Schmidt var. *Mandshuricum*（Maxim）、Kitag.、汉城细辛 *Asarum sieboldii* Miq. var. *seoulense* Nakai 或华细辛 *Asarum sieboldii* Miq. 的干燥根和根茎。

【别名】金盆草，山人参，华细辛，盆草细辛，绿须姜，独叶草，小辛，细草，少辛。

【性味】辛，温。

【归经】心经，肺经，肾经。

【功效与主治】解表散寒，祛风止痛，通窍，温肺化饮。用于风寒感冒，头痛，牙痛，鼻塞流涕，鼻衄，鼻渊，风湿痹痛，痰饮喘咳。

【现代药理研究】

（1）调节血糖。从细辛中分离出的消旋去甲乌药碱具有肾上腺素 β 受体兴奋剂的生理作用，可起升高血糖作用。

（2）降血压。细辛挥发油物质通过影响心血管重塑再生与动脉粥样硬化，有效缓解高血压疾病，其中涉及白细胞介素信号通路、丝裂原活化蛋白激酶信号通路等。

（3）其他作用。细辛具有多种药理作用。其挥发油中的 α-细辛醚和 β-细辛醚可改善血管功能，预防心血管疾病；丁香酚则有保护心肌细胞、降压和抗心律失常的作用。细辛醇提物能扩张血管，增强心肌收缩性能。除此之外，细辛还具有解热、镇痛、抗炎、镇静和抗肿瘤等作用。其成分如甲基丁香酚、马兜铃酸 IVa 和柚皮素通过上调 HO-1 表达和抑制 NF-κB 通路发挥抗炎退热效果。细辛水煎剂和挥发油能镇痛、促睡眠，并抑制癌细胞增殖。

【专科临床应用】细辛单药及复方制剂常用于治疗糖尿病肾病、糖尿病周围神经病变、糖尿病高血压、糖尿病功能性便秘等内分泌科常见疾病。

（1）糖尿病肾病。麻黄附子细辛汤合苓桂术甘汤加菟丝子水蛭可有效延缓糖尿病肾病大鼠的病程进展，可能与其改善糖尿病肾病大鼠的血脂及尿蛋白水平，从而减轻肾脏病理损伤程度密切相关。

（2）糖尿病周围神经病变。细辛中的 β-细辛醚通过激活重组与合成通路相关蛋白，对神经系统疾病具有潜在治疗优势。糖尿病周围神经病变属阳虚寒凝者，常配伍当归、赤芍、桂枝等温经散寒、通络止痛，如当归四逆汤加减。糖尿病伴周围神经病变可用中药消痹方（细辛、桂枝、桃仁、红花、海风藤、络石藤、牛膝、当归）外用熏洗。另外，临床常用麻黄附子细辛汤及参芪附子细辛汤治疗糖尿病周围神经病变，疗效卓著。

（3）糖尿病高血压。细辛挥发油物质为降压有效成分。临床龙胆细辛双降方（龙胆草、细辛、薏苡仁、泽泻、白术、石菖蒲、泽兰、徐长卿、大黄、枳实、紫参、王不留行 10g）治疗痰浊血瘀型糖尿病高血压患者取得较好疗效。

（4）糖尿病功能性便秘。大黄附子细辛汤加减治疗糖尿病功能性便秘有较好的临床疗效，细辛在方中辛散温通，宣通阳气，达到提壶揭盖的效果。

【用法用量】煎服，1～3 g。散剂每次服 0.5～1 g。外用适量。

【注意事项】不宜与藜芦同用。

【文献论述】

《神农本草经》：主欬逆，头痛脑动，百节拘挛，风湿痹痛，死肌，明目，利九窍。久服轻身延年。一名小辛。

《本草纲目》：治口舌生疮，大便燥结，起目中倒睫。

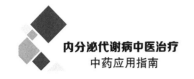

《雷公炮制药性解》：味辛，温无毒，入心肝胆脾四经。止少阴合病之首痛，散三阳数变之风邪，主肢节拘挛，风寒湿痹，温中气，散死肌，破结气，消痰嗽，止目泪，疗牙疼，治口臭，利水道，除喉痹，通血闭。

112. 珍珠

珍珠为珍珠贝科动物马氏珍珠贝 *Pteria martensii*（Dunker）、蚌科动物三角帆蚌 *Hyriopsis cumingii*（Lea）或褶纹冠蚌 *Cristaria plicata*（Leach）等双壳类动物受刺激形成的珍珠。

【别名】真朱，真珠，蚌珠，珠子，濂珠。

【性味】甘，咸，寒。

【归经】心经，肝经。

【功效与主治】安神定惊，明目消翳，解毒生肌，润肤祛斑。用于惊悸失眠，惊风癫痫，目赤翳障，疮疡不敛，皮肤色斑。

【现代药理研究】

珍珠及其复方具有多重药理作用，包括抗炎、抗疲劳和调节免疫。研究表明，珍珠水提取液及珍参散可有效抑制二甲苯引起的小鼠耳郭肿、蛋清引起的大鼠足跖肿和醋酸刺激引起的毛细血管通透性增加，从而减轻炎症。珍珠中的氨基酸如丝氨酸、半胱氨酸和缬氨酸能调节内分泌，增强免疫力和延缓衰老，并通过延长小鼠游泳时间表现出抗疲劳作用。此外，珍珠能提高白细胞吞噬功能、脾脏抗体形成细胞的比值和外周淋巴细胞的百分比，从而增强免疫。复方珍珠散显著提高正常和免疫功能低下小鼠的巨噬细胞吞噬功能和脾脏 T 淋巴细胞增殖。珍珠还表现出抗衰老、明目、调节心脏和中枢神经系统等作用，通过减少脂质过氧化物生成、增加微循环、提高心肌收缩力和抑制神经元凋亡，改善多种生理功能。

【专科临床应用】珍珠单药及其复合制剂常用于治疗糖尿病、糖尿病视网膜病变、糖尿病足溃疡、糖尿病合并压疮等内分泌科常见疾病。

（1）糖尿病。水溶珍珠粉对 2 型糖尿病主要临床症状有改善作用，可降低空腹血糖、餐后 2 小时血糖及尿糖。

（2）糖尿病视网膜病变。珍珠水解液可疏通微循环，并减少神经元细胞凋亡达到明目效果。临床采用芦荟珍珠胶囊合目血康胶囊可改善单纯型糖尿病视网膜病变的眼底情况。

（3）糖尿病足溃疡。珍珠具有抗炎作用，对于糖尿病足溃疡的治疗可起到正向效果。临床使用珍珠膏Ⅱ号（主要成分为珍珠、全虫、乳香、没药）治疗老年糖尿病足，聚维酮碘软膏与珍珠粉混合外敷换药治疗糖尿病足溃疡，均疗效卓著。

（4）糖尿病合并压疮。珍珠以其拔毒生肌之效对于糖尿病合并压疮有一定治疗效果。珍珠粉与复方磺胺嘧啶联合应用治疗Ⅳ期压疮效果明显，蒲黄可联合珍珠末治疗老年糖尿病压疮。

【用法用量】0.1～0.3 g，多入丸散用。外用适量。

【注意事项】密闭贮藏。

【文献论述】

《雷公炮制药性解》：味无考，性寒无毒，入心经。主手足皮肤逆胪，镇心润颜，止渴坠痰，点目去膜，塞耳除聋，催生，下死胎，又主小儿惊热风癫。

《本草拾遗》：主妇人劳损，下血，明目，除湿，止消渴。老蚌含珠，壳堪为粉，烂壳为粉，饮下，主反胃，心胃间痰饮。

113. 荆芥

荆芥为唇形科植物荆芥 *Schizonepeta tenuifolia* Eriq. 的干燥地上部分。

【别名】假苏，鼠蓂，香荆芥，线荠，姜苏，稳齿菜，四棱杆蒿。

【性味】辛，微温。

【归经】肺经，肝经。

【功效与主治】解表散风，透疹，消疮。用于感冒，头痛，麻疹，风疹，疮疡初起。

【现代药理研究】

荆芥具有多种药理作用，包括解热、抗炎、镇静、镇痛、抗肿瘤、止血和抗氧化。荆芥内酯通过抑制神经中枢系统显著降低体温，增强戊巴比妥钠的解热效果。其挥发

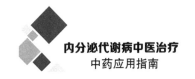

油通过多靶点、多途径机制发挥抗炎作用，减少炎症介质的生成和抗氧化酶活性。荆芥甲醇提取物调节 γ–氨基丁酸释放，增强镇静和抗惊厥效果，挥发油中的 d–薄荷酮和 3–甲基环己酮具有镇痛作用。荆芥通过诱导细胞凋亡和抑制细胞生长，表现出抗肿瘤效果，尤其对肺癌和前列腺癌有效，调节 AKT 信号通路，降低前列腺癌细胞活力。荆芥炭的脂溶性提取物具有明显止血作用，挥发油及其黄酮化合物具有抗氧化活性，有效抑制脂质过氧化物的生成。

【专科临床应用】荆芥单药及复方制剂常用于治疗糖尿病、糖尿病肾病、糖尿病足溃疡等内分泌科常见病。

（1）糖尿病。藏荆芥提取物可降低四氧嘧啶诱导糖尿病模型小鼠血糖水平，提高糖耐受量，从而达到预防和治疗糖尿病的作用，可能与其增强机体内源抗氧化系统活性，减轻体内氧化应激反应相关。

（2）糖尿病肾病。藏荆芥提取物可显著抑制糖尿病大鼠肾脏氧化应激和促炎症介质的释放，对 HGHFD/STZ 诱导的糖尿病大鼠肾功能损害有明显的治疗作用。

（3）糖尿病足溃疡。临床以荆芥连翘汤足浴治疗糖尿病足，疗效显著，可能与荆芥连翘汤对机体淋巴细胞具备转化与改善作用相关。此外，荆芥牛膝汤加前列腺素 E1 对于糖尿病合并下肢动脉硬化闭塞症有积极影响。

【用法用量】煎服，5 ～ 10 g。不宜久服。

【注意事项】置阴凉干燥处贮藏。

【文献论述】

《神农本草经》：主寒热；鼠瘘、瘰疬；生疮；破结聚气；下瘀血；除湿痹。一名鼠蓂。生川泽。

《本草纲目》：散风热，清头目，利咽喉，消疮肿，治项强，目中黑花，生疮阴癫，吐血衄血，下血血痢，崩中痔漏。

《雷公炮制药性解》：味辛苦，性微温无毒，入肺肝二经。主结气瘀血，酒伤食滞，能发汗，去皮毛诸风，凉血热，疗痛痒诸疮，其穗治产晕如神，陈久者良。

114. 草果

草果为姜科植物草果 *Amomum tsao-ko* Crevost et Lemaire 的干燥成熟果实。

【别名】草果仁，草果子。

【性味】辛，温。

【归经】脾经，胃经。

【功效与主治】燥湿温中，截疟除痰。用于寒湿内阻，脘腹胀痛，痞满呕吐，疟疾寒热，瘟疫发热。

【现代药理研究】

（1）降糖降脂。草果甲醇提取物可明显抑制脂肪酶和 α-葡萄糖苷酶活性，改善小鼠葡萄糖耐量水平，抑制小鼠脂肪吸收，降低血糖；草果极性部位含有大量的儿茶素和表儿茶素，通过抑制脂肪吸收和促进脂肪氧化降脂；此外，草果提取物可降低高脂高糖饲料和链脲佐菌素诱导的 2 型糖尿病大鼠的空腹血糖水平，改善大鼠糖耐量受损及胰岛素抵抗状态，提高胰岛 β 细胞的敏感性，同时可改善脂质代谢紊乱和胰腺组织的病变。

（2）其他作用。草果具有多种药理作用，包括抗炎、抗菌、调节胃肠功能、抗肿瘤、解热镇痛、镇咳祛痰和平喘。其甲醇提取物通过激活 ROS、MAPKs、Nrf2 通路，抑制一氧化氮和一氧化氮合酶的表达，以及下调 COX-2 和 PGE2 的生成，表现出显著的抗炎活性。草果对多种细菌和真菌具有抑制作用，破坏细胞形态，增加细胞壁通透性，特别是对白色念珠菌的抑菌效果更强。草果提取物能增加胃黏膜血流量和胃液分泌，改善便秘症状，保护胃黏膜并抑制胃溃疡形成。其挥发油对 HepG2 等肿瘤细胞具有细胞毒性，通过诱导细胞凋亡实现抗肿瘤效果，同时对正常细胞毒性较低。草果精油中的 1，8-桉油素和柠檬醛具有镇痛、解热、平喘和祛痰作用。

【专科临床应用】草果单药及复方制剂常用于治疗糖尿病、糖尿病肾病、糖尿病肝氧化损伤、高脂血症等内分泌科常见疾病。

（1）糖尿病。草果甲醇溶出物可明显抑制 α-葡萄糖苷酶活性，并能明显改善小鼠葡萄糖耐量水平草果中的酚类物质可增加葡萄糖诱导胰岛素分泌，上调胰岛素信号通路，增加葡萄糖的吸收利用，并降低内源性葡萄糖的生成，以达成降低血糖和增强葡

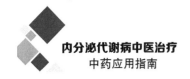

萄糖耐量的作用。

（2）糖尿病肾病。草果乙醇提取物能够缓解2型糖尿病大鼠体重减轻和肾脏肥大的症状，改善肾脏肾小球和肾小管组织形态、脂质和糖原沉积以及组织纤维化状况，减轻2型糖尿病大鼠肾脏组织结构的损伤，对2型糖尿病大鼠肾功能损伤具有保护作用。糖尿病肾病属湿热型者可用达原饮辟秽化浊。

（3）糖尿病肝氧化损伤。草果醇提物中含有丰富的黄酮类化合物，具有良好的体外抗氧化活性，能够改善2型糖尿病大鼠肝功能损伤，增加肝糖原含量，促进糖原合成，减轻肝脏氧化应激水平，对2型糖尿病大鼠肝脏病理损伤具有保护作用。

（4）高脂血症。草果极性部位含有大量的儿茶素和表儿茶素，通过抑制脂肪吸收和促进脂肪氧化降脂。草果醇提物干预可以改善脂质代谢紊乱。草果乙醇提取物模拟消化前后均具有较强的体外 α- 淀粉酶、α- 葡萄糖苷酶、胰脂肪酶和乙酰胆碱酯酶抑制活性，提示草果具有良好且稳定的降脂作用。

【用法用量】煎服，3 ～ 6 g。

【注意事项】置阴凉干燥处贮藏。

【文献论述】

《雷公炮制药性解》：味辛，性温无毒，入脾胃二经。主疟疾、胸腹结滞呕吐、胃经风邪。

《本草纲目》：草果，与知母同用，治瘴疟寒热，取其一阴一阳无偏胜之害，盖草果治太阴独胜之寒，知母治阳明独胜之火也。

《本草求真》：草果与草豆蔻，诸书皆载气味相同，功效无别，服之皆能温胃逐寒。然此气味浮散，凡冒巅雾不正瘴疟，服之直入病所而皆有效。

《本草正义》：草果善涤湿痰，而振脾阳，更以知母辅之，酌量其分量，随时损益，治疟颇有妙义，固不独专为岚瘴立法。惟石顽所谓实邪不盛者，当在所禁耳。

115. 茵陈

茵陈为菊科植物滨蒿 *Artemisia scoparia* Waldst. et Kit. 或茵陈蒿 *Artemisia capillaris* Thunb. 的干燥地上部分。

【别名】猴子毛，绵茵陈，茵陈蒿，白蒿，绒蒿，松毛艾，因尘，马先，绒蒿，细叶青蒿，臭蒿，安吕草，婆婆蒿，野兰蒿。

【性味】苦，辛，微寒。

【归经】脾经，胃经，肝经，胆经。

【功效与主治】清利湿热，利胆退黄。用于黄疸尿少，湿温暑湿，湿疮瘙痒。

【现代药理研究】

（1）降血糖。茵陈中的香豆素、黄酮、二咖啡酰奎宁酸可抑制 α-糖苷酶、蛋白（质）酪氨酸磷酸酶的活性，降低血糖。其降糖机制是通过促进外周组织对葡萄糖的利用、提高其对胰岛的敏感性，并抑制葡萄糖的吸收。

（2）降压。滨蒿水提物可通过降低血管紧张素转换酶的活性，减少血管紧张素 II 的产生，增强 VEGF 表达和抑制 RhoA 表达，降低自发性高血压大鼠的血压。茵陈蒿中的香豆素类化合物可以实现血管扩张，降低血压。

（3）降血脂。茵陈提取物可降低脂肪细胞中过氧化物酶酶体增殖物激活受体，减少脂肪积聚，增强脂代谢。滨蒿内酯具有过氧化物酶体增殖物激活受体（peroxisome proliferators-activated receptors，PPARs）拮抗作用，可抑制 3T3-L1 前脂肪细胞的形成，下调脂肪合成基因表达，抑制其分化，对脂肪的代谢产生影响。

（4）其他作用。茵陈具有多种药理作用，主要包括保肝利胆、抗菌、抗病毒、抗肿瘤和解热镇痛。其保肝利胆作用源于其中的 6，7-二甲氧基香豆素、6-methylesculetin、茵陈色原酮、绿原酸等化合物，这些成分通过增强肝细胞功能、促进胆汁分泌和增加胆红素外排来发挥作用，并对肝纤维化和肝损伤具有治疗潜力。茵陈及其成分还能够抑制多种病毒和细菌，如单纯疱疹病毒、流感病毒、金黄色葡萄球菌等，表现出显著的抗菌抗病毒活性。此外，茵陈中的色原酮通过抑制 STAT-3 活化来抑制肿瘤细胞增殖和转移，促进细胞凋亡。其蒿属香豆素类成分通过多种炎症通路或直接抑制痛觉感知通路，展现出抗炎、解热和镇痛作用。

【专科临床应用】茵陈单药及其复合制剂常用于治疗糖尿病、糖尿病肾病、糖尿病足溃疡、糖尿病性便秘、高脂血症、胰岛素抵抗、代谢综合征等内分泌科常见疾病。

（1）糖尿病。茵陈中的多种化合物可促进外周组织对葡萄糖的利用、提高其对胰岛的敏感性，抑制葡萄糖的吸收，达到治疗糖尿病的效果。茵陈蒿汤具有磺脲类药物和双胍类药物的降糖作用。

（2）糖尿病肾病。茵陈提取物对糖尿病大鼠的肾脏具有保护作用，其机制可能与

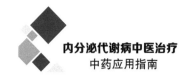

微小核糖核酸有关。茵陈提取物作用后大鼠肾皮质组织中 PTEN 基因编码的蛋白表达水平明显升高，茵陈提取物提高大鼠肾脏组织中 PTEN 蛋白的表达可能是其对糖尿病大鼠肾脏保护作用机制之一。吕仁和教授认为根据糖尿病肾病各期证候表现和不同病机特点可分为早中晚三期，晚期痰浊郁阻多用平胃散和茵陈蒿汤加味等。

（3）糖尿病足溃疡。茵陈赤小豆汤加减为主治疗糖尿病湿性足坏疽临床疗效确切。

（4）糖尿病性便秘。临床研究证明茵陈栀子大黄汤口服治疗糖尿病性便秘疗效显著。

（5）高脂血症。茵陈提取物可减少脂肪积聚，增强脂代谢，从而对于高脂血症的治疗有正向效果，具有多靶点的优势。临床研究表明，茵陈五苓散及茵陈蒿汤加味均疗效卓著。五苓散能显著降低高脂大鼠血清总胆固醇、甘油三酯浓度，还能抑制高脂大鼠的体重增长。

（6）胰岛素抵抗。茵陈中的化合物可促进外周组织对葡萄糖的利用、提高其对胰岛的敏感性，起到调节胰岛素抵抗的作用。茵陈蒿汤能通过调节血糖、胰岛素的分泌利用，改善外周胰岛素抵抗，其机制部分可能与作用于 $DAG-PKC\varepsilon$ 信号通路异常的相关因子和炎症因子相关。茵陈五苓散可对胰岛素抵抗有显著疗效。仝小林教授从肝论治胰岛素抵抗，嗜酒脂肪肝或脂肪性肝炎血脂异常者用茵陈蒿汤。

（7）代谢综合征。临床研究表明茵陈五苓散能影响患者瘦素、脂联素等水平，有效治疗代谢综合征，其机制可能与降低血脂、血压、空腹血糖、胰岛素水平、免疫反应性胰岛素、NK-κB、TNF-α、IL-6 的表达有关。仝小林教授治疗代谢综合征，常从肝启动。过食肥甘、肝胃郁热之糖尿病、脂肪性肝炎或者合并血脂异常者常使用茵陈蒿汤加减治疗。茵陈苦辛微寒，为"治黄通剂"，其味辛芳香透达，故先煎去其轻扬外散之性，使其功专苦降，直入于里，清热利湿。茵陈与栀子相伍，使湿热从小便而出。故佐以苦寒沉降之大黄，"荡涤肠胃，推陈致新"，"通利二便"，使"阳明胃与太阴脾调和"。少量大黄配大量茵陈、栀子，在于但利小便，不利大便。

【用法用量】煎服，6～15 g。外用适量，煎汤熏洗。

【注意事项】置阴凉干燥处，防潮。

【文献论述】

《神农本草经》：主风湿寒热邪气；热结黄疸。久服轻身益气、耐老。

《本草纲目》：治通身发黄，小便不利，除头热，去伏瘕。通关节，去滞热，伤寒用之。

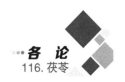

《雷公炮制药性解》：味苦，性微寒无毒，入膀胱经。主伤寒大热，黄疸便赤。治眼目，行滞气，能发汗，去风湿。去根用，犯火无功。

116. 茯苓

茯苓为多孔菌科真菌茯苓 *Poria cocos*（Schw.）Wolf 的干燥菌核。

【别名】茯菟，茯灵，茯蓼，伏苓，伏菟，松腴，绛晨伏胎，云苓，茯兔，松薯，松木薯，松苓。

【性味】甘，淡，平。

【归经】心经，肺经，脾经，肾经。

【功效与主治】利水渗湿，健脾，宁心。用于水肿尿少，痰饮眩悸，脾虚食少，便溏泄泻，心神不安，惊悸失眠。

【现代药理研究】

（1）降血糖。茯苓多糖可调节氧化与抗氧化动态平衡，具有抗氧化应激、改善胰岛素抵抗作用。茯苓多糖可改善 2 型糖尿病大鼠胰岛素抵抗，该作用可能与其抑制 MAPK/p38MAPK、MAPK/JNK 通路，减轻氧化应激有关。茯苓提取物可减轻 1 型糖尿病小鼠胰腺组织损伤、诱导胰岛素释放和降低血糖水平，可能与茯苓提取物调节肠道菌群结构和改善免疫炎症状态有关，以此降低血糖水平。

（2）其他作用。茯苓具有多种药理作用，包括利尿、抗炎、抗肿瘤、调节免疫、影响消化系统和镇静。其醇提取物通过竞争醛固酮受体和逆转效应发挥利尿作用，总三萜和水溶性多糖通过降低肾脏中 AQP1 和 AQP2 的表达量促进水液运输。总三萜对二甲苯诱导的小鼠肿胀有抑制作用，多糖对急性和慢性炎症均有显著抑制作用。硫酸化茯苓多糖通过增强 NK 细胞杀伤活力和淋巴细胞增殖，达到抗肿瘤效果。茯苓中的三萜类、水溶性多糖及酸性多糖调节免疫，羧甲基茯苓多糖促进脾淋巴细胞增殖，增强免疫功能。总三萜和酸性多糖能修复胃肠黏膜，提升表皮生长因子及其受体的表达量。茯苓水煎液协同戊巴比妥钠发挥中枢抑制作用，多糖对小鼠表现出镇静助眠和抗惊厥效果。

【专科临床应用】茯苓单药及复方制剂常用于治疗糖尿病、糖尿病肾病、糖尿病周

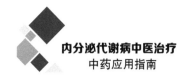

围神经病变、糖尿病性心脏病、胰岛素抵抗综合征、代谢综合征、甲状腺功能亢进症、甲状腺功能减退症、慢性淋巴细胞性甲状腺炎、骨质疏松症、肥胖症等内分泌科常见疾病。

（1）糖尿病。茯苓多糖可以通过减弱氧化应激，上调 PI3K/AKT/FoxO1 通路，从而下调糖异生关键酶 PEPCK 和 G6Pase 的蛋白表达，发挥抑制肝脏糖异生的作用，进而有效降低 2 型糖尿病模型大鼠的血糖水平。糖尿病属脾气亏虚者，常与党参、白术等健脾益气药配伍，如七味白术散加减健脾益气，升清止渴；糖尿病属肾阴亏虚者，常配伍熟地、枸杞子、山药、山萸等补肾药，如六味地黄丸滋阴补肾，润燥止渴。糖尿病属阴阳两虚者，常与熟地、山萸、山药、附子、肉桂、菟丝子等药配伍，以达到温阳益阴，补肾固摄的功效，如金匮肾气丸。

（2）糖尿病肾病。茯苓化合物茯苓酸能通过减少小鼠细胞外基质形成相关蛋白及 mRNA 表达，减轻肾脏组织损伤，从而达到保护肾脏的目的。研究表明茯苓总三萜和茯苓多糖是促进体内水液运输的主要物质。茯苓–桂枝为黄芪–茯苓–五味子组方通过影响炎症反应、免疫反应和氧化应激相关以及影响细胞增殖与凋亡的过程发挥治疗糖尿病肾病的作用。临床研究表明加味桂枝茯苓丸配合马来酸依那普利可有效改善糖尿病肾病的临床症状，有效提高临床疗效，保护肾功能，延缓疾病进展。

（3）糖尿病周围神经病变。茯苓酸性多糖可能与调节神经递质和 NLRP3 炎症小体信号通路有关。糖尿病周围神经病变证属痰瘀阻络者常配伍半夏、枳壳、黄芪、桂枝、川芎等化痰活血，宣痹通络，如指迷茯苓丸合黄芪桂枝五物汤加减。研究表明，桂枝茯苓胶囊联合鼠神经生长因子对糖尿病周围神经病变有确切疗效。

（4）糖尿病性心脏病。茯苓常配伍他药，起到健脾、利尿作用。2 型糖尿病并冠心病组中常用白术–茯苓、生黄芪–茯苓、陈皮–茯苓健脾燥湿化痰。吕仁和教授治疗糖尿病心脏病，水饮用茯苓配伍葶苈子、车前子、猪苓、泽泻、泽兰等，较重视理气药应用。

（5）胰岛素抵抗综合征。茯苓多糖可以通过调节参与脂质代谢、氧化应激以及炎症反应等多种生理病理过程的通路，显著控制炎症反应，减轻由这些通路引起的氧化应激反应和肝组织损伤，提高糖脂的代谢活动，减轻胰岛素抵抗。胰岛素抵抗综合征属痰湿壅盛者常配伍半夏、白术、天麻、泽泻等健脾化痰利湿，如半夏白术天麻汤加减。

（6）代谢综合征。治疗代谢综合征，临床多使用行气化湿，化痰祛瘀之药。白术–茯苓是健脾祛湿的经典组合，也是中医治疗代谢综合征处方中的常用配伍。代谢综合征属气滞湿阻者常配伍柴胡、陈皮、赤芍、半夏、枳实、厚朴、苍术、泽泻等行气化湿，如四逆散合平胃散加减；属痰瘀互结者常配伍陈皮、半夏、桃仁、红花等祛痰化瘀，如二陈汤合桃红四物汤加减；属脾虚湿困者，常配伍苍术、白术、石菖蒲、郁金等健脾利湿祛痰，如六君子汤加减；属气阴两虚者常配伍太子参、麦冬、五味子等益气养阴，如生脉散合防己黄芪汤加减；属脾肾气虚者常配伍党参、白术、黄芪、山药、山茱萸等补脾益肾，如四君子汤合右归丸加减；属肝肾不足者常配伍枸杞子、菊花、熟地、山药、山茱萸等培补肝肾，如杞菊地黄丸加减；属阴阳两虚者常配伍生地、巴戟天、山茱萸、肉苁蓉、石斛等阴阳双补，如地黄饮子加减。

（7）甲状腺功能亢进症。茯苓为临床治疗甲状腺功能减退的核心药物之一。甲状腺功能亢进症属气阴两虚者，常配伍太子参、黄芪、麦冬、五味子、生地、生牡蛎、夏枯草等益气养阴，化痰消瘿，如生脉散合四君子汤加减。

（8）甲状腺功能减退症。筛选治疗甲状腺功能减退症方剂150首，涉及中药178味，单味药茯苓出现频次最高，药对出现频次最高的为白术-茯苓。甲状腺功能减退症属肾阳虚损者，常配伍肉桂、附子、熟地、山萸、山药等温补肾阳，如加味肾气汤加减；属脾肾阳虚者常配伍仙茅、淫羊藿、党参、附子、黄芪、桂枝、白术、泽泻、苍术等温补脾肾，如参附汤合二仙汤；属心肾阳虚者常配伍地黄、山药、山茱萸、丹皮泽泻等温补心肾，如金匮肾气丸加减。

（9）慢性淋巴细胞性甲状腺炎。茯苓多糖具有抗炎作用。慢性淋巴细胞性甲状腺炎属肝气郁结者，常配伍柴胡、黄芩、枳壳、当归等疏肝行气，散结消肿，如柴胡疏肝散加减；属痰瘀互结者常用桂枝茯苓丸加减活血化瘀，化痰消瘿，兼以疏肝理气；属气阴两虚者常配伍黄芪、太子参、白术、白芍等益气养阴，散结消瘿，如参芪地黄汤加减。临床观察显示疏木培土消瘿方在治疗慢性淋巴细胞性甲状腺炎方面，可明显降低抗体水平、改善临床症状，并可以缓解甲状腺肿大，用药安全。

（10）骨质疏松症。临床研究表明，补肾方剂左归丸、右归丸可以不同程度的改善摘除卵巢骨质疏松大鼠模型的病理形态，提高骨密度，防治骨质疏松症。原发性骨质疏松症属虚证邪侵者，常配伍鹿角胶、鹿角霜、熟地、当归身、人参、川牛膝、菟丝子等扶正固本，如鹿角胶丸加减。

（11）肥胖症。茯苓多糖可通过降低血脂、调节肠道菌群结构和增加肠道菌群多样性改善高脂饮食诱导的大鼠营养性肥胖。肥胖症属胃热滞脾者，常配伍大黄、黄连、枳实、厚朴等清胃泻火，佐以消导，如小承气汤合保和丸加减；属痰湿内盛者常配伍

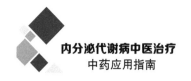
白术、泽泻、猪苓、薏苡仁等燥湿化痰，理气消痞，如导痰汤加减；属脾虚湿盛者常配伍党参、白术、黄芪等健脾益气渗湿，如参苓白术散加减；属脾肾阳虚者常配伍附子、桂枝、白术等温补脾肾，利水化饮，如真武汤合苓桂术甘汤加减。二甲双胍联合桂枝茯苓加减方组中医治疗肥胖 2 型糖尿病疗效确切。

【用法用量】煎服，10 ～ 15 g。

【注意事项】置干燥处，防潮。

【文献论述】

《神农本草经》：主胸胁逆气，忧恚惊气恐悸；心下结痛，寒热烦满咳逆，口焦舌干，利小便；久服安魂养神，不饥延年。

《雷公炮制药性解》：主补脾气，利小便，止烦渴，定惊悸，久服延年。去皮心研细，入水中搅之，浮者是其筋也，宜去之，误服损目。赤者专主利水。

117. 枳壳

枳壳为芸香科植物酸橙 *Citrus aurantium* L. 及其栽培变种的干燥未成熟果实。

【别名】枸橘，只壳，商壳，绿衣枳壳，酸橙枳壳，玳玳花枳壳。

【性味】苦，辛，酸，微寒。

【归经】脾经，胃经。

【功效与主治】理气宽中，行滞消胀。用于胸胁气滞，胀满疼痛，食积不化，痰饮内停，脏器下垂。

【现代药理研究】

（1）降血脂。枳壳中枳壳黄酮及柚皮苷为降血脂有效成分。实验研究表明，枳壳黄酮可提高交感神经末端去甲肾上腺素释放激活磷酸化酶，加快体内脂肪代谢，降低血清中的总胆固醇、甘油三酯、低密度脂蛋白含量，升高高密度脂蛋白的含量；柚皮苷显著降低总胆固醇及甘油三酯等水平，调节糖脂代谢，达到降血脂的效果。

（2）升高血压、调节心血管功能。枳壳中的 N-甲基酪胺与辛弗林对 β-肾上腺素分泌具有间接促进作用，增加心排血量和外周阻力，升高血压。枳壳醇提物可激活血管平滑肌上的电压依赖性钙通道，促使胞外 Ca^{2+} 内流收缩胸主动脉，并促进一氧化氮的释放，部分抵消其缩血管作用，调节心血管功能。枳壳中的橙皮苷可维持正常渗透压、降低血脂与血管脆性，起到防止动脉粥样硬化的效果。

（3）其他作用。枳壳具有抗炎、抗氧化、调节胃肠功能、调节免疫、抗肿瘤和抗抑郁等作用。其提取物通过调控 p38-MAPK/NF-κB 和 PPARγ-AKT/NF-κB 通路，减少 IL-6、IL-1 和 TNF-α 的表达，表现出抗炎效果。枳壳中的粗多糖和柚皮苷等成分能清除自由基，具有抗氧化作用。柚皮苷加速肠蠕动，双向调节胃肠平滑肌，降低平滑肌张力，解痉作用与调节胃泌素和生长抑素蛋白的表达有关。天然多糖促进脾细胞增殖，发挥免疫调节作用。多甲氧基黄酮如陈皮素抑制肿瘤细胞生长，减少细胞侵袭，展现抗肿瘤效果。枳壳中的柚皮素具有抗抑郁作用，可能与单胺类物质的作用相关。

【专科临床应用】枳壳单药及其复合制剂常用于治疗糖尿病周围神经病变、糖尿病肾病、胰岛素抵抗、高脂血症、甲状腺功能亢进症、甲状腺功能减退症、代谢综合征等内分泌科常见疾病。

（1）糖尿病周围神经病变。糖尿病周围神经病变属阴虚血瘀者常配伍芍药、甘草等滋阴活血，柔筋缓急，如芍药甘草汤合四物汤加减；属痰瘀阻络者常配伍茯苓、半夏、黄芪、桂枝等化痰活血，宣痹通络，如指迷茯苓丸合黄芪桂枝五物汤加减。

（2）糖尿病肾病。衢枳壳提取物能够显著改善 2 型糖尿病肾脏氧化损伤，其机制可能与促进抗氧化基因表达，提高肾组织抗氧化能力有关。

（3）胰岛素抵抗。衢枳壳提取物可以通过抑制肝脏脂质累积缓解 2 型糖尿病小鼠胰岛素抵抗。

（4）高脂血症。枳壳中枳壳黄酮及柚皮苷可起到降血脂作用。柴胡、郁金、枳壳为高脂血症调肝理脾常用角药。实验研究表明，小陷胸汤加枳壳水提液对于高脂血症血清总胆固醇、低密度脂蛋白胆固醇有降低作用。

（5）甲状腺功能亢进症。倪青教授整理继承林兰教授治疗甲状腺功能亢进经验，常将甲状腺功能亢进分为初期、中期、后期、末期四期分期论治，初期多实，病位在肝，以气郁痰凝为主，常配伍柴胡、赤白芍、香附、青皮等疏肝解郁，化痰软坚散结。

（6）甲状腺功能减退症。枳壳-香附可理气疏肝、调畅情志，改善患者情志。

（7）慢性淋巴细胞性甲状腺炎。慢性淋巴细胞性甲状腺炎属肝气郁结者常配伍柴胡、白芍等疏肝行气，散结消肿，如柴胡疏肝散加减。

（8）代谢综合征。代谢综合征属痰浊中阻常配伍半夏、陈皮、竹茹等健脾祛痰、清气化湿，如温胆汤合连朴饮加减。

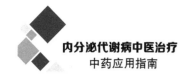

【用法用量】煎服，3～10 g。

【注意事项】孕妇慎用。

【文献论述】

《开宝本草》：主风痒麻痹，通利关节，劳气咳嗽，背膊闷倦，散留结、胸膈痰滞，逐水，消胀满大肠风，安胃，止风痛。

《雷公炮制药性解》：味辛苦酸，性微寒无毒，入肺、肝、胃、大肠四经。主下胸中至高之气，消心中痞塞之痰，泄腹中滞塞之气，推胃中隔宿之食，削腹内连年之积，疏皮毛胸膈之病，散风气痒麻，通大肠闭结，止霍乱，疗肠风，攻痔疾，消水肿，除风痛。去瓤核，麸炒用，用陈久者良。

《药性论》：治遍身风疹，肌中如麻豆恶痒，主肠风痔疾，心腹结气，两胁胀虚，关膈壅塞。

118. 枳实

枳实为芸香科植物酸橙 *Citrus aurantium* L. 及其栽培变种或甜橙 *Citrus sinensis* Osbeck 的干燥幼果。

【别名】只实，江枳实，川枳实，苏枳实，枸橘实，香圆枳实，陈枳实，酸橙枳实，绿衣枳实。

【性味】苦，辛，酸，微寒。

【归经】脾经，胃经。

【功效与主治】破气消积，化痰散痞。用于积滞内停，痞满胀痛，泻痢后重，大便不通，痰滞气阻，胸痹，结胸，脏器下垂。

【现代药理研究】

（1）保肝、降血糖。枳实提取物具有保护肝细胞作用，可能与其提高肝脏抗氧化酶活性，抑制脂质过氧化反应，恢复抗氧化防御功能相关。另外，高浓度枳实提取物能够使血糖水平显著降低，其降糖机制有待探究。

（2）降血脂。枳实中所含橙皮苷、柚皮苷等黄酮类成分可降低高脂血症患者血总胆固醇、甘油三酯、低密度脂蛋白胆固醇、ET-1 水平，增加高密度脂蛋白胆固醇、一

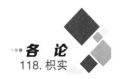

氧化氮水平,可降低血脂。

（3）其他作用。枳实具有升高血压和强心作用,其中对羟福林通过兴奋α受体增强心肌收缩力,增加心搏出量,提高动脉血压,辛弗林等生物碱类成分也能升高血压。枳实还具有调节胃肠功能、抗炎、抗氧化和抗血栓作用,能够增强胃肠蠕动,解痉,调节 Ca^{2+} 浓度,通过抑制 MAPK/NF－κB 通路控制炎症因子,清除自由基,并抑制血小板和红细胞聚集。

【专科临床应用】枳实单药及其复合制剂常用于治疗糖尿病、糖尿病心肌病、糖尿病胃轻瘫、甲状腺功能亢进症、甲状腺功能减退症、代谢综合征、肥胖症等内分泌科常见疾病。

（1）糖尿病。枳实中的芹菜素通过调控 PI3K/AKT 信号通路发挥抗氧化应激,保护胰岛 β 细胞功能,减弱胰岛素抵抗;柚皮素对胰岛 β 细胞功能具有保护作用,增强胰岛素敏感性;川陈皮素可以改善糖代谢,调节血糖平衡。枳实为 2 型糖尿病患者常用苦味药,归脾经。厚朴、枳实、生大黄组成的厚朴三物汤是仝小林教授临证辨治 2 型糖尿病的靶方之一。属心肾阳虚证胸闷憋气甚者加全栝楼、枳实以宽中理气。仝小林教授在治疗糖尿病早期（郁、热阶段）常配伍大黄通腑以泄胃热,如大柴胡汤加减。

（2）糖尿病心肌病。白虎人参汤合枳实薤白桂枝汤对心肌有保护作用,其机制可能与抑制 NLRP3 炎症小体过度激活,减少心肌细胞焦亡,降低炎症反应有关。糖尿病心病中冠心病属气滞血瘀者,常配伍柴胡、白芍、砂仁、郁金、丹参等疏肝理气,宣痹止痛,如四逆散合丹参饮加减;属痰浊瘀阻者,常配伍瓜蒌、薤白、半夏等化痰宽胸,宣痹止痛,如瓜蒌薤白半夏汤加味;属寒凝血瘀者,常配伍赤石脂、干姜、附子等温阳通痹,散寒止痛,如赤石脂汤加减。人参汤合枳实薤白桂枝汤治疗糖尿病无症状性心肌缺血。

（3）糖尿病胃轻瘫。枳实对胃肠平滑肌呈现出双重功能,既能兴奋胃肠,使蠕动增强,又有降低肠平滑肌张力和解痉作用,对糖尿病性胃轻瘫有积极疗效。临床研究表明,加味枳实消痞汤及枳实导滞丸对于糖尿病性胃轻瘫疗效卓著。

（4）甲状腺功能亢进症。倪青教授整理继承林兰教授治疗甲状腺功能亢进经验将甲状腺功能亢进分为四期论治,中期期虚实并见,阴虚与阳亢并重,枳实配伍白芍、玄参、生地、地骨皮、夜交藤、龙骨、夏枯草、浙贝等滋阴潜阳、化痰散结。

（5）甲状腺功能减退症。甲状腺功能减退症伴有胁肋胀痛、情绪抑郁或烦躁、胃纳减少、嗳气太息、舌质红、脉弦等肝郁气滞症状时,枳实常配伍柴胡、白芍、厚朴

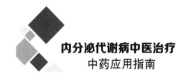

等疏肝理气解郁。

（6）代谢综合征。枳实可通过改善血脂代谢，纠正紊乱状态改善代谢综合征，其机制可能与降低胰岛素抵抗指数水平相关。代谢综合征属肝胃郁热者常配伍柴胡、黄芩、半夏、白芍等开郁清热，如大柴胡汤加减；属气滞湿阻者，常配伍柴胡、陈皮、赤芍、半夏、茯苓、厚朴等行气化湿，如四逆散合平胃散加减；属脾虚湿困者，常配伍白术、茯苓、半夏、陈皮、苍术等健脾利湿祛痰，如六君子汤加减。

（7）肥胖症。枳实可调节人体糖脂代谢，改善肥胖症。临床研究表明，加味枳实薤白桂枝汤可以调节肥胖症合并 2 型糖尿病该类型患者的糖脂代谢指标。肥胖症属胃热滞脾者，常配伍大黄、连翘、黄连、山楂、神曲等清胃泻火，佐以消导，如小承气汤合保和丸加减；属痰湿内盛者常配伍半夏、陈皮、茯苓、胆南星、苍术、佩兰等燥湿化痰，理气消痞，如导痰汤加减。仝小林教授指出"糖、脂、肥"同调理论，治疗肥胖型 2 型糖尿病合并脂代谢紊乱者常采用枳实配伍黄连、黄芩、大黄、白芍、柴胡开郁清热。

【用法用量】煎服，3 ～ 10 g。

【注意事项】孕妇慎用。

【文献论述】

《神农本草经》：主大风在皮肤中如麻豆苦痒，除寒热结；止痢；长肌肉；利五脏；益气轻身。

《本草纲目》：破结实，消胀满，心下急痞痛逆气，胁风痛，安胃气，止溏泻，明目。

《雷公炮制药性解》：味苦酸，性微寒无毒，入心脾二经。主消胸中之癖满，逐心下之停水，化日久之稠痰，削年深之坚积，除腹胀，消宿食，定喘咳，下气逆。麸炒用。

119. 柏子仁

柏子仁为柏科植物侧柏 *Platycladus orientalis*（L.）Franco 的干燥成熟种仁。

【别名】柏实，柏子，柏仁，侧柏子。

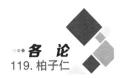

【性味】甘，平。

【归经】心经，肾经，大肠经。

【功效与主治】养心安神，润肠通便，止汗。用于阴血不足，虚烦失眠，心悸怔忡，肠燥便秘，阴虚盗汗。

【现代药理研究】

（1）降血糖。柏子仁中富含多种不饱和脂肪酸，如油酸、花生四烯酸、亚麻酸等，具有广泛的生物调节作用，其中谷甾醇被认为具有降低血糖作用，有益于改善失眠引发的代谢异常。柏子仁可通过影响胰岛素、内皮—氧化氮合成酶（nitric oxide synthase 3，NOS3）、脑源性神经营养因子（brain-derived neurotrophic factor，BDNF）、过氧化氢酶、前列腺素–内过氧化物合酶 1（prostaglandin-endoperoxide synthase 1，PTGS1）等靶点的作用，调控 PI3K-AKT、HIF-1、胰岛素等信号通路，影响辅酶结合、抗氧化活性等生物过程，以此对胰岛素、前列腺素等调节因子产生影响。

（2）其他作用。柏子仁具有镇静安神、抗抑郁、肠推动和神经保护等作用。其油和皂苷能显著延长小鼠睡眠时间，减少自主活动，并通过调节内分泌–免疫系统改善失眠。水提物表现出抗抑郁作用，可能与调节 HPA 轴有关，皂苷和单萜苷类化合物可能具有活性。柏子仁在 30% 含油量时显著增强小肠推进作用。其苷类成分能通过抑制海马氧化应激反应，提高抗氧化系统活性，改善认知功能，对神经具有保护作用。

【专科临床应用】柏子仁单药及复方制剂常用于治疗糖尿病、糖尿病合并睡眠障碍、糖尿病泌汗异常等糖尿病相关并发症、甲状腺功能亢进症、多囊卵巢综合征、卵巢早衰、盗汗等内分泌科常见疾病。

（1）糖尿病合并睡眠障碍。对柏子仁镇静催眠靶点进行 KEGG 分析可知其治疗失眠的作用通路主要为磷脂酰肌醇–3 激酶–蛋白激 B 信号通路、丝裂原活化蛋白激酶信号通路、缺氧诱导因子–1 信号通路、胰岛素分泌、前列腺癌、胰岛素抵抗、青年发病的成年型糖尿病；柏子仁可通过影响胰岛素、NOS3、BDNF、过氧化氢酶、PTGS1 等靶点的作用，调控 PI3K-AKT、HIF-1、胰岛素等信号通路，影响辅酶结合、抗氧化活性等生物过程，以此对胰岛素、前列腺素等调节因子产生影响。另外，柏子仁中富含多种不饱和脂肪酸，如油酸、花生四烯酸、亚麻酸等，具有广泛的生物调节作用，其中谷甾醇被认为具有降低血糖作用，有益于改善失眠引发的代谢异常。《证治准绳》中养心汤、《摄生秘剖》中天王补心丹等方剂常使用酸枣仁–柏子仁配伍以达到养心安神的功效。阴血亏虚型糖尿病合并失眠者，联合天王补心丹可改善失眠症状和降低血糖，

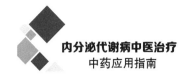

同时可减少黎明现象的发生率。

（2）糖尿病合并抑郁症。柏子仁水提物具有显著的抗抑郁作用，其机制可能与调节 HPA 轴的功能有关。有研究治疗心脾两虚型糖尿病合并抑郁症者，伴有失眠较重甚至彻夜不眠者，予归脾汤加合欢皮、柏子仁、五味子，治疗效果明显。

（3）糖尿病合并心律失常。糖尿病合并心律失常证属脾肾阴虚热毒证，常配伍葛根、玄参、生地黄、北沙参、南沙参、石斛、麦冬、天花粉、女贞子、酸枣仁、墨旱莲、桑寄生、赤芍、牡丹皮、山药、茯苓、党参、熟地黄、黄芩、黄柏、知母等。常用方剂天王补心丹等。

（4）甲状腺功能亢进症。柏子仁可改善甲状腺功能亢进情绪激动等症状，常配伍生龙骨、煅磁石、夏枯草、枸杞子、钩藤、太子参、麦冬、白芍、五味子、生地黄、熟地黄、酸枣仁等药治疗甲状腺功能亢进症；证属阴虚少血或气阴两虚者，常配伍柏子仁、酸枣仁养心安神，如天王补心丹。甲状腺危象证属阴虚火旺者，方选天王补心丹滋阴降火。甲状腺功能亢进症证属肝郁脾虚者，常配伍炙甘草、夏枯草、茯神、生地黄、茯苓等疏肝健脾、清热宁神。

（5）多囊卵巢综合征。针刺结合补肾化痰、活血调经中药加味柏子仁丸治疗多囊卵巢综合征疗效显著。

（6）卵巢早衰。柏子仁丸（柏子仁、熟地黄、牛膝、续断、泽兰叶、卷柏、晚蚕沙）可改善卵巢、子宫的血液循环，从而促进闭经患者冲任气血充盈，卵泡发育，以助提高其生殖功能，恢复正常的月经周期，方中柏子仁为主药，与熟地黄相伍，补心脾而生血，滋肝肾而养阴，共益经血之源。

（7）盗汗。柏子仁汤（柏子仁、党参、白术、制半夏、五味子、牡蛎、麻黄根、浮小麦、大枣）治疗患者盗汗伴有腰膝乏力、头晕、耳鸣、失眠多梦、口咽发干、五心烦热等症状，症状皆可改善。

【用法用量】煎服，3 ～ 10 g。

【文献论述】

《神农本草经》：主惊悸；安五脏，益气；除风湿痹。久服令人润泽美色；耳目聪明，不饥不老，轻身延年。生山谷。

《雷公炮制药性解》：味甘辛，性平无毒，入肺脾肾三经。主安五脏，定惊悸，补中气，除风湿，兴阳道，暖腰膝，去头风，辟百邪，润皮肤，明耳目。

《药品化义》：主治心神虚怯，惊悸怔忡，颜色憔悴，肌肤燥痒，皆养心血之功也。

120. 栀子

栀子为茜草科植物栀子 *Gardenia jasminoides* Ellis 的干燥成熟果实。

【别名】木丹，鲜支，卮子，支子，越桃，山栀子，枝子，小卮子，黄鸡子，黄荑子，黄栀子。

【性味】苦，寒。

【归经】心经，肺经，三焦经。

【功效与主治】泻火除烦，清热利湿，凉血解毒；外用消肿止痛。用于热病心烦，湿热黄疸，淋证涩痛，血热吐衄，目赤肿痛，火毒疮疡；外治扭挫伤痛。

【现代药理研究】

（1）降糖调节血脂。栀子果实提取物中的自由基清除剂，可鉴定出含有绿原酸（3-咖啡酰奎宁酸），绿原酸具有降糖调节血脂作用，可以缓解和预防糖尿病的影响。此外，还有助于预防糖尿病引起的并发症，如糖尿病肾病、糖尿病视网膜病变和糖尿病周围神经病变。

（2）其他作用。栀子具有多种药理作用。抗炎方面，其提取物通过调节炎症因子和信号通路，减轻鼻炎、胰腺炎和结肠炎等炎症反应。肾脏保护方面，京尼平能改善高血压和出血性休克引起的肾功能损伤。肝脏保护方面，栀子苷和藏红花素能缓解肝损伤和胆汁淤积，调节脂质代谢。心血管保护方面，栀子苷可改善败血症小鼠心脏功能，抑制血栓形成。胃肠道保护方面，京尼平和熊果酸对胃损伤具有保护作用，栀子能调节肠道菌群。其他方面，栀子具有中枢神经保护、抗抑郁、抗病毒和抗肿瘤作用，通过抗氧化、抗炎和调节信号通路发挥效用。

【专科临床应用】栀子单药及复方制剂常用于治疗糖尿病、糖尿病肾病、糖尿病合并非酒精性脂肪性肝病等糖尿病相关并发症、高脂血症等内分泌科常见疾病。

（1）糖尿病。有研究表明栀子豉汤治疗 2 型糖尿病主要涉及糖尿病并发症的 Age-RAGE、IL-17 等信号通路等。Age-RAGE 信号通路可引发一系列炎症反应，导致胰岛细胞受损和胰岛素抵抗。RAGE 可引起 PI3K/AKT、NF-κB 等细胞转导通路的激活，PI3K/AKT 作为胰岛素下游主要分子通路，具有调控葡萄糖和脂质分子代谢，促进

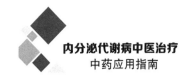

肌肉和肝脏中糖原合成，维持血糖稳态水平的作用。栀子为栀子豉汤中的君药，清内热，解消渴，通小便，解火郁，可引导心火下行；配伍淡豆豉滋阴降火，活血化瘀可治疗糖尿病证属阴虚燥热。栀子配伍肉桂可以有效降低链脲佐菌素诱导的糖尿病小鼠的空腹血糖，有效治疗 2 型糖尿病大鼠的糖脂代谢紊乱。

（2）糖尿病肾病。栀子的主要活性成分京尼平对高血压大引起的肾功能损伤有调节作用，在自发性高血压大鼠模型中，连续给予京尼平 8 周不仅降血压，还可有效改善肾功能，降低血清肌酐、尿素氮以及尿蛋白含量。可通过有效抑制肾脏线粒体中高表达的解偶联蛋白 - 2，改善糖尿病引起的肾脏损伤。常配伍黄芩药对治疗糖尿病肾病。

（3）糖尿病合并非酒精性脂肪性肝病。高剂量栀子油可降低小鼠血清中谷丙转氨酶和谷草转氨酶的水平，提高血清白蛋白、谷胱甘肽和超氧化物歧化酶活性，降低丙二醛水平，肝组织切片显示肝组织变性及坏死等病理症状明显改善。栀子油具有清除自由基、抑制脂质过氧化反应、防止细胞膜受损、减轻细胞肿胀坏死的效果，对药物所致肝损伤具有显著保护作用。栀子油对对乙酰氨基酚所致肝损伤具有一定的保护作用，其保护机制与提高抗氧化酶体系活力、抑制脂质过氧化、维持肝细胞膜正常形态有关。栀子清利三焦之火，配伍茵陈、大黄可治疗糖尿病合并非酒精性脂肪性肝病，如茵陈蒿汤，为清热利湿化瘀法的代表方。

（4）高脂血症。茵陈蒿汤可以抑制外源性胆固醇及甘油三酯的吸收，还能降低内源性的合成，从而改善机体脂质的代谢水平，加速胆固醇转运，防止脂质代谢紊乱对血管内皮细胞的伤害，预防动脉粥样硬化。茵陈蒿汤中的香豆素类化合物能扩张血管，降低肝组织中胆固醇含量，并可刺激血管内皮细胞释放一氧化氮，舒张血管平滑肌，修复内皮细胞，并可提高机体对胰岛素的敏感性，降低血糖。

（5）甲状腺功能亢进症。栀子有消肿、保肝利胆等药理活性，甲状腺功能亢进症属心肝火旺可用栀子清肝汤加减方联合甲巯咪唑治疗疗效显著，能够降低患者 FT_3、FT_4 水平，改善甲状腺功能，提高生活质量。

【用法用量】煎服，6 ～ 10 g。外用生品适量，研末调敷。

【文献论述】

《神农本草经》：栀子，味苦寒，主五内邪气；胃中热气，面赤；酒疱皶鼻、白癞、赤癞、疮疡。一名木丹，生川谷。

《本草纲目》：治吐血衄血，血痢下血血淋，损伤瘀血，及伤寒劳复，热厥头痛，疝气，烫火伤。

121. 枸杞子

枸杞子为茄科植物宁夏枸杞 *Lycium barbarum* L. 的干燥成熟果实。

【别名】苟起子，甜菜子，杞子，红青椒，构蹄子，狗奶子，枸杞果，地骨子，枸茄茄，红耳坠，血枸子，枸地芽子，枸杞豆，血杞子。

【性味】甘，平。

【归经】肝经，肾经。

【功效与主治】滋补肝肾，益精明目。用于虚劳精亏，腰膝酸痛，眩晕耳鸣，阳痿遗精，内热消渴，血虚萎黄，目昏不明。

【现代药理研究】

（1）降血糖。采用四氧嘧啶糖尿病模型发现枸杞子多糖具有降低血糖，增加胰岛素分泌，增强机体抗氧化能力和清除氧自由基的作用，且可降低自由基对胰岛 β 细胞的损伤，能显著增加糖尿病小鼠的肝糖原含量，对四氧嘧啶诱导的糖尿病具有良好的预防和治疗作用。

（2）降血脂。长期服用枸杞子能减少人体血清中胆固醇和甘油三酯的含量，可有效抑制体重过度增长，降低食物效价，降低肝脏中的脂质过氧化程度，使超氧化物歧化酶活性提高，维持人体抗氧化系统的平衡，进而使组织细胞免受自由基的伤害，降低血脂含量。枸杞多糖对胰岛细胞有保护作用，并在实验中降低高脂血症动物血清胆固醇和甘油三酯的含量，具有降血脂的功效。

（3）其他作用。枸杞子具有多种药理作用，包括增强免疫力、保肝和视网膜保护。枸杞子水煎液和多糖可增强中性粒细胞吞噬功能，增加 T 淋巴细胞和 B 淋巴细胞数量，促进脾淋巴细胞 DNA 和蛋白质合成，提高 IL-2 受体表达，并对抗环磷酰胺的抑制作用。枸杞子多糖还能通过清除自由基和增强抗氧化能力，改善乙醇诱导的酒精性肝损伤，降低炎性因子含量，保护肝脏。此外，枸杞多糖对视网膜节细胞具有保护作用，调节视网膜小胶质细胞免疫活性，增加 βB2-crystallin 蛋白表达，对抗缺血性损伤和光诱导损伤，减少 ROS 含量，提高抗氧化能力，从而保护视网膜健康。

【专科临床应用】枸杞子单药及复方制剂常用于治疗糖尿病、糖尿病视网膜病变、

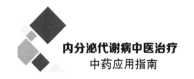

糖尿病性骨质疏松症、糖尿病肾病、糖尿病合并高血压、糖尿病牙周炎等糖尿病相关并发症、高脂血症内分泌科常见疾病。

（1）糖尿病。黄精-枸杞防治2型糖尿病的有效成分为槲皮素、β-谷甾醇、黄芩素、豆甾醇、黄豆素黄酮，关键作用靶点有AKT1、MAPK1、NCOA2、MAPK3及PTGS2等，参与胰岛β细胞凋亡和胰岛素分泌调控、脂肪代谢，具有良好的抗炎、调节机体免疫和血糖调控作用。

（2）糖尿病视网膜病变。有学者整理近年来文献报道治疗糖尿病视网膜病变的中药复方的用药规律发现，枸杞子位居用药频次较高的单药前五。研究结果表明枸杞子和黄芪主要通过Age-RAGE信号通路改善高血糖相关应激所致的氧化应激、炎症，进而改善视网膜的衰老及糖尿病视网膜病变；两者配伍治疗糖尿病视网膜病变具有明显的优势。有研究发现枸杞子组方六味地黄丸组治疗糖尿病视网膜患者，能缓解患者的眼底病变，可有效改善糖尿病视网膜病变患者的视力。

（3）糖尿病性骨质疏松症。枸杞子配伍菟丝子是临床治疗糖尿病性骨质疏松症的常用药对，具有补肾填精、调节肾阴阳平衡的功效。有研究筛选出菟丝子-枸杞子的活性成分共56种，其中β-谷甾醇，槲皮素、山柰酚、芝麻素等成分在抗骨质疏松中起重要的作用。实验证明槲皮素能显著改善骨小梁结构数量，增加骨密度，对废用性骨质疏松有明显预防作用；其机制与槲皮素可抑制ERK1/2、MAPK mRNA和蛋白的表达，从而抑制ERK1/2-MAPK信号通路的传导有关。槲皮素辅助双膦酸盐治疗老年性骨质疏松患者可以显著改善患者骨密度指标、疼痛症状、功能障碍情况及骨代谢指标的异常表达，提升患者生活质量。山柰酚具有抗癌、抗炎、抗骨质疏松、降糖、免疫调节和修复损伤组织等作用，能够激活雌激素受体的活性，促进成骨细胞增殖，提高成骨细胞分化和矿化能力。芝麻素有通过调节Wnt/β-catenin信号通路促进大鼠骨髓间充质干细胞向成骨细胞分化的趋势，对重塑大鼠骨结构有一定影响，对骨质疏松有治疗和预防作用。枸杞子常用组方六味地黄丸可用于治疗糖尿病骨质疏松症，有滋补肝肾，增加骨密度，缓解疼痛症状的作用。

（4）糖尿病肾病。研究表明六味地黄丸（枸杞子、熟地、泽泻、山药、山萸、茯苓）具有降血糖、抗炎、抗肾纤维化、改善肾功能的作用，可缓解糖尿病肾病患者的糖脂代谢异常，改善机体炎症应激状态，延缓肾脏纤维化进程，保护肾功能，增强机体免疫力，并能缓解多尿、疲乏、腰腿酸痛、口唇紫暗等临床症状，还能降低不良反应的发生率，被广泛应用于糖尿病肾病。

（5）糖尿病合并高血压。六味地黄丸被广泛应用于肝肾不足导致的糖尿病合并高血压病变。

（6）糖尿病牙周炎。六味地黄丸对于糖尿病牙周炎效果甚佳且无不良反应，能有效缓解临床症状，改善糖脂代谢异常，促进口腔健康的恢复。

（7）高脂血症。枸杞子水煎液有降低实验动物血中总胆固醇、甘油三酯、低密度脂蛋白胆固醇，升高 HDL-L 的作用以及降低肝内总胆固醇、甘油三酯的作用，并存在着明显的量效依从关系，即枸杞子水煎液剂量增大，对应实验动物血脂及肝脏的降脂作用就增强。其降血脂机制与影响外源性脂质代谢、加速肝内脂质转运、抑制肝内脂质合成而降低肝内脂质含量有关。临床研究显示，枸杞果果液对老年男性高脂血症伴有性激素代谢障碍患者有一定的治疗效果，对肾阴虚、肝阳上亢型患者，血中甘油三酯、胆固醇、低密度脂蛋白浓度明显下降，血中 T 值上升显著，E2 值、E2/T 比值降低。

【用法用量】煎服，6 ～ 12 g。

【文献论述】

《神农本草经》：主内邪气，热中消渴，固痹。久服坚筋骨，轻身不老，耐寒暑。

《本草纲目》：坚筋骨，耐老，除风，去虚劳，补精气。主心病嗌乾心痛，渴而引饮；肾病消中。

《雷公炮制药性解》：味苦甘、性微寒，无毒，入肝、肾二经。主五内邪热，烦躁消渴，周痹消渴，下胸胁气，除头痛，明眼目，补劳伤，坚筋骨，益精髓，壮心气，强阴益智，去皮肤骨节间风，散疮肿热毒，久服延年。恶乳酪，解曲毒。

122. 威灵仙

威灵仙为毛茛科植物威灵仙 *Clematis chinensis* Osbeck、棉团铁线莲 *Clematis hexapetala* Pall. 或东北铁线莲 *Clematis manshurica* Rupr. 的干燥根和根茎。

【别名】葳灵仙，葳苓仙，铁脚威灵仙，灵仙，黑脚威灵仙，九草阶，风车，鲜须苗，黑骨头，黑木通，铁杆威灵仙，铁搧帚，七寸风，铁脚灵仙，牛闲草，牛杆草，老虎须，辣椒藤，铁灵仙，灵仙藤，黑灵仙，黑须公，芝查藤根。

【性味】辛，咸，温。

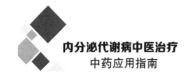

【归经】膀胱经。

【功效与主治】祛风湿，通经络。用于风湿痹痛，肢体麻木，筋脉拘挛，屈伸不利。

【现代药理研究】

（1）降血糖。威灵仙醇提物可以明显降低糖尿病大鼠空腹血糖水平，具有很好的降糖作用。威灵仙中的姜黄烯醇浓度为 10 μmol·L-1 时，对蛋白络氨酸磷酸酶 1B 活性的抑制率为 86.0%，可负调控胰岛素信号通路，起到很好的降糖作用。威灵仙水提物可以抑制胰岛 β 细胞早期凋亡，抑制凋亡相关蛋白 cleaved Caspase-3 表达，增强 PCB118 毒性环境下的 INS-1 细胞活性，从而使胰岛细胞数量保持平衡，维持血糖稳定。

（2）降低尿酸。威灵仙对肾小管间质有保护作用，可明显改变尿酸性肾病大鼠的肾脏损害，其作用可能与其降低血清尿酸、减少肾小管间质尿酸盐结晶沉积和炎性细胞浸润有关。

（3）其他作用。威灵仙具有抗炎镇痛、保护软骨、保肝、抗癌和抑菌等多种药理作用。其通过降低 TNF-α 和基质金属蛋白酶等浓度，发挥抗炎作用，并通过调节 T 淋巴细胞亚群和抑制炎性细胞因子分泌实现剂量相关的抗炎效果。威灵仙能够保护软骨细胞，维持软骨结构完整，减轻关节软骨退变，改善骨关节炎症状，提升软骨细胞活力，抑制凋亡。其多糖能改善非酒精性脂肪性肝炎，减轻肝细胞脂肪变性和坏死，降低肝纤维化程度。威灵仙乙醇提取物和多糖对人卵巢癌细胞和舌鳞癌细胞有抑制作用，呈现剂量和时间相关性。其提取液和皂苷对桃褐腐菌、大肠埃希菌等具有显著的抑菌效果，原白头翁素和白头翁素则具有强抗菌作用。

【专科临床应用】威灵仙单药及复方制剂常用于治疗糖尿病、糖尿病周围神经病变、糖尿病足等糖尿病相关并发症、痛风、高尿酸血症等内分泌科常见疾病。

（1）糖尿病周围神经病变。治疗痛性糖尿病周围神经病变常用药对威灵仙-穿山龙活血止痛，蠲痹通络。任应秋教授常用三消饮子（穿山龙、威灵仙、苍术、独活）治疗风寒湿痹证，任继学教授治疗痹证常用活络定痛汤（穿山龙、威灵仙、没药、土虫）。加味四藤一仙汤（鸡血藤、络石藤、青风藤、海风藤、威灵仙、桂枝、苏木、红花、怀牛膝）外洗法治疗糖尿病周围神经病变疗效确切。

（2）糖尿病合并高尿酸血症。常配伍萆薢、大黄、茯苓、牛膝、薏苡仁、泽泻、威灵仙、丹参、车前子淡渗利湿，通腑泄浊，滋补肝肾，益气健脾，解毒利湿。清热利湿泄浊化瘀法治疗糖尿病合并高尿酸血症（黄柏、苍术、虎杖、秦皮、蚕砂、薏苡仁、金钱草、土茯苓、萆薢、威灵仙、丹参、川牛膝），能改善临床症状和胰岛素抵

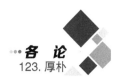

抗、降低血糖和血尿酸。高尿酸血症证属脾肾两虚者所用的高频药物有黄芪、淫羊藿、威灵仙、桑寄生、杜仲。

（3）糖尿病。四妙勇安汤合四藤一仙汤（钩藤、海风藤、黄柏、鸡血藤、金银花、忍冬藤、当归、黄芪、威灵仙、玄参、丹参、牛膝、川芎各、桂枝、甘草）可有效改善糖尿病足患者临床症状，促进足部血流循环，提高神经传导速度，抑制炎症反应，控制病情进展。

（4）高尿酸血症及痛风。痛风证属湿热蕴结者常用药物有黄柏、苍术、薏苡仁、牛膝、土茯苓、萆薢、威灵仙、山慈菇、虎杖、车前子。临床研究健脾利湿泻浊汤（土茯苓、薏苡仁、萆薢各、泽兰、赤芍、地龙、虎杖、泽泻、威灵仙、桃仁、僵蚕）联合秋水仙碱治疗痛风性关节炎证属脾虚湿盛者，治疗后 C 反应蛋白、血沉、血尿酸、症状评分均较治疗前改善。

【用法用量】煎服，6 ～ 10 g。

【文献论述】

《本草纲目》：主治诸风，宣通五脏，去腹中冷滞，心膈痰水，久积癥瘕，疝癖气块，膀胱宿脓恶水，腰膝冷疼，疗折伤。

《雷公炮制药性解》：味苦，性温无毒，入十二经。主诸风，宣通五脏，去腹内冷滞，心胸痰水，久积癥瘕，膀胱恶水，腰膝冷疼，两足肿满，又疗折伤。

《本草备要》：威灵仙，气温属木，其性善走，能宣疏五脏，通行十二经络。

123. 厚朴

厚朴为木兰科植物厚朴 *Magnolia of ficinalis* Rehd. et Wils. 或凹叶厚朴 *Magnolia of ficinalis* Rehd. et Wils. var. *biloba* Rehd. et Wils. 的干燥干皮、根皮及枝皮。

【别名】厚皮，重皮，赤朴，烈朴。

【性味】苦，辛，温。

【归经】脾经，胃经，肺经，大肠经。

【功效与主治】燥湿消痰，下气除满。用于湿滞伤中，脘痞吐泻，食积气滞，腹胀便秘，痰饮喘咳。

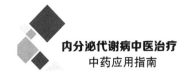

【现代药理研究】

（1）降血糖、调血脂。厚朴酚可以改善 2 型糖尿病模型大鼠对葡萄糖的不耐受，降低 2 型糖尿病大鼠血糖，且对胰腺胰岛素分泌功能有改善作用，还可能对 2 型糖尿病 β 细胞具有保护作用，同时厚朴酚改善了 2 型糖尿病大鼠胰岛素抵抗，因此厚朴酚可能通过改善胰岛素抵抗和保护胰岛 β 细胞而控制血糖，延缓 2 型糖尿病的发展。厚朴酚还能降低高脂饮食性肥胖大鼠的体重，进而通过其降低 FFA、抗氧化等作用减轻胰岛素抵抗，改善糖脂代谢紊乱。

（2）其他作用。厚朴具有抗氧化、保肝、抗菌抗炎、抗肿瘤、抗病毒和对胃肠道的多种药理作用。厚朴酚和和厚朴酚通过清除自由基和增强抗氧化酶活性，抑制炎性介质，实现抗氧化效果。和厚朴酚降低肝脏中炎性因子表达，改善脂肪肝和血脂代谢，保护肝脏并缓解肝损伤。厚朴提取物通过阻止多种信号通路，广泛抗真菌和抑制炎性因子。厚朴酚和和厚朴酚通过阻止细胞周期、诱导细胞死亡，显著抑制多种癌细胞增殖，并增强细胞对放射的敏感性。和厚朴酚通过 NF-κB 途径增强宿主对病毒感染的免疫反应，厚朴酚也抑制多种疱疹病毒。厚朴酚及和厚朴酚作为钙离子通道阻滞剂，抑制胃肠道平滑肌收缩，调节胃肠运动，并通过抗氧化和抗炎保护肠黏膜，改善胃肠道运动障碍和腹泻。

【专科临床应用】厚朴单药及复方制剂常用于治疗糖尿病、糖尿病胃轻瘫、糖尿病合并反流性食管炎、糖尿病心肌病等糖尿病相关并发症，以及代谢综合征等内分泌科常见疾病，还有甲状腺结节、桥本甲状腺炎等甲状腺疾病。

（1）糖尿病。厚朴酚及和厚朴酚都可通过保护胰腺 β-细胞，促进胰岛素分泌，提高血中胰岛素水平及细胞对葡萄糖的摄取和利用，从而降低胰岛素抵抗和血糖水平。它们还能通过抑制脂质合成和促进脂质分解，产生降高血脂作用。还可通过抗氧化、抗炎及细胞保护作用，保护心血管系统、肾脏、肝脏、胰腺等组织器官对抗高血糖、高脂血症诱导并发症发生和发展。仝小林教授治疗糖尿病证属胃肠实热者用厚朴三物汤（厚朴、枳实、生大黄）行气除满，去积通便，疗效佳。

（2）糖尿病胃轻瘫。厚朴排气合剂（木香、枳实、大黄、姜厚朴）可降低血糖的同时促进消化，缩短胃肠功能恢复时间，改善微循环，促进胃肠蠕动。君子消痞汤（厚朴、茯苓、党参、白术、枳实、半夏、人参、黄芩、黄连、干姜、大枣）能改善糖尿病胃轻瘫患者的临床症状，加速胃排空，降低胃动素、胃泌素，患者的 FPG、Hcy 及 SF 水平明显下降，抑制血糖浓度，改善机体的内分泌功能。厚朴排气汤（厚朴、大黄、枳实、木香）有效缓解 2 型糖尿病胃轻瘫患者的临床症状，改善胃动力，调节胃肠激素水平。半夏厚朴汤加味联合耳穴压豆治疗气滞痰阻型糖尿病性胃轻瘫能够显著提高胃排空率，显著降低胃泌素分泌同时提高胃动力素浓度水平，改善临床不适症状，临床疗效显著。

（3）糖尿病合并反流性食管炎。加味半夏厚朴汤（半夏、茯苓、厚朴、乌贼骨、生姜、苏叶、白芍、甘草）治疗效果确切，安全性高，增强血糖控制效果。

（4）糖尿病心肌病。和厚朴酚可剂量依赖性地抑制高糖诱导的心肌纤维化；在 GSK-3β 诱导纤维化中，和厚朴酚可通过下调 GSK-3β 和 β-catenin 抑制心肌纤维化。同时和厚朴酚能改善小鼠 1 型糖尿病模型引起的心脏舒张功能不全，改善模型小鼠心肌结构损伤并且减少胶原沉积。

（5）代谢综合征。痰湿型代谢病患者加用白术厚朴汤（白术、炙甘草、葛根、厚朴）加减，可更有效地调节血压、血糖、血脂，降低体重，提高疗效，减少西药用量。清热化湿方（黄连、厚朴、绞股蓝、薏苡仁）联合二甲双胍治疗湿热型代谢综合征不仅能够改善患者的中医证候和胰岛素抵抗，还能降低患者的空腹血糖及空腹胰岛素水平，提高患者高密度脂蛋白浓度，降低 FFA 指标。

（6）甲状腺结节。倪青教授治疗甲状腺结节以疏肝理气、化痰散结为基础，常用药对包括厚朴与苍术、厚朴与半夏、厚朴与茯苓，高频药物为半夏、厚朴、紫苏叶、大枣等。刘照峰教授治疗良性甲状腺结节方用半夏厚朴汤加减（厚朴、清半夏、茯苓、生姜、紫苏叶、紫苏子、紫苏梗、炙麻黄、僵蚕）行气散结、降逆化痰，临床疗效佳。甲状腺结节气滞痰阻证予半夏厚朴汤加减，常用药对包括苍术与厚朴、茯苓与厚朴等。

（7）桥本甲状腺炎。气郁痰阻型桥本甲状腺炎方用加味半夏厚朴汤（法半夏、茯苓、夏枯草、熟地黄、制香附、郁金、海浮石、厚朴、陈皮、紫苏叶、苍术、猫爪草、浙贝母、生姜、炙甘草）能够改善患者的症状，降低 TGAb、TPOAb 水平，疗效较好。

【用法用量】煎服，3～10 g。

【文献论述】

《神农本草经》：主中风伤寒，头痛，寒热惊悸，气血痹，死肌，去三虫。

《雷公炮制药性解》：厚朴，味苦辛，性温无毒，入脾胃二经。去实满而治腹胀，除湿结而和胃气，止呕清痰，温中消食。干姜为使，恶泽泻、寒水石、硝石，忌食豆。

《药性论》：主疗积年冷气，腹内雷鸣，虚吼，宿食不消，除痰饮，去结水，破宿血，消化水谷，止痛。大温胃气，呕吐酸水。主心腹满，病人虚而尿白。

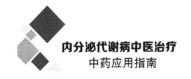

124. 砂仁

砂仁为姜科植物阳春砂 *Amomum villosum* Lour.、绿壳砂 *Amomum villosum* Lour. var. *xanthioides* T. L . Wuet Senjen 或海南砂 *Amomum longiligulare* T. L. Wu 的干燥成熟果实。

【别名】缩砂仁，缩砂蜜，缩砂蔤。

【性味】辛，温。

【归经】脾经，胃经，肾经。

【功效与主治】化湿开胃，温脾止泻，理气安胎。用于湿浊中阻，脘痞不饥，脾胃虚寒，呕吐泄泻，妊娠恶阻，胎动不安。

【现代药理研究】

（1）降血糖。砂仁具有一定的降血糖、抗肥胖的作用。临床试验表明，将砂仁提取物注入大鼠体内，可降低大鼠的血糖且不会影响到大鼠的胰岛 β 细胞，还能起到一定的保护作用，在一定程度上改善胰岛 β 细胞的超微结构。

（2）其他作用。砂仁具有胃肠道保护、镇痛抗炎、抑菌和调节菌群、抗氧化和保肝等多种药理作用。砂仁挥发油通过抑制胃酸和胃蛋白酶的分泌，保护胃黏膜，并有效改善肝源性溃疡。其提取物显著镇痛抗炎，特别是龙脑和芳樟醇含量高的阳春砂，能减轻炎性肠病的肠道炎症。砂仁挥发油对多种细菌和真菌有抑制作用，包括金黄色葡萄球菌和幽门螺杆菌。海南砂仁挥发油具有抗氧化作用，主要活性成分是二芳基庚烷类和黄酮类。砂仁挥发油还能抑制脂质合成，调节肠道菌群，改善慢性低度炎症，并通过抑制 TLR4/NF-κB 信号通路保护肝脏，显著降低转氨酶和丙二醛含量，增强总抗氧化能力。

【专科临床应用】砂仁单药及复方制剂常用于治疗糖尿病、糖尿病胃肠道并发症、糖尿病肾病、糖尿病性黄斑水肿、糖尿病合并高脂血症等糖尿病相关并发症等内分泌科常见疾病。

（1）糖尿病。吕教授常应用砂仁、鸡内金药对于糖尿病或伴有胃轻瘫等胃肠病变患者，以砂仁化湿行气，芳香醒脾，促进脾运，宣通上下；以鸡内金消积，引湿热下行。砂仁为许建秦教授治疗湿热内蕴型糖尿病常用的高频中药前五，取其辛散温通，

化湿醒脾之效。

（2）糖尿病胃肠道并发症。砂仁能够改善功能性消化不良的胃排空问题，还能够改善受损的胰岛 β 细胞，起到降血糖的作用。香砂六君子汤治疗脾胃虚弱型糖尿病胃轻瘫，可健脾益气、除湿化痰，减轻患者恶心呕吐、厌食、腹胀等症状，还具有促进胃动力、保护胃黏膜等胃肠道作用。有研究表明，参苓白术散（人参、茯苓、炒白术、山药、甘草、白扁豆、莲子、薏苡仁、砂仁、桔梗）治疗脾虚夹湿证之糖尿病胃肠道并发症（糖尿病腹泻、糖尿病便秘和糖尿病胃轻瘫），在有效用量范围内，其疗效优于西药或者相当，不良反应少，安全性较高。

（3）糖尿病肾病。参苓白术散通过有效活性成分中的槲皮素、川陈皮素、木犀草素等，介导氧化应激、炎症反应等不同信号通路的活性，影响 TNF、TP53、STAT3 等核心靶点的功能，从而起到对糖尿病肾病多途径、多靶点的调节作用。临床研究在对照组常规治疗的基础上联合参苓白术散治疗糖尿病肾病水肿，发现参苓白术散加减可以缓解临床症状，改善肾功能，同时提高患者的生活质量。

（4）糖尿病性黄斑水肿。大量临床研究表明，参苓白术散对血-视网膜屏障有一定保护作用，且能通过下调炎症因子的表达，抑制炎症反应，对高血压、糖尿病、高血脂等黄斑水肿的危险因素也有疗效。参苓白术散加减方（党参、白术、茯苓、白扁豆、薏苡仁、山药、莲子肉、砂仁、麦冬、枸杞子）联合玻璃体腔注射康柏西普治疗糖尿病性黄斑水肿脾虚湿盛型，可有效改善患者视力，降低黄斑水肿程度，较单纯玻璃体腔注射康柏西普疗效更佳。

（5）糖尿病合并高脂血症。常规治疗基础上联合参苓白术散加减（薏苡仁、莲子肉、甘草、白扁豆、茯苓、陈皮、党参、白术、山药、丹参、山楂、泽泻、三七粉），可改善空腹血糖、餐后 2 小时血糖、糖化血红蛋白。

【用法用量】煎服，3～6 g，后下。

【文献论述】

《雷公炮制药性解》：味辛，性温无毒，入脾胃肺大小肠膀胱肾七经。主虚寒泻痢，宿食不消，腹痛心疼，咳嗽胀满、奔豚、霍乱转筋，祛冷逐痰，安胎止吐，下气化酒食。炒去衣研用。

《本草汇言》：通畅三焦，温行六府，暖肺醒脾，养胃益肾。

《药性论》：缩砂蜜出波斯国，味苦、辛。主冷气腹痛，止休息气痢，劳损，消化水谷，温暖脾胃。

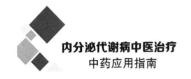

125. 钩藤

钩藤为茜草科植物钩藤 *Uncaria rhynchophylla*（Miq.）Miq. ex Havil.、大叶钩藤 *Uncaria macrophylla* Wall.、毛钩藤 *Uncaria hirsuta* Havil.、华钩藤 *Uncaria sinensis*（Oliv.）Havil. 或无柄果钩藤 *Uncaria sessilifructus* Roxb. 的干燥带钩茎枝。

【别名】钓藤，吊藤，钩藤钩子，钓钩藤，莺爪风，嫩钩钩，金钩藤，挂钩藤，钩丁，倒挂金钩，钩耳。

【性味】甘，凉。

【归经】肝经，心包经。

【功效与主治】熄风定惊，清热平肝。用于肝风内动，惊痫抽搐，高热惊厥，感冒夹惊，小儿惊啼，妊娠子痫，头痛眩晕。

【现代药理研究】

钩藤具有多种药理作用，包括降压、抗心律失常、镇静、抗惊厥、抗癫痫、抗血小板聚集和抗血栓、抗肿瘤、消炎镇痛等。其生物碱成分如钩藤碱和异钩藤碱，能扩张血管、增强心肌收缩力，并通过阻滞钙离子发挥抗心律失常作用，同时具有镇静、抗癫痫和抗惊厥作用，能显著抑制神经突触传递。钩藤碱还能抑制血小板聚集，降低血栓形成的风险。此外，钩藤中的三萜酯类和钩藤酸类对多种癌细胞具有抑制作用，能逆转多药耐药性。钩藤醇提取液具有抗炎和镇痛作用，能抑制 NF-κB 转录因子活性，减轻炎症反应。钩藤还显示出增强免疫力、抗疟疾、抗菌、抗氧化等多种药理作用。

【专科临床应用】钩藤单药及复方制剂常用于治疗糖尿病合并高血压、糖尿病合并失眠、糖尿病皮肤瘙痒症、糖尿病周围神经病变、糖尿病痴呆、糖尿病伴缺血性卒中等糖尿病相关并发症，甲状腺功能亢进症等甲状腺疾病，以及高血压、高脂血症等内分泌科常见疾病。

（1）糖尿病合并高血压。钩藤中的生物碱为其降压作用的主要成分。钩藤总碱、钩藤碱、异钩藤碱均有较明显的降压作用。牛膝-钩藤作为常用配伍药对，广泛应用于糖尿病合并高血压的治疗，二者均归肝经，在平肝、清肝的同时，又起到了补益肝肾、活血逐瘀的作用。有研究应用关联规则分析得出中药复方治疗糖尿病合并高血压的药对生地-钩藤，二者相配可清热生津、平肝熄风，是知柏地黄汤合天麻钩藤饮的主要组成成分，研究表明此方辅助治疗糖尿病合并高血压总有效率为94%。此外，还得到核心复方"地黄-钩藤-牛膝-黄芪-丹参"，其主要活性成分有IL-6、TNF、AKT1、IL-1B、VEGFA等诸多作用靶点，说明此中药复方对于治疗糖尿病合并高血压具有明显的多靶点、多途径的特点。肝肾阴虚型糖尿病合并高血压选方天麻钩藤饮加减，疗效确切，可显著控制血糖、血压水平，抑制血清炎症因子表达。

（2）糖尿病合并失眠。安眠方（天麻、钩藤、黄精、五味子、酸枣仁、夜交藤）治疗消渴病合并肝肾阴虚、肝阳上亢型不寐，临床上收到良好疗效。天麻、钩藤为君，可平肝潜阳、清热熄风；黄精、五味子为臣，益气养阴，宁心安神；酸枣仁、夜交藤共为佐使之药，集平肝潜阳镇静之功，合滋阴清热安神之力。

（3）糖尿病皮肤瘙痒症。肝风内动型糖尿病皮肤瘙痒症，以平肝熄风法立方的天麻钩藤汤治疗，疗效确切。

（4）糖尿病周围神经病变。钩藤能抗炎、抗氧化、清除自由基或抑制自由基的产生。天麻钩藤饮可调节谷氨酸、赖氨酸及γ-氨基丁酸等神经递质在中枢神经系统的分布，从而起到调节情绪、控制血糖的作用；其还可以抗血小板聚集、清除自由基、增加各脏器供血，明显延缓高血压病对心、脑、肾等各大型靶器官的损害，减少相关并发症。天麻钩藤饮加减治疗糖尿病周围神经病变，滋补肝肾、活血化瘀、解郁安神、可以明显改善临床症状、体征，同时降低中医证候积分。

（5）糖尿病痴呆。钩藤饮（钩藤、桑叶、菊花、生地、白芍、生甘草、川贝、茯神）凉肝熄风、增液舒津，临床防治血管性痴呆肝热生风证疗效满意。钩藤饮单体防治糖尿病性血管性痴呆的机制，可能与拮抗醛糖还原酶表达有关。

（6）糖尿病伴缺血性卒中。临床治疗肝阳上亢、风火上扰型糖尿病伴缺血性卒中，方用天麻钩藤饮或镇肝熄风汤平肝熄风、清热活血、补益肝肾；对痰热内闭清窍型糖尿病伴缺血性卒中（阳痫），方用羚角钩藤汤配合灌服，或鼻饲安宫牛黄丸清热化痰、醒神开窍。

（7）高血压并发胰岛素抵抗。钩藤方加减（钩藤、黄连、栀子、泽泻、丹皮、女贞子、稀莶草、野葛根、川芎、生地、麦冬、黄芩、甘草）治疗高血压并发胰岛素抵抗。

（8）高脂血症。天麻钩藤饮（天麻、钩藤、石决明、杜仲、黄芩、川牛膝、桑寄生、夜交藤、茯苓、益母草）治疗高脂血症，临床收效明显，可显著降低血清总胆固醇和甘油三酯水平。

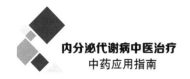

（9）甲状腺功能亢进症。天麻钩藤饮能调节下丘脑蛋白质的表达，该方可能是通过对甲状腺功能亢进肝阳上亢证大鼠下丘脑蛋白质的影响而起到改善症状的作用。在甲状腺功能亢进常规治疗基础上予天麻钩藤饮加减治疗，可以改善眼球突出度及视力检测等指标，具有较好的临床疗效。消瘿汤（黄药子、生牡蛎、炙甘草、茯苓、麦冬、白芍、钩藤）治疗甲状腺功能亢进症具有较好临床疗效。

【用法用量】煎服，3 ～ 12 g，后下。

【文献论述】

《本草纲目》：小儿寒热，十二惊痫（《别录》）。小儿惊啼，瘛疭热拥，客忤胎风（甄权）。大人头旋目眩，平肝风，除心热，小儿内钓腹痛，发斑疹（时珍）。

《雷公炮制药性解》：味甘苦，性微寒无毒，入十二经。主小儿寒热，诸种惊痫，胎风客忤，热壅夜啼。舒筋活血，色黄而嫩、钩多者佳。

126. 香附

香附为莎草科植物莎草 *Cyperus rotundus* L. 的干燥根茎。

【别名】雀头香，莎草根，香附子，雷公头，蓑草，香附米，猪通草茹，三棱草根，东香附，毛香附，苦羌头。

【性味】辛，微苦，微甘，平。

【归经】肝经，脾经，三焦经。

【功效与主治】疏肝解郁，理气宽中，调经止痛。用于肝郁气滞，胸胁胀痛，疝气疼痛，乳房胀痛，脾胃气滞，脘腹痞闷，胀满疼痛，月经不调，经闭痛经。

【现代药理研究】

（1）降血糖作用。通过对香附乙醇提取物的研究发现，其对抗糖尿病具有明显的生物活性。具体表现在动物实验中使用香附总黄酮提取物，不同剂量下的大鼠血清及肝肾匀浆中抗氧化酶活性均有显著提升，可有效降低血糖水平，改善血脂及氧化应激状况。

（2）降低血脂。香附总黄酮在动物模型上显示出能显著降低血脂的效果，进一步研究还表明，香附子等提取物能有效改善肥胖并降低血脂，有助于预防心血管疾病。

（3）其他作用。香附具有抗抑郁、抗炎、抗氧化和抗肿瘤等多种药理作用。通过多成分、多靶点的网络研究，香附表现出显著的抗抑郁作用，实验显示其醇提物能提高大脑中5-羟色胺和多巴胺的含量。香附乙醇提取物通过调节诱生型一氧化氮合酶蛋白质和mRNA的表达，减少一氧化氮生成，显示出显著的抗炎效果，并对念珠菌和链球菌有良好的抑制作用。香附中的生物碱和黄酮成分具有强大的抗氧化能力，能有效清除自由基。香附超临界CO_2提取物对人肝癌细胞有抑制作用，诱导细胞凋亡，抑制细胞能量代谢，显著抑制胃癌细胞增殖，表现出剂量依赖性的抗肿瘤效果。

【专科临床应用】香附单药及其对药、复方制剂常用于治疗糖尿病、糖尿病性周围神经病变、糖尿病胃轻瘫、甲状腺功能亢进症、桥本甲状腺炎、多囊卵巢综合征等内分泌科常见疾病。

（1）糖尿病。香附总黄酮提取物可降低糖尿病大鼠血清和肝肾匀浆中的氧化氢酶、超氧化物歧化酶、谷胱甘肽过氧化物酶的含量，有效降低血糖，调节血脂及氧化应激紊乱，通过多种途径发挥治疗糖尿病的作用。

（2）糖尿病性周围神经病变。香附及其有效成分显示出明显的降糖作用，通过降低血糖，可进一步改善糖尿病性周围神经病变。此外，香附、地黄、柴胡、酸枣仁、知母是以香附为主的治疗糖尿病的组方，为临床所常用。

（3）糖尿病胃轻瘫。香附可单独用于糖尿病胃轻瘫的治疗，一方面，其可通过降糖作用，改善糖毒性，进而改善糖尿病胃轻瘫，同时其具调畅气机之功效，可进一步调节脾胃气机，改善病情。通过与其他药物配伍应用，疗效更佳，香附、枳壳、甘草、麦芽为治疗本病的重要药物组合。

（4）甲状腺功能亢进症。香附为多个临床专家治疗本病使用频率最高的药物之一，常用剂量为12 g、15 g、20 g，对于肝气郁结证、肝郁脾虚证、肝火旺盛证、肝肾阴虚证均可应用，并且使用频率均为最高。柴胡与香附在出现"烦躁易怒"症状时，其使用的频数和频率明显超过它们在无"烦躁易怒"症状时的频数和频率，为常用药对。陈皮-香附亦为治疗本病的基础药对。

（5）桥本甲状腺炎。多种研究均表明，香附作为重要的理气药，为治疗本病的核心药物之一。其常与其他药物配伍治疗本病，香附、白术、陈皮、党参、清半夏为重要的药物组合，表明香附可治疗桥本甲状腺炎。高通量测序探讨益气化痰活血方干预自身免疫性甲状腺炎的免疫学机制及用药规律分析表明，以逍遥散为基础，含有香附的化裁组方是治疗本病的核心处方之一。

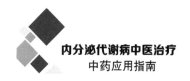

（6）多囊卵巢综合征。补肾舒肝法是治疗多囊卵巢综合征的重要治法，香附属本治法的核心中药之一，包括香附在内的中药主要从改善胰岛素抵抗、抗炎、抗氧化等方面协同发挥抗多囊卵巢综合征的药理作用。川楝子-制香附为治疗本病的核心药对。由香附等药组成的叶氏苍附导痰丸治疗多囊卵巢综合征疗效确切，其作用机制可能为抑制氧化应激反应、降低炎症因子水平，从而缓解胰岛素抵抗，进而促进排卵及改善临床症状。

【用法用量】煎服，6～10 g。

【文献论述】

《本草纲目》：香附之气平而不寒，香而能窜，其味多辛能散，微苦能降，微甘能和。生则上行胸膈，外达皮肤，熟则下走肝肾，外彻腰足……乃气病之总司，女科之主帅也。

《本草求真》：香附，专属开郁散气，与木香行气，貌同实异，木香气味苦劣，故通气甚捷，此则苦而不甚，故解郁居多，且性和于木香，故可加减出入，以为行气通剂，否则宜此而不宜彼耳。

127. 独活

独活为伞形科植物重齿毛当归 *Angelica pubescens* Maxim.f. *biserrata* Shan et Yuan 的干燥根。

【别名】长生草，独摇草，独滑，香独活，绩独活，山大活，玉活。

【性味】辛，苦，微温。

【归经】肾经，膀胱经。

【功效与主治】祛风除湿，通痹止痛。用于风寒湿痹，腰膝疼痛，少阴伏风头痛，风寒挟湿头痛。

【现代药理研究】

独活具有抗氧化、抗炎、镇痛、抑制血管网形成和抗老年痴呆等多种药理作用。独活提取物具丰富的多酚类成分，通过 DPPH 法测试显示出显著的抗氧化活性，在帕金森病模型大鼠中降低丙二醛和谷氨酸含量，提升超氧化物歧化酶活性。独活挥发油展现出显著的抗炎活性，能够抑制脂肪酰基乙醇胺水解酶的活性，调节脂多糖诱导的炎症反应，减少 TNF-α 和一氧化氮的释放，同时具有明显的镇痛效果，类似于非甾体抗炎药。独活水提物在亚细胞毒浓度下，能抑制人微血管内皮细胞增殖，显示其抑制血管新生的潜力。在抗老年痴呆方面，独活通过调节 p38MAPK、Bcl-2 和 Bax 的表达，减少神经细胞凋亡，提升线粒体功能，修复膜磷脂结构，增加 IL-2 含量，减轻自由基和炎症损伤，有效提高老年痴呆模型小鼠的学习记忆能力，延缓脑部老化。

【专科临床应用】独活单药及其复方制剂常用于治疗糖尿病性周围神经病变、原发性骨质疏松症、高尿酸血症及痛风等内分泌科常见疾病。

（1）糖尿病周围神经病变。适用于糖尿病周围神经病变，证属阳气郁滞之灼热型。临床以下肢灼热麻木疼痛，扪之发凉，烘热汗出为特点。临床治疗灼热型糖尿病周围神经病变常用李东垣升阳散火汤加减化裁，独活是辛温上行之物，发少阴之火，配伍升麻、葛根、柴胡、防风等气味轻薄之品，上行升散，助阳气之升浮，使郁火得以宣散，其中独活用量 15 ～ 45 g。此外，独活寄生汤亦为治疗本病的常用方剂，临床实验表明其疗效显著。

（2）原发性骨质疏松症。本药单独使用，可用于改善骨质疏松症。其常与其他药物组合，协同配伍，发挥更好的疗效，常以独活寄生汤加减治疗。临床实验研究结果表明，独活寄生汤可改善患者骨代谢水平，用于骨质疏松症的治疗。

（3）高尿酸血症及痛风。独活具有较好的降低血清尿酸水平的作用。对不同证型痛风的中医证候疗效评价、尿酸达标率和安全性进行统计学分析，总结痛风不同证型下中医治疗的证治规律，研究结果表明，独活、山茱萸、葛根、土茯苓、防风、杜仲、威灵仙、赤芍、地龙、秦艽、川牛膝、薏苡仁、绵萆薢为新核心药方。同时，其亦常与其他药物配伍应用，以独活寄生汤加减化裁治疗，临床疗效较佳。

【用法用量】煎服，3 ～ 10 g。外用适量。

【注意事项】独活性较温，阴虚血燥者慎用，盛夏时要慎用。

【文献论述】

《名医别录》：治诸贼风，百节痛风无久新者。

《本草正义》：独活气味雄烈，芳香四溢，故能宣通百脉、调和经络、通筋骨而利机关，凡风寒湿邪之痹于肌肉、着于关节者，非利用此气雄味烈之品，不能直达于经脉骨节之间，故为风痹痿软诸大证必不可少之药。惟古时羌活、独活未尝分别，故古书以独活通治内外上下诸证，凡头面肢体，无一不在独活范围之内。

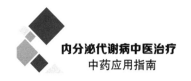

128. 首乌藤

首乌藤为蓼科植物何首乌 *Polygonum multiflorum* Thunb. 的干燥藤茎。

【别名】夜交藤，棋藤，交茎，交藤，药乌藤。

【性味】甘，平。

【归经】心经，肝经。

【功效与主治】养血安神，祛风通络。用于失眠多梦，血虚身痛，风湿痹痛，皮肤瘙痒。

【现代药理研究】

（1）降低血糖。首乌藤具有较为明显的降糖作用，特别是其对 α-淀粉酶与 α-葡萄糖苷酶的抑制作用，使其成为制作低血糖食品及控制血糖中药的优选活性成分。首乌藤对于 α-葡萄糖苷酶具有明显抑制效果，进一步证实了其调控血糖的潜力。

（2）免疫调节。首乌藤能显著提升免疫抑制状态下小鼠腹腔巨噬细胞的吞噬能力，包括吞噬百分比与吞噬指数，同时还促进了溶血素与溶血空斑的形成，显示出其对免疫系统有良好的调节作用。

（3）降血脂作用。首乌藤提取物强力抑制脂肪酸合酶（fatty acid synthase，FAS），研究发现，首乌藤中含有的多种 FAS 抑制剂，可有效减轻实验动物的摄食量和体重，从而发挥降血脂的作用。

【专科临床应用】首乌藤单药及其对药常用于治疗糖尿病合并失眠、甲状腺功能亢进症等常见内分泌代谢病。

（1）糖尿病合并失眠。首乌藤单药常被作为治疗失眠的加减化裁药物。如糖尿病患者合并失眠，常在辨证论治的基础上，加用首乌藤治疗，剂量从 9～15 g 不等。同时，其常与酸枣仁配伍应用，疗效更佳，故首乌藤-酸枣仁为治疗本病的常用药对，临床多项研究的结果均表明了这一点。

（2）甲状腺功能亢进症。首乌藤常用于甲状腺功能亢进症的治疗，丁治国教授治疗本病，首乌藤为核心药物之一，其性甘、平，归心、肝经，可养血安神、疏通经络，与甲状腺功能亢进症病位主要在肝相吻合，同时其可调节免疫，发挥抗甲状腺功能亢进症作用。

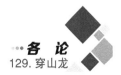

【用法用量】煎服，9～15 g。外用适量，煎水洗患处。

【文献论述】

《本草纲目》：风疮疥癣作痒，煎汤洗浴，甚效。

《本草从新》：补中气，行经络，通血脉，治劳伤。

129. 穿山龙

穿山龙为薯蓣科植物穿龙薯蓣 *Dioscorea nipponica* Makino 的干燥根茎。

【别名】穿地龙，地龙骨，金刚骨。

【性味】甘，苦，温。

【归经】肝经，肾经，肺经。

【功效与主治】祛风除湿，舒筋通络，活血止痛，止咳平喘。用于风湿痹病，关节肿胀，疼痛麻木，跌扑损伤，闪腰岔气，咳嗽气喘。

【现代药理研究】

（1）降血糖。穿山龙及其总皂苷可降低 2 型糖尿病大鼠以及由 L-谷氨酸钠引起肥胖大鼠的胰岛素水平，从而降低空腹时的血糖水平，改善体内脂肪代谢水平的紊乱。穿山龙对胰岛素有增敏的作用，并能通过减少血清血管紧张素 II、内皮素-1 和蛋白激酶 C 的表达，保护和改善糖尿病大鼠主动脉内皮的功能。

（2）免疫调节。穿山龙总皂苷可以显著降低 IL-1、IL-6、IL-8，以及 TNF-α 水平，降低大鼠脾指数，使过低的胸腺指数基本恢复正常，提示穿山龙总皂苷发挥作用可能与调节功能依赖性的双向免疫及抑制炎性细胞因子产生有关。

（3）抗炎。穿山龙地上部分的水提物可以减少小鼠腹腔液的流出，降低肉芽肿的重量，有明显的抗炎作用。

（4）降尿酸。穿山龙可以降低血清中的尿酸值，并降低黄嘌呤氧化酶和腺苷脱氨酶的活性。

【专科临床应用】穿山龙单药及复方制剂常用于治疗等糖尿病肾病、痛性糖尿病周围神经病变、桥本甲状腺炎、高尿酸血症等内分泌科常见疾病。

（1）糖尿病肾病。含有穿山龙的糖肾肾衰方可有效延缓糖尿病肾病引起的肾衰竭

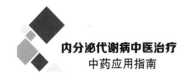
症状并改善指标，方以黄芪、党参、苍术、杜仲、菟丝子益肾健脾、运脾化湿；穿山龙、白花蛇舌草、虎杖等清热化湿解毒；积雪草、鬼箭羽活血和络；石韦、土茯苓、六月雪泄浊解毒；陈葫芦、玉米须、大黄渗利通腑、前后分消；紫苏梗和胃醒脾解毒。诸药合用，共奏扶正固本、补气活血、泄浊解毒之功。

（2）痛性糖尿病周围神经病变。穿山龙-威灵仙为临床治疗痛性糖尿病周围神经病变常用药对，可能主要通过薯蓣皂甙元棕榈酸酯和β谷甾醇等核心成分，分别与MAPK1、MAPK8等核心靶点以氢键、疏水作用等方式结合，作用于PI3K-AKT、MAPK等关键通路，起到治疗痛性糖尿病周围神经病变的作用。

（3）桥本甲状腺炎。穿山龙可以降低桥本甲状腺炎患者TGAb、TPOAb水平，用于治疗桥本甲状腺炎。穿山龙-黄芪-当归-淫羊藿、穿山龙-三七-莪术-浙贝母、穿山龙-夏枯草-牡蛎-五味子等为常用药组。

（4）高尿酸血症。国医大师朱良春依据"浊瘀痹"理论，创立高尿酸血症泄化浊瘀的治则，使浊瘀逐渐泄化，血尿酸亦随之下降，从而使人体内分清泌浊之功能恢复，水谷精微化生及湿浊排泄趋于正常。临床常以穿山龙配伍鹿衔草、片姜黄、威灵仙、土茯苓、萆薢等。

【用法用量】煎服，9～15 g。

【注意事项】阴血亏虚者慎用。

【文献论述】

《东北药植志》：舒筋活血，治腰腿疼痛，筋骨麻木。

《陕西中草药》：治咳嗽，风湿性关节炎，大骨节病关节痛，消化不良，疟疾，跌打损伤，痈肿恶疮。

130. 神曲

神曲为面粉和其他药物混合后经发酵而成的加工品。

【别名】六神曲。

【性味】甘，辛，温。

【归经】脾经，胃经。

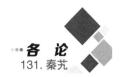

【功效与主治】消食和胃。用于治疗饮食积滞证，外感风寒表证。

【现代药理研究】

（1）促消化作用。神曲能够增加小鼠胃泌素和胆碱酯酶的分泌，同时降低血清中一氧化氮含量，显示出其促进消化的作用。

（2）调节肠道菌群。神曲能够增加有益菌群的数量，并抑制大肠埃希菌的生长，有助于肠道菌群的平衡。

（3）降血脂。神曲尤其是在高剂量下，能显著降低大鼠的总胆固醇、甘油三酯和低密度脂蛋白胆固醇含量，展示了其降血脂的效果。

【专科临床应用】神曲单药及复方制剂常用于治疗高脂血症、多囊卵巢综合征等常见内分泌代谢病。

（1）高脂血症。神曲具有降血脂的功能，在药物配伍应用时，常用神曲、半夏曲、红曲搭配使用，组成六神曲-半夏曲-红曲药对，疗效较佳。

（2）多囊卵巢综合征。基于 Meta 分析和数据挖掘的针药结合治疗痰湿型多囊卵巢综合征的临床评价研究表明，神曲、生姜、枳壳、胆南星、甘草、枸杞为治疗本病的潜在核心方药。临床研究也表明，神曲为治疗多囊卵巢综合征的常用药物。

【用法用量】煎服，6～15 g。消食宜炒焦用。

【文献论述】

《本经逢原》：神曲，其功专于消化谷麦酒积，陈久者良。但有积者能消化，无积而久服，则消人元气。

《本草求真》：神曲，辛甘气温，其物本于白面、杏仁、赤小豆、青蒿、苍耳、红蓼六味，作饼蒸郁而成，其性六味为一，故能散气调中，温胃化痰，逐水消滞，小儿补脾，医多用此以为调治，盖取辛不甚散，甘不甚壅，温不见燥也。然必合以补脾等药，并施则佳。

131. 秦艽

秦艽为龙胆科植物秦艽 *Gentiana macrophylla* Pall.、麻花秦艽 *Gentiana straminea* Maxim.、粗茎秦艽 *Gentiana crassicaulis* Duthie ex Burk. 或小秦艽 *Gentiana dahurica*

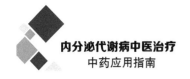

Fisch. 的干燥根。

【别名】曲双，秦胶，秦札，秦纠，左秦艽，大艽左宁根，左扭，鸡腿艽，山大艽。

【性味】辛，苦，平。

【归经】胃经，肝经，胆经。

【功效与主治】祛风湿，清湿热，止痹痛，退虚热。用于风湿痹痛，中风半身不遂，筋脉拘挛，骨节酸痛，湿热黄疸，骨蒸潮热，小儿疳积发热。

【现代药理研究】

（1）降尿酸作用。秦艽醇提物能调整大鼠体内阴离子转运蛋白 URAT1、OAT1、OAT3 的表达水平，促进尿酸排泄。

（2）其他作用。秦艽具有抗炎、保肝、降压和抗病毒等多种药理作用。在胶原诱发的大鼠关节炎模型中，大剂量秦艽醇提物显著缓解滑膜炎症，保护关节，可能是通过降低 IFN-γ、抗环瓜氨酸肽抗体和 TNF-α 水平，同时提升白细胞介素-4 水平来实现的。秦艽水提物对抗四氯化碳诱导的小鼠急性肝损伤，恢复超氧化物歧化酶活性，降低丙二醛含量，减少自由基和脂质过氧化物的生成，展现显著的作用。秦艽水煎醇沉液能显著降低家兔血压，抵抗肾上腺素引起的高血压，且不影响心率。秦艽水提物和醇提物可提高甲型流感病毒感染小鼠的存活率和存活天数，抑制病毒引起的肺部指数上升，显示出强效的抗甲型流感病毒能力。

【专科临床应用】秦艽单药及其对药、复方制剂常用于治疗糖尿病周围神经病变、高尿酸血症和痛风等常见内分泌代谢病。

（1）糖尿病周围神经病变。秦艽清热祛湿，辛开苦降，通经活络，为治疗糖尿病周围神经病变常用药物。

（2）高尿酸血症和痛风。通过根据大量的文献调研的研究表明，秦艽为治疗高尿酸血症和痛风的关键药物之一。大量医案研究分析表明秦艽为治疗本病的常用药物。同时药理研究表明，秦艽可降低大鼠尿酸水平，其作用是通过降低模型组大鼠 URAT1 的蛋白表达，提高 OAT1、OAT3 的蛋白表达来实现。

【用法用量】煎服，3～10 g。

【注意事项】脾虚便溏者不宜用之。

【文献论述】

《神农本草经》：主寒热邪气，寒湿风痹，肢节痛，下水，利小便。

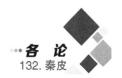

《名医别录》：疗风，无问久新，通身挛急。

《药性论》：利大小便，瘥五种黄病，解酒毒，去头风。

132. 秦皮

秦皮为木犀科植物苦枥白蜡树 *Fraxinus rhynchophylla* Hance、白蜡树 *Fraxinus chinensis* Roxb.、尖叶白蜡树 *Fraxinus szaboana* Lingelsh. 或宿柱白蜡树 *Fraxinus stylosa* Lingelsh. 的干燥枝皮或干皮。

【别名】岑皮，梣皮，秦白皮，蜡树皮，苦枥皮。

【性味】苦，涩，寒。

【归经】肝经，胆经，大肠经。

【功效与主治】清热燥湿，收涩止痢，止带，明目。用于湿热泻痢，赤白带下，目赤肿痛，目生翳膜。

【现代药理研究】

（1）降低血尿酸水平。秦皮总香豆素通过促进利尿和增强尿酸排泄，发挥显著的降血尿酸作用。秦皮甲素能刺激交感神经系统并直接作用于肾脏，减少尿酸重吸收。研究发现，秦皮总香豆素抑制肝脏中黄嘌呤氧化酶的活性，有效降低了血清尿酸水平。

（2）其他作用。秦皮具有抗炎、抗氧化和抗肿瘤等多种药理作用。四种基原秦皮提取物均展现出显著的抗炎作用，其中尖叶白蜡树提取物活性最为突出，秦皮乙素通过减少一氧化氮和可溶性细胞间黏附分子的分泌，实现其抗炎机制。秦皮水提取液对自由基的清除能力表现出良好的抗氧化活性，多种提取物均被证实具有显著的抗氧化效果。秦皮醇提取物对乳腺癌细胞展现出强大的抑制作用，尤其是 95% 和 70% 乙醇提取物，秦皮甲素通过降低癌细胞的线粒体膜电位，调节凋亡相关蛋白的表达，推动肿瘤细胞进入凋亡。

【专科临床应用】秦皮单药及其对药、复方制剂，常用于治疗糖尿病肾病、高尿酸血症和痛风等常见内分泌代谢病。

（1）糖尿病肾病。秦皮可作为治疗糖尿病肾病的单药，多项药理研究均可佐证，秦皮甲素能够抑制高糖诱导的 HBZY-1 细胞增殖，下调 FN 蛋白表达，可能与其抑制

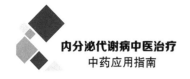

PI3K/AKT 信号通路激活密切相关。

（2）高尿酸血症和痛风。秦皮能够降低血清尿酸水平，改善痛风。秦皮抗高尿酸血症的药效物质基础和代谢组学研究结果表明，秦皮可降低大鼠血尿酸水平。秦皮总香豆素能明显降低高尿酸血症小鼠的血尿酸及尿尿酸水平，对肾功能损害较小，其机理可能与有效抑制黄嘌呤氧化酶活性有关。

【用法用量】煎服，6～12 g。外用适量，煎洗患处。

【注意事项】脾胃虚寒者忌用。

【文献论述】

《神农本草经》：除热，目中青翳白膜。

《名医别录》：主治男子少精，妇人带下，小儿痫，身热，可作洗目汤。

《本草纲目》：梣皮，色青气寒，味苦性涩，乃是厥阴肝、少阳胆经药也。故治目病、惊痫，取其平木也；治下痢、崩带，取其收涩也；又能治男子少精、益精有子，皆取其涩而补也。

133. 莱菔子

莱菔子为十字花科植物萝卜 *Raphanus sativus* L. 的干燥成熟种子。

【别名】萝卜子。

【性味】辛，甘，平。

【归经】肺经，脾经，胃经。

【功效与主治】消食除胀，降气化痰。用于饮食停滞，脘腹胀痛，大便秘结，积滞泻痢，痰壅喘咳。

【现代药理研究】

（1）降低血脂。在高脂血症小鼠模型中观察到，莱菔子对血脂的降低作用会随剂量的增加而加强。这种效果可能由其水溶性生物碱提升高密度脂蛋白胆固醇含量来实现。此外，莱菔子油富含的亚麻酸、棕榈酸和油酸，亦展现出显著的降血脂效果。

（2）降低血压。莱菔子内含的芥子碱硫氰酸盐是其降血压的活性成分，其通过激活 NO-NOS 系统，并可能通过其抗氧化性保护靶器官，从而发挥降压效果。

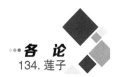

（3）其他作用。莱菔子具有增强胃肠道动力和抗氧化等多种药理作用。通过给禁食不禁水的大鼠灌服莱菔子水煎液，显著提高小肠推进率，显示出其促进胃肠动力的作用。莱菔子水提取物对 DPPH 和羟自由基具有良好的清除效果，表现出明显的抗氧化活性，其中的水溶性生物碱能够降低丙二醛含量，进一步证实了其抗氧化作用。

【专科临床应用】莱菔子单药及其对药、复方制剂常用于治疗肥胖症、高脂血症等常见内分泌代谢病。

（1）肥胖症。莱菔子可降气消痰，发挥治疗肥胖的作用。常在辨证论治的基础上，加用莱菔子，以化痰来改善肥胖，常用小陷胸汤加决明子、车前子、葶苈子、莱菔子、茺蔚子，作为治疗痰湿郁热型肥胖症的常用处方。

（2）高脂血症。临床基于大量病历资料的研究表明，莱菔子为治疗高脂血症使用频数最高的药物之一。同时药理实验研究表明，由莱菔子等药组成的调节血脂颗粒，可抑制小鼠高脂血症的形成，其机制可能与上调肝组织中 PPARγ 及 L-FABP 蛋白的表达，加速对脂质的转运和代谢有关。以上研究均表明，临证可适当加用莱菔子，以辅助降低血脂。

【用法用量】煎服，5～12 g。炒用消食、化痰；生用涌吐风痰。

【注意事项】本品辛散耗气，故气虚及无食积、痰滞者慎用。一般不与人参同用。

【文献论述】

《滇南本草》：下气宽中，消膨胀，降痰，定吼喘，攻肠胃积滞，治痞块，治单腹疼。

《本草纲目》：下气定喘，治痰，消食，除胀，利大小便，止气痛，下痢后重，发疮疹。

《医学衷中参西录》：无论或生或炒，皆能顺气开郁，消胀除满。

134. 莲子

莲子为睡莲科植物莲 *Nelumbo nucifera* Gaertn. 的干燥成熟种子。

【别名】藕实，水芝丹，莲实，泽芝，莲蓬子，莲肉，莲米。

【性味】甘，涩，平。

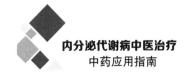

【归经】脾经，肾经，心经。

【功效与主治】补脾止泻，止带，益肾涩精，养心安神。用于脾虚泄泻，带下，遗精，心悸失眠。

【现代药理研究】

（1）降血糖。莲子心乙醇提取物及其总生物碱在对抗四氧嘧啶诱发的小鼠血糖上升中显示出显著效果，生物碱类成分是其主要活性成分。通过实验模型发现，甲基莲心碱显著降低了 2 型糖尿病大鼠的空腹血糖，显示出其有效控制血糖的潜力。

（2）降血脂。莲心碱特别是甲基莲心碱在抑制多种诱聚剂引起的血小板聚集方面，表现出一定效果，有望对抗高脂血症患者的血栓性疾病。此外，莲胚芽多糖也被发现能有效降低小鼠的血脂水平。

（3）其他作用。莲子心具有抗氧化和抗炎等多种药理作用。其所含的生物碱（如莲心碱、甲基莲心碱）和黄酮类化合物（如莲子心多糖和糖蛋白）展现出显著的抗氧化作用，可通过多种机制清除自由基。莲子心中的莲心碱、异莲心碱和甲基莲心碱等生物碱，具有稳定细胞膜、合成一氧化氮和抑制炎性因子的作用，能够通过提高 IL-10 水平，抑制白细胞分化抗原配体 80 等刺激因子，发挥抗炎效果。

【专科临床应用】莲子单药及复方制剂常用于治疗糖尿病、糖尿病肾病、甲状腺功能亢进症、多囊卵巢综合征等常见内分泌代谢病。

（1）糖尿病。由莲子等组成的清心莲子饮为治疗本病的常用处方，多项临床研究的结果表明，加味清心莲子饮可治疗 2 型糖尿病证属气阴两虚者。

（2）糖尿病肾病。以莲子等为主要组成的经典名方清心莲子饮，对于糖尿病肾病疗效卓著。清心莲子饮结合西医常规疗法，能有效降低Ⅲ期糖尿病肾病尿白蛋白/肌酐比值，疗效优于西药对照组。同时，清心莲子饮干预糖尿病肾病模型的疗效评价结果显示，低剂量清心莲子饮对 db/db 小鼠糖尿病肾病有一定的改善作用。网络药理学分析结果显示，清心莲子饮调治糖尿病肾病可能与调节糖脂代谢、氧化应激、炎症等多种途径有关。

（3）甲状腺功能亢进症。莲子是治疗甲状腺功能亢进症的常用药物，治疗甲状腺功能亢进症，除从治心肝肾外，亦当从脾阴虚立论，治疗可用莲子之甘淡平和以益营气，临床疗效较佳。

（4）多囊卵巢综合征。莲子临床应用于多囊卵巢综合征的治疗时，常与山药合用，组成山药-莲子药对，共奏健脾益肾、助卵养膜之功，多适用于多囊卵巢综合征内膜薄者。

【用法用量】煎服，6 ～ 15 g。

【注意事项】大便燥结者不宜用。

【文献论述】

《本草纲目》：莲之味甘，气温而性啬，禀清芳之气，得稼穑之味，乃脾之果也。土为元气之母，母气既和，津液相成，神乃自生，久视耐老，此其权舆也。昔人治心肾不交，劳伤白浊，有清心莲子饮；补心肾，益精血，有瑞莲丸，皆得此理。

《玉楸药解》：莲子甘平，甚益脾胃，而固涩之性，最宜滑泄之家，遗精便溏，极有良效。

135. 荷叶

荷叶为睡莲科植物莲 *Nelumbo nucifera* Gaertn. 的干燥叶。

【别名】莲叶。

【性味】苦，平。

【归经】肝经，脾经，胃经。

【功效与主治】清暑化湿，升发清阳，凉血止血。用于暑热烦渴，暑湿泄泻，脾虚泄泻，血热吐衄，便血崩漏。荷叶炭收涩化瘀止血，用于出血症和产后血晕。

【现代药理研究】

（1）降血糖。荷叶碱通过促进胰岛素分泌，进而刺激胰岛和 INS−1E 细胞，是实现降糖的关键机制之一。针对糖尿病小鼠模型的实验，进一步确认了荷叶提取物能有效控制餐后及空腹血糖水平，同时对高胆固醇血症和高甘油三酯血症也有改善作用，且可提高高密度脂蛋白胆固醇水平，改善脂代谢，进而改善糖代谢。

（2）降血脂。荷叶水提取物对抗高脂饮食小鼠体内甘油三酯积累的能力，能分解甘油三酯并促进脂肪分解，以此来减少脂肪合成，显示出其良好的降脂作用。

（3）其他作用。荷叶具有抗氧化和肝脏保护等多种药理作用。荷叶黄酮提取物在体外实验中，能强效清除 DPPH 自由基和 ABTS 阳离子自由基，在体内实验中增强小鼠组织的抗氧化酶活性（如超氧化物歧化酶、谷胱甘肽和谷胱甘肽过氧化物酶），并降低

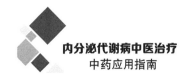

丙二醛和一氧化氮含量，表明其抗氧化作用较强。荷叶提取物可保护大鼠免受 CCl4 引发的肝脏损伤，效果与保肝药水飞蓟素相媲美，其通过激活 NF－E2 相关因子，增强肝脏的抗氧化能力和Ⅱ期解毒酶的表达，有效减轻过氧化氢引起的肝损伤，发挥保肝作用。

【专科临床应用】荷叶单药及其对药、复方制剂，常用于治疗糖尿病、肥胖症、高脂血症、高尿酸血症和痛风、多囊卵巢综合征等常见内分泌代谢病。

（1）糖尿病。荷叶及其有效成分荷叶碱，可单独用于糖尿病的辅助治疗，能化湿并可升发清阳，健运脾气，治疗消渴。亦常与人参、党参、白术等配伍，组成参术荷叶汤，发挥更好的治疗作用，还可明显降低肥胖型 2 型糖尿病患者的血糖、血脂、胰岛素相关指标，并能改善各项临床症状，且在降低体重、腰臀比，改善 BMI 指数等方面有明显的优势，且无副作用。

（2）肥胖症。荷叶治疗肥胖症，既可单用，如代茶饮等，亦可与其他药物配伍应用，疗效更佳。由荷叶等组成的荷叶降脂汤治疗痰湿阻滞型肥胖症，能改善体质量指数、肥胖度及体脂百分率。

（3）高脂血症。荷叶对痰湿型高脂血症伴肥胖的人群疗效显著，临床研究证实了这一点，同时荷叶可与其他药物联用，组成荷叶降脂茶，嘱患者以此代茶饮，可用于高脂血症的辅助治疗。

（4）高尿酸血症和痛风。临床可于辨证基础上，加用荷叶，降低血清尿酸水平。荷叶生物碱类化合物通过调控多靶点、多通路，发挥改善高尿酸血症的作用。由荷叶为主要组成的荷叶饮，治疗痛风性关节炎间歇期高尿酸血症湿热瘀阻型患者，疗效确切，可有效改善患者的证候，降低血尿酸水平。

（5）多囊卵巢综合征。荷叶可单独用于多囊卵巢综合征的治疗。其有效成分荷叶碱治疗多囊卵巢综合征具有多靶点、多通路的作用特点。此外，由荷叶、瓜蒌等配伍组成的荷叶瓜蒌汤，联合炔雌醇环丙孕酮片治疗多囊卵巢综合征，临床疗效更加显著，可缩小多囊卵巢综合征患者的卵巢体积，有效改善多囊卵巢综合征患者的生殖激素水平，调整月经周期。

【用法用量】煎服，3 ～ 10 g；荷叶炭 3 ～ 6 g。

【文献论述】

《本草通玄》：开胃消食，止血固精。

《本草再新》：清凉解暑，止渴生津，治泻痢，解火热。

136. 桂枝

桂枝为樟科植物肉桂 *Cinnamomum cassia* Presl 的干燥嫩枝。

【别名】柳桂，桂树枝，肉桂枝。

【性味】辛，甘，温。

【归经】心经，肺经，膀胱经。

【功效与主治】发汗解肌，温通经脉，助阳化气，平冲降气。用于风寒感冒，脘腹冷痛，血寒经闭，关节痹痛，痰饮，水肿，心悸，奔豚。

【现代药理研究】

（1）降血糖作用。桂枝的有效成分桂皮醛可以通过上调小鼠骨骼肌 *GLUT4* 基因水平的表达来下调血糖，也可增强对高血糖条件下生成的活性氧的抗氧化防御，从而避免胰岛 β 细胞丢失，产生降血糖作用。

（2）其他作用。桂枝具有抗病毒、抗炎、抗过敏和抗肿瘤等多种药理作用。桂枝挥发油及桂皮醛能明显抑制甲型流感病毒的增殖，调控血清细胞因子 IL-2、IL-6、TNF-α 的分泌，并提高外周血 T 细胞亚群的比例，显示出良好的抗流感病毒作用。桂枝挥发油还具有抗炎和免疫调节作用，能促进软骨细胞增殖，与白芍配伍后抗炎效果更显著。不同部位的桂枝提取物表现出抗过敏的能力，通过对抗组胺和 5-羟色胺等过敏介质，发挥作用。桂皮醛能够引起肝癌细胞和胃癌细胞的凋亡，抑制其增殖，表明桂枝具有显著的抗肿瘤作用。

【专科临床应用】桂枝单药及其对药、复方制剂，常用于治疗糖尿病、糖尿病肾病、糖尿病周围神经病变、多囊卵巢综合征、高尿酸血症和痛风等常见内分泌代谢病。

（1）糖尿病。由桂枝、白芍等组成的桂枝汤，为医方之祖，临床广泛用于糖尿病及其并发症的治疗。糖尿病病机与营卫失调密切相关，桂枝汤虽仅有五味药，但配伍严谨，散中有补，可用于治疗糖尿病伴外感、糖尿病泌汗功能障碍、糖尿病胃肠功能紊乱等。

（2）糖尿病肾病。由桂枝、黄芪等组成的黄芪桂枝五物汤，对糖尿病肾病疗效确切，能够改善早期糖尿病肾病患者的临床症状及肾功能，效果优于基础治疗。

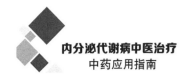

（3）糖尿病周围神经病变。由桂枝、黄芪等组成的黄芪桂枝五物汤，临床常用于治疗糖尿病周围神经病变，疗效卓著。黄芪桂枝五物汤加味联合依帕司他片治疗糖尿病周围神经病变，疗效较单药依帕司他片更加显著，同时可改善炎症状态，延缓病情发展。

（4）多囊卵巢综合征。由桂枝、茯苓等组成的桂枝茯苓丸，为临床治疗多囊卵巢综合征的常用中成药，桂枝茯苓丸可通过降低卵巢颗粒细胞的自噬与凋亡、纠正内分泌激素紊乱、改善炎性环境、缓解氧化应激等作用来治疗多囊卵巢综合征。

（5）高尿酸血症和痛风。白虎加桂枝汤为临床治疗高尿酸血症的常用经方，白虎加桂枝汤联合苯溴马隆片治疗高尿酸血症合并急性痛风性关节炎，能够有效缓解临床症状，减少炎性因子释放，提高临床疗效。

【用法用量】煎服，3 ~ 10 g。

【注意事项】孕妇慎用。

【文献论述】

《本草衍义补遗》：仲景治表用桂枝，非表有虚以桂补之；卫有风邪，故病自汗，以桂枝发其邪，卫和则表密汗自止，非桂枝能收汗而治之。

《长沙药解》：桂枝，入肝家而行血分，走经络而达荣郁。善解风邪，最调木气。升清阳之脱陷，降浊阴之冲逆，舒筋脉之急挛，利关节之壅阻。入肝胆而散遏抑，极止痛楚，通经络而开痹涩，甚去湿寒。能止奔豚，更安惊悸。

137. 桔梗

桔梗为桔梗科植物桔梗 *Platycodon grandiflorum*（Jacq.）A.DC. 的干燥根。

【别名】荠苨，房图，梗草，白药，卢如，苦梗，苦桔梗，大药，和尚头花根，苦菜根，包袱花，土人参。

【性味】苦，辛，平。

【归经】肺经。

【功效与主治】宣肺，利咽，祛痰，排脓。用于咳嗽痰多，胸闷不畅，咽痛音哑，肺痈吐脓。

【现代药理研究】

（1）降血糖。桔梗多糖治疗糖尿病大鼠的实验观察显示，其能显著减少大鼠的饮水量、食量和尿量，同时大鼠体重有所增加。这表明桔梗在调节血糖方面具有显著效果，其作用可能与优化空腹胰岛素水平和增强体内抗氧化防御能力相关。

（2）降血脂。桔梗中的总皂甙被发现对高脂血症有良好的调节作用，能有效降低血液中的甘油三酯和总胆固醇水平，同时提升高密度脂蛋白胆固醇水平，减少低密度脂蛋白胆固醇含量。

（3）其他作用。桔梗具有抗炎、抗氧化和肝脏保护等多种药理作用。桔梗皂苷 D 在对抗白色念珠菌感染方面表现出明显的效果，能有效减少菌丝相的形成，降低菌的活力和黏附能力，同时减轻小鼠气道的炎症反应，体现其抗炎潜力。桔梗总皂甙和桔梗皂苷 D 展现出卓越的抗氧化能力，不仅能清除体外自由基，还能提升体内抗氧化酶活性，这些作用具有明显的浓度依赖性。桔梗多糖及其与纳米硒的复合物对化学物质诱导的肝损伤有显著的保护效果，特别是高剂量的纳米硒桔梗多糖复合物表现最佳。此外，桔梗皂苷 D 还能通过调控肝星状细胞的活性，抑制肝纤维化的发展。

【专科临床应用】桔梗单药及其对药、复方制剂，常用于治疗糖尿病肾病、甲状腺结节、甲状腺功能亢进症等常见内分泌代谢病。

（1）糖尿病肾病。桔梗单药，可用于治疗糖尿病肾病，多项现代药理研究证实了这一作用，桔梗皂苷 D 可通过介导 PI3K/AKT/mTOR 信号通路调节氧化应激，从而改善糖尿病肾病模型大鼠的肾损伤，这表明桔梗具有治疗糖尿病肾病的作用。大量临床病历研究表明，桔梗为治疗本病的常用药物。

（2）甲状腺结节。桔梗为部分医家治疗本病的核心用药，其可宣肺祛痰以达散结之效。临床常与其他药物合用，组成药对，疗效更佳，半枝莲–桔梗、桔梗–浙贝母、夏枯草–桔梗为常用药对；同时，在此基础上，可形成配伍基本处方，桔梗、甘草、玄参、连翘、白花蛇舌草为治疗甲状腺结节的常用组合。

（3）甲状腺功能亢进症。桔梗为治疗甲状腺功能亢进症的核心用药之一，其载药上行，以治瘿病。亦可与其他药物联用组成药对，疗效更佳，桔梗–白芍、桔梗–白芍–夏枯草为常用药对。部分医家治疗本病常将桔梗与柴胡、白芍等合用，组成：茯苓，柴胡，白芍，陈皮，白术，浙贝母，桔梗，当归。临证可以此为基本方，加减化裁用之。

【用法用量】煎服，3 ～ 10 g。

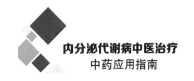

【注意事项】本品药性升散，凡气机上逆，呕吐眩晕，或阴虚久咳及有咯血倾向者均不宜用。本品用量过大易致恶心呕吐。

【文献论述】

《本草通玄》：桔梗之用，惟其上入肺经，肺为主气之脏，故能使诸气下降，世俗泥为上升之剂，不能下行，失其用矣。

《本草崇原》：治少阳之胁痛，上焦之胸痹，中焦之肠鸣，下焦之腹满。又惊则气上，恐则气下，悸则动中，是桔梗为气分之药，上中下皆可治也。

《本草求真》：系开提肺气之药，可为诸药舟楫，载之上浮，能引苦泄峻下之剂，至于至高之分成功，俾清气既得上升，则浊气自克下降，降气之说，理根于是。

138. 桃仁

桃仁为蔷薇科植物桃 *Prunus persica*（L.）Batsch 或山桃 *Prunus davidiana*（Carr.）Franch. 的干燥成熟种子。

【别名】桃核仁，山桃仁，大仁，毛桃仁，单桃仁。

【性味】苦，甘，平。

【归经】心经，肝经，大肠经。

【功效与主治】活血祛瘀，润肠通便，止咳平喘。用于经闭痛经，癥瘕痞块，肺痈肠痈，跌扑损伤，肠燥便秘，咳嗽气喘。

【现代药理研究】

桃仁具有调节免疫、心血管保护、神经保护和抗肿瘤等多种药理作用。其提取物对免疫系统具有双向调节作用，能提高寒凝血瘀证模型大鼠的肝巨噬细胞数量，上调 D-半乳糖造成的亚急性衰老大鼠的胸腺指数和脾脏指数。桃仁水煎液能增加局部血流量、降低血液黏度、改善血液流变学，使指标趋于正常化。桃仁水提物可提高大鼠海马区细胞外乙酰胆碱浓度，抑制胆碱酯酶，显示出治疗阿尔茨海默病的潜力。桃仁总蛋白能促进荷 S180 肉瘤小鼠的 IL-2、IL-4 分泌，提高 $CD4^+/CD8^+$ 值，抑制体内肉瘤的生长，并通过基因调控抑制细胞周期蛋白 B1 和组织蛋白酶 D 的表达。

【专科临床应用】桃仁单药及其对药、复方制剂，常用于治疗糖尿病周围神经病

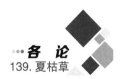

变、糖尿病血管病变、高尿酸血症和痛风等常见内分泌代谢病。

（1）糖尿病周围神经病变。桃仁可活血祛瘀，常单独用于糖尿病周围神经病变的治疗，但更常与红花等药物配伍应用，组成桃仁–红花药对，可通过多通路、多靶点发挥治疗糖尿病周围神经病变的作用。

（2）糖尿病血管病变。桃仁可用于糖尿病血管病变的治疗，大血管纤维化糖尿病大鼠股动脉中的 *TRIB3* 基因和 TLR4 蛋白出现高表达，中药桃仁可以降低其表达。

（3）高尿酸血症和痛风。桃仁常与红花、当归、川芎等联用，治疗本病，基于大量临床病历的研究分析表明，红花、桃仁、当归为治疗本病的核心药物组成。此外，桃仁常与川芎等药物组成痛风十四味饮，对高尿酸血症疗效确切。

【用法用量】煎服，5 ～ 10 g。

【注意事项】孕妇慎用。

【文献论述】

《神农本草经》：主瘀血，血闭癥瘕，邪气，杀小虫。

《本草纲目》：主血滞风痹，骨蒸，肝疟寒热，鬼注疼痛产后血病……桃仁行血，宜连皮、尖生用。润燥活血，宜汤浸去皮、尖炒黄用，或麦麸同炒，或烧存性，各随本方。

《本草经疏》：桃仁性善破血，散而不收，泻而无补，过用之，及用之不得其当，能使血下不止，损伤真阴。

139. 夏枯草

夏枯草为唇形科植物夏枯草 *Prunella vulgaris* L. 的干燥果穗。

【别名】夕句，乃东，燕面，麦夏枯，铁色草，棒柱头花，大头花，灯笼头，白花草，棒槌草，夏枯头。

【性味】辛，苦，寒。

【归经】肝经，胆经。

【功效与主治】清肝泻火，明目，散结消肿。用于目赤肿痛，目珠夜痛，头痛眩晕，瘰疬，瘿瘤，乳痈，乳癖，乳房胀痛。

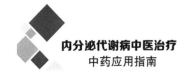

【现代药理研究】

（1）降低血糖。夏枯草及其提取物通过增强肝糖原合成，显著控制了正常小鼠与糖尿病模型小鼠的餐后血糖水平，并提升了淀粉耐量。其内含的咖啡酸结构单元对血糖水平有直接的降低作用，同时优化了体内的氧化应激状态，经长期作用，能增加血清胰岛素含量，改善热痛觉过敏及触觉异常。

（2）降低血压。夏枯草具有显著的降压活性，可有效降低自发性高血压大鼠的收缩压、舒张压，且作用持久。夏枯草的降压机制与降低血管紧张素 II 含量、升高一氧化氮含量有关。

（3）调节血脂。夏枯草水提物可有效降低肥胖小鼠的总胆固醇和低密度脂蛋白胆固醇，调整脂代谢；对糖尿病家兔模型及乳幼大鼠的甘油三酯、极低密度脂蛋白、低密度脂蛋白和血脂指数均有降低作用；可升高乳幼大鼠的高密度脂蛋白，有效防止动脉粥样硬化等。

（4）其他作用。夏枯草具有免疫调节、抗氧化和抗肿瘤等多种药理作用。其对非特异性和特异性免疫系统具有双向调节作用，通过加强肾上腺皮质类激素的分泌合成，抑制早期炎症反应。夏枯草中的黄酮类成分能够清除自由基，防止膜脂质过氧化，减少红细胞溶血，对急性束缚应激诱发的小鼠氧化损伤具有保护作用。在抗肿瘤方面，夏枯草的三萜类化合物如齐墩果酸和熊果酸，对多种癌细胞如肺腺癌细胞、肺癌细胞和乳腺癌细胞，具有显著的抑制和细胞毒性作用。

【专科临床应用】夏枯草单药及其对药、复方制剂，常用于治疗糖尿病、甲状腺功能亢进症、自身免疫性甲状腺炎、甲状腺结节等常见内分泌代谢病。

（1）糖尿病。夏枯草清热解毒，清肝泻火，为临床常用的治疗糖尿病的单药。现代药理研究亦证实了夏枯草的降糖作用，结果表明高剂量夏枯草提取物组小鼠空腹血糖比实验初期降低 9.7%，高、低剂量夏枯草提取物均能显著地降低糖尿病小鼠血清甘油三酯、胆固醇、低密度脂蛋白含量，并能提高高密度脂蛋白含量，实验证明夏枯草提取物具有良好的降血糖潜力。

（2）甲状腺功能亢进症。夏枯草单药常用于甲状腺功能亢进症的治疗，由其作为主要组成开发的一系列中成药，如夏枯草颗粒、夏枯草片等，亦为临床所常用。夏枯草颗粒联合甲巯咪唑片对甲状腺功能亢进症患者的骨代谢因子与甲状腺功能均有改善作用，同时可减轻患者的临床症状，安全性较高，整体治疗效果优于单用甲巯咪唑片。夏枯草口服液可以提高甲状腺功能亢进症的临床有效率，能有效降低 FT_3、FT_4 及

TRAb 水平，缩小甲状腺的肿大体积，提高 TSH 水平。夏枯草 – 半夏为治疗本病的常用药对，可辛开苦降以疗瘿，疗效较佳。

（3）自身免疫性甲状腺炎。临证在辨证论治基础上常单用夏枯草，治疗自身免疫性甲状腺炎。药理研究表明，夏枯草对自身免疫性甲状腺炎（autoimmune thyroiditis，AIT）大鼠甲状腺的破坏具有保护作用，该作用与平衡 Th 相关细胞因子表达、抑制 JNK/p38MAPK 信号通路的活化有关。同时，由夏枯草为主要成分的夏枯草胶囊，对自身免疫性甲状腺炎亦具有保护作用。

（4）甲状腺结节。夏枯草单药常用于甲状腺结节的治疗，多项研究已表明其具有较为明显的改善甲状腺结节的作用。同时，其常与浙贝母配伍，即浙贝母 – 夏枯草药对，这是治疗本病的常用药对，浙贝母 – 夏枯草药对可通过多成分、多靶点、多通路治疗甲状腺结节。

【用法用量】煎服，9 ～ 15 g。

【注意事项】脾胃虚弱者慎用。

【文献论述】

《神农本草经》：主寒热、瘰疬、鼠瘘、头疮，破癥，散瘿结气，脚肿湿痹。

《本草通玄》：补养厥阴血脉，又能疏通结气。目痛瘰疬，皆系肝症，故独建神功。然久用亦防伤胃，与参、术同行，乃可久服无弊。

140. 柴胡

柴胡为伞形科植物柴胡 *Bupleurum chinense* DC. 或狭叶柴胡 *Bupleurum scorzonerifolium* Willd. 的干燥根。

【别名】地熏，茈胡，山菜，茹草，柴草。

【性味】辛，苦，微寒。

【归经】肝经，胆经，肺经。

【功效与主治】疏散退热，疏肝解郁，升举阳气。用于感冒发热，寒热往来，胸胁胀痛，月经不调，子宫脱垂，脱肛。

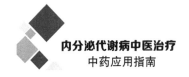

【现代药理研究】

（1）降低血糖。柴胡提取物山柰酚具有保护胰岛 β 细胞和改善胰岛素抵抗的作用，异鼠李素可以促进葡萄糖的摄取，此外，柴胡抑制炎性反应、降低氧化应激等功效可以控制糖尿病相关并发症的发生，共同起到降血糖作用。同时，柴胡中的有效成分可能通过相关靶点，调节 HIF-1、PI3K-AKT 信号通路，从而影响葡萄糖代谢，降低血糖。

（2）改善胰岛素抵抗。柴胡的有效成分山柰酚具有保护胰岛 β 细胞和改善胰岛素抵抗的作用。柴胡中的有效成分可能通过相关靶点，调节 HIF-1、PI3K-AKT 信号通路，从而改善胰岛素抵抗。

（3）其他作用。柴胡具有抗抑郁、抗炎、抗病毒、免疫调节、肝保护和退热等多种药理作用。其有效成分通过调节炎症因子和神经递质，改善抑郁症大鼠脑内的 5-羟色胺及去甲肾上腺素含量，促进海马组织脑源性神经营养因子（brain derived neurotrophic factor，BDNF）和神经生长因子（nerve growth factor，NGF）蛋白表达，发挥抗抑郁作用。柴胡皂苷可抑制炎症过程，减少呼吸道合胞病毒感染引起的肺组织炎症损伤。柴胡多糖显著增强辐射损伤小鼠的免疫力，柴胡皂苷 A 和柴胡皂苷 D 等成分具有抗炎和免疫调节作用。柴胡皂苷 A 通过抑制肝星形细胞的增殖和迁移，诱导细胞凋亡，抑制 TNF-α 和 IL-1β 的表达，展现出保肝护肝的作用。柴胡的有效成分如月桂醛和 γ-古芸烯，对内毒素诱导的体温升高具有显著的退热效果，其水提物通过调节中枢介质和抑制炎症因子的释放，发挥退热作用。

【专科临床应用】柴胡单药及其对药、复方制剂，常用于治疗糖尿病、糖尿病肾病、糖尿病合并尿路感染、糖尿病合并便秘、高尿酸血症、桥本甲状腺炎、甲状腺结节、多囊卵巢综合征等常见内分泌代谢病。

（1）糖尿病。柴胡具疏肝解郁升阳之功，常用于治疗糖尿病，并多与其他药物配伍应用，柴胡-黄芩为治疗本病的常用药对，柴胡-黄芩药对中的黄酮类化合物易与过氧化物酶体增殖物激活受体 γ 及糖原合成酶激酶-3β 形成较好的对接模式，具有治疗糖尿病的活性。大柴胡颗粒为治疗本病的常用中成药，其对高脂复合链脲佐菌素所致糖尿病大鼠有一定的降糖的作用。

（2）糖尿病肾病。柴胡辛开苦降，调畅气机，可用于糖尿病肾病的治疗。药理研究表明了柴胡治疗糖尿病肾病的明确作用，柴胡皂苷 A 可有效改善糖尿病大鼠肾结构和功能的损伤，其机制可能与增强高糖状态下肾小管上皮细胞的抗氧化能力、减轻氧化应激反应有关。

（3）糖尿病合并泌尿系统感染。临证治疗糖尿病合并泌尿系统感染时，可在辨证基础上加用柴胡，疗效较佳。此外，由柴胡等组成的"柴胡剂"，如大柴胡汤、小柴胡汤等，对糖尿病合并泌尿系统感染的中医证候疗效确切。

（4）糖尿病合并便秘。由柴胡作为主要成分的大柴胡汤，可用于糖尿病合并便秘的治疗。大柴胡汤联合穴位贴敷，对于 2 型糖尿病合并便秘具有良好的治疗效果，能够有效改善临床症状，以及血糖、血脂水平。

（5）高尿酸血症。柴胡单药可降低血清尿酸水平，常用于在辨证论治的基础上加用其以治疗高尿酸血症。柴胡皂苷 D 可以通过降低腺苷脱氨酶（adenosine deaminase，ADA）以及黄嘌呤氧化酶水平，抑制尿酸生成，起到降尿酸的作用，并具有显著的肾脏保护功能。

（6）桥本甲状腺炎。柴胡为治疗桥本甲状腺炎的核心药物，由其作为主要成分的柴胡疏肝散，在临床应用广泛。柴胡疏肝散化裁方联合西医常规治疗肝郁脾虚证之高血压合并甲状腺功能减退，临床效果显著，能够有效改善中医临床症状，减轻炎症反应，调控免疫失衡状态。

（7）甲状腺结节。柴胡可疏肝理气，调畅气机以散结，为治疗甲状腺结节的核心药物之一。其常与香附合用，组成柴胡–香附药对，疗效确切。由柴胡作为主要组成的小柴胡汤，临床应用及其广泛，在甲状腺结节的治疗中亦显示出显著疗效。小柴胡汤合荣卫返魂汤加减，能缩小气滞痰凝血瘀型甲状腺结节患者的结节大小，改善患者的中医证候，且对甲状腺功能无异常影响，安全可靠。

（8）多囊卵巢综合征。大柴胡汤可用于治疗多囊卵巢综合征。大柴胡汤加减方配合达英–35 联合治疗肝胃郁热型多囊卵巢综合征月经后期患者，可有效地调节患者的月经周期及基础内分泌水平，更长久地维持治疗效果，改善多囊卵巢综合征的临床症状。

【用法用量】煎服，3～10 g。

【注意事项】本品药性升发，凡气逆不降，阴虚火旺，肝阳上升者，均当慎用。

【文献论述】

《神农本草经》：主心腹，去肠胃中结气，饮食积聚，寒热邪气，推陈致新。久服，轻身明目益精。

《医学启源》：此少阳、厥阴引经药也。妇人产前产后必用之药也。善除本经头痛，非此药不能止。治心下痞、胸膈中痛……能引胃气上升，以发散表热。

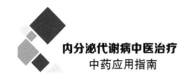

141. 党参

党参为桔梗科植物党参 Codonopsis pilosula（Franch.）Nannf.、素花党参 Codonopsis pilosula Nannf.var.modesta（Nannf.）L.T.Shen 或川党参 Codonopsis tangshen Oliv. 的干燥根。

【别名】上党人参，黄参，狮子头，中灵草。

【性味】甘，平。

【归经】脾经，肺经。

【功效与主治】健脾益肺，养血生津。用于脾肺气虚，食少倦怠，咳嗽虚喘，气血不足，面色萎黄，心悸气短，津伤口渴，内热消渴。

【现代药理研究】

（1）降低血糖。通过体外及体内的实验研究，党参提取物尤其是其多糖成分，被证实能有效降低糖尿病小鼠的餐后血糖水平，同时减轻胰岛素抵抗，表现出显著的降血糖作用。

（2）降低血脂。党参总皂苷对于高脂血症模型大鼠能显著降低血清中的总胆固醇、甘油三酯以及低密度脂蛋白胆固醇含量，有效改善血脂水平，且其调节血脂作用与党参含量密切相关。

（3）其他作用。党参具有调节免疫、心血管保护、抗氧化和抗肿瘤等多种药理作用。党参多糖能促使 TNF-α 和 IL-1β 的分泌增加，提高小鼠巨噬 Ana-1 细胞的免疫活力，增强免疫功能，甲醇提取物能调节免疫反应，发挥抗炎作用。党参水溶液在家兔心肌缺血再灌注损伤后，能降低乳酸脱氢酶和肌酸激酶的释放，保护心肌细胞，并通过提高钙瞬变峰值，改善心力衰竭大鼠心肌细胞的收缩能力。党参黄酮和多糖成分具有较强的抗氧化活性，清除羟基自由基，提高超氧化物歧化酶和谷胱甘肽过氧化物酶的活性，抗氧化损伤，延缓衰老。党参多糖通过调节 PI3K/AKT 信号通路，显著抑制 HepG2 细胞的增殖、侵袭和运动能力，潞党参多糖能抑制子宫颈鳞癌细胞的增殖及运动能力。

【专科临床应用】党参单药及其对药、复方制剂，常用于治疗糖尿病、糖尿病肾病、糖尿病便秘、高尿酸血症、多囊卵巢综合征等内分泌科常见疾病。

（1）糖尿病。党参为治疗糖尿病的核心药物，可益气健脾、调畅中焦、扶正补虚，治疗消渴。其单药及有效成分，在治疗糖尿病方面应用广泛，白条党参粗多糖可通过调节小鼠肠道微生物菌群，影响糖尿病小鼠血液代谢和相关脏器功能，从而缓解与改善糖尿病小鼠的病程。党参多糖能降低糖尿病小鼠的血糖，改善小鼠的胰岛素抵抗。

（2）糖尿病肾病。党参还可用于多种糖尿病并发症的治疗，如糖尿病肾病，高剂量党参用药可以改善糖尿病肾病患者的肾功能。其常与其他药物配伍，疗效更加明显，党参-黄芪是最常用的药对配伍之一，其可能通过槲皮素、山萘酚、木犀草素等多种成分作用于 AKT1、IL-6、TNF 等靶点，并通过调控 Age-RAGE、IL-17 等多条信号通路来治疗糖尿病肾病。

（3）糖尿病便秘。党参可益气健脾，恢复脾胃正常的枢机之功，可单独在辨证论治的基础上加用之，治疗糖尿病便秘，亦与其他药物联用，疗效更佳，大量临床病历研究结果表明，茯苓-山药-党参-玉竹为核心处方之一。

（4）高尿酸血症。党参及其提取物常用于高尿酸血症的治疗。藏党参提取物对酵母膏联合氧嗪酸钾诱导的高尿酸血症小鼠具有保护作用，其机制可能是通过抑制黄嘌呤氧化酶活性及调控尿酸转运体发挥作用。

（5）多囊卵巢综合征。党参归脾、肺经，常用于治疗多囊卵巢综合征，为治疗本病用药频次较高的中药之一。常与其他药物合用，与枸杞子、党参、川楝子、山茱萸组合，可治疗本病证属肾虚肝郁者。

【用法用量】煎服，9～30 g。

【注意事项】不宜与藜芦同用。气滞、肝火盛者禁用；邪盛而正不虚者不宜。

【文献论述】

《本草从新》：甘平，补中益气，和脾胃，除烦渴。中气微弱，用以调补，甚为平妥。

《本草正义》：力能补脾养胃，润肺生津，健运中气，本与人参不甚相远。其尤可贵者；则健脾而不燥；滋胃阴而不滞；润肺而不犯寒凉；养血而不偏滋腻；鼓舞清阳，振动中气而无刚燥之弊。

《得配本草》：得黄芪，实卫，配石莲，止痢，君当归，活血，佐枣仁，补心。补肺，蜜拌蒸熟；补脾，恐其气滞，加桑皮数分，或加广皮亦可。

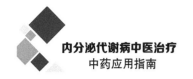

142. 益母草

益母草为唇形科植物益母草 *Leonurus japonicus* Houtt. 的新鲜或干燥地上部分。

【别名】益母，益明，大札，益母艾，小暑草，益母蒿，陀螺艾。

【性味】苦，辛，微寒。

【归经】肝经，心包经，膀胱经。

【功效与主治】活血调经，利尿消肿，清热解毒。用于月经不调，痛经经闭，恶露不尽，水肿尿少，疮疡肿毒。

【现代药理研究】

益母草对循环系统、肝肾、子宫等具有多种药理作用。其有效成分益母草碱能显著增强心肌舒张功能，改善心脏胶原蛋白的构成比例，显示出抗氧化和心脏保护特性，并在心肌梗死急性期和动脉粥样硬化病变中发挥重要作用。益母草对肝脏代谢有益，能降低血液中的胆固醇水平，促进尿酸的排泄，维护肾功能。它能抑制 NF-κB 的活化，降低炎症因子 TNF-α、IL-6 和 IL-8 的分泌，发挥抗炎和镇痛作用。益母草水提取物对大鼠子宫有显著的刺激作用，能缓解子宫痉挛，增强子宫平滑肌对信号的敏感性，并保护子宫免受缺血再灌注的损伤。

【专科临床应用】益母草单药及复方制剂，常用于治疗糖尿病、糖尿病心肌病、糖尿病肾病、糖尿病脑病、高尿酸血症、高脂血症、多囊卵巢综合征、骨质疏松症等内分泌科常见疾病。

（1）糖尿病。益母草中的关键生物活性成分益母草碱（SCM-198）显示出显著的抗炎特性。动物实验表明，益母草碱通过抑制炎症通路，可有效改善2型糖尿病小鼠的症状。进一步的网络药理学研究揭示了当归与益母草的配伍使用，在2型糖尿病的发生和进展中的潜在作用，明确了其活性成分和关键调控靶点之间的关联。

（2）糖尿病心肌病。在动物模型中，益母草表现出对糖尿病心肌病有显著的改善作用。研究证实，益母草注射液通过改善心脏循环和减轻氧化损伤，能够有效调控凋亡相关因子，降低心肌细胞凋亡。此外，益母草还能改善糖尿病心肌病大鼠心肌中Cx43蛋白的表达和分布，优化心肌细胞间的电化学耦联和信号传递，从而在预防和治疗糖尿病心肌病方面发挥重要作用。相关研究还表明，益母草注射液治疗后能显著减少糖尿病心肌病大鼠心肌细胞的凋亡，并增强其增殖活性，进一步证实了其在改善心肌超微结构异常方面的有效性。

（3）糖尿病肾病。相关动物实验观察益母草对糖尿病肾病大鼠血液流变学及转化生长因子–β1 的影响，发现益母草水煎液对糖尿病肾病大鼠肾组织中 TGF–β1 蛋白表达有下调趋势，但无统计学意义，而对血液流变学指标具有明显的改善作用，因此推测益母草对糖尿病肾病的防治作用，可能与其改善血液流变学指标有关。

（4）糖尿病脑病。在对 2 型糖尿病大鼠模型进行的一项研究中，科学家们探讨了益母草碱对链脲佐菌素诱导的糖尿病早期大鼠海马神经元及谷氨酸转运体表达的影响。研究发现，在糖尿病的早期发展过程中，大鼠脑组织中的海马神经元受到损伤，这导致了海马组织中谷氨酸转运体表达的变化。通过益母草碱的干预，能够有效激活谷氨酸转运体的表达，从而缓解了海马神经元的神经损伤。此外，其他相关的动物实验也证实了益母草碱的功效。这些实验表明，益母草碱能够通过抑制海马神经元的凋亡和炎症反应，从而改善高糖环境下诱导的海马神经元损伤。

（5）高尿酸血症。益母草提取物可以显著性降低高尿酸血症大鼠的血清尿酸与肌酐的水平，升高尿尿酸水平。同时益母草提取物可以显著性下调肾脏尿酸盐转运体、葡萄糖转运蛋白 9 mRNA 的表达，上调有机阳离子转运体、肉毒碱转运体 mRNA 的表达，具有促进肾脏尿酸排泄的作用。

（6）高脂血症。在对益母草碱的作用进行深入研究时，特别关注了其对高脂饲料引起的高脂血症大鼠的影响。实验中使用了 10 mg/kg 和 5 mg/kg 的益母草碱剂量，观察到它能有效纠正大鼠的血脂代谢紊乱。具体表现为益母草碱能显著降低血清中的总胆固醇、甘油三酯及低密度脂蛋白胆固醇的含量。同时，它还改善了血液流变学的各项异常指标，扩张微血管，并优化了微循环。因此，益母草碱不仅显示出了显著的降脂作用，还对改善微循环和血液流动性具有积极影响。这些发现突显了益母草碱在调节血脂和血液健康方面的潜在价值。

（7）多囊卵巢综合征。在多囊卵巢综合征的治疗研究中，益母草及其衍生制剂益母草碱和益母草颗粒被广泛应用于联合治疗中。联合用药包括来曲唑片、枸橼氯米芬及炔雌醇环丙孕酮等。研究显示，益母草及其相关制剂在联合这些药物治疗多囊卵巢综合征时，对于改善患者的临床症状和指标，表现出显著的效果。益母草及其衍生制剂在综合治疗方案中扮演着重要角色，能有效辅助其他药物改善多囊卵巢综合征的临

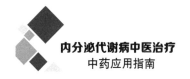

床症状和生理指标，从而提高治疗效果。

（8）骨质疏松症。研究发现盐酸益母草碱可以显著提高原发性骨质疏松小鼠的骨密度值，也可以显著提升原发性骨质疏松小鼠血清中表达的骨钙素水平及碱性磷酸酶的表达等，从而达到治疗疾病的效果。

【用法用量】煎服，9～30 g；鲜品12～40 g。

【注意事项】孕妇慎用。

【文献论述】

《雷公炮制药性解》：味辛甘，性微寒，无毒，入诸阴经。主行血养血，安胎利产，消浮肿，恶毒疔疮，治头风，血虚目疾，瘾疹发痒，堪作浴汤。益母本功治血，故入诸阴之经，行血而不伤新血，养血而不滞瘀血，所以为胎产圣药。又能消疮肿者，取其行血而且辛甘发散也。

《玉楸药解》：味苦、辛，气平，入足厥阴肝经。活血行经，破瘀通脉，胎产崩漏，痈疽癥瘕、跌打损伤悉效。调经行血，治一切血证，破瘀扫腐，下死胎，摧胞衣，并医各色疮疡。女子良药。

《得配本草》：辛、苦，平。入足厥阴经血分。行血而新血不伤，养血而瘀血不滞。利二便，治产后血胀，疗血逆大热，消乳痈，解蛇毒。

143. 益智仁

益智仁为姜科植物益智 *Alpinia oxyphylla* Miq. 的干燥成熟果实。

【别名】益智子，摘艼子。

【性味】辛，温。

【归经】脾经，肾经。

【功效与主治】暖肾固精缩尿，温脾止泻摄唾。用于肾虚遗尿，小便频数，遗精白浊，脾寒泄泻，腹中冷痛，口多唾涎。

【现代药理研究】

益智仁具有抗氧化、抗炎和镇痛、调整内分泌、改善心血管功能、抗癌和免疫调节等多种药理作用。其丰富的抗氧化成分能清除自由基，抵抗氧化应激，预防相关疾病并减缓衰老。益智仁提取物具有显著的抗炎和镇痛效果，可减少炎症介质的生成。通过调节内分泌系统中的激素水平，特别是与别嘌呤醇联用时，能有效改善高尿酸血症，降低尿素氮和肌酐水平。益智仁还可能通过降低血压和减少血脂，来辅助预防和治疗心血管疾病。对神经系统，益智仁石油醚萃取物可以改善阿尔茨海默病模型小鼠的记忆和认知障碍，减轻炎症损伤，提高乙酰胆碱水平。益智仁提取物对结直肠癌细胞具有抗增殖活性，通过提高促凋亡蛋白和降低细胞增殖蛋白的表达，发挥抗癌作用。益智仁提取物还能增强 Th-1 和 Th-2 型免疫反应和特异性免疫反应，抑制病毒与细胞的结合，阻断病毒入侵。

【专科临床应用】益智单药及复方制剂，常用于治疗糖尿病、糖尿病肾病、糖尿病认知功能障碍、糖尿病视网膜病变，以及高脂血症等内分泌科常见疾病。

（1）糖尿病。参术益智地黄汤联合西药治疗 2 型糖尿病，空腹血糖、2 小时 PG、糖化血红蛋白、甘油三酯、总胆固醇水平均较治疗前改善，说明其治疗 2 型糖尿病有明显疗效。

（2）糖尿病肾病。益智仁及其复方配制在糖尿病肾病的治疗中，显示出良好的临床疗效。特别是在动物实验中，益智仁水煎液能有效降低糖尿病肾病小鼠的血糖水平，同时减少尿液中微量白蛋白的排泄，从而展示出对肾脏的保护作用。在糖尿病肾病的早期治疗中，这些发现具有重要的临床意义。进一步的研究揭示了益智仁提取物（特别是石油醚部分）在糖尿病肾病治疗中的潜在作用。这些提取物能够促进 p27kip1 蛋白表达的下调，为糖尿病肾病小鼠提供肾脏保护。网络药理学的研究进一步展示了益智仁与其他草药如乌药和防风，通过多成分、多靶点及多环节的协同作用，有效治疗糖尿病肾病。这种综合疗法考虑了糖尿病肾病的复杂机制，提供了一种全面的治疗方法。此外，益智仁在糖尿病肾病治疗中的作用，不仅限于降低血糖、尿素氮、尿白蛋白和尿肌酐水平，还包括抑制氧化应激反应和改善肾脏病理状态。益智仁还能调节代谢和肠道微生物，这些作用共同促进了对糖尿病肾病的综合治疗。

（3）糖尿病认知功能障碍。益智仁参与组方的益智解毒汤治疗糖尿病大鼠认知功能障碍的研究发现，益智解毒汤高剂量组显著降低海马组织中 NLRP3、ASC、Caspase-1、IL-1β、IL-18 蛋白及 Bax、Caspase-3 mRNA 的表达水平，显著上调 Bcl-2 mRNA 的表达水平，还可改善糖尿病认知功能障碍大鼠的学习记忆能力，这可能是通过影响 NLRP3 炎症通路的激活、调控细胞凋亡而发挥作用的。

（4）糖尿病视网膜病变。在该病变的研究中，益智仁与参芪四物汤加味联合应用

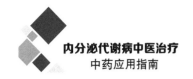

显示了显著的治疗效果。这种组合治疗在糖尿病视网膜病变大鼠模型中能够有效抑制视网膜细胞的过度增殖，这是糖尿病视网膜病变进展中的关键因素。这表明益智仁在联合传统中药时，对于糖尿病视网膜病变具有积极的疗效。

（5）高脂血症。益智仁在治疗实验性高脂血症的小鼠模型中，表现出显著的降血脂作用。研究发现，服用益智仁的小鼠其血清中的总胆固醇和高密度脂蛋白胆固醇水平有所改善。此外，高密度脂蛋白胆固醇／总胆固醇比值和动脉硬化指数的提升，进一步证明了益智仁在调节血脂和预防动脉硬化方面的潜在价值。

【用法用量】煎服，3～10 g。

【注意事项】阴虚火旺或因热而患遗滑崩带者忌服。

【文献论述】

《雷公炮制药性解》：味辛，性温，无毒，入脾、胃、肾三经。主遗精虚漏，小便余沥，益气安神，和中止呕，去皮，盐炒用。益智辛温，善逐脾胃之寒邪，而土得所胜，则肾水无相克之虞矣。遗精诸证，吾知免矣。

《本草经解》：气温，味辛，无毒。主遗精虚漏，小便余沥，益气安神，补不足，利三焦，调诸气。夜多小便者，取二十四枚，碎，入盐同煎服，有奇验。（盐水炒）。益智气温，禀天春和之木气，入足厥阴肝经；味辛无毒，得地西方之金味，入手太阴肺经。气味俱升，阳也。其主遗精虚漏者，气温益肝，肝气固，则不遗泄也。其主小便余沥者，味辛益肺，肺主气，气能收摄，膀胱禀气化而行，所以膀胱亦固也。辛益肺，肺主气，所以益气，气足则神安，故又安神。补不足者，辛温之品，补肝肺阳气之不足也。三焦者，相火之腑；辛温益阳，故利三焦。肺主气，味辛润肺，所以调诸气，小便气化乃出。益智固气，所以小便多者，煎服有效。

《得配本草》：辛，温。入足太阴经气分。能于土中益火。兼治下焦虚寒。开郁散结，温中进食，摄唾涎，缩小便。治冷气腹痛，呕吐泄泻，及心气不足，泄精崩带。

144. 浙贝母

浙贝母为百合科植物浙贝母 *Fritillaria thunbergii* Miq. 的干燥鳞茎。

【别名】土贝母，象贝，浙贝，象贝母，大贝母。

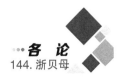

【性味】苦，寒。

【归经】肺经，心经。

【功效与主治】清热化痰止咳，解毒散结消痈。用于风热咳嗽，痰火咳嗽，肺痈，乳痈，瘰疬，疮毒。

【现代药理研究】

浙贝母具有显著的止咳化痰、抗菌、抗炎和抗肿瘤作用。其主要成分贝母碱能直接作用于呼吸道，减轻炎症，稀释痰液，缓解咳嗽。浙贝母提取物对某些细菌和真菌有抑制作用，能显著降低炎症反应。贝母碱类成分通过减少炎症因子的释放，抑制ERK/JNK、NF-κB通路，发挥抗炎作用。此外，浙贝母中的某些成分显示出抗肿瘤活性，可能与其抗氧化、诱导凋亡及影响肿瘤细胞周期有关。

【专科临床应用】浙贝母单药及复方制剂常用于治疗甲状腺功能亢进症、甲状腺炎、甲状腺结节等内分泌科常见疾病。

（1）甲状腺功能亢进症。通过加味逍遥散和浙贝母、夏枯草、牡蛎等中药，临床治疗甲状腺功能亢进，患者服用后效果显著，治疗期间患者均未有任何副作用及并发症，且甲状腺激素水平一直保持较好，经研究发现加味逍遥散和浙贝母、夏枯草、牡蛎等中药安全有效，因此认为中药方剂可以成为治疗甲状腺功能亢进的首选，或为联合治疗提供新思路。

（2）甲状腺炎。疏肝化痰消瘿方、消瘿汤、温阳解毒消瘿方和消瘰丸等方剂，在治疗甲状腺炎时疗效显著。

（3）甲状腺结节。浙贝母有良好的化痰散结、疏肝解郁功效，对甲状腺结节的治疗效果显著。

【用法用量】煎服，5～10 g。

【注意事项】不宜与川乌、制川乌、草乌、制草乌、附子同用。

【文献论述】

《神农本草经》：主伤寒烦热，淋沥邪气，疝瘕，喉痹，乳难，金创，风痉。

《本草经集注》：味辛、苦，平、微寒，无毒。主治伤寒烦热，淋沥邪气，疝瘕，喉痹，乳难，金疮，风痉。治腹中结实，心下满，洗洗恶风寒，目眩项直，咳嗽上气，止烦热渴，出汗，安五脏，利骨髓。

《长沙药解》：味苦，微寒，入手太阴肺经。清金泻热，消郁破凝。

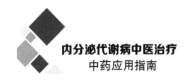

145. 海螵蛸

海螵蛸为乌贼科动物无针乌贼 *Sepiella maindroni* de Rochebrune 或金乌贼 Sepia esculenta Hoyle 的干燥内壳。

【别名】乌鲗骨，乌贼鱼骨，墨鱼盖。

【性味】咸，涩，温。

【归经】脾经，肾经。

【功效与主治】收敛止血，涩精止带，制酸止痛，收湿敛疮。用于吐血衄血，崩漏便血，遗精滑精，赤白带下，胃痛吞酸；外治损伤出血，湿疹湿疮，溃疡不敛。

【现代药理研究】

海螵蛸具有成骨、降磷和止血等多种药理作用。其含有的碳酸钙和多糖成分能中和胃酸，提高胃酸 pH 值，促进溃疡愈合，并缓解溃疡性结肠炎的症状。海螵蛸与自体骨髓和玻璃酸钠联合，具有协同成骨能力，可促进骨缺损修复。作为磷结合剂，海螵蛸能有效降低血磷，纠正低钙血症，预防和治疗肾性骨病。在止血方面，海螵蛸能缩短凝血和出血时间，具有显著的止血效果。

【专科临床应用】海螵蛸单药及复方制剂，常用于治疗糖尿病足等内分泌科常见疾病。糖尿病足是糖尿病并发症中常见且严重的一种，治疗过程需要综合考虑创面愈合和感染控制。海螵蛸被广泛应用于促进创面愈合，尤其在糖尿病足的治疗中效果显著。当海螵蛸与银离子油纱外敷联合使用时，不仅可以促进创面愈合，还可以通过银离子的抗菌作用控制感染，从而加速糖尿病足的恢复。此外，海螵蛸与煅石膏的组合使用也显示出良好的治疗效果。煅石膏具有清热解毒、凉血止痛的功效，当与海螵蛸结合应用于康惠尔敷料时，不仅有助于减轻糖尿病足的炎症反应，还能促进血液循环，加速创面愈合。康惠尔敷料本身具有良好的透气性和吸湿性，为创面提供了一个良好的愈合环境。

【用法用量】煎服，5～10 g。外用适量，研末敷患处。

【注意事项】阴虚内热者慎服。

【文献论述】

《神农本草经》：主女子漏下，赤白经汁，血闭，阴蚀，肿痛，寒热，癥瘕，无子。

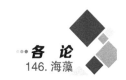

《本草经集注》：味咸，微温，无毒。主治女子漏下、赤白、经汁，血闭，阴蚀，肿痛，寒热，癥瘕，无子。治惊气入腹，腹痛环脐，阴中寒肿，令人有子，又止疮多脓汁不燥。

《雷公炮制药性解》：味咸，性微温，有小毒，入肾经。主崩漏、赤白带下，经闭、阴蚀肿痛，除目翳止泪，理金疮止血，治惊气入腹，腹痛环脐，阴茎寒肿，疮多脓汁，寒热癥瘕。久服令人有子。乌贼之咸，宜归水脏，治病有殊效。

146. 海藻

海藻为马尾藻科植物海蒿子 *Sargassum pallidum*（Turn.）C.Ag. 或羊栖菜 *Sargassum fusiforme*（Harv.）Setch. 的干燥藻体。

【别名】落首，海萝，薅，乌菜，海带花。

【性味】苦，咸，寒。

【归经】肝经，胃经，肾经。

【功效与主治】消痰软坚散结，利水消肿。用于瘿瘤，瘰疬，睾丸肿痛，痰饮水肿。

【现代药理研究】

（1）降血脂和防动脉硬化。海藻所含褐藻纤维和多不饱和脂肪酸等成分，被认为对调节血脂具有正面影响，可以作为高脂血症和动脉粥样硬化的辅助治疗手段。

（2）改善甲状腺功能。海藻是天然碘的良好来源，碘是甲状腺激素合成的必需元素。因此，海藻对于预防和治疗由碘缺乏引起的甲状腺功能减退等病症具有一定的效果。

（3）其他作用。海藻具有抗氧化、抗肿瘤和调节免疫系统等多种药理作用。其富含的多糖、褐藻酸和维生素 E 等成分，能够有效清除自由基，减轻氧化应激所致的细胞损伤，预防和治疗多种慢性疾病。海藻提取物中的褐藻酸和多糖类物质显示出抗肿瘤活性，通过调节免疫反应、抑制肿瘤细胞增殖和诱导凋亡等途径发挥作用。海藻多糖等免疫调节成分可以增强机体的免疫应答能力，对免疫缺陷疾病和某些自身免疫性疾病有辅助治疗作用。

【专科临床应用】海藻单药及复方制剂，常用于治疗糖尿病、糖尿病心肌病、糖尿

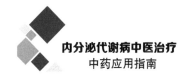

病足、甲状腺功能亢进、甲状腺结节、自身免疫性甲状腺炎、单纯性甲状腺肿、甲状腺癌、高脂血症、代谢综合征等内分泌科常见疾病。

（1）糖尿病。运动和海藻提取物海藻糖可以干预 TFEB - 自噬溶酶体机制，改善 2型糖尿病骨骼肌糖脂代谢紊乱。海藻含有的大量物质具有不同的作用机制，包括与关键蛋白相互作用的特定机制和广泛的非特异性机制，这些都可以在 2 型糖尿病的治疗中得到适当的应用，海藻中的膳食纤维可改善餐后饱腹感，从而有助于降低血糖水平和改善胰岛素敏感性。同时海藻琼脂能有效降低糖尿病大鼠模型的血糖水平，并对肝脏有一定的保护作用，海藻提取物提高了 LEW.1WR1 大鼠 Treg 细胞的表达，可用于治疗糖尿病。

（2）糖尿病心肌病。海藻糖对高糖导致的心肌损伤具有保护作用，其机制可能与抑制心肌细胞凋亡，和增强自噬有关。海藻糖也可能是通过激活 PK2/PKR 信号通路，从而抑制细胞凋亡而对高糖损伤的心肌细胞发挥保护作用。

（3）糖尿病足。治疗老年糖尿病足溃疡中，采用化学还原法和浸渍法制备出的海藻酸盐阴离子敷料，具备水凝胶敷料、含银敷料和湿疗敷料的治疗功效，可达到良好的治疗效果。

（4）甲状腺功能亢进。患者应用海藻消瘿汤联合甲巯咪唑片治疗，能够获得良好的临床疗效。

（5）甲状腺结节。夏枯草汤合海藻玉壶汤加减治疗良性甲状腺结节伴甲状腺激素异常的临床疗效显著，可显著减轻患者的临床症状，改善甲状腺功能，降低复发率。单用海藻玉壶汤也可显著改善甲状腺结节的大小，疗效显著，且安全性较高。网络药理学研究表明"海藻-昆布"治疗甲状腺结节，是多成分、多靶点、多通路相互作用的结果。

（6）自身免疫性甲状腺炎。对桥本甲状腺炎合并甲状腺功能减退症患者，在常规治疗基础上联合海藻玉壶汤加减治疗，可提高治疗效果，改善甲状腺功能，降低甲状腺自身抗体水平。

（7）单纯性甲状腺肿。逍遥散合海藻玉壶汤对单纯性甲状腺肿患者效果显著，可明显改善患者甲状腺激素水平，保护患者甲状腺功能，患者预后良好。

（8）甲状腺癌。针对甲状腺癌荷瘤小鼠的研究表明，海藻玉壶汤在蛋白和基因层次上降低了趋化因子受体 CXCR4 的表达，该影响对浓度呈一定的依赖性。海藻玉壶汤可降低趋化因子受体 CXCR4 的表达。

（9）高脂血症。海藻降脂方及海藻玉壶汤加减对高脂血症具有较好的临床疗效。

（10）代谢综合征。海藻多糖作为一类具有生物活性的膳食纤维，被用作益生元来改善慢性代谢性疾病，而肠道菌群是海藻多糖发挥功效的潜在靶点，海藻多糖会被肠道内的特定微生物降解和发酵，产生 SCFAs 等代谢产物，从而调节人体代谢功能，干预代谢综合征。

【用法用量】煎服，6～12 g。

【注意事项】不宜与甘草同用。

【文献论述】

《神农本草经》：主瘿瘤气，颈下核，破散结气，痈肿癥瘕坚气，腹中上下鸣，下水十二肿。

《名医别录》：味咸，无毒。主治皮间积聚暴癀，留气热结，利小便。

《本草经集注》：味苦、咸，寒，无毒。主治瘿瘤气，颈下核，破散结气、痈肿、癥瘕，坚气，腹中上下鸣，下十二水肿。治皮间积聚暴癀，留气热结，利小便。

《长沙药解》：味咸，性寒，入足少阴肾、足太阳膀胱经。利水而泻痰，软坚而消痞。

《得配本草》：苦、咸，寒。软坚泄热。消瘿瘤，止癫疝，散颈核，除浮肿，去痰饮，通淋秘。

147. 通草

通草为五加科植物通脱木 *Tetrapanax papyrifer*（Hook.）K. Koch 的干燥茎髓。

【别名】葱草，白通草，通花，大通草，通大海，泡通，五加风，宽肠，大通塔，大木通，五角加皮，花五加，大叶五加皮。

【性味】甘，淡，微寒。

【归经】肺经，胃经。

【功效与主治】清热利尿，通气下乳。用于湿热淋证，水肿尿少，乳汁不下。

【现代药理研究】

通草具有保护肝脏、抗炎和通乳等多种药理作用。其三萜类成分如通脱木皂苷 A、通脱木皂甙 C 等，对四氯化碳诱导的肝细胞毒性具有显著的抗肝毒性作用，可减轻化

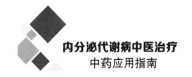

学物质或药物引起的肝损伤。通草含有的姜黄素等化合物，通过抑制前列腺素、白三烯和细胞因子的生成和释放，展现出强效的抗炎作用，可用于皮炎的治疗，并能减缓脑组织中衰老细胞的凋亡，维持细胞生命力。实验表明，通草提取液显著提高母鼠的泌乳量和 STAT5 蛋白的磷酸化水平，显示出其在治疗产后缺乳方面的独特优势。

【专科临床应用】糖尿病周围神经病变。含有通草的成方如当归四逆汤，在治疗糖尿病周围神经病变中发挥了重要作用。针对糖尿病周围神经病变的患者，可以应用当归四逆汤联合中药熏洗，改善患者的神经功能，提高糖尿病周围神经病变患者的生活质量。当归四逆汤在改善糖尿病周围神经病变的临床症状，增强神经的传导速度方面优于单纯西药治疗。TNF-α NF-κb 是糖尿病周围神经病变的炎症因子之一，在对大鼠的研究发现，服用当归四逆汤的大鼠 NF-κb 和 mRNA 的表达水平明显降低，坐骨神经的病理结果表明当归四逆汤对神经细胞具有一定的保护作用，提示当归四逆汤可能通过下调 NF-κb 的表达，降低细胞因子及炎性介质的释放，从而发挥抗炎作用。

【用法用量】煎服，3 ～ 5 g。

【注意事项】孕妇慎用。

【文献论述】

《神农本草经》：主去恶虫，除脾胃寒热，通利九窍、血脉、关节，令人不忘。

《雷公炮制药性解》：味淡，性寒，无毒，入肺、大小肠三经。与木通同功，特泻肺明目，退热行经，下乳通结，力尤胜之。通草色白，宜其泻肺；味淡，故入小肠；性主通行，故又入大肠。即《本草续注》所谓通脱木，今女工用以作花。

《得配本草》：甘、淡，微寒。入手太阴、足阳明经气分。泻肺气，利阴窍，下五淋，通乳汁。能使经络流行，营卫通畅。以能开厥阴之关也。

148. 桑叶

桑叶为桑科植物桑 *Morus alba* L. 的干燥叶。

【别名】家桑，荆桑，黄桑。

【性味】甘，苦，寒。

【归经】肺经，肝经。

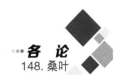

【功效与主治】疏散风热，清肺润燥，清肝明目。用于风热感冒，肺热燥咳，头晕头痛，目赤昏花。

【现代药理研究】

（1）降糖作用。桑叶被研究用于治疗糖尿病，主要是因为它含有能降低血糖的成分。这些成分可以增加胰岛素的敏感性，改善葡萄糖的利用程度，降低血糖水平。特别是其中的一些天然活性成分，如1-脱氧野尻霉素（1-deoxynojirimycin，1-DNJ），被认为能有效抑制小肠中葡萄糖的吸收。桑叶的降血糖作用主要是通过桑叶生物碱 DNJ 和黄酮类物质对二糖类分解酶活性产生抑制，以及通过桑叶生物碱 fagomine 和桑叶多糖促进 β 细胞分泌胰岛素，促进细胞对糖的利用，合成肝糖原和改善糖代谢这几种途径实现，最终达到降血糖的效果。桑叶甲醇提取物与水提物对四氧嘧啶高血糖小鼠显现出非常显著的降血糖作用。

（2）降脂作用。桑叶总黄酮可显著降低血清总胆固醇、甘油三酯、低密度脂蛋白胆固醇的水平，提高高密度脂蛋白胆固醇的水平，降低动脉粥样硬化指数，具有明显的降血脂功能。不少研究表明，桑叶生物碱也具有显著的降血脂作用。适量的桑叶生物碱可以降低血液中甘油三酯和胆固醇含量，具有良好的预防高血脂作用。

（3）其他作用。桑叶具有抗氧化、抗癌和抗炎等多种药理作用。其多酚类化合物如芦丁和槲皮素，能清除体内自由基，减少氧化应激反应，保护细胞和组织免受氧化损伤，显著提高衰老小鼠的抗氧化能力。桑叶中的多糖也能清除多种自由基，增强抗氧化活性。桑叶中的 DNJ、黄酮类、桑色素等成分，可抑制染色体和基因突变，预防癌细胞生成，通过改变细胞形态、修复 DNA 并诱导癌细胞凋亡，消灭结肠癌和乳腺癌细胞。桑叶中的某些成分具有抗炎活性，能减少炎症介质的产生和释放，减轻炎症反应，在治疗关节炎、呼吸系统疾病等方面显示出潜在价值。桑叶中的隐绿原酸通过激活 Nrf2/HO-1 信号通路，抑制细胞炎症反应，白藜芦醇、桑色素等成分能双重抑制花生四烯酸途径，发挥抗炎、解热镇痛作用。

【专科临床应用】桑叶单药及复方制剂常用于治疗 2 型糖尿病、1 型糖尿病、糖尿病心肌病、糖尿病肾病、妊娠期糖尿病、高脂血症、高尿酸血症等内分泌科常见疾病。

（1）2 型糖尿病。桑叶和二甲双胍联合用药，可改善 2 型糖尿病小鼠的空腹血糖、胰岛素、胰岛素抵抗、葡萄糖及胰岛素耐受性、C-肽等异常；可改善 2 型糖尿病小鼠的炎症及糖脂代谢紊乱，其机制可能与调控肠道微生物异常有关，且两者之间呈现一定程度上的药效学互补与协同。桑叶提取物可改善 2 型糖尿病大鼠胰腺病理变化，降

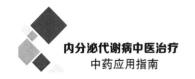

低空腹血糖水平，改善血脂、超氧化物歧化酶、血清总抗氧化能力、丙二醛水平，抑制 PI3K、AKT 表达。桑叶黄酮具有降糖、改善胰岛素抵抗作用，其作用可能是通过调控糖尿病小鼠肝脏 NF-κB 分子，影响 COX-2、诱生型一氧化氮合酶及炎症因子释放，改善炎症状态。桑叶-红花可能通过胰岛素信号传导通路、胰岛素抵抗相关通路等的协同作用，发挥治疗 2 型糖尿病的作用，其关键药效成分可能为黄芩苷和红厚壳内酯。桑叶水提取物同样也作用于 2 型糖尿病小鼠花生四烯酸代谢通路

（2）1 型糖尿病。高剂量的桑叶总黄酮能够明显降低糖尿病小鼠的血糖、血清肌酐、尿素氮及尿微量白蛋白水平，并通过抑制 PI3K/AKT/mTOR 信号通路的激活，增加上皮型标志物 E-cadherin 的水平，降低间质型标志物 α-SMA 的蛋白表达，改善肾脏组织的病理形态变化。高剂量桑叶总黄酮能减轻 1 型糖尿病小鼠肾间质纤维化水平，其机制可能与抑制 PI3K/AKT/mTOR 信号通路的激活有关。

（3）糖尿病心肌病。桑叶总黄酮能有效地抑制心肌细胞 NLRP3 炎症小体组分的活化，并产生对糖尿病心肌病进展的抑制作用，其机制可能与诱导心肌细胞自噬有关。桑叶黄酮可显著降低糖尿病小鼠的血糖水平，改善其糖代谢和心肌线粒体损伤，延缓心肌纤维化进展。桑叶提取物对糖尿病小鼠的心功能具有保护作用，且该作用与抑制心肌组织的氧化应激反应有关。

（4）糖尿病肾病。桑叶生物碱能够降低 mAlb、血肌酐、尿素氮水平，上调内生肌酐清除率水平，有效抑制糖尿病肾病大鼠肾间质纤维化，减缓终末期肾病进程。网络药理学研究表明桑叶-桑寄生可通过多靶点、多通路的复杂机制，发挥抗炎、维持足细胞稳态等作用，来治疗糖尿病肾病。桑叶多糖对糖尿病肾病具有一定肾保护作用及抗肾小球纤维化的作用，其作用机制可能是通过下调 TGF-β1 mRNA 表达来实现的。

（5）妊娠期糖尿病。桑叶总黄酮对妊娠期糖尿病（gestational diabetes mellitus，GDM）模型大鼠的糖脂代谢、炎症和氧化应激，均具有一定的改善作用，其机制可能与 PPARγ 途径的激活有关。

（6）高脂血症。桑叶总黄酮显著降低糖尿病高脂血症大鼠的血糖、血脂水平，其机制可能与 FML 下调大鼠胸主动脉 p22phox mRNA 表达，进而抑制 NADPH 氧化酶活化有关。桑叶茶可以降低血脂，抑制有害的过氧化物的生成。

（7）高尿酸血症。动物研究表明，桑叶总黄酮可显著降低血清尿酸水平，与别嘌醇的降尿酸效果相当，并能显著降低尿素氮、肌酐、丙二醛、甘油三酯、游离脂肪酸水平和肝脏系数、肾脏系数。桑叶总黄酮有干预腺嘌呤、诱导高尿酸血症和肾损伤

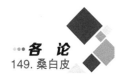

的作用。

【用法用量】煎服，5～10 g。

【注意事项】脾胃虚寒者慎用。

【文献论述】

《神农本草经》：主除寒热，出汗。

《本草拾遗》：桑叶、汁，主霍乱腹痛，吐下，研取白汁，合金疮。又主小儿吻疮，细锉大釜中，煎取如赤糖，去老风及宿血。椹，利五藏关节，通血气。

《本草经集注》：主除寒热，出汗。

149. 桑白皮

桑白皮为桑科植物桑 *Morus alba* L. 的干燥根皮。

【别名】桑根白皮，桑根皮，桑皮，白桑皮。

【性味】甘，寒。

【归经】肺经。

【功效与主治】泻肺平喘，利水消肿。用于肺热喘咳，水肿胀满，尿少，面目肌肤浮肿。

【现代药理研究】

（1）降血糖作用。桑白皮提取物能降低血糖，增加糖尿病性大鼠坐骨神经髓鞘面积、和髓外纤维、髓鞘横断面面积，减轻神经髓鞘水肿，减轻坐骨神经的病变。桑白皮提取物、桑白皮水提取液都能够显著降低糖尿病大鼠血糖。

（2）其他作用。桑白皮具有抗癌、抗炎、免疫调节、抗病毒及心血管保护等多种药理作用。其提取物能抑制非小细胞肺癌细胞的迁移和侵袭，显著抑制癌细胞转移。桑白皮总黄酮对小鼠有镇痛和抗炎效果，能减少耳郭肿胀和毛细血管通透性。其乙醇提取物可增强体液免疫反应，具有抗病毒、抗菌和抗炎活性。桑白皮提取物通过内皮细胞依赖性途径引起血管舒张，并通过抑制多种钙通道和钾通道，保护心血管健康。

【专科临床应用】桑白皮单药及复方制剂，常用于治疗糖尿病、糖尿病周围神经病变、高脂血症等内分泌科常见疾病。

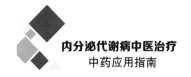
（1）糖尿病。桑白皮提取物能明显降低糖尿病小鼠的血糖和胰岛素水平，降低胰岛素抵抗指数，提高胰岛素敏感性；同时桑白皮提取物也有调节模型小鼠血脂的作用。桑白皮黄酮提取物对实验性 2 型糖尿病大鼠非酒精性脂肪性肝有一定的防治作用，其作用机制可能与抑制肝脏 VEGF、血小板衍生因子 mRNA 的表达有关。

（2）糖尿病周围神经病变。桑白皮提取物可防止糖尿病大鼠坐骨神经中 cGMP、cAMP 含量的下降及 Na^+-K^+-ATP 酶活性的降低，对糖尿病神经病变发挥一定的防治作用。桑白皮提取物有一定的促进神经生长因子表达、增加髓鞘蛋白表达的作用，能够使糖尿病周围神经病变得到一定程度的减轻和修复。

（3）高脂血症。桑白皮提取物能降低糖尿病大鼠的血糖、胰岛素和甘油三酯，桑白皮提取物的降糖作用与抗氧化酶功能增强有关。辛伐他汀联合桑白皮生物碱对于改善高脂血症金黄地鼠的脂质水平和炎症程度更为有效，桑白皮生物碱可以作为辛伐他汀的辅助用药，有望为临床上治疗高脂血症提供新的选择。桑白皮总黄酮联合知母总皂苷可上调 Runx2，下调 PPARγmRNA 和蛋白的表达，从而影响血液中甘油三酯和总胆固醇的代谢，达到对骨质疏松的治疗作用，为临床防治高脂血症伴骨质疏松症的治疗提供了实验依据。

【用法用量】煎服，6 ～ 12 g。

【注意事项】肺寒无火，风寒咳嗽者忌服。

【文献论述】

《神农本草经》：主伤中，五劳六极，羸瘦，崩中，脉绝，补虚益气。

《本草经集注》：味甘，寒，无毒。主治伤中，五劳，六极，羸瘦，崩中，脉绝，补虚，益气。去肺中水气，止唾血，热渴，水肿，腹满，胪胀，利水道，去寸白，可以缝创。采无时。出土上者杀人。

《雷公炮制药性解》：味辛甘，性寒无毒，入脾、肺二经。主伤寒羸瘦，崩中脉绝，肺气有余，虚劳客热，瘀血停留，吐血热渴，止嗽消痰，开胃进食，利二便，消水肿，能杀寸白，可缝金疮。皮中白汁，涂唇燥及小儿口疮。铜刀切片，文火蜜炙，勿令涎落。忌见铅铁。桑皮辛则走西方而泻肺金，甘则归中央而利脾土。

150. 桑寄生

桑寄生为桑寄生科植物桑寄生 *Taxillus chinensis*（DC.）Danser 的干燥带叶茎枝。

【别名】桑上寄生，寄屑，寄生草，茑木，冰粉树，蠹心宝。

【性味】苦，甘，平。

【归经】肝经，肾经。

【功效与主治】祛风湿，补肝肾，强筋骨，安胎元。用于风湿痹痛，腰膝酸软，筋骨无力，崩漏经多，妊娠漏血，胎动不安，头晕目眩。

【现代药理研究】

（1）降糖降脂作用。桑寄生、丹参、红花及钩藤等药物组成的复方桑钩颗粒，在高血脂治疗中具有重要意义，采取中高剂量即可改善大鼠总胆固醇及甘油三酯水平。另外相关报道中显示，桑寄生能够加速肝脏的葡萄糖代谢，同时增强肝细胞对胰岛素的敏感性，从而发挥出降血糖作用。

（2）其他作用。桑寄生具有抗炎镇痛和神经保护等多种药理作用。其可有效缓解小鼠因二甲苯产生的耳肿，与阿司匹林效果相近。桑寄生配合熟地黄和川牛膝等药物构成的方剂，能防止大鼠膝骨关节肿胀和减少 IL-1、IL-6 的产生。桑寄生通过抑制活性氧、乙酰胆碱酶活性及 Ca^{2+} 内流，展现出神经保护和增强记忆的作用。在 HT22 细胞中，桑寄生对谷氨酸诱导的细胞损伤有保护作用，水溶性部分也显示出神经保护的活性，适用于神经疾病的治疗。

【专科临床应用】桑寄生单药及复方制剂，常用于治疗糖尿病、糖尿病周围神经病变、糖尿病肾病、多囊卵巢综合征等内分泌科常见疾病。

（1）糖尿病。桑寄生醇提物具有改善 2 型糖尿病模型小鼠高血糖水平及肝肾并发症、保护肝肾功能的作用。其机制可能与提高免疫功能、上调抗凋亡相关因子、下调促凋亡及促炎相关因子的表达，从而维持肝细胞功能状态、减轻肾细胞受损程度有关。桑寄生总黄酮有良好的降糖作用，其作用机制可能与抑制小鼠体内脂质过氧化、保护糖尿病小鼠胸腺及改善胰岛素抵抗有关。

（2）糖尿病周围神经病变。鸡血藤-桑寄生为治疗糖尿病周围神经病变常用对药，

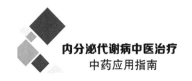

能够通过改善糖脂类代谢、保护神经元、调控细胞凋亡，发挥治疗糖尿病周围神经病变的作用。

（3）糖尿病肾病。桑叶-桑寄生可通过多靶点、多通路的复杂机制发挥抗炎、维持足细胞稳态等作用来治疗糖尿病肾病。

（4）多囊卵巢综合征。续断-桑寄生药对通过槲皮素、β-谷甾醇等活性物质形成多靶点、多通路调控网络，调节激素代谢，降低炎症细胞因子水平，从而达到系统改善多囊卵巢综合征的目的。

【用法用量】煎服，9～15 g。

【注意事项】无。

【文献论述】

《神农本草经》：主腰痛，小儿背强，痈肿，安胎，充肌肤，坚发齿，长须眉，其实，明目，轻身，通神。

《名医别录》：味甘，无毒。主治金创，去痹，女子崩中，内伤不足，产后余疾，下乳汁。

《本草经集注》：味苦、甘，平，无毒。主治腰痛，小儿背强，痈肿，安胎，充肌肤，坚发齿，长须眉。主金创，去痹，女子崩中，内伤不足，产后余疾，下乳汁。

151. 桑椹

桑椹为桑科植物桑 *Morus alba* L. 的干燥果穗。

【别名】桑实，乌椹，文武实，黑椹，桑枣，桑椹子，桑果，桑粒。

【性味】甘，酸，寒。

【归经】心经，肝经，肾经。

【功效与主治】滋阴补血，生津润燥。用于肝肾阴虚，眩晕耳鸣，心悸失眠，须发早白，津伤口渴，内热消渴，肠燥便秘。

【现代药理研究】

桑椹具有保护肝脏、抗癌、抗炎、抗氧化等多种药理作用。桑椹花青素通过调节Nrf2及其下游靶点，改善抗氧化防御系统，保护高糖诱导的人正常肝细胞免受损伤。

桑椹多糖可激活乙醇脱氢酶，清除自由基，抑制脂质过氧化，显示出显著的肝脏保护作用，并可下调 TNF-α、IL-1β、IL-6 等炎性因子的水平，保护急性肝损伤。桑椹水提物在二乙基亚硝胺诱导的肝肿瘤大鼠模型中可缩小肿瘤，通过抑制 AKT 和 mTOR 磷酸化、上调 caspase-3/8/9 的表达，诱导 HepG2 细胞凋亡，抑制乳腺癌的发展。桑椹提取物还可提高超氧化物歧化酶和过氧化氢酶，降低丙二醛水平，抑制一氧化氮合酶和 COX-2 的表达，降低一氧化氮和 PGE2 的水平，展现出抗氧化、抗疲劳和抗炎作用，白藜芦醇可能是其活性成分。

【专科临床应用】桑椹单药及复方制剂常用于治疗糖尿病、糖尿病肾病、高脂血症等内分泌科常见疾病。

（1）糖尿病。对桑椹的网络建模共筛选出与糖尿病相关的 16 个高频作用靶点和 40 条信号通路。富集分析结果显示，作用靶点可能与氮代谢、半乳糖代谢、PI3K-AKT 信号通路等密切相关，这些作用通路可能是桑椹发挥多组分协同防治糖尿病的活性依据。复方桑椹三七对糖尿病小鼠摄食量、饮水量、排尿量及空腹血糖具有明显的降低作用，这可能与其保护修复胰岛 β 细胞，恢复胰岛素的分泌水平相关。苦瓜桑椹复方制剂可有效降低 2 型糖尿病大鼠的血脂、血糖水平，促进胰岛素分泌，具有较好的治疗效果。

（2）糖尿病肾病。复方桑椹对 2 型糖尿病大鼠肾脏有良好的保护作用，其作用机制可能与降低肾脏 AGEs 及血糖有关。

（3）高脂血症。桑椹多糖对高脂血症大鼠血脂代谢、血液流变学及氧自由基的影响研究显示，桑椹多糖对实验性高脂血症模型大鼠具有降血脂、改善血液的黏聚状态及抗脂质过氧化作用。还有动物研究发现，桑椹多糖治疗组与模型组比较，空腹血糖、糖化血低蛋白、甘油三酯、总胆固醇、低密度脂蛋白水平显著降低，高密度脂蛋白和胰岛素水平显著升高。桑椹多糖能有效地降低 2 型糖尿病模型大鼠的血糖，促进胰岛素分泌，调节血脂。

【用法用量】煎服，9～15 g

【注意事项】脾虚腹泻，大便稀溏者慎用。

【文献论述】

《雷公炮制药性解》：开关窍，利血脉，安神魂，黑须发，明耳目。椹为桑英，有神益之功。

《玉楸药解》：味甘，气辛，入足太阳膀胱、足厥阴肝经。止渴生津，消肿利水。

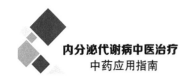
桑椹滋木利水，清风润操，治消渴癃淋，瘰疬秃疮，乌须黑发。

《得配本草》：甘，凉。入足少阴经血分。补水生津。和血脉，利五脏，通关窍，解酒毒。入糯米酿酒，治水肿胀满。得生熟地，治阴虚火动。

152. 桑螵蛸

桑螵蛸为螳螂科昆虫大刀螂 *Tenodera sinensis* Saussure、小刀螂 *Statilia maculata*（Thunberg）或巨斧螳螂 *Hierodula patellifera*（Serville）的干燥卵鞘。

【别名】蜱蛸，桑蛸，冒焦，螵蛸，螳螂子，刀螂子，螳螂壳。

【性味】甘，咸，平。

【归经】肝经，肾经。

【功效与主治】固精缩尿，补肾助阳。用于遗精滑精，遗尿，尿频，小便白浊。

【现代药理研究】

桑螵蛸具有抗利尿、免疫调节和抗氧化等多种药理作用。桑螵蛸复方制剂缩泉固尿合剂在高剂量时，能显著增强家兔尿道括约肌收缩力，抑制膀胱平滑肌的自动节律性收缩，并降低基础张力，对氯化钾引起的离体膀胱平滑肌收缩有抑制作用。桑螵蛸还可增加脾脏重量指数，增强免疫器官和性器官功能。长螵蛸和黑螵蛸则具有增加小鼠睾丸指数的作用。

【专科临床应用】桑螵蛸单药及复方制剂常用于治疗糖尿病、糖尿病肾病等内分泌科常见疾病。

（1）糖尿病。桑螵蛸及其粗提物在糖尿病的治疗中展现出显著效果。在四氧嘧啶诱导的糖尿病小鼠模型中，桑螵蛸的应用能显著降低血糖水平，有效改善典型的"三多一少"症状（即多饮、多食、多尿和体重减轻）。

（2）糖尿病肾病。在临床研究中，桑螵蛸散被发现对改善糖尿病肾病患者的临床症状和体征具有良好的效果。特别是在降低蛋白尿方面，桑螵蛸散表现出显著的临床疗效。这表明桑螵蛸散在糖尿病并发症的治疗中，具有潜在的应用价值。

【用法用量】煎服，5～10 g。

【注意事项】阴虚火旺或膀胱有热者慎服。

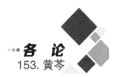

【文献论述】

《神农本草经》：主伤中，疝瘕，阴痿，益精生子，女子血闭，腰痛，通五淋，利小便水道。

《本草经集注》：味咸、甘，平，无毒。主治伤中，疝瘕，阴痿，益精，生子，女子血闭，腰痛，通五淋，利小便水道。又治男子虚损，五脏气微，梦寐失精，遗溺。久服益气，养神。

《得配本草》：咸、甘，平。入足少阴、厥阴经。益精气，固肾阴，通五淋，止遗浊。

153.黄芩

黄芩为唇形科植物黄芩 *Scutellaria baicalensis* Georgi 的干燥根。

【别名】腐肠，黄文，虹胜，经芩，印头，内虚，空肠，元芩，土金茶根。

【性味】苦，寒。

【归经】肺经，胆经，脾经，大肠经，小肠经。

【功效与主治】清热燥湿，泻火解毒，止血，安胎。用于湿温、暑湿，胸闷呕恶，湿热痞满，泻痢，黄疸，肺热咳嗽，高热烦渴，血热吐衄，痈肿疮毒，胎动不安。

【现代药理研究】

黄芩具有抗炎、抗氧化、抗肿瘤和神经系统保护等多种药理作用。其抗炎机制与黄芩素和黄芩苷等成分相关，这些成分通过抑制炎症细胞因子的产生、减少炎症介质的释放和 NF-κB 途径的激活，起到显著的抗炎效果。黄芩苷能够抑制 TNF-α、IL-β 及 IL-6 的表达。黄芩及其成分还展现出良好的抗氧化性能，能够清除自由基，保护细胞免受氧化损伤，预防和治疗与氧化应激相关的疾病，黄芩苷通过上调抗氧化基因表达，发挥抗衰老作用。

在抗肿瘤方面，黄芩素可抑制多种肿瘤细胞的生长并诱导其凋亡，影响肿瘤细胞周期、抑制肿瘤转移和血管生成。黄芩中的黄酮类成分通过调节环氧化酶和脂氧化酶途径，发挥抗肿瘤作用，黄芩苷能改变凋亡相关基因的蛋白表达，诱导人肝癌 HepG-2 细胞凋亡。此外，黄芩及其活性成分还对神经系统具有保护作用，包括抗焦虑、抗抑

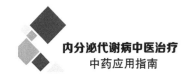

郁、抗痫和减轻神经退行性疾病症状，黄芩苷能够减轻缺氧缺糖导致的神经细胞损伤，并对帕金森大鼠的多巴胺能神经起到保护作用。

【专科临床应用】黄芩单药及复方制剂常用于治疗2型糖尿病、糖尿病心肌病、糖尿病肾脏病、糖尿病足、糖尿病性胃轻瘫、糖尿病视网膜病变、高尿酸血症、代谢综合征、高脂血症等内分泌科常见疾病，以及多囊卵巢综合征。

（1）2型糖尿病。在2型糖尿病的治疗中，黄芩汤与二甲双胍的联合应用显示出显著的临床效果。这种治疗方法不仅能有效改善患者的血糖指标，还对肠道菌群的构成产生积极影响，有助于维护肠道健康，从而间接改善糖尿病的症状。更为重要的是，这种联合治疗的不良反应发生率相对较低，显示了良好的安全性，因此在临床上具有广泛的推广与应用价值。进一步研究发现，黄芩与白芍药的组合能够显著改善2型糖尿病模型小鼠的代谢轨迹偏离。研究中识别出14个与糖尿病肾病模型相关的共同差异生物标志物，涉及多达8条相关的代谢通路。这些代谢通路的分析揭示，影响最为广泛的可能是甘油磷脂代谢、嘌呤代谢和嘧啶代谢。这表明黄芩-白芍药对的治疗作用可能与其调节脂质代谢、能量代谢等多个代谢通路有关，从而改善内源性代谢物的水平，恢复机体的正常代谢活动。此外，黄芩苷的作用也值得关注。在2型糖尿病大鼠模型中，黄芩苷能显著增加肝脏中的超氧化物歧化酶、过氧化氢酶和谷胱甘肽过氧化物酶的活性，同时降低血浆中脂质过氧化物的氧化应激标志物和蛋白质羰基的含量。这一发现表明，黄芩苷通过增强抗氧化酶的活性，减少高血糖状态下的氧化应激，从而对2型糖尿病产生积极的治疗效果。

（2）糖尿病心肌病。在2型糖尿病导致的心脏功能障碍的治疗中，绞股蓝和黄芩的组合使用显示了明显的协同增效作用。这种组合不仅在降低2型糖尿病大鼠的血清甘油三酯和总胆固醇水平方面表现出积极效果，还在改善心脏功能方面显示了独特的疗效。绞股蓝和黄芩的这种协同作用可能与它们在内皮细胞、心肌细胞、系膜细胞对醛糖还原酶的作用有关。这种综合作用有助于改善心脏的结构和功能，从而减轻由糖尿病引起的心脏损伤。具体来说，黄芩中的活性成分，如汉黄芩素、黄芩素、表小檗碱、黄芩新素等，对于糖尿病心肌病的治疗具有重要作用。这些成分通过调控多个关键靶点，如AKT1、TNF、GAPDH、IL-6等，作用于Age-RAGE、PI3K-AKT、MAPK等重要的信号通路。通过这些途径，黄芩能有效改善心脏的代谢状况和功能，减轻心脏组织的糖尿病相关损伤。综上所述，绞股蓝和黄芩在治疗2型糖尿病患者心脏功能障碍方面的协同增效作用显著，表现出了优异的治疗潜力。这种组合不仅能改善代谢

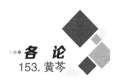

参数，还具有在细胞水平上改善心脏功能的能力，从而为 2 型糖尿病患者提供了一种有效的辅助治疗方法。

（3）糖尿病肾脏病。在糖尿病肾病的治疗研究中，汉黄芩素展现出了显著的保护作用。实验结果表明，汉黄芩素各剂量组能有效降低糖尿病肾病大鼠的空腹血糖、24 小时尿蛋白（24 h-Pro）和血清尿素氮、血清肌酐，同时体质量也有所增加。这些指标的改善表明汉黄芩素对糖尿病肾病患者的代谢状态有着积极的调节作用。更为重要的是，汉黄芩素能显著改善肾组织纤维化状况，降低胶原体积分数（collagenvolume fraction，CVF），这一点在组织学检查中表现尤为明显。此外，汉黄芩素还能下调 TLR4、MAPK、NF-κB、Ⅰ型胶原（Col-Ⅰ）、Ⅲ型胶原（Col-Ⅲ）等关键蛋白的表达。这些结果表明，汉黄芩素对糖尿病肾病大鼠肾纤维化有明显的保护作用，其作用机制可能与调节 TLR4/MAPK/NF-κB 信号通路相关。在进一步的研究中，发现糖尿病肾病患者肾脏中 DNM3OS 的表达增高，肾组织系膜扩张指数增高，血清中炎症因子 TNF-α、IL-1β 的水平也有所上升。这些发现提示 DNM3OS 与糖尿病肾病的发展密切相关。高糖环境能够诱导 RAW264.7 细胞活化，促进 DNM3OS 的表达上调，触发细胞内的炎症机制，导致炎症因子的增加和 NFκB 磷酸化途径的激活，同时抑制转录因子 KLF4 的表达。汉黄芩素（wogonin，WG）的干预能够有效抑制高糖诱导的巨噬细胞活化，降低 DNM3OS 的表达，减少炎症因子的释放，同时促进 KLF4 的表达。同样，在 db/db 小鼠模型中，WG 干预能显著降低肾组织中 DNM3OS、NFκB-pp65、一氧化氮合酶、TNF-α、IL-1β 的表达，并提升 KLF4 的水平。这表明 WG 干预能够通过调节相关信号通路，减轻糖尿病肾病的肾组织损伤。

（4）糖尿病足。在糖尿病性溃疡的治疗研究中，黄芩提取物的外敷应用显示了显著的疗效。这种疗法主要通过促进溃疡创面的愈合、减少创面面积，来实现其治疗目的。研究发现，经过黄芩苷外敷治疗后，大鼠糖尿病性溃疡的面积明显缩小，临床炎症指标也有显著下降，表明黄芩苷在加速伤口愈合和减轻炎症反应方面具有良好的效果。进一步分析表明，黄芩提取物的这些疗效可能与其所具有的抗氧化和炎症抑制作用密切相关。黄芩苷作为主要的活性成分，能够有效清除自由基，减少氧化应激对组织的损伤。同时，它还能通过抑制炎症介质的释放，降低炎症反应，从而促进创面愈合。这些作用共同构成了黄芩提取物治疗糖尿病性溃疡的基础。除此之外，黄芩提取物的外敷使用便捷，对患者来说操作简单，且不良反应较少，为糖尿病性溃疡的治疗提供了一种安全有效的外用疗法。

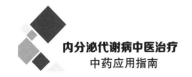

（5）糖尿病性胃轻瘫。干姜黄芩黄连人参汤作为一种传统中药方剂，在治疗寒热错杂型糖尿病胃轻瘫方面显示出了确切的疗效。这一方剂以干姜、黄芩、黄连和人参为主要成分，每一味药材都具有其独特的药理作用。其治疗效果主要体现在促进胃动力，提高患者的胃排空率，从而改善胃轻瘫的症状。此外，该方剂还具有一定的降糖作用，对于糖尿病患者而言，这是一个额外的好处。在研究中发现，黄芩提取物对于糖尿病性胃轻瘫的治疗尤为有效。在大鼠实验模型中，黄芩组大鼠的胃排空能力得到了显著改善，胃内残留率较模型组显著降低，这说明黄芩提取物能够有效促进胃肠道运动，减少食物在胃中的停留时间。进一步的研究显示，黄芩提取物还能增加离体胃条的自主收缩幅度，并在胃组织中显著降低丙二醛含量，提高超氧化物歧化酶的活性。这些生物化学变化表明，黄芩提取物在抗氧化和保护胃黏膜方面发挥着重要作用。综上所述，干姜黄芩黄连人参汤在治疗糖尿病胃轻瘫方面展现出了显著的疗效，其主要通过提高胃排空率和改善胃动力来实现治疗目的，同时还具有降糖的作用。黄芩提取物在这一方剂中起到了关键作用，不仅促进了胃动力，还具有抗氧化和保护胃黏膜的作用。

（6）糖尿病视网膜病变。黄芩苷能抑制 IL-33/ST2 信号通路的激活，减轻糖尿病视网膜病变大鼠体内炎症水平，减少视网膜新生血管生成。汉黄芩苷对高糖诱导的人视网膜微血管内皮细胞（hRMECs）功能障碍的作用和对链脲佐菌素诱导的大鼠糖尿病视网膜损伤的影响及潜在的分子机制的研究发现，汉黄芩苷通过上调 SIRT1 的表达，缓解糖尿病视网膜病变引起的损伤。汉黄芩素可能通过抑制小鼠糖尿病进程及小鼠视网膜 VEGF、bFGF、TGF-β 的表达，对小鼠糖尿病视网膜病变起到保护作用。

（7）高尿酸血症。黄芩苷能抑制黄嘌呤氧化酶的活性，抑制尿酸生成，降低高尿酸血症肾病小鼠的血清尿酸水平，并能显著改善小鼠肾功能，降低小鼠肾脏在外观和病理层面的损伤。黄芩苷通过减少乳酸脱氢酶、一氧化氮、TNF-α、IL-1β 的分泌，抑制细胞凋亡，降低细胞 ROS 水平，从而抑制尿酸钠晶体对大鼠肾小管上皮细胞的损伤。

（8）代谢综合征。野黄芩苷属于黄酮类化合物，它具有抗炎症、降血脂、抗氧化、护肝、减小脑血管阻力、改善微循环、抗血小板凝集和抗肿瘤等多种作用。代谢综合征所引起的心脑血管疾病和糖尿病都是危害人体健康的主要疾病，野黄芩苷可通过降低脂质合成、增加脂质氧化、抑制炎症通路和活化胰岛素通路等防治代谢综合征。

（9）高脂血症。汉黄芩素对饮食诱导下高脂血症小鼠模型的防治作用研究发现，汉黄芩素明显降低总胆固醇、低密度脂蛋白、高密度脂蛋白水平，但对甘油三酯影响不大。分子生物学研究显示其降脂效果可能与脂合成基因与脂质代谢基因的转录调控

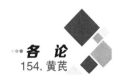

相关。汉黄芩素能够很好地治疗高脂血症，这一作用可能与调节脂酶活性和影响脂质合成与氧化基因相关。

（10）多囊卵巢综合征。在多囊卵巢综合征的治疗研究中，黄芩苷与二甲双胍的联合应用显示了显著的治疗效果。这种联合疗法能够有效降低了多囊卵巢综合征大鼠的血清性激素和炎性因子水平，对于调节内分泌失衡和减轻炎症反应具有重要作用。

【用法用量】煎服，3～10 g。

【注意事项】脾肺虚热者忌之。

【文献论述】

《神农本草经》：主诸热，黄疸，肠澼，泄利，逐水，下血闭，恶创疽蚀，火疡。

《名医别录》：大寒，无毒。主治痰热，胃中热，小腹绞痛，消谷，利小肠，女子血闭、淋露、下血，小儿腹痛。

《本草经集注》：味苦，平、大寒，无毒。主治诸热，黄疸，肠澼泄痢，逐水，下血闭，恶疮，疽蚀，火疡。治痰热，胃中热，小腹绞痛，消谷，利小肠，女子血闭、淋露、下血，小儿腹痛。

154. 黄芪

黄芪为豆科植物蒙古黄芪 *Astragalus membranaceus*（Fisch.）Bge.var.*mongholicus*（Bge.）Hsiao 或膜荚黄芪 *Astragalus membranaceus*（Fisch.）Bge. 的干燥根。

【别名】绵黄芪。

【性味】甘，微温。

【归经】肺经，脾经。

【功效与主治】补气升阳，固表止汗，利水消肿，生津养血，行滞通痹，托毒排脓，敛疮生肌。用于气虚乏力，食少便溏，中气下陷，久泻脱肛，便血崩漏，表虚自汗，气虚水肿，内热消渴，血虚萎黄，半身不遂，痹痛麻木，痈疽难溃，久溃不敛。

【现代药理研究】

（1）降糖作用。黄芪中的异黄酮类化合物，如芒柄花素、毛蕊异黄酮及其葡萄糖苷衍生物，显示出显著的降血糖作用。这些成分主要通过以下机制发挥作用：改善胰

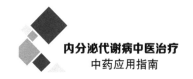

岛素抵抗、调整内分泌系统平衡、抑制脂质过氧化作用、减轻糖尿病相关的肾脏和心脏疾病。具体来说，毛蕊异黄酮和其葡萄糖苷能够抑制高血糖引起的肾小球膜细胞增生，并减缓 AGEs 引起的肾小球内皮细胞凋亡。在妊娠糖尿病小鼠模型中，毛蕊异黄酮通过降低 RNF38 表达，增强胰岛 β 细胞功能，并抑制炎症反应，进而有效改善糖尿病症状。此外，芒柄花素在 2 型糖尿病小鼠模型中的研究显示，连续给药后可显著降低小鼠体重，并减少血糖、甘油三酯、胆固醇、肌酐及血浆胰岛素水平，同时改善胰岛素抵抗。研究还发现，小鼠胰腺和肾脏中的去乙酰化酶 SIRT1 的表达增加，这有助于缓解糖尿病引起的肾脏组织氧化损伤并保护胰岛细胞。

（2）其他作用。黄芪具有显著的抗肿瘤、抗炎、抗氧化、免疫调节、心血管保护和骨骼保护作用。其多糖和黄酮类化合物，如毛蕊异黄酮和芒柄花素，能抑制肿瘤细胞生长并诱导凋亡。黄芪通过清除自由基和抑制炎症介质，展现出抗炎和抗氧化能力，并能增强免疫功能，提升 NK 细胞活性和调节细胞因子分泌。其黄酮类成分还具有保护血管内皮、改善微循环和降低血脂的效果，并通过增强骨密度和抑制骨质疏松，发挥骨骼保护作用。

【专科临床应用】黄芪单药及复方制剂，常用于治疗糖尿病、糖尿病肾病、糖尿病心肌病、糖尿病周围神经性病变、甲状腺功能亢进症、高尿酸血症、多囊卵巢综合征等内分泌科常见疾病。

（1）糖尿病。黄芪多糖可以降低链脲佐菌素诱导的糖尿病大鼠空腹血浆葡萄糖、糖化血红蛋白水平。黄芪多糖（astragalus polysaccharides，APS）可以通过上调 miR-203a-3p 表达水平，降低 GRP78 蛋白表达，调节内质网应激，进而改善胰岛素抵抗。网络药理学方法研究发现，黄芪主要成分与 13 个糖尿病治疗靶点相关，主要通过提高酪蛋白激酶活性，调节脂质代谢等生物过程，上调胰岛素信号通路，增强胰岛素抵抗来治疗 2 型糖尿病。通过对 13 项 1054 例接受黄芪辅助治疗的 2 型糖尿病患者的研究进行荟萃分析，发现黄芪辅助治疗可显著降低患者的空腹及餐后血糖。

（2）糖尿病肾病。黄芪多糖可以通过抑制 JAK/STAT 信号通路，促进高糖诱导的肾小管上皮细胞增殖，抑制高糖对肾小管上皮细胞的促凋亡及转分化。黄芪多糖可以通过 AMPK/SIRT1/PGC-1α 途径维持线粒体功能，对糖尿病肾病肾小管上皮细胞起到保护作用。黄芪甲苷可以通过抑制肾组织内质网应激、缓解 CHOP 诱导的肾组织细胞过度凋亡，改善糖尿病肾病大鼠的肾损伤。运用网络药理学技术对黄芪活性成分与糖尿病肾病治疗靶点进行分析，发现黄芪中的槲皮素、甲酮素、花枚子素等成分与 VEGFA、

TNF、IL-6、MAPK 等靶标具有良好的结合活性，提示黄芪可能参与糖尿病肾病中炎症反应、血管生成、氧化应激反应、免疫调节等生物过程。常规治疗辅以黄芪多糖注射液，可以进一步改善糖尿病肾病患者血糖、糖化血红蛋白、肾功能等指标，降低糖尿病肾病患者尿液中的 CXCL10、E-cadherin、MMP-9 水平，改善患者肾功能。

（3）糖尿病心肌病。黄芪多糖可以抑制内质网应激途径 ATF6 和 PERK 相关因子的表达，减弱链脲佐菌素诱导的糖尿病大鼠心肌细胞的凋亡；也可以降低链脲佐菌素致糖尿病小鼠心肌细胞凋亡程度、ROS 及氧化应激损伤产物水平，通过抑制糖尿病心肌的氧化应激损伤，改善心脏功能；同时也能激活 AMPK-mTOR 信号通路，进而发挥对糖尿病心肌病的保护作用。

（4）糖尿病周围神经性病变。该病变患者在应用依帕司他片的基础上辅以黄芪桂枝五物汤加味治疗，有利于减轻炎症状态，起到抗氧化的作用，可提升临床效果。在糖尿病周围神经性病变气虚血瘀证治疗中应用黄芪桂枝五物汤，可有效改善患者血糖水平、症状积分、神经传导功能，降低不良反应发生率，提高患者的生活质量和治疗总有效率。基于磷脂酰肌醇 3-激酶（PI3K）/ 蛋白激酶 B（AKT）/NF-κB 信号通路探究黄芪阳和汤对糖尿病足溃疡（diabetic foot ulcer，DFU）大鼠创面愈合的影响研究发现，黄芪阳和汤能调控 PI3K/AKT/NF-κB 信号通路，抑制 DFU 大鼠炎症反应，促进血管新生，从而促进创面愈合。

（5）甲状腺功能亢进。观察黄芪酸枣仁汤治疗甲状腺功能亢进症的研究发现，有效率于观察组高于对照组。膳食失衡、易饥饿、恶性发热、多汗、心悸等中医证候积分于观察组低于对照组。观察组 FT_3、FT_4 水平低于对照组，TSH 水平高于对照组。TO、TS 两项指标水平观察组优于对照组。不良反应总发生率观察组低于对照组。黄芪酸枣仁汤治疗甲状腺功能亢进症疗效较好。

（6）高尿酸血症。防己黄芪汤可以显著降低高尿酸血症小鼠血清尿酸、肌酐、β2-MG 和尿液 β2-MG 水平，升高尿液尿酸和肌酐水平，同时改善高尿酸血症小鼠肾脏病理结果，但对肝脏黄嘌呤氧化酶活性没有影响；同时发现高尿酸血症小鼠血清及肾脏 IL-1β 表达水平显著上升，肾脏 NF-κB、LRRK1 和 EGFR 蛋白水平显著升高，而肾脏 PDZK1 蛋白表达水平显著下降，黄烷酮 3-羟化酶（flavanone 3-hydroxylase，FHT）可以显著改善上述异常表达的蛋白，在细胞转染试验中，LRRK1-siRNA 转染后，上清液 IL-1β 水平、EGFR 和 NF-κB 蛋白表达水平显著降低，PDZK1 蛋白表达水平显著上升，再加入 FHT 后，与 LRRK1-siRNA 组相比，上清液 IL-1β 水平及 EGFR、PDZK1

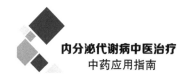

和 NF–κB 蛋白表达水平没有显著变化。该研究表明 FHT 可能通过 *LRRK1* 基因调控肾脏尿酸转运系统，提高尿酸排泄能力，从而降低血清尿酸水平。另外，防己黄芪汤除具有直接的肾保护作用，还可通过降低尿酸水平达到间接的肾保护的作用。

（7）多囊卵巢综合征。研究黄芪联合丹参对多囊卵巢综合征模型大鼠雄激素及胰岛素受体（insulin receptor，INSR）表达的影响发现，黄芪可改善多囊卵巢综合征的高雄激素状态。探究 APS 调控沉默信息调节因子 1/ 叉头状转录因子 O1（Sirt1/FoxO1）通路对多囊卵巢综合征大鼠颗粒细胞自噬的影响研究发现，其可以抑制多囊卵巢综合征大鼠颗粒细胞自噬，可能是通过抑制自噬通路 Sirt1/FoxO1 实现的。

【用法用量】煎服，9 ～ 30 g。

【注意事项】表实邪盛，气滞湿阻，食积停滞，痈疽初起或溃后热毒尚盛等实证，以及阴虚阳亢者，均须禁服。

【文献论述】

《神农本草经》：主痈疽，久败疮，排脓，止痛，大风癞疾，五痔，鼠瘘，补虚，小儿百病。

《名医别录》：无毒。主治妇人子藏风邪气，逐五藏间恶血，补丈夫虚损，五劳羸瘦，止渴，腹痛泄利，益气，利阴气。

《雷公炮制药性解》：味甘，性微温，无毒，入肺、脾二经，内托已溃疮疡，生肌收口，外固表虚盗汗，腠理充盈。黄芪之用，专能补表，肺主皮毛，脾主肌肉，故均入之。已溃疮疡及盗汗，皆表虚也，故咸用之。

155. 黄连

黄连为毛茛科植物黄连 *Coptis chinensis* Franch.、三角叶黄连 *Coptis deltoidea* C.Y.Cheng et Hsiao 或云连 *Coptis teeta* Wall. 的干燥根茎。

【别名】王连，灾连。

【性味】苦，寒。

【归经】心经，脾经，胃经，肝经，胆经，大肠经。

【功效与主治】清热燥湿，泻火解毒。用于湿热痞满，呕吐吞酸，泻痢，黄疸，高

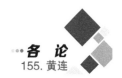

热神昏，心火亢盛，心烦不寐，心悸不宁，血热吐衄，目赤，牙痛，消渴，痈肿疔疮；外治湿疹，湿疮，耳道流脓。酒黄连善清上焦火热，用于目赤、口疮。姜黄连清胃和胃止呕，用于寒热互结、湿热中阻、痞满呕吐。萸黄连舒肝和胃止呕，用于肝胃不和、呕吐吞酸。

【现代药理研究】

（1）降血糖作用。黄连的降糖机制主要表现为：①改善胰岛素抵抗，抑制酶的活性；②改善糖脂代谢；③调节 GLP-1；④下调体内炎症因子的表达。黄连中的小檗碱可通过增加胰岛素受体表达来降低血糖；还可以通过改善胰岛素抵抗，抑制蔗糖酶、麦芽糖酶等二糖酶及 α-糖苷酶的活性等多种途径发挥降糖作用。黄连中的黄连素能够改善 2 型糖尿病早期患者胃肠道激素中的 Ghrelin 与 GLP-1 水平，提升胃肠道激素的作用，从而参与调节糖脂代谢。黄连素可以调节肠-脑轴，提高 GLP-1 水平，上调 GLP-1 受体 mRNA 的表达，从而改善糖代谢。

（2）其他作用。黄连具有抗炎、抗肿瘤、抗菌、神经系统保护和心血管保护等多种药理作用。其提取物和黄连素通过抑制炎症细胞因子的释放，显著减轻炎症反应。黄连及其生物碱通过抗氧化、抗炎、干扰肿瘤细胞代谢和诱导细胞凋亡，对某些癌细胞发挥抑制作用，其还能抑制鼻咽癌细胞的增殖和侵袭。黄连素对多种细菌、真菌和病毒具有显著的抑制作用，通过损伤细菌细胞壁和影响代谢功能发挥作用。黄连素预处理可改善帕金森病和缺血性脑卒中模型小鼠的神经功能，增强抗氧化能力，抑制细胞凋亡。黄连素通过抑制钾离子流，延长心肌细胞动作电位时间和有效不应期，显示出抗心律失常的效果，并类似于钙通道阻滞剂，抑制心肌细胞外钙离子内流，进而调节心肌功能。

【专科临床应用】黄连单药及复方制剂常用于治疗糖尿病、糖尿病性心肌病、糖尿病肾病、糖尿病周围神经性病变、高尿酸血症、肥胖症、代谢综合征等内分泌科常见疾病。

（1）糖尿病。黄连素在 2 型糖尿病治疗中发挥着重要作用。它被发现能够有效改善胰岛素抵抗，改善患者血糖及血脂过高的状况。特别是对于湿热内蕴型早期 2 型糖尿病患者，黄连温胆汤联合利拉鲁肽的治疗显示了较好的效果，能显著降低血糖水平，改善胰岛素抵抗。在处理 2 型糖尿病肝脏胰岛素抵抗方面，黄连-大黄的组合具有显著效果，它能够抑制 NLRP3 炎性小体的活化，减轻脂肪异位沉积，从而改善胰岛素信号传导，这可能是其作用机制之一。黄连泻心汤在治疗老年 2 型糖尿病方面也展现了良

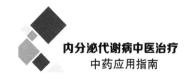

好的临床效果，特别是在控制血糖水平方面。黄连解毒汤联合二甲双胍在治疗糖尿病肥胖患者中，不仅能有效改善患者的血管内皮功能和胰岛素分泌，还能调节糖脂代谢水平，控制体重，且安全性良好。网络药理学和生物信息学的研究表明，黄连解毒汤的主要活性成分可能通过靶点如 IL-6、EGFR、FOS、MDM2 等作用于 2 型糖尿病及其并发症的多个信号通路。最后，葛根芩连汤作为一种传统中药方剂，能够通过调节胰岛素分泌水平和改善胰岛素抵抗来治疗 2 型糖尿病。此外，它还能通过调节 TGF-β/TGFβR1 和 VEGF/KDR 通路来改善糖尿病肾病和糖尿病视网膜病变等并发症。

（2）糖尿病性心肌病。网络药理学的分析揭示了黄连在治疗糖尿病性心肌病方面的复杂作用机制。它通过多成分、多靶点、多途径的综合作用，对糖尿病性心肌病的治疗发挥着重要作用。特别是黄连素，它被发现能显著减轻糖尿病心肌梗死大鼠的心肌损伤程度，并促进损伤部位的新生血管形成。这种保护作用可能与黄连素下调 miRNA126 和 miRNA92a 的表达有关。此外，黄连总生物碱与三七总皂苷的组合物显示出对糖尿病心肌病有显著的治疗效果。这种组合能通过降低血糖、提高胰岛素水平来发挥作用。同时，它还能下调 NOX2、NOX4 及 NLRP3 蛋白的表达，抑制氧化应激和炎症反应，从而改善心肌细胞凋亡，并减轻糖尿病心肌缺血再灌注所引起的心肌损伤。黄连地黄汤在糖尿病性心肌病的治疗中同样表现出积极的疗效，它能够降低糖尿病心肌病模型大鼠的空腹血糖值、低密度脂蛋白胆固醇和总胆固醇含量。同时，黄连地黄汤还能减少心肌细胞结缔组织生长因子的表达，增强抗氧化能力，并提高纤维连接蛋白的表达。

（3）糖尿病肾病。清热药在治疗糖尿病肾病方面展现出独特的潜力，尤其是黄连及其有效成分黄连素。研究表明，黄连素在治疗早期糖尿病肾病方面具有显著效果，它能在一定程度上降低尿白蛋白排泄率、空腹血糖和糖化血红蛋白，从而显著提高临床总有效率。进一步的异质性分析发现，黄连素对尿白蛋白排泄率的影响与患者的年龄、治疗时间和干预措施密切相关。此外，对空腹血糖的影响主要与治疗时间有关。这表明在降低尿白蛋白排泄率的同时，黄连素随着治疗时间的延长，对尿白蛋白排泄率和空腹血糖的正面影响逐渐增强。在安全性方面，使用黄连素的试验组不良反应发生率低于对照组，显示出较小的副作用。

（4）糖尿病周围神经性病变。黄连紫草膏结合红外线烤灯照射治疗在促进糖尿病足创面愈合方面显示出显著的疗效。这种综合治疗方法不仅能加快创面的愈合进程，还能有效调节患者血清中的炎症因子，如 TNF-α、IL-6 和 5-羟色胺。这些生物标志

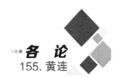

物的调节有助于减轻患者的疼痛感，同时促进整体愈合过程。黄连紫草膏本身具有清热解毒、凉血活血的作用，结合红外线烤灯照射治疗，能够深入创面，促进局部血液循环，从而加速伤口愈合。红外线烤灯的照射还能提供温热效果，帮助缓解局部疼痛和不适，同时激活局部的微循环，进一步促进创面的愈合。此外，在安全性方面，黄连紫草膏结合红外线照射的治疗方法相对安全，不良反应发生率低，适合长期应用于糖尿病足的治疗。

（5）高尿酸血症。葛根芩连汤加四妙丸联合黄连素在治疗湿热型肥胖伴随的高尿酸血症方面，显示出了显著的疗效。这种综合治疗方法能有效降低患者血清中的尿酸（UA）水平，调节体内代谢过程，从而改善临床症状。葛根芩连汤和四妙丸的组合具有清热利湿、活血化瘀的作用，而黄连素则通过其清热燥湿、解毒的特性，发挥降低高尿酸水平和改善代谢紊乱的效果。此外，黄连素联合苯溴马隆在治疗高尿酸血症伴痛风的患者中也表现出良好的疗效。这种联合疗法不仅可以有效降低尿酸水平，还能改善代谢紊乱和炎症状态。苯溴马隆作为一种常用的降尿酸药物，与黄连素的协同作用进一步增强了治疗效果，同时减少了痛风发作的频率和严重程度。

（6）肥胖症。黄芪-黄连药对对儿童肥胖病治疗具有潜在效用。通过高级筛选技术，发现该药对含有 67 个药物活性成分，这些成分针对 95 个治疗儿童肥胖病的靶点，展示出了显著的潜在作用。通过蛋白质-蛋白质相互作用（protein-protein Interaction Networks，PPI）网络分析，可以看到"黄芪-黄连"药对与多个重要蛋白靶点有关联，其中包括 MAPK8、EGFR、IL6、ESR1、VEGFA、CCND1、AR、MYC、CASP3、PPARG等。这些蛋白靶点在儿童肥胖病的生物标志物和治疗机制中扮演着关键角色。基因本体（gene ontology，GO）功能富集分析提供了"黄芪-黄连"药对在分子水平上的作用机制。这一分析揭示了其主要功能，包括蛋白质异源二聚化、近端启动子序列特异性 DNA结合、RNA 聚合酶 II 近端启动子序列特异性 DNA 结合、染色质结合、泛素样蛋白连接酶结合等。这些功能对于调节细胞内信号传导和基因表达至关重要。KEGG 通路分析则进一步阐释了"黄芪-黄连"药对在细胞通路中的作用。其中涉及的主要通路包括 PI3K/AKT、MAPK、卡波西肉瘤相关疱疹病毒感染、人巨细胞病毒感染等，这些通路在多种疾病中都有重要影响。最后，分子对接研究表明，"黄芪-黄连"药对的主要活性成分与疾病的核心靶点之间存在稳定的结合活性。

（7）代谢综合征。黄连温胆汤作为一种传统中药方剂，在代谢综合征治疗领域显示出了显著的疗效。动物实验研究证实，黄连温胆汤能有效降低代谢综合征大鼠的血

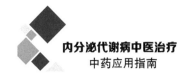

糖、血脂、空腹血清胰岛素水平及胰岛素抵抗指数，表明其具有降压、降糖、降脂和降低胰岛素水平的综合作用。这一综合调节效果有助于改善代谢异常，预防代谢综合征的发生。在具体作用机制方面，黄连温胆汤能显著降低代谢综合征大鼠的总胆固醇、甘油三酯和游离脂肪酸（free fatty acid，FFA）水平，凸显其在糖脂代谢调节方面的价值。研究表明，其调节作用可能通过抑制 FFA、胰岛素受体底物 1（IRS-1）和 P85 的表达，进而促进 GLUT-4 水平的回调，从而改善代谢综合征。在临床应用方面，黄连温胆汤联合常规治疗方法用于治疗代谢综合征合并 2 型糖尿病的痰热互结证患者，其效果较单独使用常规方法更为显著。这不仅表现在对血糖和血脂的控制上，还包括减轻炎症反应和改善血管内皮功能方面。这些作用共同控制心血管风险因素，显示了黄连温胆汤在安全性和疗效上的双重优势。

（8）高脂血症。在高脂血症的治疗中，双歧杆菌三联活菌胶囊联合黄连素片的应用显示了显著效果。这种治疗方法不仅能有效降低血脂水平，还能调节肠道菌群，提升治疗的整体安全性。双歧杆菌三联活菌胶囊通过改善肠道微生态平衡，促进肠道健康，从而间接影响体内脂质代谢，降低血脂水平。黄连素则通过调节特定的分子靶点和信号通路发挥作用。在高脂饮食诱导的小鼠模型中，黄连素能够调节 PCSK9（一种调节胆固醇代谢的重要蛋白）的表达和分泌，显示出明显的组织特异性。在肝脏中，黄连素增强低密度脂蛋白受体（low density lipoprotein receptor，LDLR）介导的胆固醇细胞摄取，而在胰腺中则抑制 LDLR 介导的胆固醇摄取。这种双重作用有助于改善肝脏脂肪性病变和胰岛素抵抗。进一步的研究揭示，黄连主要通过调节脂质代谢过程来发挥其降脂作用。其作用机制涉及多个核心靶点，如 AKT1、TNF、EGFR 等，以及多条信号通路，包括 Age-RAGE 信号通路、TNF 信号通路、AMPK 信号通路、脂肪细胞中脂解的调节等。分子对接研究进一步证实了黄连主要活性成分与这些核心靶点的良好结合潜能。黄连在治疗高脂血症方面的作用特点是多成分、多靶点、多通路。这些作用机制之间存在直接或间接的关联性，共同构成了一种综合的调节网络，有效地改善了高脂血症的症状和相关代谢异常。综上所述，双歧杆菌三联活菌胶囊联合黄连素片的应用在高脂血症治疗中展现出了优异的综合疗效和良好的安全性。

（9）多囊卵巢综合征。在本病的临床治疗中，黄连素已被证实为一种有效的治疗选择。临床研究显示，黄连素不仅能够有效改善多囊卵巢综合征患者的血糖和血脂水平，还对基础性激素水平及促排卵相关指标有显著的正面影响。这些研究结果表明，一方面，黄连素在调节内分泌和代谢方面的效果，优于常用的二甲双胍治疗，展现出

更好的临床效果；另一方面，左归饮加黄连阿胶汤联合针刺治疗多囊卵巢综合征不孕症也显示出了显著的疗效。这种综合治疗方式能够明显改善患者的性激素水平，提高子宫内膜的容受性，从而有利于患者的排卵和月经恢复。这对于多囊卵巢综合征患者而言尤为重要，因为这种症状直接影响到她们的生育能力和生活质量。更重要的是，这种治疗方法能显著提升临床妊娠率，改善患者的整体临床症状，从而带来显著的临床疗效。综上所述，黄连素和左归饮加黄连阿胶汤联合针刺的综合治疗方法，在治疗多囊卵巢综合征方面展现出了显著的临床效果。

【用法用量】煎服，2～5 g。外用适量。

【注意事项】胃虚呕恶，脾虚泄泻，五更肾泻，均应慎服。

【文献论述】

《神农本草经》：味苦，寒。主热气，目痛，眦伤，泣出，明目，肠澼，腹痛，下利，妇人阴中肿痛。久服，令人不忘。

《名医别录》：微寒，无毒。主治五藏冷热，久下泄澼、脓血，止消渴、大惊，除水，利骨，调胃，厚肠，益胆，治口疮。

《本草经集注》：味苦，寒、微寒，无毒。主治热气，目痛，眦伤泪出，明目，肠澼，腹痛。下痢，妇人阴中肿痛。五脏冷热，久下泄澼脓血，止消渴，大惊，除水，利骨，调胃，浓肠，益胆，治口疮。久服令人不忘。

《现代中药药理学》：用于湿热痞满，呕吐，泻痢，黄疸，高热神昏，心火亢盛，心烦不寐，血热吐衄，目赤吞酸，牙痛，消渴，痈肿疔疮；外治湿疹，湿疮，中耳炎等。

156. 黄药子

黄药子为薯蓣科植物黄独 *Dioscorea bulbifera* L. 的块茎。

【别名】黄独，黄药，黄药根，木药子，大苦。

【性味】苦，辛，凉。

【归经】肝经，胃经，心经，肺经。

【功效与主治】解毒，消肿，化痰，散结，凉血止血，降火，消瘿。治吐血，衄

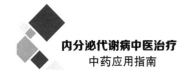

血，喉痹，瘿气，疮痈，瘰疬。

【现代药理研究】

黄药子具有抗肿瘤、抗菌消炎、调节免疫和抗氧化等多种药理作用。其醇提物可显著抑制人胃癌细胞的增殖，降低细胞迁移能力，通过下调细胞周期蛋白 D1 和激活多种凋亡信号通路，诱导结直肠癌细胞凋亡。黄药子的水提物、醇提物和丙酮提取物对鸡大肠埃希菌和金黄色葡萄球菌有抑制作用，并能减轻小鼠耳肿胀，降低炎症因子 PGE2 的含量。黄药子水煎剂能增强小鼠的 B 淋巴细胞数量和淋巴细胞增殖能力，提高非特异性和特异性免疫功能，改善亚急性甲状腺炎患者的免疫指标。黄药子醇提物对 DPPH 自由基和羟基自由基具有强效清除能力，抗氧化效果显著，主要归因于其高含量的酚酸和黄酮类成分。

【专科临床应用】黄药子单药及复方制剂常用于治疗甲状腺结节、亚急性甲状腺炎、单纯性甲状腺肿、甲状腺腺瘤、甲状腺癌、甲状腺功能亢进症等内分泌科常见疾病。

（1）甲状腺结节。网络药理学构建黄药子治疗甲状腺结节的作用靶点及信号通路，研究显示其可能通过多种化学成分、多靶点与多途径起到治疗甲状腺结节的作用。黄药子汤治疗甲状腺结节可使结节缩小幅度、生化指标、症状积分均有明显改善。夏棱消瘿方联合黄药子膏药贴敷治疗甲状腺结节痰结血瘀证的疗效确切，能有效减轻临床症状，缩小结节大小。

（2）亚急性甲状腺炎。黄独甲醇总提取物对二甲苯所致的小鼠耳部炎症、蛋清和角叉菜胶所致的大鼠足跖肿胀和大鼠棉球肉芽肿有明显的抑制作用，且抗炎效果存在着一定的量效关系。研究发现黄药子中的黄独乙素是抗炎活性成分，对急性、亚急性炎症均有抑制效果。在对照组（夏枯草、海带、玄参等基本方）中加用黄药子治疗亚急性甲状腺炎显示出了很好的临床效果。

（3）单纯性甲状腺肿。黄药子对缺碘性食物引起的甲状腺肿大具有明显的治疗作用，能使甲状腺重量减轻、甲状腺含碘量和血清蛋白结合碘量增加，对大鼠自发性甲状腺肿也有疗效。以黄独 250 g，再加白酒 400 mL，治疗 1～4 度地方性甲状腺肿 127 例，全部患者颈围都有不同程度的缩小。

（4）甲状腺腺瘤。黄药子丸治疗甲状腺腺瘤治愈率高，复发率少。自拟方（黄药子 15 g、土贝母 12 g、夏枯草 18 g、海藻 16 g、昆布 9 g、青陈皮各 12 g、生牡蛎 30 g、香附 12 g、焦三仙各 9 g、元参 18 g 等）治疗甲状腺腺瘤临床有效。由此可见，黄药子与海藻、昆布等化痰散结及三棱、莪术等活血化瘀中药配伍使用，均可取得较

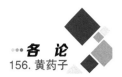

好疗效。

（5）甲状腺癌。黄白汤治疗甲状腺癌患者，主方为黄药子、白药子、夏枯草、山豆根、生牡蛎各 15 g，橘核、留行子、天葵子各 15 g，甲珠、苏梗、射干、马勃各 9 g，昆布 30 g，临床试验证明有效。现代研究表明黄药子可通过下调人甲状腺癌细胞 SW579 Survivin mRNA 和蛋白的表达，诱导肿瘤细胞凋亡。通过黄药子及配伍当归后含药血清抗肿瘤作用的研究，说明黄药子配伍当归后可能通过降低 PgP 的表达加强了黄药子的抗肿瘤的作用。

（6）甲状腺功能亢进。黄药子复方包括海藻玉壶汤，以及中成药等在治疗甲状腺功能亢进方面发挥重要作用。海藻玉壶汤加减治疗甲状腺功能亢进疗效满意。采用软坚散结、益气养阴的藻药散加味治疗甲状腺功能亢进症临床疗效确切。血府逐瘀汤加味〔血府逐瘀汤加太子参 15 g，生黄芪 15 g，黄药子 6 g，夏枯草 20 g，生牡蛎 30 g，（浙）贝母 15 g，玄参 15 g，连翘 20 g〕治疗甲状腺功能亢进 20 例，痊愈率 45%，总有效率 90%。复方甲状腺功能亢进汤治疗甲状腺功能亢进 78 例（复方甲状腺功能亢进汤组成为猫爪草、牡蛎、钩藤、夏枯草各 30 g，炙黄芪、沙参各 25 g，生地黄、玄参、制鳖甲、麦冬各 20 g，白芍 18 g，自然铜 15 g，黄药子 10 g，甘草 5 g，蜣螂虫 3 枚），临床试验显示治疗有效。抑亢丸的主要组成为羚羊角、白芍、桑椹、天竺黄、香附、延胡索、玄参、黄精、黄药子、女贞子、天冬、地黄、青皮等十四味药，抑亢丸联合甲巯咪唑片治疗有效。在抗甲状腺功能亢进一般药物使用的基础上，加用含有黄药子在内的中药复方，对甲状腺功能亢进症的治疗有增效作用

【用法用量】内服：煎汤，6～9 g。外用：1～2 g，捣敷或研末调敷。

【注意事项】内服剂量不宜过大。

【文献论述】

《得配本草》：苦，平。凉血降火，消瘿解毒。治产后时疫热狂。

《开宝本草》：主诸恶肿疮瘘，喉痹，蛇犬咬毒，取根研服之，亦含亦涂。

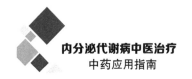

157. 黄柏

黄柏为芸香科植物黄皮树 *Phellodendorn chinense* Schneid. 的干燥树皮。

【别名】黄檗,元柏,檗木,檗皮。

【性味】苦,寒。

【归经】肾经,膀胱经。

【功效与主治】清热燥湿,泻火除蒸,解毒疗疮。用于湿热泻痢,黄疸尿赤,带下阴痒,热淋涩痛,脚气痿躄,骨蒸劳热,盗汗,遗精,疮疡肿毒,湿疹湿疮。盐黄柏滋阴降火,用于阴虚火旺、盗汗骨蒸。

【现代药理研究】

(1)降糖作用。黄连素(小檗碱)是黄柏抗糖尿病作用中的主要活性成分,其代谢产物在肝脏中大量积累,在口服黄柏的糖尿病大鼠中的浓度最高;体外实验中黄连素及其代谢产物以剂量依赖的方式抑制肝脏葡萄糖产生,口服黄柏可显著降低糖尿病大鼠的血糖,这也证明了黄柏的抗糖尿病功效。此外,黄柏碱成分对 α 葡萄糖苷酶活性具有一定的抑制作用,这种抑制作用属于可逆性的反竞争性抑制类型,其抑制作用会随着黄柏碱质量浓度的升高而逐渐增强。知柏地黄丸可改善糖尿病患者血液的凝、聚、粘、浓状态,调节体内糖脂代谢紊乱,并有良好疗效。

(2)降低尿酸和保护肾脏作用。黄柏中的二氢小檗碱具有显著的降尿酸和肾脏保护作用。在体外,二氢小檗碱可抑制黄嘌呤氧化酶活性;在体内,二氢小檗碱不仅可以降低血清中的尿酸和黄嘌呤氧化酶水平,还可以抑制肝脏中黄嘌呤氧化酶和腺苷脱氨酶的活性,并且能显著下调肾脏中黄嘌呤氧化酶 mRNA 和蛋白的表达。其次,黄柏中的黄连素在氧化钾/次黄嘌呤诱导的高尿酸小鼠中,具有明确的抗高尿酸血症和肾脏保护作用,可能通过调节尿酸盐转运蛋白的重吸收和分泌平衡,以及抑制非受体型蛋白酪氨酸激酶 2/ 信号转导及转录激活蛋白 3 信号通路实现。

(3)抗痛风作用。黄柏治疗痛风的关键靶点有 AKT1、TNF、IL-6 等,主要涉及 PI3K-AKT、MAPK 等信号通路,其中 PI3K/AKT 作为富集程度最高的信号通路,在调控细胞增殖、凋亡、炎症反应、自噬中发挥重要作用,可以通过激活 PI3K/AKT 通路启动自噬，调控 MAPKs 等多条信号通路发挥抗痛风作用。

（4）其他作用。黄柏具有抗炎、抗菌、抗氧化和抗癌等多种药理作用。二氢小檗碱能显著降低多种炎症因子的产生和 mRNA 表达水平，抑制 NF-κB 和 MAPK 信号通路的激活，发挥抗炎作用。黄柏的水煎液或醇浸剂对多种病原菌如脑膜炎球菌、炭疽杆菌和白喉杆菌等有抑制作用，正丁醇萃取相的抑菌效果最强。黄柏的乙醇提取物因含有较高浓度的酚类和类黄酮，显示出强大的抗氧化效果，能清除超氧离子自由基，调控 AKT/NF-κB 通路。黄柏中的去甲基小檗碱通过抑制细胞周期基因表达和上皮-间充质转化，显著抑制非小细胞肺癌细胞的增殖和迁移，诱导细胞衰老，黄柏酮则抑制核糖体合成和细胞增殖，与 mTOR/S6 信号通路的抑制有关。

【专科临床应用】黄柏单药及复方制剂常用于治疗糖尿病，糖尿病足溃疡、糖尿病肾病、糖尿病周围神经性病变等糖尿病相关并发症，痛风以及甲状腺功能亢进症等内分泌科常见疾病。

（1）糖尿病。黄柏碱对 IR-HepG2 细胞糖脂代谢紊乱具有改善作用，其作用机制可能与其调节 IRS-1/PI3K/AKT 信号通路关键因子 INSR、IRS-1、PI3K、AKT2、GSK-3β mRNA 的表达和 p-IRS-1（Ser307）、p-AKT（Ser473）、p-GSK-3β（Ser9）蛋白的磷酸化水平，以及 PI3K-p85 蛋白的表达水平相关。知母-黄柏可调节糖尿病小鼠糖脂代谢异常，通过抑制 NLRP3 炎症小体的激活并减少相关炎症因子的表达，改善其学习记忆能力，盐炙组芒果苷含量增加是其效果优于生品组的物质基础。赤芍、生地、黄柏合称"凉脬饮"，是全小林教授清热凉血降糖小方，多用于糖尿病郁热化火，伤阴动血，火热盛极，嚣张肆虐之阶段。方中黄柏苦寒清火降糖，苦寒清胃火，甘寒养胃阴，清热凉血，防火毒耗伤，亦有"早期治络，全程通络"之意。二妙丸治疗湿热下注型糖尿病，黄柏苦寒沉降，多用 30 g；当归六黄汤治疗糖尿病伴见盗汗，以"面赤心烦，便干尿黄，舌红脉数"为应用要点，黄柏多用 9 ～ 45 g，平均 26.1 g；知柏地黄丸治疗类固醇糖尿病，黄柏苦寒，知母甘寒，相须为用，为清泻肾火之良剂，有降糖之功。

（2）糖尿病足溃疡。黄柏均含槲皮素，可有效上调 TGF-β1 水平，降低 MMP-9 水平，促进胶原蛋白生长，同时激活 Nrf2 及其下游抗氧化基因，减少细胞凋亡和氧化损伤，从而加速糖尿病伤口的愈合。黄柏液涂剂湿敷能有效提高临床疗效，缩小创面面积，增加创面愈合率，保持了创面的湿润，方中重用大黄、黄柏以清热解毒，凉血收湿，通过局部应用可以抗感染、改善微循环，加速糖尿病足溃疡的愈合，进入创

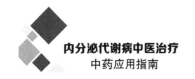

面深部脓腔和肌腱间隙，清除创面的致病菌，引流潜腔中的脓液，加速坏死组织自溶和保持创面的湿润，减少继发性损害。三妙丸中黄柏的有效成分可能作用于膜筏、膜微区、膜小窝，调节细胞对化学应激、氧化应激的反应等生物学过程，并通过调控Age-RAGE等多信号通路，发挥治疗糖尿病足溃疡的作用。

（3）糖尿病肾病。黄柏的活性成分盐酸小檗碱可以有效减轻高糖诱导引起的足细胞损伤，减少足细胞凋亡，并改善足细胞黏附功能。知母-黄柏药对最早出自金·李东垣《兰室秘藏》，具有清热泻火、滋肾除湿的功效，可以改善糖尿病肾病疾病发展。知柏地黄丸联合厄贝沙坦治疗糖尿病肾病患者，显著改善了其尿素氮、血肌酐、24小时尿蛋白定量、尿白蛋白排泄率及TNF-α、IL-6等炎性指标，可改善患者血清炎症因子及肾功能，在西药基础之上加用知柏地黄丸治疗糖尿病肾病，可在短期内改善血糖、血脂及肾功能，疗效优于单纯西药治疗，且用药安全性良好，值得临床推广应用。

（4）糖尿病周围神经性病变。知母-黄柏药对原料的提取物不仅能显著降低实验性糖尿病小鼠空腹血浆血糖、总胆固醇、甘油三酯、低密度脂蛋白胆固醇、胰岛素水平，而且能抑制核因子NF-κB的激活，进而参与了超氧化物歧化酶、TGF-β1的下调，降低或减少炎性因子过度表达，同时升高血浆谷胱甘肽，提高抗氧化能力，起到治疗和预防糖尿病周围神经性病变的作用。四妙散中苍术与黄柏配伍以达清热燥湿之功，使湿去而热除，牛膝补肝肾、强筋健骨，引苍术、黄柏入下焦而清热祛湿，诸药相合，共奏清热利湿、舒筋壮骨之功，达到治疗湿热互结、络脉瘀阻型糖尿病周围神经病变的目的。

（5）痛风。黄柏的活性成分黄连素的天然代谢衍生物二氢小檗碱、小檗红碱成分，在痛风病的治疗上发挥较强药理作用，且生物利用度高于黄连素。此外，黄柏酮、黄柏内酯等专属性成分在炎症的调控上具有显著的药效作用。二妙散对于湿热下注所导致的筋骨疼痛、下肢痿软、足膝红肿热痛都有显著的功效，其作用机制与炎症因子、高尿酸机制有密不可分的关系。同时，当归补血汤合二妙散治疗气血亏虚兼湿热糖尿病足患者的临床试验中，根据其对炎症指标及临床疗效的持续监测，发现C反应蛋白、白细胞、中性粒细胞比例等炎症指标明显下降，可见二妙散能够改善感染所导致的炎症。

（6）甲状腺功能亢进症。甲状腺功能亢进模型大鼠因腺体分泌的增多和甲状腺功能的亢进，使血清中cAMP含量升高，黄柏及其炮制品可通过调节cAMP-AVP系统而发挥滋阴作用。生、制黄柏对大鼠血清中FT_3、FT_4含量有一定的调节作用，可降低大鼠血清中FT_3、FT_4含量。黄柏泻相火而补肾水，合龟板滋阴潜阳，又能益肾养血补心，

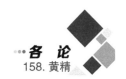

清中有补，其中黄柏治疗甲状腺功能亢进症之肝火旺盛型用量可为 5 ～ 10 g。加味知柏地黄汤，诸药联用可达补肾益精、温肝健脾、清热祛湿、养血活血、行气生津之功效。此外，甲巯咪唑联合加味知柏地黄汤对甲状腺功能亢进症患者的甲状腺功能指标改善效果优于单用甲巯咪唑，有效改善了甲状腺功能亢进症状。

【用法用量】煎服，3 ～ 12 g，外用适量。

【注意事项】脾虚泄泻、胃弱食少者忌服。

【文献论述】

《神农本草经》：主五脏，肠胃中结热，黄疸，肠痔，止泄利，女子漏下赤白，阴伤蚀疮。

《本草衍义补遗》：檗皮，走手厥阴，而有泻火补阴之功。

《医学启源》：黄檗，治肾水膀胱不足，诸痿厥，腰无力，于黄芪汤中加用，使两膝中气力涌出，痿软即时去矣。二制治上焦，单制治中焦，不制治下焦也。

《雷公炮炙论》：凡使（黄檗），用刀削上粗皮了，用生蜜水浸半日，漉出晒干，用蜜涂，文武火炙令蜜尽为度。凡修事五两，用蜜三两。

158. 黄精

黄精为百合科植物滇黄精 *Polygonatum kingzanum* Coll. et Hemsl.、黄精 *Polygonatum sibiricum* Red. 或多花黄精 *Polygonatum cyrtonema* Hua 的干燥根茎。

【别名】龙衔，太阳草，兔竹，垂珠，鸡格，鹿竹，萎蕤，苟格，马箭，笔菜，黄芝，笔管菜，生姜，野生姜，野仙姜，山生姜，玉竹黄精，白芨黄精，阳雀蕨，土灵芝，老虎姜，山捣臼，鸡头参，黄鸡菜，山姜。

【性味】甘，平。

【归经】脾经，肺经，肾经。

【功效与主治】补气养阴，健脾，润肺，益肾。用于脾胃气虚，体倦乏力，胃阴不足，口干食少，肺虚燥咳，劳嗽咯血，精血不足，腰膝酸软，须发早白，内热消渴。

【现代药理研究】

（1）降血糖。黄精多糖能显著降低 2 型糖尿病大鼠血糖，显著降低大鼠糖化血红

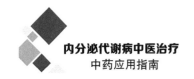

蛋白浓度水平，增强2型糖尿病大鼠对胰岛素敏感性，提高组织胰岛素及C-肽表达量，改善糖尿病胰岛素抵抗等作用。

（2）降血脂。黄精多糖通过调节肝脏中与脂类代谢相关基因和蛋白的表达，起到了抑制肝脏脂质氧化的作用，具有防治高脂血症的功效。此外，黄精多糖通过调节 SREBP-1c 的表达来调节脂代谢，再调节甘油三酯累积相关酶类的转录从而起到降脂作用。黄精多糖还可能通过作用于 PPARs 和 SREBP-1c 通路，上调 PPAR-α 和 PPAR-β 的表达，抑制 PPAR-γ 和 SREBP-1c 的表达来达到降脂的目的。

（3）其他作用。黄精具有保护肾脏、抗氧化、调节免疫、保护心脏、抗菌和保护骨骼等多种药理作用。黄精多糖能有效降低糖尿病肾病小鼠的血糖和尿蛋白含量，减少炎性因子和纤维化因子的表达，改善肾功能。此外，黄精多糖通过抗氧化作用，减轻大强度运动导致的肾功能损伤。它还能通过纠正自由基代谢紊乱，增强抗氧化酶活性，减轻心肌肥厚和高脂膳食肥胖小鼠的氧化应激状况。黄精多糖调节免疫功能，恢复运动引起的淋巴细胞数量和脾脏功能，延缓运动疲劳。它还能改善急性心肌梗死和心脏重塑小鼠模型的心肌损伤，可能通过激活 JAK/STAT3 信号通路抑制氧化应激及炎性反应。黄精多糖对枯草芽孢杆菌、大肠埃希菌和金黄色葡萄球菌有抑菌作用。通过提高 OPG 蛋白和降低 RANKL 蛋白表达，黄精多糖促进成骨细胞形成，抑制破骨细胞活化，改善骨质疏松症状。

【专科临床应用】黄精单药及复方制剂常用于治疗糖尿病、糖尿病肾病、糖尿病骨质疏松、糖尿病视网膜病变、糖尿病周围神经病变等糖尿病相关并发症、甲状腺功能亢进症等甲状腺疾病，以及高脂血症、高尿酸血症等内分泌科常见疾病。

（1）糖尿病。黄精多糖可以提高胰岛素受体（IRS-2）的表达，改善肥胖和高血糖导致的胰岛素抵抗，还可以有效保护小鼠的糖脂代谢功能，预防小鼠糖尿病的发生和进展，机制可能与增强 PI3K/AKT 信号通路中磷脂酰肌醇3-激酶和蛋白激酶表达水平有关。此外，黄精多糖改善血糖与胰岛素水平可以提高 IRS-2 的表达量，明显升高实验动物血浆胰岛素及 C 肽水平，对胰岛细胞有保护作用，改善胰岛组织病理形态，减少胰岛细胞凋亡。黄精-枸杞药对主要以槲皮素、豆甾醇、甲基原薯蓣皂苷、β-谷甾醇、黄芩素及黄豆素黄酮为核心活性成分，通过多通路、多靶点防治2型糖尿病。黄精-党参药对还可以多靶点、多途径治疗2型糖尿病，其中包括 AKT1、MAPK1、JUN、EGFR、FOS 等蛋白。

（2）糖尿病肾病。黄精多糖不仅具有降低糖尿病大鼠血糖的作用，同时其具有一定肾脏保护作用。黄精多糖通过降血糖、抗氧化应激、下调 AGEs 介导的组织损伤、抑制 RAS 活性的机制，对尿微量白蛋白（microscale albuminuria，MAU）、体重、肾重/体重值及肾组织丙二醛水平的改善效果与卡托普利相近，对血管紧张素 Ⅱ、血肌酐、尿素氮水平的下调作用较卡托普利弱。糖肾康饮由黄精、黄芪、生地、茯苓、山药组成，能够降低早期糖尿病肾病患者尿白蛋白排泄率水平，可有效改善肾脏功能、减轻肾损害，可以提高早期糖尿病肾病患者血清 MMP-9 水平，通过抑制细胞外基质的堆积、抑制肾脏纤维化来延缓糖尿病肾病进展。

（3）糖尿病骨质疏松。黄精多糖可使骨重建阈值降低，骨吸收与骨形成激活比率降低，同时骨形成大于骨吸收过程，骨丢失减少。已知骨密度是临床诊断骨质疏松的基本依据之一，黄精多糖能降低骨质疏松大鼠高骨转换率，减少骨量丢失，增加大鼠骨量和骨密度，达到治疗。其次，黄精多糖可提高 OPG 和降低 RANKL 蛋白表达，抑制破骨细胞活化，抑制骨髓巨噬细胞向破骨细胞分化成熟。精骨补骨颗粒组方为黄精、骨碎补、桑椹等，可以治疗骨质疏松症，能明显改善骨痛，有效提高骨密度，对于中医证候改善有良效，临床疗效显著。

（4）糖尿病视网膜病变。黄精多糖对糖尿病眼部病变也有保护作用，能改善视网膜的病变严重程度和视网膜功能，可以改善 1 型糖尿病大鼠视网膜血管扭曲和渗漏的现象，调节相关生长因子转录和蛋白表达水平，改善糖尿病引起的视网膜微血管并发症。黄精多糖能改善链脲菌素诱导的糖尿病大鼠眼部并发症，延缓糖尿病性视网膜病变和白内障的进程。其次，黄精多糖能逆转视网膜电图 b 和 OPs2 波振幅的减小，能抑制糖尿病组 P2 波峰值时间延长和 N2-P2 振幅的降低。另外，黄精多糖能改善糖尿病大鼠眼部血管异常，缓解血管曲折和渗漏，减少 TUNEL 阳性视网膜细胞，还可通过上调凋亡抑制因子、下调凋亡促进因子、表皮细胞生长因子、丝裂原活化蛋白激酶、VEGF 和 TGF-β 的表达抑制糖尿病大鼠视网膜神经节细胞凋亡。

（5）高脂血症。黄精多糖可以降低高脂血症血脂指标甘油三酯、总胆固醇、低密度脂蛋白胆固醇，同时升高高密度脂蛋白胆固醇，宏观上揭示了黄精多糖能有效防治高脂血症。且黄精多糖处理的 SREBP-1c 在 mRNA 和蛋白质水平上均呈现出下调的水平，提示黄精多糖通过调节 SREBP-1c 的表达来调节脂代谢，再调节甘油三酯累积相关酶类的转录从而起到降脂作用。天花粉-黄精药对的水提物可有效降低 KKAy 小鼠空腹血糖及总胆固醇、低密度脂蛋白胆固醇，胰岛素抵抗指数，尤以天花粉-黄精为1∶3 配伍比例最佳，并促进肝脏糖原合成，减少脂肪变性，其作用机制可能与调节肝

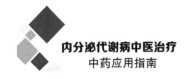

脏 PI3K/AKT/FoxO1 信号通路相关。

（6）高尿酸血症。适宜剂量的黄精提取物、富硒青钱柳提取物及富硒青钱柳黄精复方能明显抑制黄嘌呤氧化酶、黄嘌呤脱氢酶（xanthine dehydrogenase，XDH）及 ADA 酶活力，从而间接减少尿酸生成或促进尿酸排泄，进而达到降尿酸的效果。二者进行复配后制得的富硒青钱柳–黄精复方在低剂量就能达到更优的降尿酸效果，其机制可能是通过降低小鼠肝脏黄嘌呤氧化酶活性从而降低血清尿酸水平，同时对肝肾组织有明显保护作用，产生协同作用而增进功效。复方木姜叶柯活性茶由木姜叶柯（叶）、黄精、黄芪与平卧菊三七 4 种中药制备而成，复方木姜叶柯活性茶能降低高尿酸血症肾病小鼠的尿酸，且对肾组织具有一定的保护作用，可以抑制尿酸重吸收。

（7）甲状腺功能亢进症。黄精对甲状腺功能亢进症所致心律失常及长期服用抗甲状腺药物而致白细胞及中性粒细胞减少，亦有较好的治疗作用。黄精补气养阴，性润而柔，善补五脏虚损，益气无助火之弊，在辨证的基础上加用大剂量黄精治疗甲状腺功能亢进，或常将黄精 50 ～ 100 g 单味水煎服，配合抗甲状腺药物可明显提高疗效，减轻其不良反应。

【用法用量】煎服，9 ～ 15 g；熬膏或入丸、散。外用：煎水洗。

【注意事项】中寒泄泻，痰湿痞满气滞者忌服。

【文献论述】

《日华子诸家本草》：补五劳七伤，助筋骨，生肌，耐寒暑，益脾胃，润心肺。

《本经逢原》：宽中益气，使五藏调和，肌肉充盛，骨髓坚强，皆是补阴之功。

《本草便读》：然为滋腻之品，久服令人不饥，若脾虚有湿者，不宜服之，恐其腻膈也。此药味甘如饴，性平质润，为补养牌阴之正品。

159. 萆薢

萆薢为薯蓣科植物绵萆薢 *Dioscorea spongiosa* J.Q.Xi，M.Mizuno et W.L.Zhao 或福州薯蓣 *Dioscorea futschauensis* Uline ex R.Kunth 的干燥根茎。

【别名】百枝，竹木，赤节，白菝葜，粉萆薢，金刚，硬饭团，山田薯，土薯蓣，麻甲头。

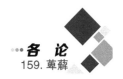

【性味】苦，平。

【归经】肾经，胃经。

【功效与主治】利湿去浊，祛风除痹。用于骨淋，白浊，白带过多，风湿痹痛，关节不利，腰膝疼痛。

【现代药理研究】

（1）降血脂作用。萆薢干预高脂血症模型大鼠的血清总胆固醇、甘油三酯、低密度脂蛋白、甘油三酯/高密度脂蛋白、低密度脂蛋白/高密度脂蛋白比值、动脉粥样硬化指数降低，血清高密度脂蛋白水平升高，表明绵萆薢有明显的调血脂作用，对防治高脂血症的发生发展有积极的意义。

（2）降尿酸作用。萆薢总皂苷可显著降低腺嘌呤与乙胺丁醇所致高尿酸血症大鼠的血清尿酸水平；其作用机制可能与萆薢总皂苷下调尿酸盐阴离子转运体1高表达、上调负责尿酸分泌的有机阴离子转运体低表达导致尿酸排泄增加或抑制黄嘌呤氧化酶活性有关。

（3）其他作用。绵萆薢具有抗骨质疏松、抗真菌和抗肿瘤等多种药理作用。其水煎液能增加去卵巢大鼠股骨的骨小梁体积，降低骨转换，改善骨质疏松症，二芳基庚烷、木脂素及甾体皂苷类成分具有抑制骨吸收和破骨细胞形成的作用。绵萆薢水提取物对金黄色葡萄球菌、糠秕马拉色菌和白色念珠菌有较强的抑制作用，显示出显著的抗真菌活性。体外细胞毒性实验表明，绵萆薢95%乙醇提取物、石油醚及醋酸乙酯萃取部分通过诱导K562细胞凋亡来抑制细胞增殖，并能抑制多种人肿瘤细胞的增殖，显示出抗肿瘤潜力。

【专科临床应用】萆薢单药及复方制剂常用于治疗糖尿病肾病等糖尿病相关并发症、甲状腺功能减退症、痛风、高尿酸血症、痛风性关节炎，以及高脂血症等内分泌科常见疾病。

（1）糖尿病肾病。王秀阁教授认为糖尿病肾脏病病性主要为本虚标实，脾肾功能失常为本，治疗糖尿病肾脏病的药物中以平性、甘苦为主，药类中核心药物萆薢应该重用，其在治疗上扶正祛邪、标本兼顾、全程通络。经验以毒络同治为治则，以益气养阴、健脾固肾、解毒通络为治法。杨洪涛教授运用土茯苓-萆薢药对从"湿"辨治肾系疾病，常各用30 g来治疗蛋白尿、尿路感染等病，萆薢，善入下焦，而利水湿、泌清浊，同时《本草纲目》载本品还"长于去风湿"。两药配伍，能渗湿利湿而疗蛋白尿、能共入下焦利湿解毒而疗尿路感染。

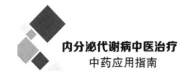

（2）痛风。土茯苓、萆薢、威灵仙药物组合通过多成分、多靶点、多条通路共同参与，参与抑制炎症反应、调节尿酸水平、调节免疫，在痛风的治疗中发挥作用。此外，"萆苓方"能够明显改善糖尿病合并痛风性关节炎急性期患者血糖、血尿酸，促进尿酸排泄，降低 ESR、hs-CRP、Hcy 等相关指标的表达，明显下调模型大鼠 GLUT9、MMP3 的表达量，改善大鼠步态，抑制炎症反应，减轻患者临床症状，提高生活质量。

（3）高脂血症。绵萆薢氯仿提取物对高脂血症大鼠的血清总胆固醇、甘油三酯、低密度脂蛋白胆固醇、甘油三酯／高密度脂蛋白胆固醇、低密度脂蛋白胆固醇／高密度脂蛋白胆固醇比值、动脉粥样硬化指数水平有显著降低作用，对血清高密度脂蛋白胆固醇水平有升高作用。萆薢总皂苷具有调节血脂，抗动脉粥样硬化作用，可以改善脂质代谢、减轻主动脉及主动脉窦组织学病变，延缓动脉粥样硬化斑块的形成。萆薢-三七药对是通过运脾化浊方法治疗血脂异常，萆薢性苦平，以利湿分清化浊为要，国医大师朱良春先生常用萆薢一味药治血脂异常，认为萆薢"具有泄浊分清之功，治疗血脂异常，疗效持久，而无副作用"。二药伍用，分清化浊祛瘀之功益增。

（4）高尿酸血症。萆薢主要成分薯蓣皂苷或总皂苷对血尿酸异常具有调节作用，尿酸排泄分数（fraction excretion of uric acid，FEUA）和尿酸清除率是肾脏排泄尿酸的敏感指标，总皂苷可促进尿酸排泄，显著提高尿酸排泄指标，血清尿酸（serum uric acid，SUA）水平与血肌酐呈正相关，与尿酸清除率、FEUA、内生肌酐清除率呈显著负相关。中医治疗高尿酸血症以清热燥湿、利水渗湿消肿和活血化瘀为主，临床常用中药萆薢治疗高尿酸血症，萆薢-土茯苓药对，其两者配伍用药能更好地调节血液尿酸水平，临床疗效显著。此外，萆薢分清饮能显著改善肾阳虚型高尿酸血症小鼠的一般症状和表征，降低血浆尿酸水平并改善肾功能。"降尿酸茶"由薏苡仁、土茯苓、绵萆薢等组成，代茶频饮，其联合苯溴马隆不仅可以改善高尿酸血症患者的中医临床证候和相关代谢指标，还可进一步促进 BUA 的排泄和减少苯溴马隆的毒副作用。

（5）痛风性关节炎。土茯苓、萆薢等中药活性成分从多层面、多环节、多靶点发挥抗炎止痛的作用，可以从抑制尿酸合成和促进尿酸排泄两个方面发挥降尿酸作用。二四萆薢汤或其中单味中药具有抗炎止痛、降尿酸、抗菌抗病毒等作用，可以发挥类似抗炎、降尿酸或抗感染药物的药理作用，故二四萆薢汤治疗雄激素性脱发（androgenic alopecia，AGA），可能替代或减少抗炎、降尿酸及抗生素的用量，有助于减少不良事件发生，弥补西药禁忌证的空白。此外，萆薢分清饮具有温暖下元、利湿

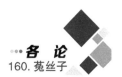

化浊之功，方中萆薢味苦微寒，诸药共凑温肾祛湿、分清化浊、解毒祛瘀、消肿止痛之功，临床观察所见，加味萆薢分清饮对痛风性关节炎的临床疗效确切。

【用法用量】煎服，9～15 g；或入丸、散。

【注意事项】肾虚阴亏者忌服。

【文献论述】

《神农本草经》：主腰背痛，强骨节，风寒湿周痹，恶疮不瘳，热气。

《本草纲目》：治白浊，茎中痛，痔瘘环疮。

《日华子诸家本草》：治瘫缓软风，头旋目疾，补水藏，坚筋骨，益精明目，中风失音。

160. 菟丝子

菟丝子为旋花科植物南方菟丝子 *Cuscuta australis* R.Br. 或菟丝子 *Cuscuta chinensis* Lam. 的干燥成熟种子。

【别名】菟丝实，吐丝子，无娘藤米米，黄藤子，龙须子，萝丝子，缠龙子，黄湾子，黄网子，黄萝子，豆须子。

【性味】辛，甘，平。

【归经】肝经，肾经，脾经。

【功效与主治】补益肝肾，固精缩尿，安胎，明目，止泻；外用消风祛斑。用于肝肾不足，腰膝酸软，阳痿遗精，遗尿尿频，肾虚胎漏，胎动不安，目昏耳鸣，脾肾虚泻；外治白癜风。

【现代药理研究】

（1）降血糖作用。菟丝子多糖可以降低血糖，同时抑制 FFA 的升高，减轻糖毒性和脂毒性对机体的损伤。此外菟丝子多糖能通过增加糖尿病大鼠超氧化物歧化酶的含量，降低脂质过氧化物，清除自由基，增强机体抗氧化系统功能，防止过多的氧自由基对胰岛细胞的损害，利于糖尿病的治疗。

（2）降低胰岛素抵抗作用。菟丝子通过多成分、多靶点以及多途径调控多囊卵巢综合征，其主要药效物质是槲皮素、山奈酚以及金丝桃苷等，涉及多条信号通路，如

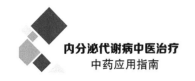

PI3K-AKT 和 JAK/STAT 信号通路等。另外，菟丝子总黄酮能显著下调血清空腹胰岛素水平和 IR 指数，其作用机制可能与抑制 MAPK/ERK 通路有关。

（3）其他作用。菟丝子具有调节生殖内分泌激素水平和调节免疫功能、抑制炎症反应等多种药理作用。菟丝子能显著提高大鼠促黄体生成素、卵泡刺激素和雌二醇的分泌水平，并提高卵巢中黄体生成素受体和卵泡刺激素受体的基因表达。菟丝子总黄酮能够降低卵巢功能减退大鼠的卵泡刺激素水平，调节卵泡刺激素-环磷酸腺苷信号轴，提高卵巢湿质量和卵巢指数，上调雌激素水平，且效果呈剂量依赖性。菟丝子总黄酮通过调节 Th1/Th2 平衡，抑制促炎因子 TNF-α 和 IFN-γ 的表达，上调抗炎因子 IL-4 和 IL-10 水平，恢复先兆流产大鼠的免疫功能，并改善妊娠期糖尿病大鼠的炎症反应。此外，菟丝子水提物和多酚能促进自然杀伤细胞的增殖和功能，调节适应性免疫，减少炎症因子 TNF-α 和 IL-1β 的含量，改善炎症反应。

【专科临床应用】菟丝子单药及复方制剂常用于治疗糖尿病、糖尿病肾病、糖尿病性骨质疏松症、糖尿病视网膜病变等糖尿病相关并发症，男性不育症、多囊卵巢综合征等内分泌科常见疾病。

（1）糖尿病。菟丝子可显著调节糖尿病大鼠血糖和体重的变化，可能通过调节肠道菌群及体内内源性代谢物质通路的方式进而发挥干预糖尿病大鼠的作用。白术-菟丝子药对可能通过上调 PI3K 活性、AKT 磷酸化水平和抑制 d Fox O 转录活性改善胰岛素抵抗糖尿病果蝇脂肪体胰岛素抵抗。平糖脂方（黄芪 20 g，菟丝子 20 g，栀子 20 g，莱菔子 20 g，决明子 15 g，苏子 15 g）联合二甲双胍可有效改善 2 型糖尿病合并脂代谢紊乱脾肾气虚、痰湿内蕴证患者的血糖、血脂水平，以及胰岛素抵抗，还可调节脂联素、瘦素水平，改善糖脂代谢。

（2）糖尿病性骨质疏松症。菟丝子-枸杞子药对的主要有效成分可通过多个靶点、多个信号通路影响骨质疏松的发生，其中 TP53、JUN、MAPK14 等对骨质疏松的发生发展有重要作用，这些基因主要影响细胞因子及细胞因子受体、转录因子等从分子水平上干预骨质疏松。此外，枸杞子-菟丝子药对可能通过槲皮素等有效成分作用于 TP53 等为主的核心靶点蛋白，进而对骨质疏松与肾病综合征起到治疗作用。

（3）糖尿病肾病。"茯菟丹"和"金丝桃苷"可以下调 db/db 小鼠肾脏、脾脏中 M1 型巨噬细胞的表达水平，减轻肾脏炎症反应。此外，茯菟丹和金丝桃苷还能上调肾脏、脾脏中 M2a 型巨噬细胞的表达水平，起到组织修复作用。茯菟丹还可改善小鼠足细胞足突广泛融合、足细胞脱落、细胞数目减少等现象，其通过调节足细胞损伤，从

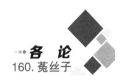

而起到减少糖尿病肾病蛋白尿，发挥肾脏保护作用。

（4）糖尿病视网膜病变。驻景丸由菟丝子、车前子、熟干地黄组成，三者配伍可治疗糖尿病视网膜病变，研究驻景丸治疗糖尿病视网膜病变的机制，得到多条与糖尿病视网膜病变密切相关的通路，例如：Age–RAGE 信号通路、HIF–1 信号通路、胰岛素抵抗等，这些通路充分体现驻景丸治疗糖尿病视网膜病变具有多成分、多靶标、多途径协同发挥药效的特点。枸杞子–菊花药对通过槲皮素、β–谷甾醇、山奈酚等活性成分作用于 PTGS2、CASP3、AKT1 等靶点调控糖尿病并发症中的 Age–RAGE 信号通路、IL–17 信号通路、TNF 信号通路等进而改善糖尿病视网膜病变。

（5）多囊卵巢综合征。菟丝子有效成分总黄酮可改善多囊卵巢综合征大鼠甲状腺激素及性激素水平，降低胰岛素抵抗，促进其排卵，其作用机制可能与抑制 MAPK/ERK 通路有关。当归–菟丝子药对治疗多囊卵巢综合征的活性成分可能为槲皮素、谷固醇、异鼠李素等化合物，这些活性成分可能通过 AKT1、MAPK1 等靶标作用于糖尿病并发症 Age–RAGE 信号通路、液体剪切应力、动脉粥样硬化和内分泌抵抗等信号通路，发挥治疗作用。此外，菟丝子–女贞子药对的多种活性成分可能通过 PI3K/AKT 信号通路、HIF–1、TNF 等多条通路作用于 TP53、AKT1 等多个靶点改善卵泡质量低下的症状。

（6）男性不育症。菟丝子–枸杞子药对的有效成分槲皮素是黄酮类化合物，具有很好的抗炎、抗氧化应激等保护作用，能够显著改善白细胞精子症患者精子运动活力。其次，山奈酚能明显改善糖尿病大鼠精子的超氧化物歧化酶、过氧化氢酶等氧化应激产物，降低精子的 NF–κB 和 TNF–α 等炎症因子水平，改善精子损伤。"菟丝子–枸杞子"是治疗男性不育症最常用的药对，两药为五子衍宗丸的君药和臣药，方中菟丝子既可补肾阳，又能滋肾阴，为臣药，《本草汇言·草部·蔓草类·菟丝子》云其"补而不峻，温而不燥"。此外网络药理学表明，菟丝子–枸杞子药对可能通过抑制炎症反应、抑制凋亡和促进精子生成等途径治疗男性不育症，有效减轻雷公藤多苷造成的生精功能障碍。"菟丝子、山药、枸杞子"组合为《景岳全书·新方八阵·补阵》中左归丸的主要药物，方中菟丝子补肾助阳，治诸虚百损，三药合用，共奏补肾益精之功。左归丸加减方可以提高精子数量、活力及有效修复精子 DNA 损伤。

【用法用量】煎服，6～12 g；或入丸、散。外用：炒研调敷。

【注意事项】得酒良；薯蓣、松脂为之使，恶藋菌；肾家多火，强阳不痿者忌之，大便燥结者亦忌之；孕妇、血崩、阳强、便结、肾脏有火、阴虚火动，六者禁用。

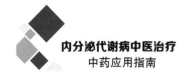

【文献论述】

《神农本草经》：主续绝伤，补不足，益气力，肥健。

《本草经疏》：五味之中，惟辛通四气，复兼四味，《经》曰肾苦燥，急食辛以润之。菟丝子之属是也，与辛香燥热之辛，迥乎不同矣，学者不以辞害义可也。

《本经逢原》：菟丝子去风明目，肝肾气分也。其性味辛温质粘，与杜仲之壮筋暖腰膝无异。其功专于益精髓，坚筋骨，止遗泄，主茎寒精出，溺有余沥，去膝胫酸软，老人肝肾气虚，腰痛膝冷，合补骨脂、杜仲用之，诸筋膜皆属之肝也。气虚瞳子无神者，以麦门冬佐之，蜜丸服，效。凡阳强不痿，大便燥结，小水赤涩者勿用，以其性偏助阳也。

161. 菊花

菊花为菊科植物菊 *Chrysanthemum morifolium* Ramat. 的干燥头状花序。

【别名】节华，金精，甘菊，真菊，金蕊，家菊，馒头菊，簪头菊，甜菊花，药菊。

【性味】甘，苦，微寒。

【归经】肺经，肝经。

【功效与主治】散风清热，平肝明目，清热解毒。用于风热感冒，头痛眩晕，目赤肿痛，眼目昏花，疮痈肿毒。

【现代药理研究】

（1）降血糖作用。菊花提取物可降低糖尿病小鼠的血糖，一方面可能与通过部分恢复受损的胰岛 β 细胞合成和释放胰岛素有关；另一方面可能是通过增加肝中的过氧化物酶体增殖剂激活受体表达，促进肝脏对血中葡萄糖的摄取和糖原的合成有关。此外，菊花总黄酮能改善糖尿病小鼠的发病症状，促进小鼠体质量增长，显著降低血糖水平和糖耐量水平。

（2）降血脂。木犀草素和木犀草苷可能是菊花黄酮发挥降血脂作用的有效成分，二者与菊花黄酮均具有良好的降血脂效果，可以预防高脂膳食诱导的高脂血症，通过抑制脂质合成相关酶的活性，提高脂质代谢相关活性，并提高肝脏抗氧化体水平，改

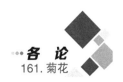

善脂代谢外周环境，起到降血脂的作用。

（3）保护心脏作用。菊花醇提取物能显著增加心肌收缩力，对戊巴比妥造成衰竭的离体蟾蜍心脏有很好的正性肌力作用，并能够明显增加离体的心脏的冠状动脉血流量。此外，菊花醋酸乙酯提取物能够延长心肌细胞的有效不应期动作电位产生，缓解大鼠心脏心律失常等作用，提高大鼠心脏电生理稳定性。菊花总黄酮通过调节一氧化氮的介导途径控制钙、钾离子通道，产生保护血管舒张反应性、扩张血管等作用。

（4）抗氧化、调节机体免疫力。菊花有效成分木犀草素具有显著的清除自由基和保护细胞能力，且在体内与其他抗氧化剂能起到协同作用，显著增加抗氧化能力。菊花中的水溶性多糖能使淋巴细胞免疫增殖速度加快，增强体内的免疫系统功能，促进免疫调节；粗多糖 CMBA 表现出较强的免疫抑制活性，对核转录因子-κB（NF-κB）活性有明显调节作用；均一多糖 CMTA0S1 和 CMJA0S1 显示出潜在的免疫激活活性。

（5）其他作用。菊花提取物中的绿原酸类物质具有显著的抗菌、抗病毒能力。菊花多糖能够显著抑制人体肝癌 HepG-2 的增殖，能显著抑制人体乳腺癌细胞 MCF-7 细胞的增殖，是一种潜在的抗肿瘤药物。

【专科临床应用】菊花单药及复方制剂常用于治疗糖尿病、糖尿病视网膜病变等糖尿病相关并发症、甲状腺相关性眼症等甲状腺疾病以及高尿酸血症、高脂血症等内分泌科常见疾病。

（1）糖尿病。菊花多糖可以改善 2 型糖尿病大鼠胰岛素抵抗，降低空腹血糖水平，改善异常脂代谢情况和氧化应激水平。菊花提取物通过部分恢复受损的胰岛 β 细胞合成和释放胰岛素、促进肝脏对血中葡萄糖的摄取和糖原的合成，降低糖尿病小鼠的血糖。此外，菊花香叶木素可能是通过调节代谢通路及其所富集的 DP 来发挥缓解 2 型糖尿病的分子机制。

（2）糖尿病视网膜病变。菊花-当归药对组合，其两种药材采用醇提的方法提取总酚酸有效部位，可进行糖尿病视网膜病变的治疗。此外，孙河教授认为糖尿病视网膜病变，以气阴两虚、因虚致瘀为主要病因病机，常以菊花为常用药物，养阴益气、止血化瘀，配合平肝阳、护脾胃、安睡眠、调二便等药物灵活施药。

（3）高脂血症。菊花黄酮、木犀草素、木犀草苷均具有良好的降血脂效果，可以预防高脂膳食诱导的高脂血症，通过抑制脂质合成相关酶的活性，提高脂质代谢相关酶活性，提高肝脏抗氧化体水平，改善脂代谢外周环境，从而起到降血脂的作用。菊花水煎液对胆固醇代谢酶的激活增加直接导致被治疗者体内的胆固醇明显下降，使其

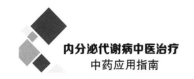

处于正常状态。同时，菊花水煎液可以帮助人体降低低密度脂蛋白的含量，进而帮助人体维持健康，也可以辅助其他药物治疗高血脂，帮助缓解高血脂所产生的病症。菊花－决明子药对在比例为4∶6时，绿原酸、木犀草苷、橙黄决明素和大黄酚含量相对较高，绿原酸、木犀草苷为菊花中的有效成分，因此初步确定了该药对基于降血脂作用。

（4）高尿酸血症。亳菊提取物可通过降低血清黄嘌呤氧化酶活性减少尿酸的生成，上调大鼠肾脏 ABCG2 的表达促进尿酸排泄，保护肾脏功能，改善血脂异常。此外，亳菊提取物还通过降低高尿酸血症大鼠血清中吲哚硫酸盐、溶血磷脂酰胆碱、花生四烯酸的含量，调控氨基酸代谢、甘油磷脂代谢和花生四烯酸代谢，改善高尿酸血症其并发症。

（5）甲状腺相关性眼病。甲状腺相关性眼病（thyroid associated ophthalmopathy，TAO）病位在目，根本在肝，肝火是甲状腺相关性眼病的重要病理因素，肝火亢盛是甲状腺相关性眼病的核心病机，甲状腺相关性眼病在临床治疗上如以心肝阴虚、肝肾阴虚挟痰湿为主，方以生脉饮、杞菊地黄丸加减，中药应用频率 >20% 的药物为菊花（86.7%）。桑叶－菊花药对具有疏风清热明目的作用，这是古今眼科著作中应用较多的一个药对，常用于夏秋暴风客热、天行赤眼，如清明眼药水、复方三黄眼药水等。

【用法用量】煎服，5 ～ 10 g；泡茶或入丸、散。

【注意事项】气虚胃寒，食少泄泻之病，宜少用之。

【文献论述】

《神农本草经》：主诸风头眩、肿痛，目欲脱，泪出，皮肤死肌，恶风湿痹，久服利血气。

《用药心法》：去翳膜，明目。

《本草纲目拾遗》：专入阳分。治诸风头眩，解酒毒疔肿。黄茶菊：明目祛风，搜肝气，治头晕目眩，益血润容，入血分；白茶菊，通肺气，止咳逆，清三焦郁火，疗肌热，入气分。

162. 野菊花

野菊花为菊科植物野菊 *Chrysanthemum indicum* L. 的干燥头状花序。

【别名】山菊花，千层菊，黄菊花。

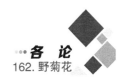

【性味】苦，辛，微寒。

【归经】肝经，心经。

【功效与主治】清热解毒，泻火平肝。用于疗疮痈肿，目赤肿痛，头痛眩晕。

【现代药理研究】

（1）降血糖作用。野菊花提取物可调节糖尿病 KKAy 小鼠血糖和血脂水平，灌胃野菊花提取物组小鼠空腹血糖明显降低，其提取物可显著抑制葡萄糖吸收，降低小鼠血清葡萄糖、胆固醇、胰岛素、醛糖还原酶等含量，并能保护因糖尿病引起的肾、肝、胰腺和脾损伤。此外，野菊花还具有缓解胰岛素通路突变体果蝇代谢异常的作用，一定程度上可以改善其发育缺陷及脂肪代谢紊乱等状况。

（2）降血脂作用。脂质过氧化的产物 MAD 可以反映脂质过氧化的程度，高脂摄食可以导致体内的氧化应激效应，使机体清除自由基能力降低。野菊花总黄酮干预后，总黄酮组小鼠血清中超氧化物歧化酶、GSH-Px 水平显著升高，丙二醛含量明显降低，表明野菊花总黄酮能够改善脂质过氧化效果。总黄酮干预后总胆固醇、甘油三酯、低密度脂蛋白胆固醇水平的降低、高密度脂蛋白胆固醇含量升高，表明野菊花总黄酮降脂作用显著。

（3）降尿酸作用。通过给予尿酸前体腺苷诱导 NRK-52E 细胞建立高尿酸细胞模型，高效液相色谱（high performance liquid chromatography，HPLC）检测显示蒙花苷可明显降低尿酸水平，明确了蒙花苷降尿酸活性，其能显著上调 ABCG2、OAT1 等蛋白表达，通过促进尿酸排泄而发挥降尿酸作用，其作用机制可能与减少尿酸生成和促进尿酸排泄有关，亦可改善高尿酸血症肾脏损伤。

（4）保护心血管作用。野菊花提取物可以调节机体一氧化氮/一氧化氮合酶体系，可以激活一氧化氮合酶，促进一氧化氮含量增加，从而引起血管舒张.血压下降；野菊花提取物也可以通过血管内皮一氧化氮通路舒张离体血管；野菊花提取物还可以通过促进血管紧张素转换酶 2（angiotensin-converting enzyme 2，ACE2）表达及影响机体氧化应激水平从而降低自发性高血压小鼠收缩压和舒张压。此外，野菊花总黄酮可以改善高脂小鼠脂质过氧化，改善脂代谢紊乱，降低粥状动脉硬化发生率。

（5）调节免疫作用。野菊花提取物可以明显降低湿疹模型小鼠耳郭肿胀程度，改善小鼠耳郭组织表皮及炎性细胞浸润等病理变化，降低皮损组织中白细胞介素和白三烯因子的表达，可以减少炎症反应介质释放。野菊花多糖可明显激活免疫低下小鼠的网状内皮系统吞噬功能，能刺激机体免疫器官相关指数的升高，增加机体的免疫能力。

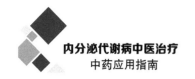

同时，菊花多糖可通过上调雏鸡血液中 CD4$^+$ 和 CD8$^+$T 淋巴细胞水平，增强机体对抗原的免疫应答反应，从而增加机体抵抗力。

（6）其他作用。菊花还具有抗氧化、抗菌、抗肿瘤作用。野菊花总黄酮可以减轻酒精致急性肝损伤的小鼠模型中肝组织的病理损伤，具有保肝作用。

【专科临床应用】野菊花单药及复方制剂常用于治疗糖尿病、糖尿病肾病等糖尿病相关并发症、甲状腺结节等甲状腺疾病以及高尿酸血症、高脂血症等内分泌科常见疾病。

（1）糖尿病。野菊花提取物可调节糖尿病 KKAy 小鼠血糖和血脂水平，还可显著抑制葡萄糖吸收，降低血清葡萄糖、胆固醇、胰岛素、醛糖还原酶等含量，并能保护因糖尿病引起的肾、肝、胰腺和脾损伤。松黄–野菊花药对配伍能够在一定程度上降低胰岛素依赖性糖尿病小鼠的空腹血糖，且效果随配伍药物浓度的升高而呈正相关。此外，松黄和野菊花配伍能够有效降低血清中甘油三酯含量与谷丙转氨酶水平，对缓解糖尿病典型的"三多一少"症状，对预防糖尿病并发症起良性作用。连翘和野菊花及其配伍对于营养型高脂血症小鼠的血脂、血糖代谢及尿素具有较好的调节作用，同时二者配伍还具由对肾功能损害较低、毒副作用小、经济适用等特点，在预防治疗血脂血糖异常性升高能够起到良好的调节改善与治疗效果。

（2）糖尿病肾病。野菊花提取物对大鼠糖尿病肾病有一定治疗作用，在调节血糖的同时，可通过提高机体抗氧化能力、降低肾脏醛糖还原酶活性发挥其保护作用。野菊花提取物能有效降低血清中 AR 浓度，通过下调 AR mRNA 水平抑制 AR 活性，减少细胞渗透性水肿，从而延缓糖尿病肾病的病程发展。中药茶方（方药组成：黄芪 15 g，生山楂 10 g，枸杞子 10 g，乌梅 1 枚，决明子 10 g，野菊花 10 g），可以明显改善糖尿病肾病症状。此外，消渴期以热毒为主，应用清热解毒药物能显著抑制炎症反应及改善胰岛素抵抗，常选用金银花、野菊花、蒲公英、黄连等。排毒活血汤由白花蛇舌草、野菊花、山药等组成，痰瘀同病是糖尿病肾病的主要病理基础，与脏腑气机失调互生并存，全方从痰瘀毒入手，痰瘀同治，标本兼顾，扶正祛邪，使邪去正安，有效地控制病情的发展。

（3）高脂血症。野菊花成分木犀草素可通过抑制肝脏 PPARγ 表达及改善胰岛素抵抗，改善高脂饮食致肥胖小鼠的糖脂代谢和脂肪肝病变，另外槲皮素可使 IRS–1 丝氨酸 / 酪氨酸位点磷酸化，改善血管胰岛素抵抗导致的血管内皮功能紊乱；山奈酚可通过抑制 IKK/NF–κB 炎症损伤 IRS–1 改善 2 型糖尿病大鼠的胰岛素抵抗，并对其具有调血

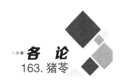

脂作用。连翘–野菊花药对在降低血清总胆固醇和葡萄糖方面具有协同作用，连翘–野菊花以 2∶1 搭配降脂效果最佳，给药血清中甘油三酯和低密度脂蛋白含量最低，对于肾功能的影响，连翘–野菊花配伍能够降低血清尿素含量。

（4）甲状腺结节。魏军平教授认为在诊断甲状腺结节时，治疗时应分证论治，以补虚药、活血化瘀药、清热药为主，常用单味药如玄参、陈皮、野菊花等。甲宁（三棱、莪术、柴胡、五味子、穿山甲、何首乌、夏枯草、野菊花、女贞子）对自身免疫性甲状腺炎有明显的治疗作用，甲宁和雷公藤甲素均能降低 EAT 大鼠的自身免疫反应，且甲宁大剂量组的效果较雷公藤甲素更明显。

（5）高尿酸血症。蒙花苷作为野菊花中主要成分之一，可降低高尿酸血症小鼠血清尿酸水平，其作用机制可能与减少尿酸生成和促进尿酸排泄有关，亦可改善高尿酸血症小鼠肾脏损伤。给予蒙花苷后小鼠血清中尿酸水平显著降低，同时血清及肝脏中黄嘌呤氧化酶（xanthine oxidase，XOD）活性均显著降低，提示蒙花苷可能通过抑制尿酸生成途径发挥降尿酸作用。亳菊提取物可通过降低血清 XO 活性减少尿酸的生成，上调大鼠肾脏 ABCG2 的表达、下调 GLUT9 和 URAT1 的表达促进尿酸排泄，保护肾脏功能，改善血脂异常，降低血清尿酸水平。

【用法用量】煎服，9 ～ 15 g。外用适量，煎汤外洗或制膏外涂。

【注意事项】脾胃虚寒者，孕妇慎用。

【文献论述】

《本草纲目》：治痈肿疔毒，瘰疬眼瘜。

《本草汇言》：破血疏肝，解疔散毒之药也。主妇人腹内宿血，解天行火毒丹疔。洗疮疥，又能去风杀虫。

《本草求真》：凡痈毒，疔肿，瘰疬，眼目热痛，妇人瘀血等症，无不得此则治。

163. 猪苓

猪苓为多孔菌科真菌猪苓 *Polyporus umbellatus*（Pers.）Fries 的干燥菌核。

【别名】野猪粪，豕零，猳猪屎，豕橐，豨苓，地乌桃，野猪食，猪屎苓，司马彪，猪屎苓，猪茯苓。

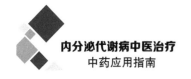

【性味】甘，淡，平。

【归经】肾经，膀胱经。

【功效与主治】利水渗湿。用于小便不利，水肿，泄泻，淋浊，带下。

【现代药理研究】

（1）调节血糖作用。猪苓多糖可以减低2型糖尿病大鼠空腹血糖、糖化血红蛋白等水平，增加2型糖尿病大鼠肝糖原含量，经猪苓多糖干预后2型糖尿病大鼠GK、HK、PK活性及GLUT4蛋白水平升高，而G-6-Pase活性、PEPCK蛋白水平降低。可见猪苓多糖对2型糖尿病大鼠糖代谢的改善作用可能是通过促进葡萄糖代谢、抑制糖异生，从而降低血糖水平。

（2）降血脂作用。五苓散（方中含猪苓）可能通过调节AMPK信号通路影响脂质平衡和稳态代谢微环境，如脂肪分解和分化，从而降低高脂血症。茵陈五苓散（方中含猪苓）可降低总胆固醇、甘油三酯、低密度脂蛋白胆固醇，升高高密度脂蛋白胆固醇，降低血液黏度、血细胞比容、血小板黏附率，维持主动脉组织结构，下调基因bcl-2 mRNA的表达较优。

（3）免疫调节作用。猪苓可扶正祛湿，麦角甾醇是微生物细胞膜的重要组成部分，对细胞的生理功能起到重要的作用，麦角甾醇不仅可以抑制小鼠离体T淋巴细胞增殖，还可增强小鼠整体的免疫力，麦角甾酮对刀豆蛋白A及脂多糖诱导的脾淋巴细胞增殖表现出免疫抑制活性。

（4）其他作用。猪苓具有保护肾脏、利尿、保肝等作用。

【专科临床应用】猪苓单药及复方制剂常用于治疗糖尿病、糖尿病肾病、糖尿病神经源性膀胱病等糖尿病相关并发症、甲状腺功能亢进症等甲状腺疾病，以及高脂血症等内分泌科常见疾病。

（1）糖尿病。猪苓多糖对2型糖尿病大鼠糖代谢的改善作用可以通过促进葡萄糖代谢、抑制糖异生，从而降低血糖水平。吕仁和教授治疗糖尿病多用性味苦而微寒的药物，善将活血药与利水药、补气药配伍，以益气养阴清热、活血化瘀等为主要治则，药物使用频率从高到低排列依次为丹参、牡丹皮、赤芍、猪苓、太子参，药性以微寒为主，五味以苦味为主；药物-药物关联分析显示猪苓与丹参是常用药对配伍，体现了活血、补气、利水的糖尿病诊治思路。此外，桃核猪苓汤能够降低2型糖尿病湿热伤阴夹瘀证患者糖脂代谢水平、胰岛素抵抗水平、hs-CRP、IL-6、BMI等，可改善患者临床症状，未见明显毒副作用，安全性良好。

（2）糖尿病肾病。五苓散由猪苓、茯苓、白术、泽泻、桂枝组成，原治伤寒太阳病之"蓄水证"，现也用于多种水湿内停证候，为利水化气之代表方。五苓散加味对于脾肾阳虚型糖尿病肾病患者水肿的疗效显著，在常规西医治疗的基础上加用五苓散可显著减少糖尿病肾病患者24小时尿蛋白定量、尿微量白蛋白、血清肌酐水平，并可改善其糖脂代谢情况，疗效确切。同时，由五苓散加减而成的四苓散、胃苓汤、茵陈五苓散皆可用于治疗糖尿病及其并发症，效果显著。猪苓汤减少尿蛋白、改善肾功能的作用可能是通过提高尿中尿水通道蛋白2来实现的，可通过下调阿霉素肾病大鼠血清精氨酸加压素的含量及肾脏γ亚型上皮钠通道蛋白的表达，增加尿量，达到利尿目的。茯苓-猪苓药对配伍用于治疗糖尿病肾病水肿，茯苓甘淡，补脾渗湿；猪苓功专利水渗湿，可使中焦得运，水道通畅，水湿邪气自上而下，尽出于膀胱之府，二药合用利水除湿之力倍增，利水而不伤脾气。《外台秘要》云："渴饮水不能多，但腿肿，脚先瘦小，阴痿弱，数小便者，此是肾消病也。"此处肾消相当于现代医学糖尿病肾病，临床多表现为大量蛋白尿、水肿，此时运用猪苓、茯苓利水消肿尤为合适。

（3）糖尿病神经源性膀胱病。五苓散方中泽泻、猪苓、茯苓甘淡性寒，直达肾与膀胱，五药合方，外解表邪，内通水腑，助膀胱气化，使水有出路，临床运用中，重用猪苓、茯苓至30 g，以加强通利小便之力，治疗糖尿病神经源性膀胱病在临床疗效方面，可有效改善患者膀胱刺激征症状；猪苓汤加味组在改善中医证候用药安全，有较好的临床疗效。中医学认为，从其发病机制及临床症状来看当属中医"淋证"范畴。阴虚水热互结，治法养阴清热利水，方药选猪苓汤加减。方中猪苓味甘、淡，平，归肾、膀胱经，利水渗湿。应用猪苓汤治疗DNB，在临床疗效方面，可有效改善患者膀胱刺激征症状。

（4）高脂血症。五苓散防治高脂血症主要涉及一氧化氮生物合成过程的正调控、脂质代谢过程以及类固醇激素介导的信号通路等295个生物学过程；膜筏、胞质溶胶、内质网膜等34个细胞组分；类固醇激素受体活性、酶结合、磷脂酰肌醇3-激酶活性等79个分子功能。此外，加味柴苓汤（方中含猪苓）治疗高脂血症性胰腺炎主要的生物过程为脂质定位、类固醇代谢过程、脂质代谢过程的调节、对脂多糖的反应、活性氧代谢过程等；主要作用于脂质结合、细胞因子活性、丝氨酸型肽酶活性、辅因子结合、类固醇结合等分子功能；主要富集的通路有糖尿病并发症中的Age-RAGE信号通路、非酒精性脂肪性肝病、癌症的途径、缺氧诱导因子-1信号通路、PPAR信号通路、MAPK信号通路等。

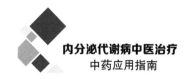

（5）甲状腺功能亢进症。五苓散主治太阳病蓄水证，甲状腺功能亢进症突眼可能存在眼压高的情况，痰瘀互结型甲状腺功能亢进症突眼，取其化气利水之意，临证可加入祛风药如防风、桑叶等。甲状腺功能亢进症恢复期，多为ATDs停药阶段，此期患者病久阳气亏虚，当以温阳，方用真武汤温阳利水。此外，藿朴夏苓汤（茯苓、猪苓、薏苡仁、藿香、佩兰、厚朴、泽泻等）的加减治疗，血清TT_3、TSH差异显著性，可以明显改善甲状腺功能亢进症患者血清甲状腺激素水平，尤其是TT_3、TSH。

【用法用量】煎服，6～12 g；或入丸、散。

【注意事项】无水湿者忌服。有湿症而肾虚者忌服。目昏、无湿而渴，二者禁用。

【文献论述】

《神农本草经》：主痎疟，解毒蛊疰不祥，利水道。

《本草纲目》：开腠理，治淋、肿、脚气，白浊，带下，妊娠子淋，胎肿，小便不利。开腠理，利小便，与茯苓同功。但入补药不如茯苓也。

《用药心法》：猪苓，苦以泄滞，甘以助阳，淡以利窍，故能除湿利小便。

《本草述》：方书有云，湿在脾胃者，必用猪苓、泽泻以分理之也。按猪苓从阳畅阴，洁古所谓升而微降者是，阳也；泽泻从阴达阳，洁古所谓沉而降者是，阴也。二味乃合为分理阴阳。

164. 猫爪草

猫爪草为毛茛科植物小毛茛 *Ranunculus ternatus* Thunb. 的干燥块根。

【别名】小毛茛，猫爪儿草，三散草。

【性味】甘，辛，温。

【归经】肝经，肺经。

【功效与主治】化痰散结，解毒消肿。用于瘰疬痰核，疔疮肿毒，蛇虫咬伤。

【现代药理研究】

（1）抗结核作用。猫爪草可能抑制结核分枝杆菌的hsPX的表达，来影响细菌的正常生长，最终起到抗结核菌的作用。研究证实猫爪草石油醚提取物能明显阻止多药耐药结核菌株细胞外、细胞内的生长，并促进巨噬细胞 TNF-α 的表达。猫爪草石油醚萃取部位对标准菌和耐药菌均有较好的抑制效果。将猫爪草胶囊与抗结核药物结合起来治疗颈部淋巴结结核，能够明显缩短治疗的时间，且未发现明显的毒副作用。研究发现猫爪草水煎剂联合标准抗结核方案可使颈淋巴结结核症状改善更快，提高痊愈率，机体免疫水平更强。从猫爪草的抗耐药结核活性部位中分离出的化学成分 2-脱氧-D-核糖酸-1，4-内酯、异麦芽酚-α-D-葡萄糖苷、香草酸 4-O-β-D-葡萄糖苷、水杨苷、3，4-二甲氧基苯甲酸、咖啡酸，发现其具有抗耐药结核活性。此外，猫爪草可诱导结核病患者外周血淋巴细胞颗粒裂解肽信使核糖核酸表达水平升高，增强对结核菌的杀伤能力，从而达到治疗效果。猫爪草石油醚提取物能够显著抑制多药耐药结核菌株的生长，并提高巨噬细胞 TNF-α 的表达水平。

（2）调节机体免疫功能。猫爪草能够增强 ANA-1 细胞增殖能力，上调 IL-6 和 TNF-αmRNA 水平的表达，抑制脂多糖诱导的 ANA-1 细胞分泌一氧化氮和一氧化氮合酶的表达。PRTR 可明显改善环磷酰胺致免疫抑制小鼠的免疫功能。不同浓度的猫爪草多糖均能使小鼠腹腔巨噬细胞的活性提高，且猫爪草多糖浓度在 $100 \sim 400 \mu g/mL$ 的细胞活力极显著增强。此外，猫爪草多糖和皂苷均能让小鼠免疫系统增强。陆军等研究发现，猫爪草多糖可以促进 mRNA 的表达，从而使小鼠的细胞免疫功能增强，因此具有抑制 MDR-TB 的功效。

（3）其他作用。猫爪草具有抗菌、抗氧化、抗肿瘤等作用。

【专科临床应用】猫爪草单药及复方制剂常用于治疗甲状腺结节、甲状腺功能减退症、甲状腺功能亢进症等甲状腺疾病内分泌科常见疾病。

（1）甲状腺结节。"郁金-陈皮-猫爪草"药对可用后来治疗气滞痰阻型甲状腺结节，猫爪草解毒消肿、化痰散结，专治颈上瘰疬结核，三药寒温并行，相互制约，药性平和。石岩教授治疗甲状腺结节的常用药物有猫爪草、柴胡、甘草、香附和益母草等。这其中既包含富含碘的药物如海藻、海蛤壳等，也包含微量含碘的药物夏枯草、香附等，通过"频次统计"，处方中使用频次高于 20 的中药有 16 味，前 5 位的依次为猫爪草、柴胡、甘草、香附和益母草。关联规则分析得出"柴胡-猫爪草"、"甘草-猫爪草"为常用药对。石岩教授认为猫爪草化痰散结、解毒消肿之功效，对瘿病患者出现结节或肿块时首选此药。此外，实验证明猫爪草有清热解毒之功，可改善病灶周围的血液循环，有抗菌、提高机体免疫力的作用。

（2）甲状腺功能亢进症。猫爪草改善病灶周围的血液循环，有一定的抗菌作用，并且提高机体免疫力。猫爪草方不但有效消除甲状腺功能亢进症的症状，且在调节人

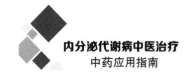

体细胞免疫方面显示出独特优势，且减轻及减少了西医治疗甲状腺功能亢进症的药物所导致的白细胞减少、肝功能损害、皮疹等不良反应的发生，降低复发率，提高疗效，值得进一步研究。从猫爪草中提取的猫爪草多糖能增加外周血中 T 淋巴细胞数，并能拮抗环磷酰胺所致的体液免疫抑制，提高机体体液免疫能力，对正常及免疫抑制小鼠均有免疫兴奋作用，这可能是其临床运用于甲状腺功能亢进症治疗中的机制，但目前缺乏确切的动物和临床试验。许公平老中医 以疏肝消瘿方（以柴胡、木蝴蝶、昆布、猫爪草等药物组成），诸药合用，共奏滋阴疏肝、消瘿散结、清热解毒之效，本方以滋阴疏肝为主，清热解毒为辅，配以软坚散结，配伍严谨，可称良方。

（3）甲状腺功能减退症。石岩教授治疗甲状腺功能减退的常用药物有柴胡、益母草、猫爪草、附子和甘草，以及干姜、陈皮等，关联规则分析得出"益母草–柴胡"、"柴胡–猫爪草"、"柴胡–附子"为常用药对。痰气郁滞型以理气化痰为治疗原则，予"开郁汤"（郁金、川楝子、橘核、穿山龙、法半夏、鬼箭羽、猫爪草等）治疗，对亚临床甲状腺功能减退有很好的综合治疗作用，可以明显改善症状，降低 TSH 水平，调节患者免疫功能，改善患者体质，防治亚临床甲状腺功能减退进一步发展，大大降低了甲状腺功能减退发生率。猫爪草粗多糖对甲状腺激素的降低有抑制作用，能在一定程度上调 EAT 小鼠甲状腺激素水平，有效干预自身免疫性甲状腺炎的病变。此外，猫爪草–山慈菇药对在桥本甲状腺炎初期有较好作用，临床表现多为颈部肿大，咽喉部异物感，伴有少量白痰，口干或口苦，舌苔白或白腻，脉弦细等症，应治以和解枢机，通利消瘿法，颈部肿胀，咽部有痰者，加猫爪草、山慈菇加强散痰消瘿之功。活血消瘿方是由王不留行、柴胡、莪术、桃仁、土鳖虫、蛴螬虫、猫爪草、蜈蚣等中药组成的中药复方制剂，治疗结节性甲状腺肿具有一定的优势。活血消瘿方治疗桥本甲状腺炎具有较好的临床疗效，且能明显降低患者血清中炎症因子水平，可改善桥本甲状腺炎大鼠甲状腺功能及病理形态，且活血消瘿方剂量越高，改善作用越明显。

【用法用量】煎服，15 ～ 30 g，单味药可用至 120 g；外用适量，捣敷或研末调敷。

【注意事项】肠胃功能不全者慎服；老人儿童酌情减量。

【文献论述】

《中药材手册》：治颈上瘰疬结核。

《河南中草药手册》：消肿，截疟。治瘰疬，肺结核。

165. 麻黄

麻黄为麻黄科植物草麻黄 *Ephedra sinica* Stapf、中麻黄 *Ephedra intermedia* Schrenk et C. A. Mey. 或木贼麻黄 *Ephedra equisetina* Bge. 的干燥草质茎。

【别名】龙沙，卑相，卑盐，狗骨，色道麻，结力根。

【性味】辛，微苦，温。

【归经】肺经，膀胱经。

【功效与主治】发汗散寒，宣肺平喘，利水消肿。用于风寒感冒，胸闷喘咳，风水浮肿；蜜麻黄润肺止咳，多用于表证已解，气喘咳嗽。

【现代药理研究】

（1）降血糖。麻黄汤及其构成成分麻黄都具有明显抑制高血糖作用，对于链脲佐菌素所引起的胰岛损害有其明显的改善。麻黄提取物、Alkaloid 及 L-ephedrine 能够提高胰岛数量和面积，进一步使胰组织中胰岛所占胰组织面积的比例有所增加，L-ephedrine 是被认为最明显改善胰岛的再生。此外，麻黄中具有降血糖作用的有效物质是麻黄多糖冯，考虑麻黄及其成分对糖尿病的作用是使变性和萎缩的胰岛再生，促进胰岛中胰岛素的分泌，改善高血糖，且不降低正常动物血糖。

（2）促进脂质代谢。麻黄对脂肪细胞的合成有促进的作用，不仅可以促进脂肪细胞的合成，还可促进由去甲肾上腺素促进的脂肪合成，可以看出麻黄在脂肪的脂质代谢过程中具有胰岛素样的活性，促进由葡萄糖转化的脂肪合成。此外，麻黄尚可抑制由 NE 促进的脂肪分解作用，即在脂肪细胞的脂质代谢中显示了胰岛素样的活性。

（3）交感神经兴奋作用。麻黄碱有类似肾上腺素的交感神经兴奋作用，在机体内可直接激动肾上腺素受体，并间接促进去甲肾上腺素神经递质的释放，同时显著兴奋中枢，作用温和而持久。

（4）免疫调节作用。急性脊髓损伤（spinal cord injury，SCI）后给予草麻黄补体抑制成分实验，提示急性 SCI 后存在补体系统的激活，草麻黄补体抑制成分能够减轻急性 SCI 后的免疫炎症反应，在继发性 SCI 中起到重要作用。此外，草麻黄中补体抑制成分循环免疫复合物（circular immune complex，CIC）对大鼠异种心脏移植超急性排斥

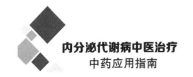

反应的影响，在异种心脏移植后补体的经典途径和替代途径均被激活，而 CIC 能明显抑制补体活性，延缓超急性排斥反应的发生，从而使移植 心脏的存活时间延长。麻黄中可调节干预的环节有非特异性免疫和特异性免疫，在细胞免疫和体液免疫都体现了麻黄的独特作用，可见麻黄对免疫作用的调节是多靶点，而且整个调节作用具有明显的双向特点，这与麻黄的临床应用相符。

（5）升高血压的作用。麻黄碱具有兴奋肾上腺素能神经的功能，使心跳反应加快，心肌收缩力加强，心输出量增加，从而达到升高血压、收缩血管的作用。麻黄碱的 3 种异构体都具有升压作用，升压作用最强的是左旋麻黄碱，最弱的是右旋伪麻黄碱，其强度是左旋麻黄碱的一半左右。

（6）其他作用。麻黄还具有平喘、利尿、抗凝等作用。

【专科临床应用】麻黄单药及复方制剂常用于治疗糖尿病、糖尿病肾病、糖尿病周围神经病变等糖尿病相关并发症、桥本甲状腺炎等甲状腺疾病，以及高脂血症等内分泌科常见疾病。

（1）糖尿病。麻黄提取物、Alkaloid 及 L-ephedrine 能促进由于链脲佐菌素而致的变性胰岛的再生，由 aldehyde-fuchsin 染色而确认出现的胰岛内的 B 淋巴细胞的增加提示麻黄及其成分对高血糖的抑制作用。麻黄及其成分促进了变性胰岛的再生，使胰岛素的分泌增加，改善了糖尿病的各种症状。此外，麻黄升麻汤配伍一些养阴药物，可符合消渴病阴虚内燥的病机，如患者虚实寒热错杂难解，治阴则伤其阳，补虚则碍其邪，麻黄升麻汤寒热兼治，外宣阳郁之邪，内滋肺胃之阴，清上温下，阴阳自和则病愈。对于老年患者出现上焦郁热，中焦虚寒，兼有热邪伤血，寒热错杂者，本方也较为适用。

（2）糖尿病肾病。麻黄连翘赤小豆汤主治表邪不解，湿热蕴结证，防治糖尿病肾病体现了从"湿""热""浊"的思想。方中麻黄有辛温发汗、解表驱邪、宣肺利水之功。现代药理麻黄及其有效成分可通过促进变性胰岛再生，增加胰岛素分泌，达到降低血糖的目的，同时可降低肾脏水通道蛋白 1，水通道蛋白 2 的表达，增加尿量，以利水消肿。麻黄附子细辛汤合苓桂术甘汤加菟丝子水蛭可有效延缓糖尿病肾病大鼠的病程进展，可能与其改善糖尿病肾病大鼠的血脂及尿蛋白水平，保护足细胞形态及功能，从而减轻肾脏病理损伤程度密切相关。

（3）糖尿病周围神经病变。针对严重的糖尿病末梢神经病变，仝小林教授常内外合治，应用含有麻黄的中药外洗方，以加强温通血脉止痛的效果。仝小林教授认为其原理：一是热能本身有温通解凝，温通脉络，促进血液循环的作用；二是配合麻黄等

温经散寒、疏松毛孔之品；三是通过热药足浴，足部受热后，局部毛细血管扩张，血液流动加速，更利于药物的渗透吸收，使热能和中药的效能叠加。双下肢神经病变剧烈疼痛、麻木、发凉、水肿、夜间加重、服止痛药不能缓解，这是典型的少阴阳虚、寒凝经络证，予以麻黄附子细辛汤温阳散寒，通络止痛。

（4）高脂血症。麻黄多糖可明显降低高脂血症小鼠总胆固醇和甘油三酯的含量，升高高密度脂蛋白胆固醇的含量，并且能够提高超氧化物歧化酶的活力，减少丙二醛的生成，从而保护肝脏免受自由基和脂质过氧化损伤。麻黄亲脂性非生物碱成分显著降低实验性高脂血症小鼠血脂水平，且麻黄亲水性非生物碱成分具有显著的拮抗高血脂的作用，同时还能保护肝脏及抗氧化清除自由基的作用，比传统的西药有更安全的拮抗高血脂的药理活性。

（5）桥本甲状腺炎。麻黄多糖阻止甲状腺细胞凋亡，可使小鼠甲状腺 Bcl-2 蛋白表达增加，Bax 蛋白表达抑制，降低甲状腺抗体水平。麻黄中多糖成分可使 EAT 后期甲状腺功能减退症状得以改善，从草麻黄中提取出麻黄多糖，可能是麻黄制剂治疗自身免疫性甲状腺炎的主要成分。抗炎消瘿方（药物组成：麻黄、雷公藤、桃仁、肉桂）、祛瘀消瘿颗粒（药物组成：柴胡、夏枯草、乌药等）均能使 EAT 小鼠 TGAb、甲状腺微粒体抗体（thyroid microsomal antibody，TMAb）水平明显降低。此外，麻黄桃仁颗粒（药物组成：麻黄、桃仁）干预 EAT 小鼠，血清中 TGAb、甲状腺微粒抗体、TPOAb 含量降低。

【用法用量】煎服，2～10 g。发汗解表宜生用，止咳平喘多炙用。

【注意事项】本品发汗宣肺力强，凡表虚自汗、阴虚盗汗及肺肾虚喘者均当慎用。

【文献论述】

《神农本草经》：主中风、伤寒头痛，温疟。发表出汗，去邪热气，止咳逆上气，除寒热，破癥坚积聚。

《本草纲目》：服麻黄自汗不止者，以冷水浸头发，仍用扑法即止。凡服麻黄药，须避风一日，不尔病复作也。凡用须佐以黄芩，则无赤眼之患。

《汤液本草》：夫麻黄治卫实之药，桂枝治卫虚之药。桂枝、麻黄，虽为太阳经药，其实荣卫药也。肺主卫，心主荣血，乃肺心所主，故麻黄为手太阴之剂，桂枝为手少阴之剂。故伤寒伤风而嗽者，用麻黄桂枝，即汤液之源也。

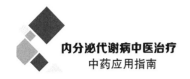

166. 旋覆花

旋覆花为菊科植物旋覆花 *Inula japonica* Thunb. 或欧亚旋覆花 *Inula britannica* L. 的干燥头状花序。

【别名】覆，盗庚，戴椹，飞天蕊，金钱花，野油花，滴滴金，夏菊，金钱菊，艾菊，迭罗黄，满天星，六月菊，黄熟花，水葵花，金盏花，复花，小黄花，猫耳朵花，驴耳朵花，金沸花，伏花，全福花。

【性味】苦，辛，咸，微温。

【归经】肺经，脾经，胃经，大肠经。

【功效与主治】降气，消痰，行水，止呕。用于风寒咳嗽，痰饮蓄结，胸膈痞闷，喘咳痰多，呕吐噫气，心下痞硬。

【现代药理研究】

（1）降血糖作用。旋覆花多糖可以显著抑制糖尿病小鼠体重降低，降低糖尿病小鼠血糖含量、血清总胆固醇/甘油三酯比值，低密度脂蛋白及升高高密度脂蛋白含量，可保护胰腺细胞免受链脲佐菌素的损害，并清除羟自由基和氧自由基，减少体外胰岛细胞中活性氧的产生，其作用机制可能与保护 β 细胞和抗氧化应激有关，抗自身免疫性炎症，部分逆转了胰岛细胞的免疫缺陷，助于胰岛细胞胰岛素分泌功能的恢复。

（2）降血脂作用。旋覆花水提取物处理前脂肪细胞，可抑制脂质积累，将细胞周期阻滞在 G0/G1 期，调节脂肪形成的早期阶段，抑制有丝分裂的克隆扩展相关转录因子的激活，调节 ERK1/2 和 AKT 信号通路来抑制脂肪生成。在体研究结果显示旋覆花多糖可显著降低四氧嘧啶诱导的糖尿病小鼠血糖、血清总胆固醇、甘油三酯、低密度脂蛋白胆固醇水平，升高高密度脂蛋白胆固醇，显著增加糖尿病小鼠体质量。

（3）其他作用。旋覆花中分离得到新型二聚体双旋覆花内酯 A 具有抗炎作用；旋覆花总黄酮类化合物具有抗氧化作用。此外，旋覆花还具有抗肿瘤、抗动脉硬化、抗心肌损伤等作用。

【专科临床应用】旋覆花单药及复方制剂常用于治疗糖尿病、甲状腺功能亢进症、桥本甲状腺炎等甲状腺疾病，以及高脂血症等内分泌科常见疾病。

（1）糖尿病。从旋覆花中提取的多糖类物质可改善四氧嘧啶诱导的糖尿病小鼠多饮、多尿和多食的症状，提高血浆胰岛素水平，具有显著的抗糖尿病活性，改善糖尿病症状，在葡萄糖负荷后 60～150 分钟能显著降低糖尿病小鼠的血糖水平，降血糖作用优于二甲双胍。香附旋覆花汤可用于治疗由于素体阴虚、饮食不节、情志失调、劳欲过度所致的 2 型糖尿病。

（2）高脂血症。旋覆花总黄酮旋覆花总黄酮可降低高脂血症大鼠体质量，HE 染色显示可改善肝脏的相关病理改变，降低大鼠体质量、肝脏总胆固醇、血清总胆固醇、甘油三酯、低密度脂蛋白胆固醇水平，升高高密度脂蛋白胆固醇水平与粪便中胆汁酸水平，提高谷胱甘肽过氧化物酶（glutathione peroxidase，GSH-Px）和超氧化物歧化酶活性，降低丙二醛水平，降低 TNF-α、IL-6 水平，升高 IL-10 水平，旋覆花总黄酮通过抑制脂质过氧化反应，促进胆汁酸排泄，抑制炎症而发挥调血脂及改善脂肪肝作用。此外，长时间给予旋覆花总黄酮后还能够显著增加高脂血症模型组大鼠粪便中胆汁酸水平。

（3）甲状腺功能亢进症。旋覆花的成分主要为倍半萜类，具有抗氧化、抗炎、抗肝损伤的作用；旋覆花的主要作用为软坚散结、化瘀行气；小柴胡汤合旋覆花汤加减治疗甲状腺功能亢进的效果十分显著，能够达到疏肝理气、化瘀散结的作用；对甲状腺功能亢进患者应用小柴胡汤合旋覆花汤联合小剂量甲巯咪唑治疗的效果更加确切，其不仅可以有效调节患者的甲状腺激素水平，还不会明显增加不良反应的发生。

（4）桥本甲状腺炎。柴胡旋覆花汤可拮抗桥本甲状腺炎免疫损伤，延缓甲状腺功能减退进展。中药旋覆花对桥本免疫损伤的干预作用具有长期效应。此外，柴胡旋覆花汤具有干预桥本甲状腺炎病程的进展，降低甲状腺自身抗体滴度的功能，且安全有效。

【用法用量】煎服，3～9 g，包煎。

【注意事项】阴虚劳嗽，津伤燥咳者忌用；因本品有绒毛，易刺激咽喉作痒而致呛咳呕吐，故须布包入煎。

【文献论述】

《神农本草经》：主结气，胁下满，惊悸。除水，去五脏间寒热，补中，下气。

《本草纲目》：旋复所治诸病，其功只在行水、下气、通血脉尔。

《本草衍义》：旋复花，行痰水，去头目风，亦走散之药也。

《注解伤寒论》：鞭则气坚，咸味可以耍之，旋复之咸以耍痞鞭。

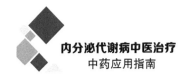

167. 淫羊藿

淫羊藿为小檗科植物淫羊藿 *Epimedium brevicornu* Maxim.、箭叶淫羊藿 *Epimedium sagittatum*（Sieb.et Zucc.）Maxim.、柔毛淫羊藿 *Epimedium pubescens* Maxim. 或朝鲜淫羊藿 *Epimedium koreanum* Nakai 的干燥叶。

【别名】三枝九叶草，仙灵脾，牛角花，三叉风，羊角风，三角莲，刚前，仙灵毗，放杖草，弃杖草，千两金，干鸡筋，黄连祖，铜丝草，铁打杵，三叉骨，肺经草，铁菱角。

【性味】辛，甘，温。

【归经】肝经，肾经。

【功效与主治】补肾阳，强筋骨，祛风湿。用于肾阳虚衰，阳痿遗精，筋骨痿软，风湿痹痛，麻木拘挛。

【现代药理研究】

（1）降血糖。淫羊藿多糖能调节血糖值、缓解糖尿病症状，还能修复小鼠受损的组织与器官。另淫羊藿成分朝藿定 C 可以通过调节 2 型糖尿病小鼠的空腹血糖、空腹胰岛素含量、胰岛素抵抗程度、氧化应激、脂代谢水平和肝损伤等达到对 2 型糖尿病的治疗作用。

（2）降血脂。淫羊藿酸性多糖可明显改善 HepG2 细胞脂质堆积情况，且呈现剂量依赖性，而半乳糖醛酸的存在可能是其抑制 HepG2 细胞脂质蓄积的关键因素。可显著调节脂肪酸及胆汁酸类代谢物的水平，以及不饱和脂肪酸的生物合成途径，并且可干预显著干预糖脂代谢紊乱密切相关的基因及多个富集通路，其中以甘油三酯代谢生物过程、PPAR 信号通路、甘油酯代谢最为显著。

（3）促进睾酮合成与分泌作用。淫羊藿苷改善睾酮分泌的机制与其促进胆固醇的跨膜转运和上调 Leydig 细胞 SF-1 及其下游类固醇合成酶的表达有关。适当剂量的淫羊藿苷可以通过上调雄性大鼠 StAR、细胞色素 P450c17 和 PBR 表达，促进胆固醇的跨膜转运来增加睾酮合成。此外，在睾丸 Leydig 细胞中，淫羊藿苷显著抑制 DEHP 诱导的 SF-1、类固醇合成酶蛋白表达的降低。在进一步在体外，淫羊藿苷显著提高睾丸

Leydig 细胞 p-AKT 和磷酸化环磷酸腺苷反应元件结合蛋白表达，并可拮抗 AKT 抑制剂 MK2206 对 Leydig 细胞中 CYP11a1 和 HSD3b mRNA 表达及睾酮合成的抑制作用。

（4）保护心脏作用。淫羊藿在心脑血管系统中能够有效抗心律失常、抗心力衰竭及降血压等，能够有效地改善异丙肾上腺素（isoprenaline，ISO）所诱导的小鼠心肌纤维化，其机制可能与调控 α-SMA、MMPs/MMP-1 的蛋白表达有关。此外，淫羊藿次苷 II 可有效干预自发性高血压大鼠的心肌纤维化。淫羊藿总黄酮具有抗心衰及保护心脏的功能，其可拮抗乌头碱、氯化钡或肾上腺素异常所诱发的心律失常，还能够有效降低心肌的耗氧量和损害以及能量消耗。

（5）调节免疫。淫羊藿多糖可以促使胸腺缩小，使 IL-2 合成增加，其与淫羊藿总黄酮制成的复合脂质体，可以显著改善调节因子的活性，增强 T 淋巴细胞的免疫活性。淫羊藿多糖能使小鼠胸腺和脾脏细胞合成 IL-2 增多，有诱生干扰素的作用，还可以促进骨髓造血，影响初次和再次免疫应答反应。

（6）其他作用。淫羊藿还具有抗骨质疏松、抗肿瘤等作用。

【专科临床应用】淫羊藿单药及复方制剂常用于治疗糖尿病、糖尿病肾病、糖尿病认知功能障碍等糖尿病相关并发症、甲状腺功能减退症等甲状腺疾病，以及骨质疏松症、高脂血症、勃起障碍等内分泌科常见疾病。

（1）糖尿病。淫羊藿苷可以改善四氧嘧啶诱导的糖尿病小鼠的血管内皮舒缩功能。李赛美教授治疗中年 2 型糖尿病中最常用的中药中，淫羊藿最常用的剂量为 30 g。补肾健脾方由淫羊藿、鹿角胶、黄芪、山药等组成，补肾健脾方可通过减轻氧化应激，降低胰岛细胞凋亡，从而改善胰岛素抵抗以延缓 2 型糖尿病的进展。熟地黄-淫羊藿药对补益肝肾，淫羊藿-黄精-杜仲-山茱萸-山药-熟地黄-枸杞，补肾阴，均符合中医治疗思路，注重折其肝阳、补益肝肾，兼顾祛痰化瘀。

（2）糖尿病肾病。淫羊藿苷可改善血管舒缩功能，其体外给药同样具有舒张血管效应。糖肾安方治疗糖尿病肾病的核心成分为槲皮素、山柰酚、淫羊藿苷元、豆甾醇，核心作用靶点包括 PTGS2、CASP3 等，糖肾安方治疗糖尿病肾病的作用机制可能与调控炎症、改善糖基化终末产物（advanced glycation end products，AGEs）、减少脂肪堆积、调节葡萄糖稳态等有关。淫羊藿味辛、甘，性温，归肝、肾经，功擅补肾壮阳、祛风湿、强筋骨，减轻氧化应激损伤，下调 TGF-β1 表达，从而降低炎症反应引起的肾脏损伤。

（3）糖尿病认知功能障碍。槲皮素、齐墩果酸、淫羊藿苷及其配伍可减轻高糖培

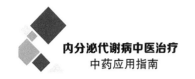

养的海马神经元凋亡，可能是通过抑制 p38MAPK 和 c‑Jun 氨基端激酶信号通路的激活而实现，且三药联用时，对 JNK 信号通路的抑制作用比两药组和单药组更强。淫羊藿具有增加冠脉血流量、降低血压、调节免疫的作用，因此，门冬胰岛素 30 注射液与二仙地黄汤联用可以起到较好的协同作用，进一步提升 2 型糖尿病患者的认知功能不全的治疗效果，改善患者糖脂水平。

（4）高脂血症。PPARγ 和微粒体甘油三酯转移蛋白（microsomal triglyceride transfer protein，MTTP）是淫羊藿作用高脂血症潜在的靶点，淫羊藿可能通过影响 PPARγ 和 MTTP 的功能和表达来而影响机体的糖脂代谢。PPARγ 分布于能量代谢活跃的组织参与了脂肪细胞的分化、葡萄糖的摄取、脂肪酸代谢的调节。在给予高脂饮食大鼠淫羊藿后，大鼠血清中的胆固醇和甘油三酯有所下降，肝脏病理变化有所减轻，说明淫羊藿对高脂饮食的大鼠脂肪肝的发生具有一定的改善作用，确定了淫羊藿在降脂方面应用的可能。补肾降浊方中配伍淫羊藿可明显降低高脂血症患者血中总胆固醇、甘油三酯、低密度脂蛋白胆固醇含量，升高血中高密度脂蛋白胆固醇含量，其效应与血脂康胶囊相当。

（5）甲状腺功能减退症。淫羊藿苷可以改善甲状腺功能减退引起的垂体合成分泌激素不足，其干预大鼠垂体前叶细胞显著下调 miR‑17‑5p 表达，上调蛋白水平。巫山淫羊藿可在一定程度上改善甲状腺功能，缓解甲状腺功能减退的症状，实验中巫山淫羊藿组 T_3、T_4 和 TRH 含量显著上升。二仙汤主要由仙茅、当归、淫羊藿、巴戟天、黄柏等组成，该汤剂具有滋补肾脏、养血安神之效。其中，仙茅、淫羊藿均具有补肾壮阳的功能，可降低甲状腺功能减退患者血清同型半胱氨酸、甲状腺功能减退患者体内的炎症水平，使 TGAb、TPOAb、TSH、IL‑6 及 TNF‑α 降低，FT_3、FT_4 及叶酸（folic acid，FA）水平均升高，有效改善甲状腺功能减退患者的甲状腺功能及 FA 水平，并能抑制患者体内的炎症反应。

（6）骨质疏松症。骨碎补‑淫羊藿药对配伍促进骨形成效果最为显著，成骨细胞的成骨标志物活性增长。相比单一给药，联合给药高剂量组活性最高，证明骨碎补‑淫羊藿治疗骨质疏松症具有协同作用，且呈剂量依赖性，促进骨形成。淫羊藿‑杜仲两者的提取物淫羊藿总黄酮联合杜仲总黄酮对维甲酸所致骨质疏松症小鼠也有一定的治疗作用。此外，补肾活血胶囊是以淫羊藿和杜仲为主要成分的中成药，可以减轻骨质疏松症大鼠骨小梁结构病理改变，促进大鼠骨髓间充质干细胞增殖，刺激 BMSCs 的成骨分化，减少糖皮质激素引起的凋亡。

（7）勃起障碍、阳痿。淫羊藿‑巴戟天治疗勃起功能障碍的有效成分，包括槲皮素、山柰酚、木犀草素、谷甾醇等。这些活性成分刺激磷酸化蛋白激酶表达，调节阴茎平滑肌细胞，减少精氨酸酶、腺苷脱氨酶和乙酰胆碱酯酶的活性，诱导海绵体平滑肌松弛，从而促进阴茎勃起。淫羊藿苷促进海绵体一氧化氮的释放，人参皂苷作用于下丘脑和垂体，增加血浆卵泡刺激素和促黄体生成素，从而激活睾丸，增加 T 水平促进精子形成。此外，温肾生精汤由人参、锁阳、淫羊藿等 7 味药材构成，可抑制生精小管上皮细胞凋亡及成熟精子早期凋亡，减少环孢素导致雄性小鼠的精子损伤。淫羊藿–人参配伍还可以提高慢性前列腺炎患者的生活质量，一定程度上改善性功能。

【用法用量】煎服，6～10 g；浸酒、熬膏或入丸、散。外用：煎水洗。

【注意事项】阴虚而相火易动者忌服。

【文献论述】

《神农本草经》：主阴痿绝伤，茎中痛，利小便，益气力，强志。

《本草纲目》：淫羊藿，性温不寒，能益精气，真阳不足者宜之。

《日华子诸家本草》：治一切冷风劳气，补腰膝，强心力，丈夫绝阳不起，女子绝阴无子，筋骨挛急，四肢不任，老人昏耄，中年健忘。

168. 淡竹叶

淡竹叶为禾本科植物淡竹叶 *Lophatherum gracile* Brongn. 的干燥茎叶。

【别名】碎骨子，山鸡米，金鸡米，迷身草，竹叶门冬青，竹叶麦冬，金竹叶，长竹叶，山冬，地竹，野麦冬，淡竹米，林下竹，土麦冬。

【性味】甘，淡，寒。

【归经】心经，胃经，小肠经。

【功效与主治】清热泻火，除烦止渴，利尿通淋。用于热病烦渴，小便短赤涩痛，口舌生疮。

【现代药理研究】

（1）降血糖。淡竹叶与肉桂多酚复合物对 α–淀粉酶的抑制效果最好；松树皮、蓝莓、淡竹叶及柿子叶与肉桂多酚复合物对淀粉葡糖苷酶的抑制效果也相当。松树皮、蓝莓、淡竹叶、肉桂多酚这 4 种植物多酚作为高效抑制糖苷酶，有植物多酚的降血糖潜力。

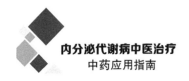

（2）降血脂。灌胃分别给予高脂血症模型小鼠淡竹叶总提取物、总提取物的水浸膏、醇浸膏、血清总胆固醇及甘油三酯改变，高脂血症大鼠的血清总胆固醇显著降低。

（3）其他作用。淡竹叶还具有抗病毒、抗炎、抗氧化、保肝、保护心肌、收缩血管等作用。

【专科临床应用】淡竹叶单药及复方制剂常用于治疗糖尿病、糖尿病肾病等糖尿病相关并发症，以及高尿酸血症、高脂血症等内分泌科常见疾病。

（1）糖尿病。麦门冬饮子由五味子、甘草、淡竹叶等10种中药组成。麦门冬饮子不但能降低 α-葡糖苷酶活性，而且明显抑制小肠中血糖的吸收，起到降低血糖的作用。麦门冬饮子能明显降低小肠中的葡萄糖转运体数量，也是其降低血糖治疗糖尿病的另一主要原因。淡竹叶-生石膏-知母药对，其中淡竹叶甘寒，清热生津除烦，引热下行，使心火由小便排出。三药相伍，药简而力专，清热除烦之力尤强，显著提高糖尿病小鼠糖耐量，降低实验性糖尿病小鼠的空腹血糖。

（2）糖尿病肾病。糖肾排毒方药用干益母草、淡竹叶等中药，方中的淡竹叶可清热泻火、除烦止渴、利尿通淋。现代药理研究认为，糖肾排毒方中的淡竹叶具有利尿、降糖、降压作用，诸药合用，共奏活血化瘀、清热解毒之功效。"大补肾汤"其方由熟地黄、桂枝、泽泻、淡竹叶及甘草等7味中药组成，可以通过槲皮素、β-谷甾醇、山奈酚、刺芒柄花素等活性成分作用于STAT3、TNF、IL-10等关键靶点，涉及脂质和动脉粥样硬化等多条信号通路，从而干预糖尿病肾病的进展。

（3）高脂血症。淡竹叶具有一定的降血脂作用，淡竹叶总提取物的30%醇浸膏提取物具有降低高脂血症大鼠的总胆固醇的作用。淡竹叶提取物具有优良的降血脂作用，能明显降低高脂血症大鼠血清总胆固醇和甘油三酯的水平。

（4）高尿酸血症。平卧菊三七复方片剂主要由平卧菊三七、葛根、玉米须、淡竹叶四味中药材组成，可以有效地降低血清尿酸值，保护肾脏损伤。另外，预防高尿酸血症复方片剂具有预防高尿酸血症的功能与保健作用，而且可以抗炎止痛、抗痛风，佐以葛根、玉米须、淡竹叶，多种合用，共奏清热利湿、通络活血、调补肝肾之功效。余甘子淡竹叶茶取余甘子、淡竹叶、菊苣、桑叶、葛根各5 g，对降低尿酸浓度、促进尿酸排出作用明显，还具有清热、利尿、排毒等作用，是《金匮要略》中降尿酸的药方。

【用法用量】煎服，6～10 g。

【注意事项】无实火、湿热者慎服，体虚有寒者、孕妇禁服。

【文献论述】

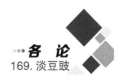
《本草纲目》：去烦热，利小便，除烦止渴，清心。

《生草药性备要》：消痰止渴，除上焦火，明眼目，利小便，治白浊，退热，散痔疮毒。

《本草再新》：清心火，利小便，除烦止渴，小儿痘毒，外症恶毒。

《草木便方》：消痰，止渴。治烦热，咳喘，吐血，呕哕，小儿惊痫。

169. 淡豆豉

淡豆豉为豆科植物大豆 *Glycine max*（L.）Merr. 的干燥成熟种子（黑豆）的发酵加工品。

【别名】香豉，淡豉，杜豆豉，黄豆，白豆，豉，大豆豉。

【性味】苦，辛，凉。

【归经】肺经，胃经。

【功效与主治】解表，除烦，宣发郁热。用于感冒，寒热头痛，烦躁胸闷，虚烦不眠。

【现代药理研究】

（1）降血糖作用。淡豆豉提取物中的正丁醇可以降低由葡萄糖引起的链脲佐菌素糖尿病大鼠的血糖，改善糖耐量。淡豆豉存在可以降低血糖的有效成分，米曲霉是淡豆豉发酵过程中产生的一类优势菌，其发酵产物 β-半乳糖苷酶具有降低血糖的作用。

（2）降脂作用。淡豆豉对四氧嘧啶所致脂代谢紊乱亦有一定的调节作用。大豆异黄酮具有降血脂的作用，其作用机理与其抗氧化作用、类雌激素作用、增强低密度脂蛋白受体活性、抑制毛细血管内皮细胞增殖、抑制血管渗透性因子诱导的冠状动脉舒张、抑制主动脉平滑肌细胞的作用有关。绝经后的高血脂妇女服用大豆异黄酮后非高密度脂蛋白降低，高密度脂蛋白增加，单核细胞低密度脂蛋白受体 mRNA 增加，可见大豆异黄酮能从分子水平调节低密度脂蛋白受体的含量，进一步增强低密度脂蛋白受体活性。此外，淡豆豉的提取物异黄酮对于卵巢切除或不切除的雌性小鼠均有降低血清胆固醇浓度的作用。

（3）抗骨质疏松作用。给去卵巢的大鼠灌服淡豆豉提取物，大鼠的骨微结构改善，

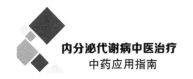

且淡豆豉和黑豆的乙醇提取物不断增加，大鼠颅骨成骨细胞的增殖率增强。对淡豆豉和黑豆的乙醇提取物进行成分分析，发现黑豆内苷类成分在发酵过程中会转化为苷元，可知异黄酮苷元对成骨细胞的增殖作用比苷类成分更强。

（4）降低血压和抗动脉粥样硬化作用。淡豆豉中的活性成分异黄酮对血管平滑肌细胞的增殖起抑制作用。血管平滑肌细胞表面存在血管紧张素 II 受体，血管紧张素 II 受体–1 拮抗剂可介导血管紧张素 II 的促血管平滑肌细胞增殖作用，而异黄酮可阻断 JAK2/STAT 这条途径的磷酸化，抑制血管平滑肌细胞的增殖，降低血压。

（5）其他作用。淡豆豉有效成分还具有解热、抗菌、抗肿瘤、清除自由基、抗辐射等作用。

【专科临床应用】淡豆豉单药及复方制剂常用于治疗糖尿病、甲状腺结节手术切除后等甲状腺疾病以及绝经后骨质疏松症、高脂血症等内分泌科常见疾病。

（1）糖尿病。淡豆豉总提取物及乙酸乙酯部分、正丁醇部分均有一定的降糖作用，其中正丁醇部分的降糖作用最明显。大豆经加工、微生物发酵或体外酸水解出来的三羟基异黄酮能预防糖尿病的发生发展。吕仁和教授治疗糖尿病应用淡豆豉–生甘草药对，淡豆豉宣散上行，二药既有培补脾土之功，又能"火郁发之"，借开宣胸肺达到清透中焦以及胸膈郁热的目的，补而不滞，清热而不碍脾胃，使中焦气顺则热自除，体现了吕教授治疗糖尿病注重宣散郁热、畅达气机、顾护脾胃的思想。

（2）高脂血症。异黄酮成分能使总胆固醇、低密度脂蛋白胆固醇和甘油三酯降低，并呈剂量依赖性。血脂正常的绝经前女性服用大豆异黄酮，其高密度脂蛋白明显升高，其中的高密度脂蛋白胆固醇有很大变化，推测异黄酮的降血脂作用是通过改善 HDL3 实现的，提示大豆异黄酮用于预防和治疗高脂血症具有一定意义。淡豆豉煎剂通过降低高脂血症大鼠主动脉 AGEs 含量、降低大鼠血清丙二醛水平、提高超氧化物歧化酶活性、调节血脂，预防和减少动脉粥样硬化的发生。

（3）甲状腺结节手术切除后。甲状腺结节多为良性结节，中年人群更倾向于恶变，手术治疗后，中医主要用药方向为清热类和解表类中药，在临床治疗方剂，解表类中药包括荆芥、牛蒡子、淡豆豉等。行手术切除的甲状腺结节患者术后常见风热痰瘀之邪犯于头颈部，清热解表化痰利咽为其主要治则。

（4）绝经后骨质疏松症。淡豆豉的生物活性成分主要为大豆异黄酮，当人体内雌激素水平低时，植物异黄酮占据雌激素受体，发挥弱雌激素效应，其大豆苷元比大豆苷能更有效地预防骨丢失，推测淡豆豉可能比大豆具有更强的抗骨质疏松作用，骨的空间微细结构得以改善，对去卵巢骨质疏松有一定的防治作用。此外，淡豆豉还可提高股骨最大挠度，提高腰椎极限强度、最大应变及股骨最大挠度，可改善去卵巢骨质疏松大鼠的骨生物力学性能，提高骨质量。葛根－淡豆豉药对增加骨矿密度和骨强度含量，改善骨生物力学，使其具有抗骨吸收、促进骨形成的作用，刺激成骨细胞增殖、分化，增多功能性成骨细胞的数量，增殖前体成骨等诸多方面，可改善骨质疏松。

【用法用量】煎服，6～12 g；或入丸剂。外用：捣敷或炒焦研末调敷。

【注意事项】凡伤寒传入阴经与夫直中三阴者，皆不宜用。

【文献论述】

《本草纲目》：下气，调中。治伤寒温毒发癍，呕逆。

《名医别录》：主伤寒头痛寒热，瘴气恶毒，烦躁满闷，虚劳喘急，两脚疼冷。

《珍珠囊》：去心中懊憹，伤寒头痛，烦躁。

170. 款冬花

款冬花为菊科植物款冬 *Tussilago farfara* L. 的干燥花蕾。

【别名】款冻，颗冻，氏冬，钻冻，菟奚，虎须。

【性味】辛，微苦，温。

【归经】肺经。

【功效与主治】润肺下气，止咳化痰。用于新久咳嗽，喘咳痰多，劳嗽咯血。

【现代药理研究】

（1）降血糖作用。款冬花甲醇提取物可以抑制麦芽糖酶的活性，款冬酮能有效抑制 DGAT1 的产生，同时能显著抑制甘油三酯的合成，其可能成为治疗肥胖或二型糖尿病的先导化合物。此外，款冬花甲醇提取物具有抗 α–葡萄糖苷酶活性，并且从中分离得到四个化合物，其中二咖啡酰奎宁酸具有明显的抑制麦芽糖酶活性。

（2）降血脂作用。以从款冬叶中提取的总皂苷研究其降脂方面的效果，以高脂饲料诱导构建高脂小鼠模型，可知款冬叶总皂苷具有良好的降脂效果，款冬叶总皂苷各剂量组指标与模型组相比均差异性显著，降脂作用效果与剂量呈正相关。

（3）其他作用。款冬花还具有止咳化痰平喘、抗炎、抗氧化、抗肿瘤等作用。

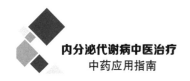

【专科临床应用】款冬花单药及复方制剂常用于治疗糖尿病、高脂血症等内分泌科常见疾病。

（1）糖尿病。采用活性导向的分离手段，从款冬花醇提物中分离得到 4 个倍半萜，发现款冬酮能有效抑制二酰基甘油酰基转移酶（diacylglycerol acyltransferase，DGAT）的产生，同时能显著抑制甘油三酯的合成，预示款冬酮可能成为治疗肥胖或 2 型糖尿病的先导化合物。此外，款冬花中的咖啡酰奎宁酸类化合物能通过抑制 α-葡萄糖苷酶降低血糖含量。款冬花水提物能明显降低血糖、糖化血清白蛋白含量，促进血糖代谢从而抑制血糖水平。

（2）高脂血症。款冬花萜类成分药液可降低高脂诱导的肥胖小鼠体质量和脂肪系数及肝脏系数，能有效抑制腹部脂肪物的堆积，并能降低血清甘油三酯、总胆固醇和低密度脂蛋白水平，升高血清高密度脂蛋白水平，具有一定的降脂减肥效果。同时，款冬花提取物调节糖脂代谢的机制可能是抑制二酰甘油基转移酶催化成甘油三酯，降低甘油三酯合成的作用。此外，款冬花经炮制后所含的咖啡酰奎宁酸类化合物含量降低，有利于进一步探索款冬花炮制前后改善肥胖症的物质基础及其作用机制。款冬花水提物可显著降低甘油三酯、胆固醇含量，升高高密度脂蛋白胆固醇的含量，可显著改善小鼠的肝脏结构，恢复细胞形态，减少脂质蓄积，减少水肿与空泡形成，改善肥胖作用。

【用法用量】煎服，5～10 g；或熬膏；或入丸、散。外用：适量，研末调敷。

【注意事项】杏仁为使，得紫菀良，恶皂荚、消瓦玄参，畏贝母、辛夷、麻黄、黄芩、黄连、黄耆、青葙；肺火燔灼，肺气焦满者不可用；阴虚劳嗽禁用。

【文献论述】

《神农本草经》：主咳逆上气，善喘，喉痹，诸惊痫，寒热邪气。

《药性论》：主疗肺气心促，急热乏劳，咳连连不绝，涕唾稠粘，治肺痿肺痈吐脓。

《日华子诸家本草》：润心肺，益五脏，除烦，补劳劣，消痰止嗽，肺痿吐血，心虚惊悸，洗肝明目及中风。

171. 葛根

葛根为豆科植物野葛 *Pueraria lobata*（Willd.）Ohwi 的干燥根。

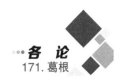

【别名】葛藤，葛麻藤，干葛，甘葛，粉葛，葛麻茹，葛于根，黄葛根，葛条根。

【性味】甘，辛，凉。

【归经】脾经，胃经，肺经。

【功效与主治】解肌退热，生津止渴，透疹，升阳止泻，通经活络，解酒毒。用于外感发热头痛，项背强痛，口渴，消渴，麻疹不透，热痢，泄泻，眩晕头痛，中风偏瘫，胸痹心痛，酒毒伤中。

【现代药理研究】

（1）降血糖。葛根素具有提高机体抗氧化应激能力，可改善机体糖脂代谢紊乱，从而改善机体胰岛素抵抗状态的作用。葛根中有效成分葛根素在体内具有显著的抗糖尿病活性，同时伴有胰岛素表达增加和代谢改善的特性。同时，经葛根素治疗后链脲佐菌素–糖尿病小鼠血糖水平明显降低，血糖、血脂代谢异常取得有效改善，胰腺组织内胰岛素受体底物 1 和胰岛素样生长因子 1 的胰内蛋白水平分别上调，提示由葛根素介导的降血糖、降血脂作用可能与胰腺组织内胰岛素信号通路的调节有关。

（2）降血脂。葛根异黄酮能够显著降低模型组血糖含量，减缓小鼠体重的下降，减少血清中总胆固醇、甘油三酯含量，提高肝脏中超氧化物歧化酶、过氧化氢酶活性，减少肝脏中丙二醛、蛋白羰基化含量。研究发现葛根素能明显增加高脂血症患者冠状动脉的血流量，属于潜在的降血脂药物。即使低剂量葛根提取物的摄入也可收到显著的调节血脂和抗氧化效果，葛根黄酮的降血脂、抗氧化作用足够强。

（3）降尿酸。葛根异黄酮干预后，高尿酸血症肝脏代偿能力有所恢复，因嘌呤代谢障碍而积蓄的尿酸相应减少，抑制黄嘌呤氧化酶、GLUT9 表达，继而发挥减少高尿酸血症小鼠尿酸生成，促进尿酸排泄作用，同时有利于缓解疾病的炎症程度，初步明确葛根异黄酮干预高尿酸血症疾病的有效性，探索了葛根异黄酮发挥作用的两条主要机制。

（4）改善心脑血管疾病。葛根素对脑梗死大鼠血–脑脊液屏障的保护作用，可以治疗脑梗死，葛根素能减轻脑水肿和 pMCAO 术后血脑屏障的损害，减小脑梗死体积，并上调 claudin–5 表达和抑制 MMP–9 表达。此外，葛根芩连汤对抗动脉粥样硬化的治疗效果良好，可能通过调节血脂，抑制颈动脉内原中膜增厚，减少粥样硬化斑块形成，减轻炎症反应，从而发挥抗动脉粥样硬化的作用。

（5）预防骨质疏松。葛根不仅能防止骨质流失，而且在高剂量下还能显著增加骨量。此外，雌激素类中药如葛根可能是治疗或预防老年男性性腺功能减退的骨质疏松症

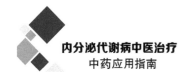

的候选药物之一。其次，葛根异黄酮可能是发挥其雌激素样作用，通过促进成骨细胞的形成，维持骨密度值处于相对稳定的水平，增加其骨量和骨钙含量，从而达到防治骨质疏松症。

（6）免疫调节。采用冷水浸提法从葛根中分离得到一种分子量为 12.3 kDa 的新型多糖，其表现出免疫调节活性，可以增强胞饮和吞噬能力，促进一氧化氮、IL 和 TNF 的分泌，该多糖可作为一种功能性食品补充剂用于免疫力低下的人群。其次，葛根还可影响巨噬细胞的代谢活性，具有活化巨噬细胞异物吞噬的功能，增强在初期被感染的异物排出的功能。

（7）其他作用。葛根还具有抗肿瘤、抗病毒等作用。

【专科临床应用】葛根单药及复方制剂常用于治疗糖尿病、糖尿病肾病、糖尿病视网膜病变等糖尿病相关并发症，以及骨质疏松症、高尿酸血症、高脂血症等内分泌科常见疾病。

（1）糖尿病。从葛根中分离的三萜类化合物对 PTP-1B 有较强的抑制活性，同时异黄酮类化合物如葛根素、大豆苷元、染料木素等则具有较强的 α-葡萄糖苷酶的抑制活性。葛根及其成分具有抗糖尿病活性，包括对蛋白酪氨酸磷酸酶 1B 和 α-葡萄糖苷酶的抑制活性，富含异黄酮的葛根提取物具有抗糖尿病作用，异黄酮可以潜在地控制血糖和刺激胰岛 β 细胞的再生，并且呈剂量依赖性。而相较于未处理的糖尿病大鼠，给予富含异黄酮的葛根提取物后能提高糖尿病大鼠的血清蛋白和尿素水平。此外，"葛根芩连汤"治疗 2 型糖尿病的机制可能是其作用于肠道 GLP-1 相关靶点及调节肠道微生态进而调整糖脂代谢、减少炎症以改善胰岛素抵抗而实现的，且能够增加患者肠道益生菌的丰度。其次，葛根-丹参药对治疗 2 型糖尿病、可能通过激活 Age-RAGE、P13K-AKT、ErbB、胰岛素抵抗、HIF-1 等信号通路起到治疗 2 型糖尿病的作用。葛根-黄芩药对含有降低空腹血糖及预防糖尿病并发症的相关有效成分，能降低血糖，预防糖尿病并发症发生，且两药合用降糖功效优于单药。

（2）糖尿病肾病。葛根素是豆科植物野葛或甘葛藤根中提出的一种黄酮苷，葛根中的多种总黄酮化合物有舒张平滑肌的作用，而收缩成分则可能为胆碱、乙酰胆碱和卡塞因 R 等物质，致使血管平滑肌扩张，使肾脏血液循环量增加，从而提高肾小球滤过率，改善肾脏组织代谢，延缓肾脏受损进程，改善肾功能。"葛根素注射液"可通过调整内质网应激相关因子 PERK、el F2α、ATF4m RNA 的表达发挥治疗糖尿病肾病的作用。葛根素还可能通过减少糖尿病大鼠肾脏 TSP-1 的表达而起到保护作用，表明在基础治疗的基础上加用葛根素可明显改善糖尿病肾病的肾功能。葛根素还可抑制血小板聚集、降低患者血液的高黏状态。因此，可见葛根素在降低糖尿病肾病的蛋白尿、降低血液高黏状态效果确切可靠，值得临床推广。

（3）糖尿病视网膜病变。葛根素能减少视网膜氧化应激损害，抑制视网膜新生血管形成，改善视网膜微循环。采用氧诱导法构建初生 SD 大鼠的新生血管模型，采用荧光素眼底血管造影结合眼底照相检测大鼠眼底视网膜中新生血管形成及渗漏区域改变情况，随着葛根素浓度的升高，大鼠视网膜新生血管渗漏程度逐渐下降，显著下调 PECAM-1 的表达水平。此外，不同剂量葛根素处理均能够显著下调 VEGF 的表达水平。葛根素处理组大鼠视网膜结构和细胞形态依然维持正常，色素上皮细胞色素颗粒下降且神经节细胞形态仅发生轻微改变，其可明显提升临床疗效总有效率，同时显著改善视网膜平均光敏度。

（4）高脂血症。葛根素降低患者总胆固醇、甘油三酯、低密度脂蛋白胆固醇水平，提高高密度脂蛋白胆固醇水平，内皮素（endothelin，ET）水平显著降低，一氧化氮水平显著提高。植物甾醇酯和葛根素联合使用对高脂血症患者具有良好的降血脂和抗氧化能力，对肝组织免疫损害具有保护作用，可有效逆转化学诱导的肝纤维化；增强心肌收缩力，保护心肌细胞，且能扩张血管、降低血压、改善微循环。保护红细胞的变形能力，增强造血系统功能。具有抗血小板聚集，增加纤溶活性，降低血黏度作用。可作为潜在的降血脂药物，显著提高高脂血症患者冠状动脉血流。葛根芩连汤加味中的葛根能够生津止渴、升阳止泻作用，葛根芩连汤加味联合阿托伐他汀可改善血脂水平，对肝脏 HMG-Co A 进行抑制，减少总胆固醇合成、低密度脂蛋白胆固醇，起到调节血脂作用。

（5）高尿酸血症。葛根异黄酮主要通过影响黄嘌呤氧化还原酶活性而改善高尿酸血症病情，持久使用亦不会对肾脏产生过重的额外负担。葛根异黄酮还可通过调节嘌呤核苷酸代谢来有效促进尿酸排泄，从而极大程度地减少尿酸对动脉血管的刺激或破坏作用。因此，葛根异黄酮发挥高尿酸血症治疗作用不局限于控制尿酸的产生途径，还通过改善心血管功能来促进尿酸的排泄，并最终促进高尿酸血症病情转归。此外，经过非布司溶液或葛根异黄酮治疗后，高尿酸血症小鼠病灶局部有明显的细胞增殖现象，内皮细胞恢复情况较好，细胞形态比较完整，进一步说明葛根异黄酮可更有效地改善高尿酸血症小鼠的心血管功能。且与非布司溶液相比，葛根异黄酮可更有效地减轻高尿酸血症小鼠的病情严重程度，同时减轻炎症和应激反应，改善心血管功能。

（6）骨质疏松症。葛根素能明显抑制破骨形成，能有效预防去卵巢后引起的骨质

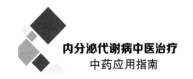

疏松症，这一研究提示葛根素对绝经后骨质疏松症具有肯定的疗效。葛根低剂量组可以减缓因雌激素缺乏所致股骨骨密度、远端海绵骨的骨量、骨小梁宽度的降低程度以及骨小梁间距的增大，而中剂量组则可以阻止其降低，高剂量组的骨密度、骨量、骨小梁的宽度则明显加大，通过抑制破骨细胞含量进而抑制骨量下降的。此外，葛根异黄酮组大鼠的股骨远心端骨密度、股骨中点骨密度、骨钙含量、干股骨重、体重大于模型对照组，也可说明一定含量的葛根异黄酮对去除卵巢大鼠骨质疏松症有一定的防治能力。葛根–杜仲–淫羊藿药对股骨中心和远心端骨密度、骨钙含量均有提高作用，这说明葛根、杜仲、淫羊藿合用可以增加骨密度。

【用法用量】煎服，10～15 g。解肌退热、透疹、生津宜生用，升阳止泻宜煨用。

【注意事项】不可多服，恐损胃气；其性凉，易于动呕，胃寒者所当慎用；夏日表虚汗多尤忌。

【文献论述】

《神农本草经》：主消渴，身大热，呕吐，诸痹，起阴气，解诸毒。

《本草纲目》：本草十剂云，轻可去实，麻黄、葛根之属。盖麻黄乃太阳经药，兼入肺经，肺主皮毛；葛根乃阳明经药，兼入脾经，脾主肌肉。所以二味药皆轻扬发散，而所入迥然不同也。

《名医别录》：疗伤寒中风头痛，解肌发表出汗，开腠理，疗金疮，止痛，胁风痛。

《药性论》：治天行上气，呕逆，开胃下食，主解酒毒，止烦渴。熬屑治金疮，治时疾解热。

172. 葶苈子

葶苈子为十字花科植物播娘蒿 *Descurainia sophia*（L.）Webb.ex Prantl. 或独行菜 *Lepidium apetalum* Willd. 的干燥成熟种子。

【别名】丁历，大适，大室，蕈蒿。

【性味】辛，苦，大寒。

【归经】肺经，膀胱经。

【功效与主治】泻肺平喘，行水消肿。用于痰涎壅肺，喘咳痰多，胸胁胀满，不得平卧，胸腹水肿，小便不利。

【现代药理研究】

（1）降血脂。南葶苈子的脂肪油类中含有丰富的α-亚麻酸，α-亚麻酸为不饱和脂肪酸，具有降低血脂的作用。

（2）雌激素样作用。北葶苈子炮制品水提物可显著提高性未成熟雌性小鼠的子宫系数，体重增长率。其雌激素样活性成分可能是低聚糖和多糖成分，葶苈子水提物在体内发挥雌激素样作用的分子机制可能与促进MCF-7细胞的增殖，通过ERβ介导激活基因转录有关。

（3）强心、保护心肌细胞。葶苈子具有两种强心苷（七里香甙和伊夫单甙），其中七里香甙为速效强心苷作用与毒毛旋花子甙相似。南葶苈子水提液可以通过抑制细胞凋亡来改善心衰大鼠的心室重构，其中的黄酮苷类成分可以改善细胞的氧化应激程度，抑制细胞凋亡的发生，从而起到保护心肌细胞的作用。

（4）其他作用。葶苈子还具有止咳祛痰、利尿、抗肿瘤等作用。

【专科临床应用】葶苈子单药及复方制剂常用于治疗糖尿病性心脏病、糖尿病肾病、高脂血症、甲状腺功能亢进症、肥胖症等内分泌科常见疾病。

（1）糖尿病性心脏病。葶苈苷具有强心和保护心肌细胞的作用。葶苈子、黄芪、防己三药同用治疗慢性心力衰竭，其作用机制是通过多成分、多靶点、多通路来抑制心肌重构，减少细胞凋亡，从而起到保护心肌的作用。芪苈强心胶囊对不同原因导致的心力衰竭均能起到改善心功能的作用。由黄芪、附子、葶苈子组成的强心方能有效改善心肌梗死小鼠的左室重构，促进心肌梗死后血管新生。吕仁和教授治疗水凌心肺型糖尿病性心脏病，常用葶苈子配伍车前子、茯苓、猪苓等淡渗之药，起到利水强心功效。

（2）糖尿病肾病。葶苈子水部位组分具有利水作用，由牡蛎、泽泻、葶苈子等药组成的牡蛎泽泻散对于湿热壅盛下焦的糖尿病肾病水肿疗效显著，能够明显升高血清白蛋白含量，降低患者24小时尿蛋白量，减轻水肿程度。葶苈子下气行水、开结逐饮，利肺气而导水之源，与牡蛎、泽泻配合增强利水效果，使得水道通调，水肿得愈。

（3）高脂血症。葶苈子脂溶性成分中亚麻酸甲酯的含量最多，而亚麻酸甲有很好的降血脂效果。南葶苈子醇提取物（semen descuraina alcohol extract，SDAE）和南葶苈子油（semen descurainia oil，SDO）对饮食性高脂血症大鼠的血脂具体调节作用。葶苈降血脂胶囊在治疗低密度脂蛋白血症的临床观察中能明显改善高脂血症的各种临床症

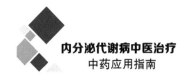

状，且未发现不良反应。

（4）甲状腺功能亢进症。葶苈子中含有的硫氰化合物进入血液，能游离出 1 价的硫氰酸根离子（SCN⁻），硫氰酸根离子能与碘竞争进入甲状腺内，抑制甲状腺对碘的摄取，从而抑制甲状腺激素的合成。

（5）肥胖症。葶苈子醇提取物、南葶苈子油等可以降血脂，对肥胖症具有治疗作用。仝小林教授常用小陷胸汤加决明子、车前子、葶苈子、莱菔子、茺蔚子治疗痰湿郁热型肥胖症，葶苈子与车前子配合利水化湿，与莱菔子合用消痰导滞，可以调节肥胖症的相关临床指标，效如桴鼓。

【用法用量】煎服，3 ～ 10 g，包煎。

【注意事项】肺虚喘咳、脾虚肿满者忌服。

【文献论述】

《神农本草经》：治癥瘕，积聚，结气，饮食寒热，破坚，逐邪，通利水道。生平泽及田野。

《本草纲目》：通月经。

《药性论》：利小便，抽肺气上喘息急，止嗽。

173. 萹蓄

萹蓄为蓼科植物萹蓄 *Polygonum aviculare* L. 的干燥地上部分。

【别名】萹竹，萹茿，扁蓄，大萹蓄，鸟蓼，扁竹，竹节草，猪牙草，道生草。

【性味】苦，微寒。

【归经】膀胱经。

【功效与主治】利尿通淋，杀虫，止痒。用于热淋涩痛，小便短赤，虫积腹痛，皮肤湿疹，阴痒带下。

【现代药理研究】

（1）降血糖。萹蓄的乙醇提物对 α－葡萄糖苷酶具有较好的体外抑制活性，这可能是其治疗糖尿病的作用机制之一。另外，研究表明萹蓄中的镁含量高达 23.80 mg/g，而镁（Mg）离子是细胞内的重要阳离子，是许多酶的辅酶，具有较好的降低血糖和

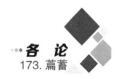

尿糖的作用。

（2）降血脂。绿原酸是萹蓄中的一种特征酚酸类成分，具有降血脂清除自由基的作用。萹蓄中还含有较高的钠、钾、镁、钙等微量元素成分，这与萹蓄的降血脂作用直接相关。

（3）抗肥胖。萹蓄提取物的乙酸乙酯组分具有较高的抑制胰脂肪酶的作用，而胰脂肪酶抑制剂是药物治疗肥胖的有效途径之一。此外，在萹蓄乙醇提取物对高脂饮食诱导的肥胖小鼠进行抗肥胖研究中，初步证明了萹蓄抗肥胖的作用是通过抑制脂肪生成和增加抗氧化活性完成的。

（4）其他作用。萹蓄还具有抗肿瘤、利尿、抗菌、杀虫等作用。

【专科临床应用】萹蓄单药及其复方制剂常用于治疗糖尿病、糖尿病合并泌尿道感染、糖尿病神经源性膀胱、高脂血症及肥胖症等内分泌科疾病。

（1）糖尿病。萹蓄治疗糖尿病，可起降低血糖和尿糖作用。扁蓄中的黄酮甙有利尿作用，能改善肾脏功能，调节葡萄糖代谢，因而起到减少尿糖，尿蛋白的作用。在萹蓄治疗糖尿病的临床观察中，消渴丸联合单味萹蓄煎服降糖效果优于消渴丸联合苯乙双胍（降糖灵），至于萹蓄降糖作用可能与促进胰岛 β 细胞再生功能恢复有关。

（2）糖尿病合并泌尿道感染。萹蓄乙酸乙酯具有显著的抑菌作用，一味萹蓄饮治疗 2 型糖尿病合并泌尿道感染的疗效与常规运用左氧氟沙星片口服相当，且对肾功能等没有明显安全性损害，表现出了显著的抗菌作用。萹蓄和瞿麦常常作为对药，治疗热淋涩痛。八正散是治疗热淋的主方，主要由萹蓄、瞿麦、滑石、车前子等药物组成，具有利尿通淋的功效。临床常用的中成药八正合剂能增强巨噬细胞吞噬功能、清除尿路细菌，以达到抗感染的效果。

（3）糖尿病神经源性膀胱。葶苈子中含有较高的钾盐，能起到利尿作用，加味八正散由车前子、萹蓄、瞿麦等药组成，对于湿热下注型糖尿病神经性膀胱治疗效果显著，通过清热泻火、利尿通淋减少膀胱残余量，改善排尿功能异常。

（4）高脂血症。萹蓄中甾醇类化合物能降低胆固醇，此外，绿原酸是萹蓄中的一种特征酚酸类成分，也能降血脂清除自由基，从而对高脂血症起到预防和治疗作用。

（5）肥胖症。萹蓄的乙醇提取物（polygonum aviculare extract，PAE）可以抑制脂肪组织中脂肪的合成和增强抗氧化，从而起到减肥作用。此外，萹蓄提取物的乙酸乙酯组分可以胰脂肪酶，胰脂肪酶抑制剂是药物治疗肥胖的有效途径之一。

【用法用量】煎服，9～15 g。外用适量，煎洗患处。

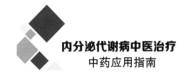

【注意事项】多服泄精气。

【文献论述】

《神农本草经》：主浸淫，疗瘑疽痔，杀三虫。

《本草纲目》：治霍乱，黄疸，利小便。

《药性论》：主丹石毒发冲目肿痛，又敷热肿效。

174. 紫苏子

紫苏子为唇形科植物紫苏 *Perilla frutescens*（L.）Britt. 的干燥成熟果实。

【别名】苏子，黑苏子，野麻子，铁苏子。

【性味】辛，温。

【归经】肺经。

【功效与主治】降气化痰，止咳平喘，润肠通便。用于痰壅气逆，咳嗽气喘，肠燥便秘。

【现代药理研究】

（1）降血糖。紫苏总黄酮提取物能有效降低糖尿病小鼠血糖浓度、提高血清中超氧化物歧化酶活性。紫苏子中的 α-亚麻酸能够增强机体组织对胰岛素的敏感性，从而改善胰岛素抵抗现象。2 型糖尿病与"脂毒性"具有密切关系，血脂异常对血糖也具有一定的影响，α-亚麻酸能够调节血脂降低血脂，从而对糖尿病具有辅助治疗作用。

（2）降血脂。紫苏子的脂肪油提取物、醇提取物都具有较强的降血脂作用。苏子油是迄今为止发现的 α-亚麻酸含量最高的植物油，调节血脂作用确切，可改善人体血脂异常状况。临床观察发现苏子油能降低高脂血症患者的总胆固醇、甘油三酯及低密度脂蛋白胆固醇水平，升高高密度脂蛋白胆固醇水平。紫苏子油对大鼠脂代谢紊乱有预防和调节作用，对兔实验性高脂血症也有改善作用。其作用机制可能是紫苏子中富含 α-亚麻酸，在体内酶的作用下，α-亚麻酸转变为 EPA 和 DHA，DHA 通过抑制总胆固醇合成酶的活性而减少体内总胆固醇的合成，同时 α-亚麻酸能促进总胆固醇代谢，从而降低血脂。

（3）其他作用。紫苏子还具有镇咳、祛痰、平喘、抗炎、抗过敏、抗肿瘤等作用。

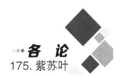

【专科临床应用】紫苏子单药及复方制剂常用于治疗糖尿病、糖尿病心肌病、糖尿病胃轻瘫、高脂血症进症等内分泌科常见疾病。

（1）糖尿病。苏子油能有效降低胰岛素抵抗，紫苏籽芽中的迷迭香酸可减少肝脏中葡萄糖的产生，从紫苏子中提取分离的酚类化合物木犀草素可以抑制葡萄糖苷酶和醛糖还原酶的活性，从而可达到有效降糖。苏子油软胶囊有降低血糖、血脂，增加胰岛素的敏感性，改善2型糖尿病患者胰岛素抵抗的作用，从而可以有效治疗糖尿病。

（2）糖尿病心肌病。紫苏子治疗糖尿病心肌病的关键成分可能是木犀草素、花生四烯酸、β-谷甾醇、亚麻酸、豆甾醇，协同作用于多靶点起到改善心肌作用。

（3）糖尿病胃轻瘫。苏子水提物具有良好的祛痰作用，由苏子、白芥子、莱菔子组成的三子养亲汤对痰湿内阻型糖尿病胃轻瘫治疗效果显著，能缩短胃排空时间，改善血糖水平，三药配伍具有降气快膈，化痰消食功效，胃受邪常及同气之表里肺，因此从肺论治糖尿病胃轻瘫疗效确切。

（4）高脂血症。苏子油含有丰富的α-亚麻酸等不饱和脂肪酸对血脂具有调节作用。临床常用苏子油软胶囊治疗痰浊阻遏型高脂血症，能够有效地调节甘油三酯，总胆固醇等。由紫苏子、半夏、浙贝母、瓜蒌、神曲、桔梗、竹茹等组成的繁木泻土汤，通过泻土家之实来达到调节血脂作用。

【用法用量】煎服，3～10 g。

【注意事项】脾虚便溏者慎用。

【文献论述】

《名医别录》：味辛，温。主下气，除寒中，其子尤良。

《药性论》：主上气咳逆。治冷气及腰脚中湿风结气。

《本草纲目》：治风顺气，利膈宽肠，解鱼蟹毒。

175. 紫苏叶

紫苏叶为唇形科植物紫苏 *Perilla frutescens*（L.）Britt. 的干燥叶（或带嫩枝）。

【别名】苏叶。

【性味】辛，温。

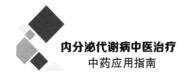

【归经】肺经，脾经。

【功效与主治】解表散寒，行气和胃。用于风寒感冒，咳嗽呕恶，妊娠呕吐，鱼蟹中毒。

【现代药理研究】

（1）降血糖。紫苏叶提取物对 α-葡萄糖苷酶具有竞争性抑制作用，并对 Caco-2 细胞上的麦芽糖酶和蔗糖酶有良好的抑制作用，也可以抑制葡萄糖的转运。研究表明，紫苏叶提取物对 1 型糖尿病小鼠的血糖也具有调节作用。苏叶多糖可以降低 2 型糖尿病大鼠体内空腹血糖，其降糖机制可能与降低氧化应激水平，促进 PI3K/AKT/GLUT4 信号通路的活化，改善胰岛素抵抗有关。

（2）降血脂。紫苏水提取物及紫苏总黄酮提取物均能降低血清总胆固醇和甘油三酯水平。紫苏水提取物还能提高小鼠血清和肝脏中过氧化氢酶、谷胱甘肽过氧化物酶、超氧化物歧化酶活力，抑制丙二醛活力。紫苏叶提取物具有一定的调节血脂及抗脂质过氧化的作用，其通过调节血脂、抗脂质过氧化来达到预防动脉粥样硬化与高脂性脂肪肝效果。

（3）其他作用。苏叶中的有效成分具有抗炎、抗菌、抗氧化、抗过敏、抗肿瘤等作用；苏叶中的迷迭香酸、紫苏醛等物质具有抗抑郁作用。此外，紫苏还具有抗凝、止血、促进胃肠消化等作用。

【专科临床应用】紫苏叶单药及复方制剂常用于治疗糖尿病、糖尿病肾病、糖尿病胃轻瘫、高脂血症、高尿酸血症等内分泌科常见疾病。

（1）糖尿病。紫苏叶多糖通过降低氧化应激水平和促进 PI3K/AKT/GLUT4 信号通路的活化，从而起到降糖作用，并且可以改善 2 型糖尿病大鼠肝损伤。糖尿病胃轻瘫者，脾肝乘，胃失和降，常以香苏饮加减，紫苏叶与香附配伍行气宽中，条畅气机。

（2）糖尿病肾病。紫苏叶提取物能够改善糖尿病肾病模型大鼠肾小球局部损伤，其作用机制可能与 Sesn2/AMPK/mTOR 自噬信号通路有关。

（3）糖尿病胃轻瘫。紫苏叶油可以促进胃肠消化吸收，由紫苏叶、陈皮、香附等药组成的香苏散能够改善糖尿病胃轻瘫患者临床症状，苏叶与陈皮配伍宽胸理气、调节中焦气机。

（4）高脂血症。紫苏叶提取物可以效地调节血脂、抗脂质过氧化。由荷叶、绞股蓝及紫苏叶提取物制成的复方制剂对肥胖症、高脂血症具有良好的预防和治疗的作用。

（5）高尿酸血症。黄嘌呤氧化酶是降低人体内尿酸含量的重要靶点。紫苏叶提取

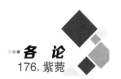
物对黄嘌呤氧化酶具有显著的抑制作用。紫苏叶对血清中尿酸水平具有调节作用，能够促进肾脏尿酸排泄，对肾组织具有一定保护作用。苏叶与夏枯草相配，能够有效降低高尿酸血症模型小鼠的血清尿酸水平。

【用法用量】煎服，5 ～ 10 g。

【注意事项】气阴两虚者及温病者慎服。

【文献论述】

《本草纲目》：行气宽中，消痰利肺，和血，温中，止痛，定喘，安胎。

《本草图经》：通心经，益脾胃。

《本草蒙荃》：开胃下食，治作胀满易差，脚气兼除，口臭亦辟。

176. 紫菀

紫菀为菊科植物紫菀 *Aster tataricus* L.f. 的干燥根和根茎。

【别名】青菀，紫蒨，返魂草根，夜牵牛，紫菀茸。

【性味】辛，苦，温。

【归经】肺经。

【功效与主治】润肺下气，消痰止咳。用于痰多喘咳，新久咳嗽，劳嗽咯血。

【现代药理研究】

（1）镇咳、祛痰。紫菀中的萜类成分目前已被证实是其化痰止咳的主要活性成分。紫菀 75% 乙醇提取物通过抑制豚鼠气管平滑肌 M 受体以及 H1 受体，抑制细胞 Ca^{2+} 流向，从而对豚鼠离体气管平滑肌起到舒张作用。此外，紫菀中乙酸乙酯提取物可以促进小鼠呼吸道酚红排泄，紫菀酮及表木栓醇成分可以对小鼠的咳嗽反应能起到有效的抑制作用，由此可见紫菀镇咳、祛痰效果明显。

（2）抗菌作用。紫菀的生物碱提取物具有抗菌作用，对金黄色葡萄球菌、猪巴氏杆菌、大肠埃希菌、链球菌和沙门氏杆菌有明显的抑制作用。紫菀对一些致病性真菌以及人型结核杆菌具有抑制作用。

（3）抗肿瘤作用。紫菀的抗肿瘤作用与其中含有的肽类活性成分有关。蜜炙紫菀水煎剂能够抑制乳腺癌 MCF-7 细胞的增殖和迁移，并能促进其凋亡。一定浓度的蜜炙

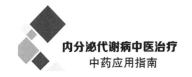
紫菀水煎剂对大肠癌 LOVO 细胞的迁移也具有抑制作用，高浓度时可以导致非凋亡性细胞死亡。紫菀水提物通过抑制 Wnt/β-catenin 信号通路来抑制肺癌细胞增殖和侵袭。

（4）抗炎、抗氧化作用。紫菀酮能抑制氧化应激和 NF-κB 信号通路，减少肺组织细胞的凋亡损伤以及炎症细胞浸润，从而起到抗炎作用。藏紫菀中的黄酮类和酚类成分是抗氧化作用的关键成分。黄酮类成分通过提高抗氧化酶活力，增加机体抗氧化能力，抵御机体的氧化应激损伤，表达出抗氧化作用。

（5）利尿通便。紫菀通过提高碳末推进率，增加小鼠的排尿量，减少肠组织的去甲肾上腺素含量，增强乙酰胆碱酯酶活力，从而表达出通利作用。紫菀的通便作用可能与调节 M 受体及其下游信号通路 PKC 蛋白的表达有关。

【专科临床应用】紫菀单药及复方制剂常用于治疗糖尿病性便秘、骨质疏松等内分泌科常见疾病。

（1）糖尿病性便秘。紫菀可以通过调节神经递质含量，从而发挥通利作用。润肠丸中紫菀与瓜蒌仁、麻子仁等药物同用，具有良好的润肠通便功效，紫菀入肺经，肺与大肠相表里，用紫菀治疗便秘具有"提壶揭盖宣阳明"之意，对缓解糖尿病性便秘疗效显著。

（2）骨质疏松症。紫菀酮对体外破骨细胞的分化和活性具有抑制作用，其作用机制与抑制 NF-κB 和 NFATc1 信号通路有关。由党参、炒白术、茯苓、炙紫菀等药物组成的调脏养肺方，在治疗肺肾两虚型慢性阻塞性肺疾病稳定期合并低骨量时，通过促进钙盐沉积，抑制甲状旁腺激素分泌，达到骨形成增加，骨吸收减少的目的，从而改善骨代谢相关指标。

【用法用量】煎服，5～10 g。

【注意事项】不宜与天雄、瞿麦、雷丸、远志同用，畏茵陈，实热者忌服。

【文献论述】

《神农本草经》：主咳逆上气，胸中寒热结气，去蛊毒、痿蹶，安五脏。

《雷公炮制药性论》：味苦辛，性温无毒，入心肺二经。主咳逆上气，痰喘吐衄，补虚劳，安五脏。水洗净，蜜炙用，款冬为使，恶天雄、瞿麦、雷丸、远志，畏茵陈蒿，紫色润软者佳。

177. 紫河车

紫河车为健康人的干燥胎盘。

【别名】胞衣，混沌皮，混元丹，胎衣，混沌衣。

【性味】甘，咸，温。

【归经】心经，肺经，肾经。

【功效与主治】温肾补精，益气养血。用于虚劳羸瘦，骨蒸盗汗，咳嗽气喘，食少气短，阳痿遗精，不孕少乳。

【现代药理研究】

（1）激素样作用。紫河车中含有绒毛膜促性腺激素、促肾上腺激素释放激素、促肾上腺皮质激素释放激素、催乳素、雌二醇、雌酮等多种激素。其中的雌激素、孕激素能够使子宫内膜容受性显著改善，从而提高妊娠率。胎盘多肽注射液联合促精汤能够治疗少精弱精症，其作用机制与紫河车中的促性腺激素有关，可以提高精子数量和精子活力。

（2）免疫调节作用。紫河车中含有大量丙种球蛋白，具有增强机体免疫力的作用。胎盘肽能够提高机体的细胞免疫和体液免疫水平，胎盘因子可以抑制 T 细胞的增殖活化，促进 NK 细胞对肿瘤细胞的杀伤。此外，胎盘肽能够增加小鼠胸腺和脾脏重量，使外周血中淋巴细胞数量增加，并能提高小鼠腹腔巨噬细胞吞噬率，从而表现出强大的免疫调节活性。

（3）其他作用。紫河车提取物具有抗氧化、抗缺氧、抗病毒、抗凝血、抗肿瘤等作用。

【专科临床应用】紫河车单药及复方制剂常用于治疗甲状腺功能减退症、骨质疏松症、多囊卵巢综合征、卵巢早衰等内分泌科常见疾病。

（1）甲状腺功能减退症。紫河车中含有 TSH，能够提高甲状腺功能。林兰教授治疗肾阳不足、精血亏虚的甲状腺功能减退时，用药通常加用紫河车来补肾精、疗虚损。

（2）骨质疏松症。人胎盘提取物对体外成骨细胞的矿化具有促进作用。全小林教授常用的鹿胎膏、阿胶、紫河车三味药大补精血、益髓充督来治疗小儿五迟、五软。紫河车胶囊补肾益精、益气养血，对新骨形成三项生化指标值具有明显的改善效果，

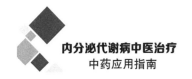

河车大造丸加减治疗肝肾不足型原发性骨质疏松症的临床观察中，治疗组的总有效率为 96.5%。

（3）多囊卵巢综合征。紫河车中含有多种激素，通过激素的调节作用来达到治疗多囊卵巢综合征的目的。紫河车与六味地黄丸合用，以补肾为治疗原则，前者补肾偏阳，后者补肾偏阴，阴阳双补，疗效确切。

（4）卵巢早衰。紫河车中含有促性腺激素和多种甾体激素等，其活性化合物能通过多靶点、多通路刺激卵巢组织发育，从而治疗卵巢功能早衰。河车大造丸联合激素替代疗法治疗肾虚型卵巢早衰疗效显著，紫河车、熟地、天冬等药配伍具有滋肾清热、补益肾水功效，促进卵巢功能恢复。

【用法用量】2～3 g，研末吞服。

【注意事项】凡有表邪及实证者禁服，脾虚湿困纳呆者慎服。

【文献论述】

《雷公炮制药性解》：味甘，性大温无毒，入心脾肾三经。主诸虚百损，五劳七伤，骨蒸潮热，体弱气短，吐衄，男子精衰，妇人无孕，的是仙丹。

《本草拾遗》：主血气羸瘦，妇人劳损，面鼾皮黑，腹内诸病渐瘦悴者。

178. 蛤蚧

蛤蚧为壁虎科动物蛤蚧 *Gekko gecko* Linnaeus 的干燥体

【别名】蛤蟹，仙蟾，大壁虎，蚧蛇，德多，握儿，石牙。

【性味】咸，平。

【归经】肺经，肾经。

【功效与主治】补肺益肾，纳气定喘，助阳益精。用于肺肾不足，虚喘气促，劳嗽咯血，阳痿，遗精。

【现代药理研究】

（1）性激素样作用。蛤蚧具有雌激素和雄激素双相性激素样作用，蛤蚧乙醇提取物能增加雌性小鼠的子宫和卵巢重量，并能提高血中雌二醇水平，降低卵泡刺激素水平，对大鼠卵巢颗粒细胞的凋亡具有抑制作用，从而改善大鼠卵巢功能，表达出显著

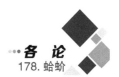

各 论
178. 蛤蚧

的雌激素样作用。蛤蚧中含有磷脂类成分具有改善和加强男性生殖腺营养、调节和增强性功能作用，给去势雄性大小鼠皮下注射蛤蚧乙醇提取物后可以显著增加精囊和前列腺重量，证明蛤蚧也具有雄激素样作用。

（2）调节血脂保肝。蛤蚧能提高细胞对内质网应激忍耐性，能够降低非酒精性脂肪肝模型小鼠的血脂水平和谷丙转氨酶、天冬氨酸氨基转移酶活性，通过降低血脂来启动肝细胞内质网胁迫机制，从而发挥保护肝脏组织的作用。

（3）免疫调节。蛤蚧中含有的脂肪酸类成分能够增强抵抗力。蛤蚧肽能调节或提高免疫功能低下小鼠的脾淋巴细胞增殖指数、NK 细胞活性、腹腔巨噬细胞杀瘤活性以及溶血素抗体形成。此外，蛤蚧还可以通过免疫调节发挥抗肿瘤作用，蛤蚧肽通过影响荷肉瘤小鼠的免疫监视系统，以及 T 淋巴细胞、B 淋巴细胞介导的体液与细胞免疫功能来抑制肿瘤细胞。

（4）其他作用。蛤蚧提取物还具有平喘、抗炎、抗氧化等作用。

【专科临床应用】蛤蚧单药及复方制剂常用于治疗糖尿病性心脏病、非酒精性脂肪肝、骨质疏松症等内分泌科常见疾病。

（1）糖尿病性心脏病。蛤蚧能够降低小鼠四氧嘧啶造成的高血糖，并具有雄激素样作用，在治疗糖尿病性冠心病辨证为肾阳虚衰型时，喘息甚者加五味子、蛤蚧来温肾助阳，纳气平喘，达到改善症状的作用。

（2）非酒精性脂肪肝。蛤蚧肽溶液能够调节非酒精性脂肪肝小鼠脂代谢和肝功水平，并通过降低肝细胞内质网应激蛋白来达到治疗非酒精性脂肪肝的目的。

（3）骨质疏松症。蛤蚧乙醇提取液可以预防和治疗绝经后骨质疏松症，其作用机制可能与增加诱导骨微环境中 TGF-β1 表达，抑制破骨样细胞的生成有关。

【用法用量】3～6 g，多入丸散或酒剂。

【注意事项】外感风寒喘嗽及阳虚火旺者禁服。

【文献论述】

《开宝本草》：味咸，平，有小毒。

《本草纲目》：补肺气，益精血，定喘止嗽，疗肺痈消渴，助阳道。

《本草衍义》：补肺虚劳嗽有功。

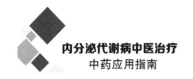

179. 滑石

滑石为硅酸盐类矿物滑石族滑石，主含含水硅酸 $[Mg_3(Si_4O_{10})(OH)_2]$。

【别名】液石，共石，脱石，番石，夕冷，脆石，留石，画石。

【性味】甘，淡，寒。

【归经】膀胱经，肺经，胃经。

【功效与主治】利尿通淋，清热解暑；外用祛湿敛疮。用于热淋，石淋，尿热涩痛，暑湿烦渴，湿热水泻；外治湿疹，湿疮，痱子。

【现代药理研究】

（1）利尿、消肿作用。由滑石、甘草组成的六一散对小鼠有显著的利尿作用。单味滑石利尿作用时间较短。甘草无利尿作用，但可以延长滑石的利尿时间。此外，滑石能明显减轻大鼠关节浮肿，提示滑石具有强大的利水、消肿作用。

（2）抗菌消炎作用。研究表明炒滑石抗菌作用显著，对大肠埃希菌、金黄色葡萄球菌以及铜绿假单胞菌均有较强的抑菌作用。在王氏连朴饮加滑石、黄芩与蒙药方剂茵达日-4味汤体外抗菌作用实验的对比中，王氏连朴饮加滑石、黄芩的抑菌效果优于茵达日-4味汤。

（3）保护皮肤黏膜。滑石能保护皮肤黏膜与其中含的硅酸镁、氧化铝、氧化镍等成分有关，这些成分具由吸附和收敛作用。内服能抑酸、保护胃肠黏膜，外用可以保护创面，促进分泌物吸收，加快伤口愈合。

【专科临床应用】滑石单药及复方制剂常用于治疗糖尿病、糖尿病肾病、糖尿病神经源性膀胱、糖尿病周围神经病变、高脂血症、高尿酸血症、痛风等内分泌科常见疾病。

（1）糖尿病。由杏仁、薏苡仁、白豆蔻、滑石、大黄等药物组成的三仁汤治疗肥胖型2型糖尿病效果明显，能改善患者糖脂代谢，增加胰岛素敏感性。其中滑石、生大黄为臣药，可增强君药利湿清热之效，通过调畅三焦、清利湿热，来改善湿热蕴脾型消渴的症状。

（2）糖尿病肾病。猪苓汤中滑石与茯苓、猪苓、泽泻等同用利水、养阴、清热，正符合糖尿病肾病燥热伤及肾阴，肾阴虚则肾气以无蒸化津液，致三焦气化失常，水液失司的病机，诸药合用滋阴利水生津，能有效改善患者症状。此外，加味猪苓汤可以降低糖尿病肾病患者24小时尿蛋白定量、血清肌酐、微量白蛋白以及血尿素氮水平，临床疗效确切。

（3）糖尿病神经源性膀胱。猪苓汤加味可有效改善患者尿频、尿急、尿痛以及排尿困难等症状，滑石具有利尿通淋，清热解暑的功效，与阿胶同用，通利水道，可以通利水道，减少膀胱刺激征，改善尿潴留症状。

（4）糖尿病周围神经病变。三仁汤可以调节血清 IGF－1、TNF－α 水平，改善糖代谢，降低胰岛素抵抗，提高神经传导速度，减轻患者神经元损伤，促进神经功能恢复，对糖尿病周围神经病变效果明显。

（5）高脂血症。三仁汤可以降低湿热质血脂异常患者的血清甘油三酯和总胆固醇、低密度脂蛋白水平，降低体质指数，改善临床症状，从而对高脂血症发挥显著疗效。

（6）高尿酸血症、痛风。滑石具有利尿作用，能够增加尿量，促进尿素，氯化物以及尿酸等排泄，从而发挥降低尿酸作用。排石汤由金钱草、海金沙、石韦、滑石等组成，能降低血中尿酸水平，缓解高尿酸血症的临床症状。甘露消毒丹通过清热解毒、利湿化浊治疗湿热型痛风临床疗效显著。

【用法用量】煎服，10～20 g，先煎。外用适量。

【注意事项】脾虚气弱，精滑及热病律伤者忌服。孕妇慎服。

【文献论述】

《神农本草经》：主身热泄癖，女子乳难，癃闭，利小便，荡胃中积聚寒热，益精气。

《本草纲目》：疗黄疸，水肿脚气，吐血衄血，金疮出血，诸疮肿毒。

《雷公炮制药性解》：味甘淡，性寒无毒，入胃膀胱二经。

180. 蒺藜

蒺藜为蒺藜科植物蒺藜 *Tribulus terrestris* L. 的干燥成熟果实。

【别名】硬蒺藜，蒺骨子，刺蒺藜，白蒺藜，名茨，旁通，屈人，止行，休羽，

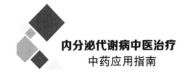

升推。

【性味】辛，苦，微温；有小毒。

【归经】肝经。

【功效与主治】平肝解郁，活血祛风，明目，止痒。用于头痛眩晕，胸胁胀痛，乳闭乳痈，目赤翳障，风疹瘙痒。

【现代药理研究】

（1）降血糖。蒺藜降血糖的关键成分为蒺藜皂苷，蒺藜皂苷通过改善胰岛 β 细胞功能，刺激胰岛素分泌，增加胰岛素的敏感性，改善糖耐量，抑制糖异生来降低糖尿病大、小鼠模型的葡萄糖水平。此外，蒺藜皂苷对 2 型糖尿病大鼠餐后血糖也具有明显的控制作用，其作用机制大概与阿卡波糖一样，通过抑制小肠 α-葡萄糖苷酶来降低餐后血糖。

（2）降血脂。蒺藜皂苷能有效降低高脂血症小鼠肝脏甘油三酯和胆固醇水平，对血清胆固醇、低密度脂蛋白胆固醇也有调节作用，其作用机制与增加了肝脏中超氧化物歧化酶、脂蛋白脂酶、肝脂酶的活性有关。蒺藜皂苷对高脂血症家兔的血脂水平也具有调节作用，并且通过调节脂代谢紊乱来保护动脉血管内皮细胞。

（3）降血压。蒺藜皂苷类成分可以调节血管活性物质水平，具有降压作用。白蒺藜皂苷能降低自发性高血压大鼠的收缩压，控制血管性血友病因子蛋白的表达从而保护血管内皮，达到治疗高血压的作用。蒺藜配莱菔子能显著降低高血压，并且对胸主动脉和心肌具有保护作用。

（4）对心脏的影响。蒺藜皂苷具有抗心肌缺血的作用，可以提高血清中肌酸磷酸激酶和乳酸脱氢酶水平，保护大鼠缺血再灌注心肌组织，其作用机制与抗脂质过氧化反应有关。

（5）对脑血管的影响。蒺藜能降低小动脉系统血栓的发生率，增强免疫力，清除自由基，从而降低脑血管障碍性病变患者并发症的发生率。蒺藜皂苷对脑组织缺血再灌注具有保护作用，其机制与抑制炎症反应、减少细胞凋亡、改善代谢等有关。

（6）其他作用。蒺藜提取物有促性腺激素样作用；蒺藜皂苷具有抗衰老、抗肿瘤、抗真菌作用；蒺藜水提物具有利尿作用。

【专科临床应用】蒺藜单药及复方制剂常用于治疗糖尿病、糖尿病视网膜病变、糖尿病周围神经病变、高脂血症、甲状腺功能亢进症等内分泌科常见疾病。

（1）糖尿病。蒺藜皂苷对正常小鼠和四氧嘧啶致糖尿病小鼠的血糖都具有降低作

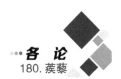
用，由蒺藜、沙蒺藜、生地黄、熟地黄、麦冬等药组成的蒺藜当地汤具有补肾助阳、滋阴清热的功效，切中糖尿病阴虚血燥证病机，对机体血糖、血脂均具有改善作用，临床疗效可靠。蒙医常用药三味蒺藜散可以有效改善糖尿病小鼠的糖耐量。

（2）糖尿病视网膜病变。白蒺藜皂苷具有降糖作用，并且能通过促进2型糖尿病大鼠视网膜 BDNF、p-TrkBmR-NA 和蛋白高表达，激活 TrkB 信号通路，改善微循环，促进组织再生修复，来达到保护2型糖尿病大鼠视网膜的作用。此外，蒺藜总皂苷可以降低缺血再灌注对视网膜神经元的损伤，其作用机制与蒺藜总皂对 cyclinDl 和 CDK4 的调控相关。蒺藜与羚羊角配伍，可以疏风散热，清肝明目。以蒺藜、牛蒡子、黄芩等药物为主的健目冲剂能够清热燥湿、活血化瘀、补益肝肾，减少糖尿病视网膜病变出血、渗出，从而改善视力。

（3）糖尿病周围神经病变。蒺藜总皂苷通过阻断 TLR4/NF-κB 同路，从而对大鼠慢性坐骨神经损伤所致的周围神经病理性疼痛表现出较好的镇痛效果。糖尿病周围神经病变多以肝肾阴虚，风痰瘀血痹阻经脉为主要病机，治疗常采用滋补肝肾、活性通络法，以蒺藜、生熟地、葛根为主药的通络汤可以改善循环，熄风通络。此外，由蒺藜、防风、黄芪等药组成的当归饮子对糖尿病皮肤瘙痒症疗效显著。蒺藜两地汤能升高大鼠的热辐射痛阈及机械痛阈，从而起到保护糖尿病引起的周围神经痛。

（4）高脂血症。蒺藜皂苷能够有效降低肥胖大鼠血脂水平，控制大鼠体重，增加胰岛素敏感性，改善高脂血症临床症状。以蒺藜总皂苷为主要成分的心脑舒通胶囊能够降低血脂，抗动脉粥样硬化。三味蒺藜散可以通过对胆固醇的逆向转运，将外周组织中过多的胆固醇清除体外，达到降低血清胆固醇，升高高密度脂蛋白，调节脂代谢紊乱的作用。

（5）甲状腺功能亢进症。甲状腺功能亢进初起以心肝阴虚阳亢为主，蒺藜能平肝祛风，与海浮石组成治疗甲状腺功能亢进的对药，清肝明目、软坚散结，对甲状腺功能亢进突眼症效果显著。白蒺藜、僵蚕、钩藤三药合用，能够有效缓解眼睑挛缩。养阴清热消瘿方由白蒺藜、夏枯草、熟地等药物组成，具有清热滋阴、消散瘿气功效，临床治疗甲状腺功能亢进，能明显减轻甲状腺肿大程度，改善甲状腺功能。

【用法用量】煎服，6 ～ 10 g，包煎。

【注意事项】气血虚弱者及孕妇慎用。

【文献论述】

《神农本草经》：主恶血，破癥结积聚，喉痹，乳难，久服长肌肉，明目，轻身。

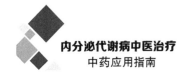

《本草备要》：泻肺气而散肝风。

《药性论》：治诸风痨疡，破宿血，疗吐脓，主难产，去燥热。

181. 蒲公英

蒲公英为菊科植物蒲公英 *Taraxacum mongolicum* Hand.–Mazz.、碱地蒲公英 *Taraxacum borealisinense* Kitam. 或同属数种植物的干燥全草。

【别名】凫公英，蒲公草，仆公英，仆公罂，金簪草，孛孛丁菜，黄花苗，黄花郎，鹁鸪英，婆婆丁，白鼓丁，黄花地丁，蒲公丁。

【性味】苦，甘，寒。

【归经】肝经，胃经。

【功效与主治】清热解毒，消肿散结，利尿通淋。用于治疗疔疮肿毒，乳痈，瘰疬，目赤，咽痛，肺痈，肠痈，湿热黄疸，热淋涩痛。

【现代药理研究】

（1）降血糖。蒲公英可以降低 2 型糖尿病大鼠模型的空腹血糖水平，其作用机制可能与蒲公英含有的多糖类、倍半萜类、甾醇类及酚酸类物质有关，这些作用成分通过促进糖代谢，保护胰岛细胞，增加胰岛素分泌，改善胰岛素抵抗，从而发挥显著的降糖作用。此外，蒲公英乙醇提取物的石油醚萃取成分能通过抑制 α-葡萄糖苷酶的活性来降低血糖。

（2）降血脂。蒲公英水煎液能明显降低高脂血症小鼠模型血清总胆固醇水平，并升高血清高密度脂蛋白胆固醇水平。其降血脂的关键成分可能是黄酮类成分，通过调节脂质代谢、调节免疫、抑制炎症反应及氧化应激来降低高脂血症的发生率。

（3）抑菌、抗炎。蒲公英具有广谱抗菌作用，对革兰阴性、革兰阳性菌，以及真菌、病毒均具有抑制作用，可以杀死猪链球菌、金黄色葡萄球菌、沙门氏菌，抑制白念珠菌，预防和阻断抗肠道病毒–71 病毒、单纯疱疹病毒、乙型肝炎病毒、人乳头瘤病毒等，表现出强大的抗菌作用。蒲公英的多糖、黄酮类、酚酸类、三萜类等成分与其抗炎作用具有相关性。其中属于三萜类的蒲公英甾醇抗炎机制可能是减少炎性介质产生，抑制相关酶类活性和相关信号传导通路来发挥抗炎作用。

（4）抗氧化。蒲公英抗氧化作用的关键成分在于黄酮类、多糖类及酚类物质。黄酮化合物中的芦丁抗氧化活性最显著，而酚羟基的位置则可以影响蒲公英黄酮的抗氧化活性。蒲公英抗氧化的作用机制与清除DPPH自由基、羟基自由基有关。

（5）抗肿瘤。蒲公英的抗肿瘤的作用成分主要是蒲公英根提取物和三萜类化合物，其作用机理是通过线粒体和死亡受体途径诱导肿瘤细胞凋亡，抑制肿瘤细胞的增殖、扩散和转移，调节细胞代谢及降低化疗药物的毒性，多途径来抑制肿瘤的生长，对乳腺癌、肺癌、肝癌等多种癌症显示出强大的抗癌活性。

（6）保肝利胆。蒲公英的保肝作用与其抗氧化作用关系密切，其水提物和醇提物对酒精性肝损伤均具有保护作用。此外，蒲公英多糖能显著降低四氯化碳急性肝损伤小鼠的谷草转氨酶和谷丙转氨酶水平，提高超氧化物歧化酶活力，从而起到保肝作用。蒲公英乙酸乙酯通过减少胆汁酸合成，促进胆汁代谢，从而表现了其保肝利胆、抗胆汁郁积的作用。

（7）保护胃黏膜。蒲公英赛醇可以抑制胃酸、杀灭胃幽门螺杆菌，并且能通过调节细胞信号转导及诱导炎症相关酶等途径来达到减轻胃黏膜损失，保护胃黏膜上皮细胞的作用。

（8）免疫调节。蒲公英水煎液及其多糖提取物可以提高免疫抑制小鼠的抗体生成水平以及巨噬细胞吞噬率，促进细胞因子TNF-α的表达，从而增强机体免疫力，发挥免疫调节作用。

（9）利尿作用。蒲公英水煎液可以增加大鼠尿量，并且能促进尿中钠钾离子的排除，提示蒲公英具有一定的利尿作用。

【专科临床应用】蒲公英单药及复方制剂常用于治疗糖尿病、高脂血症、高尿酸血症、甲状腺结节、甲状腺功能亢进症、亚急性甲状腺炎等内分泌科常见疾病。

（1）糖尿病。酚酸类物是蒲公英降糖作用最显著的成分，原儿茶酸、咖啡酸可以增加胰岛素敏感性，调节脂代谢从而降低血糖。蒲公英多糖则是通过增加抗氧化活性、抑制α-葡萄糖苷酶活性等多途径来发挥降糖作用。蒲公英与红景天合用对糖尿病小鼠血糖具有显著的降低效果。仝小林教授常用大剂量蒲公英来清热解毒，治疗糖尿病胃肠实热证的口舌生疮、齿鼻出血。以蒲公英为主药蒲公英合剂与翻白草联合，能降低糖尿病小鼠模型体内的超氧化物歧化酶、谷胱甘肽水平，表现出很好的降糖作用。

（2）高脂血症。蒲公英的黄酮类活性成分具有很好的降血脂作用。蒲公英水煎剂与委陵菜黄酮合用降低糖尿病小鼠的血糖、血脂水平效果更佳。蒲公英与枸杞子的混

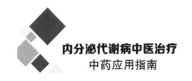

合水煎液极显著的降低高血脂小鼠模型的血脂水平，中成药复方蒲公英片和甘舒胶囊均有化浊降脂的功效，临床治疗高脂血症疗效可靠。

（3）高尿酸血症。蒲公英的黄酮类和酚酸类成分具有降尿酸的作用，其中乙酸乙酯提取物作用最强，能显著降低急性高尿酸血症大鼠的尿酸水平，并且蒲公英水提物还具有对持续性高尿酸血症大鼠肾脏的保护作用，从而对高尿酸血症起到治疗效果。

（4）甲状腺结节。蒲公英中含有的槲皮素、胆碱等多种关键成分可以通过癌症途径、脂质与动脉粥样硬化、PI3K–AKT 信号通路、Age–RAGE 信号通路和 MAPK 信号通路来作用于甲状腺结节。倪青教授常用蒲公英、金银花、连翘等药物治疗甲状腺结节伴咽喉肿痛，清热解毒以利咽，疗效确切。

（5）甲状腺功能亢进症。蒲公英可以用于甲状腺功能亢进突眼症的外敷治疗，与夏枯草、决明子等药合用煎水洗眼，以达到清热凉血功效。蒲公英配合 131I 治疗 Graves 病合并突眼，有利于突眼的恢复。

（6）亚急性甲状腺炎。亚急性甲状腺炎在中期常辨证为肝郁热毒型，治疗时在主方基础上常加蒲公英、土贝母等清热解毒、消肿止痛，可有效缓解症状。中药外敷治疗亚急性甲状腺炎在临床也广泛运用，由紫花地丁、蒲公英、金银花等药物组成的消瘿止痛方调糊外敷甲状腺，可以显著缩短甲状腺肿胀消退时间及疼痛消失时间。

【用法用量】煎服，10 ～ 15 g。外用鲜品适量，捣敷；或煎用熏洗患处。

【注意事项】阳虚外寒、脾胃虚弱者忌用。

【文献论述】

《本草纲目》：乌须发，壮筋骨。

《雷公炮制药性解》：味苦甘，性寒无毒，入脾胃二经。化热毒，消恶疮结核，解食毒，散滞气。

《唐本草》：主妇人乳痈肿。

182. 蒲黄

蒲黄为香蒲科植物水烛香蒲 *Typha angustifolia* L.、东方香蒲 *Typha orientalis* Presl 或同属植物的干燥花粉。

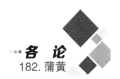

【别名】蒲厘花粉，蒲花，蒲棒花粉，蒲草黄。

【性味】甘，平。

【归经】肝经，心包经。

【功效与主治】止血，化瘀，通淋。用于吐血，衄血，咯血，崩漏，外伤出血，经闭痛经，胸腹刺痛，跌扑肿痛，血淋涩痛。

【现代药理研究】

（1）降血糖。蒲黄降血糖的主要成分是蒲黄总黄酮。其能减少脂肪酸棕榈酸所致的 INS-1 胰岛 β 细胞的损伤，降低血浆 IL-6、TNF-α 水平，减轻胰岛素抵抗，增加胰岛素敏感性，促进脂肪细胞及骨骼肌细胞对葡萄糖摄取和利用，从而发挥降血糖的作用。

（2）调节脂代谢。蒲黄能调节血脂、抗动脉粥样硬化，其作用的关键成分是黄酮类化合物。蒲黄通过抑制肠道对胆固醇的吸收，来降低高胆固醇血症家兔血清胆固醇水平和血浆及全血浓度，从而发挥降血脂的作用。蒲黄的抗动脉粥样硬化作用与其调节血脂代谢相关，并且蒲黄可以改善血液流变性，实现对血管内皮保护作用。

（3）对凝血功能的影响。蒲黄及蒲黄炭都能缩短凝血时间，减少纤维蛋白原含量，体现出化瘀止血的作用，进而改善血瘀大鼠异常的血液流变学指标。蒲黄炭的经血途径比生品多，而生品降低纤维蛋白原含量的作用比碳品强，因此蒲黄炭的止血作用强，而生蒲黄具有活血化瘀的作用。

（4）对心血管系统的影响。蒲黄提取液能够增加离体兔心的冠脉流量，而蒲黄醇提取物可以有效抑制垂体后叶素引起的家兔急性心肌缺血后心指标的下降，通过不同的作用机理来表达出对心肌缺血的保护作用。此外，蒲黄总黄酮可以改善血液黏度，调节血液流变性，抗血小板聚集，对冠心病具有很好的预防作用。

（5）对子宫及胃肠平滑肌的作用。蒲黄能够增强未孕及孕后期子宫平滑肌电活动，进而促进子宫平滑肌运动，引起子宫强烈收缩，但这种作用受到列腺素合成酶抑制剂和钙离子通道阻滞药的部分抑制。此外，蒲黄可以增加离体兔肠的蠕动，增强糖尿病胃轻瘫大鼠离体胃窦纵行肌条的张力，并延长其收缩持续时间。

（6）镇痛作用。蒲黄镇痛的主要成分是香蒲新苷。蒲黄提取液对小鼠化学刺激和物理刺激致痛均有显著的镇痛效果，且醇提液的镇痛作用更好。

（7）免疫调节。蒲黄醇提物对荷瘤小鼠的抑瘤率达 48.3%，并能提高胸腺指数和脾脏指数，对脾淋巴细胞的增殖能力和血清中 IL-2、TNF-α 的水平均具有提高作用，

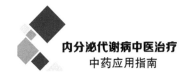

从而增强其体液免疫和细胞免疫。

（8）抗肿瘤。蒲黄能够干扰细胞周期、诱导肿瘤细胞凋亡，蒲黄醇提取物在实验动物体内外对 lewis 肺癌细胞具有显著的抑制作用。

【专科临床应用】蒲黄单药及复方制剂常用于治疗糖尿病、糖尿病肾病、糖尿病视网膜病变、高脂血症、甲状腺癌等内分泌科常见疾病。

（1）糖尿病。蒲黄总黄酮通过明显增加 C2C12 骨骼肌细胞对葡萄糖消耗和摄取，来改善骨骼机的胰岛素抵抗。以蒲黄、黄芪等为主药的益气散聚汤可以有效降低代谢综合征患者的空腹血糖和甘油三酯水平，对体质指数影响不大。

（2）糖尿病肾病。蒲参胶囊由何首乌、蒲黄、丹参、党参等中药组成，具有补肾健脾，化瘀降浊的功效，能降低早期糖尿病肾病患者的 24 小时尿蛋白量及尿微量蛋白排泄率，对早期糖尿病肾病具有一定的治疗效果。此外，通过临床观察用蒲黄牡丹方灌肠可以显著改善糖尿病肾病患者的肾功能指标，并对肾功能恶化具有延缓作用。

（3）糖尿病视网膜病变。蒲黄总黄酮具有降血糖的作用，蒲黄提取物则通过降低糖尿病视网膜病变大鼠的炎症水平，抑制 VEGF、VEGFR2 和 Ang-1 的表达，进而发挥保护视网膜组织的作用。蒲黄、三七均具有化瘀止血的功效，二者通过多成分-多靶点-多途径对糖尿病视网膜病变起到预防和保护作用。仝小林教授擅用蒲黄、三七、仙鹤草三药治疗瘀血阻络型糖尿病眼底出血，蒲黄和三七活血不留瘀，化瘀不伤正，仙鹤草则收敛止血，亦能补虚，三药相合，疏通瘀阻，有效防控眼底出血。生蒲黄汤合泻心汤加减可有效改善视网膜血流动力学状态，从而提高临床疗效。

（4）高脂血症。蒲黄黄酮类物质能够降低血脂，保护血管内皮。三七-蒲黄是治疗高脂血症的对药，可以通过多成分、多靶点、多途径来治疗降低血脂。由蒲黄、五灵脂为主药的失笑散加味能显著降低高脂血症患者胆固醇、甘油三酯及低密度脂蛋白胆固醇水平，表现出明显的降血脂功效。

（5）甲状腺癌。由蒲黄、五灵脂组成的失笑散联合腔镜甲状腺切除术能够减轻甲状腺肿瘤患者术后疼痛，降低炎性反应，促进伤口愈合。蒲黄炭和五灵脂化瘀止血，散瘀止痛，能改善局部微循环、降低血管通透性，可有效控制感染、消水肿，临床疗效优于术后常规治疗。

【用法用量】煎服，5 ～ 10 g，包煎。外用适量，敷患处。

【注意事项】孕妇慎用。

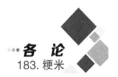

【文献论述】

《神农本草经》：主心腹膀胱寒热，利小便，止血，消瘀血。

《本草纲目》：凉血，活血，止心腹诸痛。

《雷公炮制药性论解》：味苦，性平无毒，入肝经。

183. 粳米

粳米为禾本科植物稻（粳稻）的种仁。

【别名】大米，硬米，白米，粳粟米，稻米。

【性味】甘，平。

【归经】脾经，胃经，肺经。

【功效与主治】补中益气，健脾和胃，除烦渴，止泻痢。

【现代药理研究】

（1）降血糖。经研究发现糙米中富含膳食纤维、γ-氨基丁酸以及生物脂质等活性成分，对空腹和餐后血糖都具有控制作用，而从营养价值以及医疗功效来分析，入药选用"晚成糙米"效果更佳。

（2）止泻。粳米具有止泻作用，从粳米中提取的直链淀粉与支链淀粉是止泻的重要成分，其作用机制可能是通过抗胆碱作用，影响钠、钾离子吸收，改善肠道运动功能实现的。粳米米汤可以明显减少番泻叶致小鼠腹泻的次数，并抑制新斯的明致小鼠小肠推进作用，从而表现出显著的止泻效果。

（3）调节胃肠。粳米米糠层含有粗纤维，能够促进胃肠蠕动，可刺激胃液分泌、有助于消化，对胃病、便秘等症状具有改善作用。

（4）对心血管的影响。粳米中富含蛋白质、脂肪及维生素，能提高免疫力，促进血液循环，多食能降低胆固醇，从而减少心脑血管疾病发生风险。

【专科临床应用】粳米单药及复方制剂常用于治疗糖尿病、糖尿病心肌病、糖尿病肾病、糖尿病周围神经病变、糖尿病酮症酸中毒、高脂血症、痛风性关节炎、甲状腺癌、甲状腺毒症等内分泌科常见疾病。

（1）糖尿病。粳米具有一定的降血糖作用，由石膏、知母、粳米、甘草组成的白

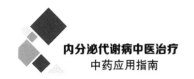

虎汤联合胰岛素能显著降低 2 型糖尿病急性高血糖，粳米与寒凉清热之药配伍，具有益气调中，滋阴养胃的功效，从而缓解糖尿病口渴多饮的症状。人参白虎汤由人参加白虎汤组成，人参与粳米合用益气生津，对糖尿病后期津气两伤证效果显著，人参白虎汤通过抗氧自由基、保护胰岛 β 细胞，从而发挥出较好的降糖和抗氧化作用。以竹叶、石膏、粳米为主药的竹叶石膏汤通过抑制大鼠海马 TNF-α 的过度表达，可提高 2 型糖尿病大鼠学习记忆能力。

（2）糖尿病心肌病。白虎人参汤合枳实薤白桂枝汤可以抑制糖尿病心肌病小鼠体内 NLRP3 炎症小体活化、降低焦亡和炎症因子水平、减轻炎症反应，改善心肌纤维化，对心肌细胞起到保护作用，延缓病程进展。

（3）糖尿病肾病。竹叶石膏汤中人参、甘草、粳米合用具有补益中气之效，与石膏、竹叶配伍清热、益气养阴，竹叶石膏汤加味治疗糖尿病肾病气阴亏虚证疗效独特，能够扶正祛邪，提高机体免疫力，降低尿蛋白，改善症状。

（4）糖尿病周围神经病变。白虎汤合人参汤可以缓解糖尿病周围神经性疼痛，提高大鼠 C 肽水平和血清总抗氧化能力水平，降低氧化应激反应，抑制背部神经节中 TRPV1 mRNA 的表达，进而改善大鼠坐骨神经病理形态。

（5）糖尿病酮症酸中毒。白虎汤合人参汤联合西医治疗热盛伤津证的糖尿病酮症疗效显著，可以缩短患者血糖达标和酮体转阴时间，改善糖代谢指标，减少胰岛素用量，降低并发症的发生率。白虎汤合人参汤清热益气、养阴生津能够明显改善糖尿病酮症阴津极度耗损，气阴大伤的症状。

（6）高脂血症。人参白虎汤可以降低高脂血症大鼠血清甘油三酯和总胆固醇含量，高剂量可升高高密度脂蛋白胆固醇，提示人参白虎汤能改善实验性 2 型糖尿病大鼠的糖、脂质代谢紊乱，从而对高脂血症起到调节作用。

（7）痛风性关节炎。由竹叶、石膏、粳米等药组成的竹叶石膏汤可以有效降低血清尿酸水平、减少尿酸堆积，抑制炎症细胞因子产生，从而对痛风性关节炎起到治疗或延作用。

（8）甲状腺癌。竹叶石膏汤中粳米、甘草合用和胃养胃，顾护后天之本，对于早期分化型甲状腺癌根治术后辨证为气阴两虚型者疗效确切，可通过调节 PI3K/AKT 信号通路和甲状腺激素，提高免疫功能，改善中医证候，降低毒副反应，促进甲状腺恢复。

（9）甲状腺毒症。白虎加人参汤加减治疗热盛津伤的甲状腺毒症效果明显，粳米、甘草配伍益胃护津，可以防止石膏等大寒伤中之弊，通过清泄阳明之热，补气以生阴

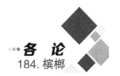

津之法来改善甲状腺毒症热盛伤津之症。

【用法用量】煎服，9～30 g；或水研取汁。

【注意事项】不可与马肉、苍耳同食。

【文献论述】

《名医别录》：主益气，止烦，止泄。

《本草纲目》：粳米粥：利小便，止烦渴，养肠胃。炒米汤：益胃除湿。

《滇南本草》：治诸虚百损，强阴壮骨，生津，明目，长智。

《日华子诸家本草》：壮筋骨，补肠胃。

184. 槟榔

槟榔为棕榈科植物槟榔 *Areca catechu* L. 的干燥成熟种子。

【别名】仁频，宾门，宾门药饯，白槟榔，橄榄子，槟榔仁，大腹子，马金南，槟榔玉，榔玉，青仔，国马。

【性味】苦，辛，温。

【归经】胃经，大肠经。

【功效与主治】杀虫，消积，行气，利水，截疟。用于绦虫病，蛔虫病，姜片虫病，虫积腹痛，积滞泻痢，里急后重，水肿脚气，疟疾。

【现代药理研究】

（1）降血糖。槟榔碱是槟榔降血糖的主要成分，其可以促进 PDX-1 和胰岛基因表达，减少胰岛 β 细胞损伤，增加胰岛素分泌，降低 PEPCK 和 G6Pase 的表达水平，抑制糖异生，改善胰岛素抵抗，从而发挥降血糖的作用。

（2）降血脂。槟榔提取物可以通过抑制 pCEase 及胰脂肪酶活性来减少膳食胆固醇的吸收，显著降低血清总胆固醇、甘油三酯及低密度脂蛋白胆固醇浓度，并且对血清高密度脂蛋白具有升高作用，从而对高脂血症及动脉粥样硬化具有治疗和预防作用。

（3）降血压。槟榔种子中的鞣质提取物及槟榔碱、儿茶素均有降压作用。鞣质提取物对自发性高血压大鼠的血管紧张素转换酶具有抑制作用，从而发挥降血压作用，而槟榔碱和儿茶素是通过扩张血管来降低血压的。

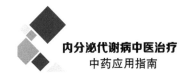

（4）驱虫作用。槟榔是一种广谱驱虫药，可以杀灭或抑制绦虫、血吸虫、蛔虫、钉螺等对多种寄生虫。槟榔总碱和氢溴酸槟榔碱可以高效低毒杀死小鼠体内外的弓形虫，并且能增强小鼠免疫力，对肝脾也具有保护作用，由此可见槟榔的驱虫作用可能与增强机体免疫力有关。

（5）促胃肠运动。槟榔提取物能够促进小鼠胃肠动力，提高小肠推进率，并且对肾上腺素所致小鼠的小肠功能抑制也具有显著的改善作用。氢溴酸槟榔碱能作用于中枢神经迷走胆碱能系统从而促进犬胃肠运动。不同炮制方法对槟榔的胃肠作用功效也具有影响，焦槟榔的促胃排空及小肠推进作用最强，且对阿托品负荷有抑制作用。

（6）抗氧化、抗疲劳。槟榔的抗氧化作用与其中含有的酚酸，花青素，黄酮和多糖有关，其作用机制主要是清除自由基，抑制细胞内氧化损伤作用。此外，槟榔黄酮类成分可以通过抗氧化应激、抗神经炎症、降低 β 淀粉样蛋白聚集以及调节胆碱系统来改善学习记忆障碍。槟榔多酚可以通过增强抗氧化应激能力来改善大鼠高原运动性疲劳，表现出显著的抗疲劳作用。

（7）抗抑郁作用。槟榔皂苷是槟榔抗抑郁作用的主要活性成分，槟榔可能通过提高脑内单胺神经能系统水平，增强抗氧化应激水平，从而对小鼠应激类绝望模型和利血平拮抗药物模型发挥出显著的抗抑郁作用，并且对其运动活性和体重无影响。

（8）抗炎、镇痛作用。黄酮和原花青素可能是槟榔抗炎作用的主要活性成分，其能抑制细胞分泌一氧化氮、TNF-α、IL-6、IL-1β 等炎症因子，从而表现出强大的抗炎作用。临床研究发现，长期嚼槟榔能增强妇科手术后吗啡静脉镇痛效果，减少吗啡用量，但增加了术后不良反应，由此可见槟榔具有一定的镇痛作用。

（9）抑菌作用。槟榔碱及酚类物质对微生物的生长均有抑制作用。槟榔挥发油可以抑制金黄色葡萄球菌、鼠伤寒沙门氏菌、大肠埃希氏菌以及铜绿假单胞菌、牙周病菌等多种细菌。

（10）抗肿瘤。槟榔碱可以抑制人乳腺癌 MCF-7 细胞的增殖，并且诱导细胞凋亡，其作用机制与提高 P53 和 Bax 蛋白表达，降低 Bcl 蛋白表达有关。

【专科临床应用】槟榔单药及复方制剂常用于治疗糖尿病、糖尿病肾病、糖尿病胃轻瘫、糖尿病周围神经病变、高脂血症、骨质疏松症等内分泌科常见疾病。

（1）糖尿病。槟榔提取物具有明显的降糖作用。该提取物对 α-淀粉酶和 α-葡萄糖苷酶均有显著的抑制作用，进而降低血糖，对糖尿病起到治疗作用。胃肠实热证是 2 型糖尿病早中期的主要证型，而仝小林教授善用大黄、黄连、槟榔为主药的通腑饮加

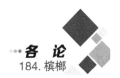

减治疗此证，三药合用泻热除满、行气通滞，临床疗效显著。

（2）糖尿病肾病。槟榔–草果–厚朴是治疗糖尿病肾病的角药，其作用机制是这三药的核心成分槲皮素、厚朴酚、原花青素 B1 等通过 PI3K–AKT、HIF–1、MAPK、FoxO 等信号通路作用于关键靶点，对肾脏起到保护作用。槟榔、草果、厚朴是达原饮的主药，具有开达膜原、辟秽化浊的功效，三药配伍直达膜原，祛毒邪外出，在治疗糖尿病肾病上起着重要作用。

（3）糖尿病胃轻瘫。氢溴酸槟榔碱能够增强糖尿病胃轻瘫大鼠的胃动力，缩短胃排空时间，这与槟榔的行气导滞消积的功效相吻合。四磨汤由沉香，乌药、槟榔、枳实等组成，能够明显增加患者血清 P 物质和胃动素水平，治疗糖尿病胃轻瘫具有显著优势。

（4）糖尿病周围神经病变。以槟榔、木瓜、陈皮等为基础药的鸡鸣散能够显著改善患者皮肤感觉，减轻四肢麻木，增强跟腱反射，减轻足趾疼痛。鸡鸣散是治疗脚气病的要方，对缓解糖尿病周围神经病变症状也具有显著效果，方中槟榔行气散湿，下气降浊，配合木瓜舒筋活络，二者相得益彰。

（5）高脂血症。槟榔提取物能显著降低血脂水平，槟榔茶由槟榔、人参叶、猪苓、陈皮等组成，槟榔消滞通便，配伍人参叶益气生津，槟榔碱可以促进胃肠动力，增加胆固醇排泄，而人参皂甙也可以降低胆固醇，因此对老年高脂血症患者血脂水平的调节具有明显效果。

（6）骨质疏松症。槟榔能通过抑制骨保护素降低和核因子 κB 受体活化因子配体升高，调节氧化应激状态，进而控制小鼠骨质疏松的发展。此外，槟榔碱能够提高去卵巢骨质疏松大鼠的骨密度，调节骨代谢，改善骨生物力学指标，从而发挥对骨质疏松的治疗作用。

【用法用量】煎服，3 ～ 10 g；驱绦虫、姜片虫 30 ～ 60 g。

【注意事项】气虚下陷慎服。

【文献论述】

《名医别录》：主消谷逐水，除痰癖，杀三虫，疗寸白。

《本草纲目》：治泻痢后重，心腹诸痛，大小便气秘，痰气喘急。疗诸疟，御瘴疬。

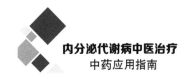

185. 酸枣仁

酸枣仁为鼠李科植物酸枣 *Ziziphus jujuba* Mill.var.*spinosa*（Bunge）Hu ex H.F.Chou 的干燥成熟种子。

【别名】酸枣，棘，樲，山枣，野枣。

【性味】甘，酸，平。

【归经】肝经，胆经，心经。

【功效与主治】养心补肝，宁心安神，敛汗，生津。用于虚烦不眠，惊悸多梦，体虚多汗，津伤口渴。

【现代药理研究】

（1）降血脂。酸枣仁总皂苷能够调节血脂，促进脂蛋白循环，清除血管壁的胆固醇，降低高脂血症大鼠模型血清总胆固醇，甘油三酯和低密度脂蛋白胆固醇水平，并且对高密度脂蛋白胆固醇有升高作用，从而有效发挥降血脂的作用。此外，酸枣仁油中含有不饱和脂肪酸，也具有调节血脂的功效，能显著降低高血脂模型的总胆固醇、甘油三酯、低密度脂蛋白水平。

（2）镇静催眠。酸枣仁镇静催眠作用的主要活性成分是皂苷、黄酮、生物碱与脂肪酸等物质。其作用机制是通过调节神经递质 γ-氨基丁酸、5-羟色胺能系统及糖脂代谢等途径提高睡眠质量。酸枣仁能够缩短失眠大鼠的觉醒时间，延长失眠大鼠的慢波睡眠时间，表现出显著的镇静催眠作用。

（3）抗焦虑、抑郁。酸枣仁黄酮和皂苷具有明显的抗焦虑、抑郁作用。其主要通过调节下丘脑-垂体-肾上腺轴功能，影响单胺类神经递质，抑制炎症细胞因子，提高神经营养因子来治疗焦虑、抑郁症。生与炒酸枣仁联合使用能显著降低 Triple-test 情绪应激模型小鼠的焦虑行为，增加探究行为，从而改善焦虑症状。

（4）抗惊厥作用。酸枣仁总生物碱及其环肽生物碱成分是抗惊厥的主要活性成分，其能延长小鼠出现惊厥的时间及死亡时间。酸枣仁皂苷 B 能抑制 AMPA 受体激活，降低海马神经元兴奋性，从而抑制小鼠高热惊厥状态，保护海马神经元。

（5）降压作用。酸枣仁总皂甙能够降低原发性高血压大鼠的血压，但起效时间慢于硝苯地平。给麻醉大鼠和猫静脉注射酸枣仁总皂苷，血压明显降低，并且不影响心脏功能及冠脉血流量，其作用机制可能与抑制中枢加压反射，降低血浆肾素活性有关。

（6）强心、抗心律失常、抗心肌缺血。酸枣仁油具有强心作用，通过增加单位时间内钙离子内流的速率，从而发挥正性肌力作用，酸枣根水煎剂可以增强冠状动脉硬化家兔心肌收缩力，改善心输出量。酸枣仁总皂苷 A 可通过提高心肌细胞抗氧自由基能力，从而保护缺血再灌注大鼠心律失常。此外，酸枣仁皂苷对垂体后叶素引起的大鼠心肌缺血具有对抗作用，从而发挥对心肌细胞的保护作用。

（7）增强免疫力。酸枣仁对细胞免疫和体液免疫均有增强作用。酸枣仁提取物可以增强睡眠剥夺大鼠的免疫功能，其作用机理主要是改善 T 淋巴细胞亚群，增加淋巴细胞活力，降低炎症因子释放，发挥出免疫调节调节功能。酸枣仁、肉多糖通过激活造血系统和淋巴细胞，提高免疫力，进而增加受辐射小鼠的存活时间，这些结果都表明酸枣仁具有免疫调节作用。

（8）抗氧化、抗炎。酸枣仁黄酮类、总皂苷及斯皮诺素是其抗氧化的主要活性成分。酸枣仁水提液的抗炎作用与强的松相似，能降低小鼠腹腔、背部皮肤和耳郭毛细血管通透性，对大鼠后足蛋清性肿胀及大鼠腋下植入纸片产生的肉芽肿均有抑制作用，表现出强大的抗炎作用。

（9）改善记忆力。酸枣仁总皂苷具有改善学习记忆的作用，其作用机制是回调海马组织内源性差异代谢物，调控相关氨基酸代谢通路，从而改善学习记忆能力。酸枣仁能降低小鼠在水迷宫中的错误次数，延长乙醇所致记忆再现障碍小鼠的首次错误时间，由此可见酸枣仁具有明显的提高记忆力作用。

（10）抗肿瘤。酸枣仁油具有抗癌作用，作用机制可能与其中含有的白桦脂酸和γ–亚麻酸有关，对荷 S180 小鼠的实体瘤表现出明显的抑制作用。此外，酸枣仁油能提高机体的体液免疫和细胞免疫功能，从而发挥出一定的抗肿瘤的作用。

【专科临床应用】酸枣仁单药及其复方制剂常用于治疗糖尿病、糖尿病肾病、高脂血症、甲状腺功能亢进症、骨质疏松症、围绝经期失眠等内分泌科疾病。

（1）糖尿病。酸枣仁通过抗焦虑、抑郁和镇静催眠的作用机理来改善糖尿病患者精神状况，平衡患者肠道菌群，增加益生菌减少致病菌，从而改善糖代谢，达到降低血糖的效果。以酸枣仁、知母等为主要的酸枣汤不仅可以调节肠道菌群，改善患者失眠症状，还能降低胰岛素抵抗、增加胰岛素敏感，对血糖具有明显的调节作用。

（2）糖尿病肾病。酸枣仁皂苷 A 和黄酮对糖尿病肾脏细胞具有保护作用。酸枣仁

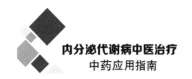

皂苷 A 通过抑制 Bcl-2 和 Bax 表达，调控肾小管上皮细胞分化因子 TGF-β1，从而降低肾脏细胞的凋亡。而酸枣仁黄酮则是通过调节肾组织氧化应激和肾细胞凋亡来发挥肾保护作用。

（3）高脂血症。酸枣仁皂苷 A 可以通过调节 TLR/NF-κB 炎症信号通路来降低高脂肥胖幼鼠血脂水平，改善血管内皮功能。以酸枣仁为主药的酸枣仁降脂滴丸能显著降低高脂血症小鼠的血清总胆固醇、甘油三酯水平，从而对高脂血症起治疗作用。

（4）甲状腺功能亢进症。黄芪酸枣仁汤能明显改善甲状腺功能，降低 FT$_3$、FT$_4$ 水平，升高 TSH 水平，缩小甲状腺体积，改善甲状腺功能亢进患者临床症状，不良反应较少，临床疗效显著。通过临床观察，酸枣仁汤联合小柴胡汤治疗甲状腺功能亢进症可明显提高临床治疗有效率。

（5）骨质疏松症。酸枣仁熊果酸和芦丁成分具有预防骨质疏松的作用。熊果酸和芦丁分别通过介导骨形成蛋白-2/Smad4/Wnt/β-连环蛋白信号通路，抑制炎性因子，降低去卵巢大鼠骨量流失，从而达到治疗骨质疏松的目的。以酸枣仁为主药的酸枣仁汤具有养阴血，行瘀血的功效，通过推陈致新，推动骨组织的代谢，促进骨骼生发，对骨质疏松具有显著治疗效果。

（6）围绝经期失眠。加味酸枣仁汤治疗围绝经期妇女失眠辨证属于肝肾亏虚者疗效确切，酸枣仁与川芎合用，一收一散，达到养血调肝、调节阴阳、镇静安神的作用，其作用机制可能与调节体内激素水平有关。

【用法用量】煎服，10～15 g。

【注意事项】凡有实邪郁火及患有滑泄症者慎服。

【文献论述】

《神农本草经》：主心腹寒热，邪结气聚，四肢酸疼，湿痹。

《本草汇言》：敛气安神，荣筋养髓，和胃运脾。

186. 磁石

磁石为氧化物类矿物尖晶石族磁铁矿，主含四氧化三铁（Fe$_3$O$_4$）。

【别名】玄石，磁君，慈石，处石，元武石，吸铁石，吸针石，熁石，摄石，铁

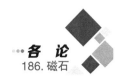

石，戏铁石。

【性味】咸，寒。

【归经】肝经，心经，肾经。

【功效与主治】镇惊安神，平肝潜阳，聪耳明目，纳气平喘。用于惊悸失眠，头晕目眩，视物昏花，耳鸣耳聋，肾虚气喘。

【现代药理研究】

（1）镇静安神。磁石水煎剂对小鼠的自主活动有明显的抑制作用，能增加阈下剂量戊巴比妥钠小鼠的入睡率，可显著缩短其入睡时间并能延长其睡眠时间。生磁石与煅磁石均具有以上作用，且煅磁石的镇静效果优于生磁石。

（2）抗惊厥。服用磁石对于注射戊四氮的小鼠具有很好的抗惊厥作用，生磁石效果优于煅磁石。磁石能够延长注射士的宁小鼠的惊厥潜伏时间，煅磁石效果优于生磁石。此外，磁石还能够延长回苏灵致惊潜伏期时间。

（3）通耳明目。由于磁石具有镇静安神的作用，推测其中某些元素能够抑制神经兴奋，其通耳明目功效或与某些离子作用于交感神经有关。

（4）抗炎。磁石具有抗炎作用，能明显降低角叉菜胶引起的小鼠足肿胀度。生、煅磁石均能显著抑制醋酸诱发小鼠的扭体反应，且煅磁石优于生磁石。

（5）止凝血。磁石能明显降低交叉菜胶致炎小鼠的足肿胀度，缩短出血和凝血时间。磁石中含有多种元素，铁离子能促进血红素和血红细胞形成，具有补血功效，铜离子能加速铁离子的吸收和利用，铁、铜、钴、锰等元素对于生血具有协同作用，钾元素可以促进凝血酶的合成。

（6）镇痛。实验研究表明生磁石和煅磁石均能抑制醋酸引起的小鼠扭体反应且煅磁石的作用效果优于生磁石。

【专科临床应用】磁石单药及磁疗常用于治疗糖尿病、糖尿病肾病、糖尿病周围神经病变等糖尿病相关并发症，以及高脂血症、痛风、甲状腺功能亢进症、骨质疏松症、肥胖症等内分泌科常见疾病。

（1）糖尿病。研究表明，磁珠本身对穴位具有刺激作用，耳穴磁疗与电刺激具有相似的功效。对胰胆、内分泌、脾、三焦、耳迷走神经点施以磁珠贴压。从西医角度来看，能够改善胰岛 β 细胞功能，增加外周组织细胞对胰岛素的敏感性，从而改善机体胰岛素分泌不足或胰岛素抵抗状态，最后达到降低血糖的目的。从中医角度分析，能够疏通经络，调和脏腑，改善脾的运化功能，调畅全身气血，养阴润燥，从而改善糖尿病症状。

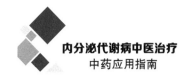

研究发现，对糖尿病患者进行耳穴磁疗能够显著改善其血糖水平，提高其生活质量。

（2）糖尿病肾病。临床研究发现，采用脉冲电磁场刺激脾俞、足三里、肾俞、胰俞等穴位后，患者的尿微量白蛋白排泄量较干预前明显减少，血浆丙二醛和脂多糖水平明显下降。磁疗法干预能够升高 IκBα——炎症信号抑制蛋白含量并相应地降低炎症激活蛋白 NF-κB p65 和 NF-κB p50 的含量。穴位磁疗还可抑制外周血淋巴细胞氧化产生酶 Nox4 蛋白，有效延缓 2 型糖尿病肾病，同时可以保护糖尿病患者免受氧化应激和炎症引起的细胞损伤和凋亡。短期磁疗干预可能通过其潜在的抗氧化和抗炎作用延缓糖尿病肾病的发展。

（3）糖尿病周围神经病变。耳穴磁疗主要是通过磁珠刺激患者耳穴促进其机体的新陈代谢及血液循环，以达到提高免疫力等目的。对糖尿病周围神经病变患者进行耳穴磁疗和穴位按摩能够显著改善其生活质量和心理健康状况，具体表现为治疗后患者的肢体麻木、疼痛等症状有效缓解，腱反射恢复，焦虑症状和抑郁症状显著改善。此外，磁场疗法是能够促进糖尿病足溃疡愈合的无创性物理治疗，具有临床治疗糖尿病创伤愈合的良好前景。通络中药磁疗足浴能够改善糖尿病患者肢体疼痛、冷感、麻木等临床症状，提高踝肱指数、皮温，延缓或阻止糖尿病足进一步发展恶化，治疗糖尿病足安全有效。

（4）高脂血症。实验证明，在特定穴位施用磁力线能够促进新陈代谢、肠蠕动及排空等功能，也可调整脂类代谢过程中各种酶的活性，从而达到调节脂类代谢的作用。研究表明，磁针对于高脂血症的疗效明显优于单纯针刺，说明针刺与磁疗的协同作用能够促进降脂，可见磁针是一种有效、安全的治疗高脂血症的方法。

（5）痛风。磁疗使局部组织细胞发生一系列变化，如离子转移、膜通透性及组织间液酸碱度变化等，能够改善局部血液和淋巴液循环，增加血管通透性，加快血流速度，从而促进炎性渗出物的吸收和消散，同时能降低末梢神经的兴奋性，提高痛阈，解除痛风石对神经末梢的压迫。研究表明，患者经针刺配合磁疗治疗后，关节肿胀疼痛消失，关节活动度增加。功能改善后配合早期功能锻炼，注意控制饮食，疗效明显。

（6）甲状腺功能亢进症。甲状腺功能亢进属肝肾阴虚者，可在柴胡加龙骨牡蛎汤合二至丸加减方的基础上加用灵磁石；若出现心悸症状，可加远志、炒枣仁、磁石等，以滋阴清热、重镇安神、益气养阴，改善心肌供血，改善心悸。

（7）骨质疏松症。磁疗会促使丘脑下部垂体分泌内啡肽，从而产生良好的镇痛作用，磁力线能够穿透皮肤深入到骨组织内部，在骨骼内部形成动态电场，促使钙离子流动，影响细胞行为和改变胶原的聚集与排列，对骨组织内细胞生长因子形成刺激作用，使骨骼结构逐渐改善，减少骨量丢失，缓解疼痛。低频脉冲电磁场疗法作用于人体骨骼系统，还可防止骨小梁变细变薄，通过生成新骨痂，使新的骨小梁重新连接，从而提高骨密度，缓解骨质疏松性疼痛；作用于人体经穴，可疏通经络，通畅气血，从而达到治疗骨质疏松的目的。

（8）肥胖症。科学实验已证实，磁疗可以活化细胞，促进细胞代谢，从而加速细胞内废物和有害物质排泄，平衡内分泌失调，促进血液循环，改善血脂代谢，降低胆固醇。磁疗可用于减肥：一方面，磁疗能够抑制肥胖患者亢进的食欲，抑制胃肠的消化吸收功能；另一方面，磁疗可以促进能量代谢，促使胃蛋白酶和肠胰酶分解，加快体脂的动员及脂肪分解。同时，降低葡萄糖转化为脂肪的速度，刺激肌肉产生收缩运动，促使动、静脉管和淋巴管张开，增加毛细血管开放数量，加速排毒以及新陈代谢，实现减肥。临床研究表明，穴位贴磁疗法能够降低患者的血清胆固醇和血糖，但对于甘油三酯、高密度脂蛋白、低密度脂蛋白无明显影响，可见影响糖脂代谢是磁疗减肥的机理之一。磁疗减肥对腹部是最有效的，通过经络调节，针刺点穴，效果比较突出，临床治疗上常选取脾胃二经，以健脾化湿，再根据脏腑阴阳失调选用配穴，共同起到调理肠胃、健脾益气、疏肝补肾之效。

【用法用量】煎服，9～30 g，先煎。

【注意事项】柴胡为之使。恶牡丹、莽草。畏黄石脂。杀铁毒。重镇伤气，可暂用而不可久。脾胃虚者，不宜多服、久服。

【文献论述】

《神农本草经》：主周痹风湿，肢节中痛，不可持物，洗洗酸消；除大热烦满及耳聋。

《本草纲目》：色黑入肾，故治肾家诸病而通耳明目。

《雷公炮制药性解》：味辛咸，性寒无毒，入肾经。主周身湿痹，肢节中痛，目昏耳聋，补劳伤，除烦躁消肿毒，令人有子。

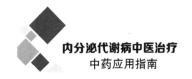

187. 蝉蜕

蝉蜕为蝉科昆虫黑蚱 *Cryptotympana pustulata* Fabricius 的若虫羽化时脱落的皮壳。

【别名】蜩甲，蝉壳，伏蜟，枯蝉，蜩蟟退皮，蝉退壳，金牛儿，蝉退，蝉衣，催米虫壳，唧唧猴皮，唧唧皮，知了皮，热皮，麻儿鸟皮。

【性味】甘，寒。

【归经】肺经，肝经。

【功效与主治】疏散风热，利咽，透疹，明目退翳，解痉。用于风热感冒，咽痛音哑，麻疹不透，风疹瘙痒，目赤翳障，惊风抽搐，破伤风。

【现代药理研究】

（1）降血脂。蝉蜕水提液可显著降低高脂喂养大鼠的全血和血浆黏度，减少体外血栓形成，降低红细胞聚集指数、血清甘油三酯及总胆固醇水平。提示蝉蜕具有显著改善高脂血症病理状态下血液流变学的作用，使之恢复或接近正常水平。

（2）抗惊厥。研究发现，蝉蜕对中枢神经系统的抗惊厥作用与其含有磷、镁有关。蝉蜕提取物可以延长惊厥潜伏期，显著降低小鼠惊厥发生率，并延长其死亡时间。蝉蜕醇提物和水提物均有抗惊厥作用，水提物的直接抑制作用显著，且强度明显高于醇提物。蝉蜕醇提物对抗惊厥发作主要通过降低血糖的含量，限制血糖兴奋系统功能而发挥效应。

（3）镇静。蝉蜕有效分离物有拮抗兴奋作用，且与戊巴比妥类物有协同作用，能延长小鼠戊巴比妥钠睡眠时间，显著减少小鼠自发活动，对抗咖啡因对小鼠的兴奋作用，以整体蝉蜕效果最好。蝉蜕尚能协同环己巴比妥钠对小鼠的麻醉作用，同时减少家兔活动、降低横纹肌紧张度、引起翻正反射迟钝等全身反应，使其安静。

（4）解热抗炎。对过期伤寒杆菌所致的发热兔和角叉菜胶致热大鼠，蝉蜕煎剂有显著的解热作用。从蝉蜕中分离得到的乙酰多巴胺二聚体具有抗炎和抗氧化活性，且蝉蜕醇提取成分抑菌活性较强，具有消炎与抑菌作用。研究表明，蝉蜕、连翘配伍能够一定程度降低大鼠体温及血清中 IL-1β 和一氧化氮含量，具有协同增效作用，其退热机制可能是通过降低血清中 IL-1β 等促炎症细胞因子的含量，间接降低体温，同时降低一氧化氮等自由基含量，减少发热对机体的损伤。

（5）镇痛。蝉蜕能显著减少小鼠醋酸扭体反应次数，以整体蝉蜕效果最好。此外，蝉蜕能延长热痛刺激时小鼠的反射时间。

（6）免疫抑制与抗过敏。蝉蜕提取物能抑制非特异性免疫，对Ⅳ型变态反应及机体细胞免疫功能具有明显抑制作用。蝉蜕提取物可诱导活动期系统性红斑狼疮患者淋巴细胞活化后凋亡，且随药物浓度增加和作用时间延长，T淋巴细胞活化增高，凋亡细胞数增加。

（7）抗肿瘤。蝉蜕能选择性地抑制癌细胞增殖，但不影响正常细胞生长。蝉蜕水提物在体内对艾氏腹水癌细胞显示高度抗肿瘤活性，推测其机制可能与非直接细胞毒作用有关。

（8）平喘。蝉蜕能通过神经-体液-免疫系统的整体调节来发挥效应，稳定肥大细胞脱颗粒，阻滞过敏介质释放，抑制变态反应，减轻气道受损程度，从而减缓气道炎症，降低气道高反应性来预防和治疗支气管哮喘。

（9）抑菌。抑菌活性实验研究表明，蝉蜕提取物对大肠埃希菌有明显的抑菌作用，具有较强的抑菌活性，消炎功效的强弱与之有关。此外，蝉蜕提取物还能有效抑制金黄色葡萄球菌、粪肠球菌和结核杆菌。

（10）兴奋子宫平滑肌。蝉蜕水煎剂对未孕大鼠离体子宫平滑肌具有兴奋作用，可增加子宫平滑肌收缩的最大张力、收缩时间及子宫活动力，并具有量效关系。同时，蝉蜕水煎剂可调节妊娠晚期大鼠子宫运动节律，上调子宫组织 PGE2、COX-2 等表达。

【专科临床应用】蝉蜕单药及复方制剂常用于治疗糖尿病肾病以及高脂血症等内分泌科常见疾病。

（1）糖尿病肾病。现代药理研究及临床研究表明，糖尿病肾病的大量蛋白尿与免疫炎症反应机制有关，而蝉蜕能抑制免疫反应和炎症反应。研究发现，蝉蜕中的乙酰多巴胺二聚体具有抗氧化和抗炎作用。赵进喜教授临床治疗糖尿病肾病，善用蝉蜕-芡实对药，因二药切合本病肾络伏风的基本病机，治疗糖尿病肾病具有一定疗效。赵进喜教授治疗糖尿病肾病提倡"从风论治"思想及"三维护肾"理论，一般将二药用于糖尿病肾病患者出现蛋白尿时。就用量而言，一般用量为蝉蜕 12～15 g，芡实 30～45 g，根据患者风邪及肾精不足之程度灵活调整用量，二者相辅相成，共奏祛风除邪、内外同治、上下同治之功。此外，常配合其他药物进行辨病辨证论治，如合用鬼箭羽、牛蒡子、黄芩、连翘等以增强祛风通络、活血散结之效。应用龙蝉四物汤治

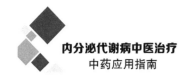

疗糖尿病肾病患者，能够显著降低尿微量白蛋白。另外，蝉蜕属虫类药，由初诊糖尿病发展到糖尿病肾病 IV 期，一般病程较长，考虑久病入络，而虫类药善搜风剔络、活血化瘀，正是合用。现代药理研究也表明，蝉蜕具有免疫抑制及抗过敏作用，且可能通过下调一氧化氮合酶、ET-1 在肾组织的表达，降低系膜增生性肾小球肾炎大鼠 24 小时尿蛋白定量，保护肾脏。

（2）高脂血症。实验研究提示，蝉蜕可用于临床高脂血症患者，改善其血液流变学，防治可能并发的缺血性心脑血管疾病，降低如阿司匹林等药物引起的出血风险。实验结果显示，蝉蜕水提液对高脂大鼠升高的血糖有一定的降低作用，但无统计学意义。可见，蝉蜕有显著改善病态下血液流变学，使之恢复到正常水平或接近正常水平的药理作用，但其改善血液流变学的机制有待进一步研究。

【用法用量】煎服，3～6 g。

【注意事项】孕妇慎服。

【文献论述】

《神农本草经》：主小儿惊痫，夜啼，癫病，寒热。

《本草纲目》：治头风眩运，皮肤风热，痘疹作痒，破伤风及疔肿毒疮，大人失音，小儿噤风天吊，惊哭夜啼，阴肿。

《雷公炮制药性解》：味咸甘，性寒无毒，不载经络，主催生下胎衣，通乳汁，止夜啼惊痫，逐邪热，杀疳虫，亦能止渴。

188. 墨旱莲

墨旱莲为菊科植物鳢肠 *Eclipta prostrata* L. 的干燥地上部分。

【别名】金陵草，莲子草，旱莲草，旱莲子，白旱莲，猢狲头，莲草，墨斗草，墨烟草，墨菜，猪牙草，白花草，白花蟛蜞菊，墨记菜，野水风仙，摘头乌，滴落乌，水风仙草，黑墨草，黑头草，古城墨，水旱蓬，冰冻草，节节乌，跳鱼草，假日头花仔。

【性味】甘，酸，寒。

【归经】肾经，肝经。

【功效与主治】滋补肝肾，凉血止血。用于肝肾阴虚，牙齿松动，须发早白，眩晕

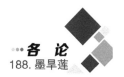

耳鸣，腰膝酸软，阴虚血热吐血、衄血、尿血，血痢，崩漏下血，外伤出血。

【现代药理研究】

（1）降血糖。墨旱莲的黄酮组分与皂苷组分可以通过调节糖代谢中己糖激酶、丙酮酸激酶、葡萄糖-6-磷酸酶的酶活力来增加糖酵解，抑制糖异生途径，进而提高血糖利用。墨旱莲乙醇提取物可非竞争性抑制 α-葡萄糖苷酶和晶状体醛糖还原酶活性，以缓解链脲佐菌素诱导的大鼠高血糖及其并发症。此外，墨旱莲石油醚提取物可以降低糖尿病大鼠血清中血糖、血脂含量，并对肾脏具有一定的保护作用。

（2）降血脂。研究发现，墨旱莲乙酸乙酯部位可能通过抑制 AKT/mTOR 通路激活从而抑制 3T3-L1 前体脂肪细胞和 hMSC 衍生脂肪细胞分化，显著降低高脂血症金黄地鼠体内血清甘油三酯、总胆固醇和低密度脂蛋白等指标，抑制成脂过程转录因子和蛋白在附睾脂肪组织中表达。采用大孔树脂富集的墨旱莲 70% 乙醇洗脱部位可通过调节脂质代谢降低血脂水平，并通过抗氧化作用减轻金黄地鼠高脂血症肝脏的损伤。

（3）止血。墨旱莲水煎剂对热盛胃出血小鼠有明显的止血作用，是通过促进凝血过程、影响血小板的生成和积聚、增加血液黏稠度、收缩血管及抑制纤维蛋白溶解系统来实现的。现代研究发现，墨旱莲中的香豆素类化合物可直接或间接凝聚红细胞，是其发挥凝血作用的活性物质。

（4）抑菌。墨旱莲的抑菌活性物质存在于叶和茎中，叶的提取物抑菌活性更强。墨旱莲水提物对大肠埃希菌有轻微的抑制作用，抑菌活性较弱；对金黄色葡萄球菌有明显的抑制作用，抑菌活性较强。墨旱莲总皂苷可通过破坏细菌细胞膜达到对枯草芽孢杆菌和铜绿假单胞菌生长的抑制作用。

（5）保肝。墨旱莲水煎剂具有延缓肝脏衰老的作用，其机制可能是通过增强肝细胞活力、改善肝细胞功能来增加肝组织中超氧化物歧化酶和谷胱甘肽过氧化物酶（glutathione peroxidase，GSH-Px）的合成，并提高其活性，从而延缓肝脏衰老。墨旱莲中的豆甾醇及其苷主要作用于代谢通路和胰岛素信号通路，可能与调节多条代谢途径、降低肝脏脂质水平及改善肝功能有关。蟛蜞菊内酯是墨旱莲保肝作用的活性成分之一，对肝脏具有多靶点保护作用，能抑制肝炎病毒刺激的 T 淋巴细胞活化，减轻炎症反应对肝细胞的损伤，抑制 Caspase 参与的肝细胞凋亡途径从而抗肝细胞凋亡。

（6）抗炎。墨旱莲中起抗炎作用的药效物质基础是甾体皂苷和香豆素类成分，尤其是刺囊酸和蟛蜞菊内酯，其作用机制是通过调节 NF-κB 通路进而抑制脂多糖诱导相关因子的表达，起到抗炎作用。从墨旱莲中分离得到的刺囊酸可通过 NF-κB 信号通

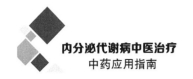

路来抑制脂多糖诱导的小鼠 RAW 264.7 细胞炎症因子的表达。蟛蜞菊内酯可通过抑制 NF－κB 信号通路的关键激酶 IKK 来抑制脂多糖诱导的 caspas－11 的表达。

（7）抗氧化。墨旱莲醇提物、水提物，水提乙酸乙酯部位及水提正丁醇部位均具有较好的抗氧化活性，且呈现量效关系。墨旱莲中酚酸类成分和黄酮类成分具有较强的抗氧化活性，通常表现为清除体内自由基的能力。墨旱莲黄酮类提取物能够显著增强小鼠血清中超氧化物歧化酶和 GSH－Px 活性，降低丙二醛含量，提示可能通过提高机体抗氧化酶类的生物合成达到清除自由基的目的，从而增强机体的抗氧化能力。

（8）抗肿瘤。墨旱莲乙醇提取物能够通过破坏线粒体膜电位和 DNA 对丙二醛－MB－231（乳腺）、HeLa（宫颈）、SK－OV－39（卵巢）、SW620（结肠）、DU145（前列腺）、A549（肺）和 PANC－1（胰腺）癌细胞株产生抑制作用，且对乳腺癌细胞株生长和迁移的抑制作用最为明显。墨旱莲水提物能显著降低磷酸化的细胞外信号调节激酶（ERK）1/2 水平，表明墨旱莲可用于预防口腔癌的转移。

（9）其他作用。墨旱莲还具有神经保护、抗骨质疏松、生发、肾保护，以及治疗冠心病等作用。

【专科临床应用】墨旱莲单药及复方制剂常用于治疗糖尿病、糖尿病肾病、糖尿病视网膜病变等糖尿病相关并发症，以及高脂血症、代谢综合征、甲状腺功能亢进症、骨质疏松症和多囊卵巢综合征等内分泌科常见疾病。

（1）糖尿病。墨旱莲组分可以抑制胃肠道中 α－糖苷酶与 α－淀粉酶的活性，从而减少碳水化合物分解成大量葡萄糖，有效降低糖尿病患者餐后血糖。同时，墨旱莲组分在胰腺中能够通过调节细胞周期提高胰岛 β 细胞的活力与功能，促进胰岛素释放。在肝脏组织中，墨旱莲组分可以通过调控 APN/AMPK 和 IRS－1/PI3K/AKT 两大通路来增加机体对血糖的吸收利用。但该机理需要进一步在动物试验中验证。临床糖尿病属气阴两虚证者，常以二至丸配伍黄芪、三七、砂仁、五味子等以益气养阴；糖尿病属脾肾两虚证者，常以二至丸配伍山茱萸、淫羊藿等以补益脾肾；久病及肾者，以二至丸配伍黄精益气养阴以培本，配伍生龙齿除烦以安心神，同时给予葛根，共奏滋补阴液，濡润脉道，益气养阴之功，以防辛香走窜之品伤阴耗血。

（2）糖尿病肾病。二至丸可以降低高血糖对肾脏的病理损害，其活性成分通过调控不同靶蛋白，作用于不同通路，协同配伍从而对肾脏起保护作用。研究发现，二至丸可干预 PI3K－AKT、雌激素等信号通路，介导足细胞表型改变，增强足细胞对胰岛素信号的敏感度，调节足细胞裂孔膜蛋白 CD2AP 和 podocin 表达而保护足细胞，缓解糖尿病引起的肾脏损伤;调控 MMP-3、INSR、GCK 等小分子,重塑组织结构,调节体内激素水平,降低病理性肾损伤;通过体内多种代谢途径,维持体内葡萄糖稳态,降低糖尿病风险。对于早期糖尿病肾病的治疗,主张滋阴补肾治其本、活血化瘀治其标的标本兼治理念,滋阴通脉饮方中墨旱莲滋补肝肾,凉血止血。若阴虚火旺夹瘀患者阴虚症状明显,可以二至丸配伍石斛、北沙参、百合等滋阴降火;气阴两虚夹瘀者,以墨旱莲配伍黄芪、白术、鬼箭羽、地龙等益气养阴,化瘀通络。

（3）糖尿病视网膜病变。墨旱莲-女贞子药对治疗糖尿病视网膜病变可能通过木犀草素、金合欢素和山柰酚等有效成分,作用于 VEGFA、INSR、IL-6、AKT1、VACM1 等关键靶点,进而调节糖尿病并发症中的 Age-RAGE 信号通路、TNF 信号通路和 IL-17 信号通路等,调节机体的氧化应激、炎症反应和糖脂代谢过程等生物反应。生蒲黄-墨旱莲药对治疗糖尿病视网膜病变的作用机制与抗炎、抗氧化、抑制新生血管生成等有关。临床以补益肝肾,祛浊化瘀,活血通络为治法关键,可以通络驻景丸为基本方,由熟地黄、菟丝子、车前子、三七、蒲黄、墨旱莲、砂仁、地龙等组成,方中墨旱莲既可滋阴以佐助君臣补益肝肾之力,且兼凉血止血之效。

（4）高脂血症。体内药理实验研究证明,中药墨旱莲、女贞子中主成分墨旱莲总皂苷与女贞子总三萜酸配比具有降血脂功效,可显著降低大鼠血清内总胆固醇、低密度脂蛋白的含量,提高高密度脂蛋白含量,降低 AI 数值,为降血脂新药的研究开发奠定基础。

（5）高尿酸血症。研究表明,红旱莲总黄酮对黄嘌呤氧化酶具有活性抑制作用,可见红旱莲总黄酮是一种可逆的竞争型黄嘌呤氧化酶抑制剂,也是一种潜在的预防高尿酸血症的药物有效成分。

（6）代谢综合征。墨旱莲组分可以激活 Wnt 通路并改变 AKT 信号传导,还能够引起细胞周期停滞,抑制细胞有丝分裂,通过增加 AKT 磷酸化、抑制 PKCα/βII 磷酸化和降低瘦素/脂联素比值而增强胰岛素敏感性。实验表明,墨旱莲有强大的抗血脂异常的作用,具有多种活性,有望成为治疗肥胖、胰岛素抵抗及相关代谢综合征的候选药物。

（7）甲状腺功能亢进症。甲状腺功能亢进症属阴虚阳亢者,可用二至丸合一贯煎加减方以滋阴潜阳,化痰消瘿;属肝肾阴虚者,可用柴胡加龙骨牡蛎汤合二至丸加减方以滋补肝肾,化痰消瘿;脱发明显者,可加用何首乌、女贞子、墨旱莲、当归等以益肾养血乌发。

（8）骨质疏松症。二至丸及其单味药可有效提升骨形成并抑制骨吸收,从而改善

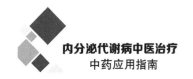

绝经后骨质疏松症的骨代谢异常状态，其作用机制可能与趋化素调控炎性因子影响骨重建相关。墨旱莲提取物具有促进间充质干细胞迁移和向成骨分化的作用，能够增强钙吸收、提高成骨细胞活性、降低骨转换率，其调控机制可能与促进CXC趋化因子受体4蛋白表达相关，通过调控RANKL/RANK/NF-κB途径抑制破骨细胞骨吸收活性和功能。

（9）多囊卵巢综合征。研究表明，墨旱莲水煎剂或墨旱莲叶水提物具有良好的止血和抗凝血作用，故治疗多囊卵巢综合征肾虚、血热且有崩漏下血者尤为适宜，如此肝脾肾三脏阴阳平衡，痰化瘀消则经水应期，下子而孕。多囊卵巢综合征患者若体质本属阴虚，再出血时间长，阴精耗伤更甚，则用二至丸以平补肝肾、滋阴止血，加金樱子、芡实以收涩止血。

【用法用量】煎服，6～12 g。

【注意事项】脾肾虚寒者忌服。

【文献论述】

《本草纲目》：乌须发，益肾阴。

《唐本草》：主血痢。针灸疮发，洪血不可止者敷之；汁涂发眉，生速而繁。

《日华子诸家本草》：排脓，止血，通小肠，敷一切疮并蚕瘑。

189. 僵蚕

僵蚕为蚕蛾科昆虫家蚕 *Bombyx mori* Linnaeus 4-5 龄的幼虫感染（或人工接种）白僵菌 *Beauveria bassiana* Vuillant 而致死的干燥体。

【别名】白僵蚕，僵虫，天虫。

【性味】咸，辛，平。

【归经】肝经，肺经，胃经。

【功效与主治】熄风止痉，祛风止痛，化痰散结。用于肝风夹痰，惊痫抽搐，小儿急惊风，破伤风，中风口歪，风热头痛，目赤咽痛，风疹瘙痒，发颐疖腮。

【现代药理研究】

（1）降血糖。白僵蚕对四氧嘧啶实验型糖尿病有效，且醇溶部分效果更好，能明显缓解"三多"症状。僵蚕中含有大量槲皮素，可通过减轻大鼠外周血中胰岛素抵抗、降低氧化应激水平、增加骨骼肌细胞 GLUT4 受体的表达、增强肝脏中的丙酮酸激酶活性、抑制胰岛细胞凋亡等诸多途径发挥降低血糖水平的作用。僵蚕多糖能明显改善糖尿病消瘦症状，降低血糖浓度和血清总胆固醇水平，提高高密度脂蛋白水平，作用机制与其调节机体糖代谢、促进肝糖原合成、减少肝糖原分解有关。

（2）降血脂。白僵蚕可使高脂血症人群血清胆固醇和甘油三酯不同程度下降，其机理可能涉及抑制体内胆固醇合成、促进胆固醇排泄、提高磷脂合成功能等，类似于其他高度不饱和脂肪酸。僵蚕功善祛风通络，搜剔经络之顽痰、风痰，对高脂血症属风痰瘀阻型治疗有效，常配伍鬼箭羽，以加强化痰行瘀之力。

（3）镇静催眠。动物实验证明，白僵蚕醇提液可明显减少小鼠的自主活动，对小鼠有催眠作用，其作用与地西泮效果相当，具有明显的镇静安神作用。

（4）抗惊厥。僵蚕醇提物能剂量依赖性对抗超强电休克惊厥，还可显著延长惊厥潜伏期，表明僵蚕醇提物具有良好抗惊厥作用。研究发现，僵蚕中山奈酚、环（丙脯）二肽、槲皮素等与僵蚕抗惊厥靶点有直接作用，且靶点主要分布于细胞膜，具有受体活性、细胞转运活性、蛋白质结合及对刺激应答等功能，涉及神经递质、内分泌、信号转导、物质代谢等信号通路。单味药僵蚕水煎剂和僵蚕粉末均有较强的抗惊厥作用，且僵蚕粉末抗惊厥效果优于煎液，因其含有麦角甾类及植物甾醇类化合物，对海马体起到安抚作用。

（5）抗肿瘤。僵蚕提取物对小鼠艾氏腹水瘤（ehrlich ascites tumor）细胞有明显的抑制作用，且体外试验可抑制人体肝癌细胞的呼吸作用。从白僵蚕中分离纯化的僵蚕溶茧酶抑制剂（jiangcan cocoonase inhibitor，JCCI），可剂量依赖性抑制 SMCC−7721 肝癌细胞的体外增殖和体内荷瘤裸鼠的肿瘤生长，具有显著的抗肿瘤活性。白僵菌素可抑制 TNF−α 诱导的 NF−κB 的激活，可造成 DNA 损伤。同时，白僵菌素对人乳腺癌、非小细胞肺癌等多种肿瘤细胞均具有较好的药理活性，能促进肿瘤细胞凋亡、诱导细胞生长周期停滞。

（6）抗凝。僵蚕在体内外对凝血酶和诱导的血小板聚集均有明显的抑制作用，且具有量效关系。僵蚕对内毒素休克时微血栓形成和凝血以及纤溶系统的亢进具有抑制作用。研究发现，僵蚕注射液能延长静脉血栓模型大鼠的凝血活酶时间、凝血酶原时间和凝血酶时间，明显减轻模型大鼠血栓症状，降低纤溶酶原含量，减少优球蛋白的溶解时间。此外，在氨基酸序列推断中发现，僵蚕胃蛋白酶提取液有较强的抗凝活性。

（7）保护和营养神经。僵蚕提取物可减轻兴奋性氨基酸诱导的神经毒性作用，保护海马神经元，降低脑缺血及其他神经损害导致的神经损伤，在保护人类大脑神经损伤方面应用前景广阔。僵蚕提取物可作用于大鼠星形胶质细胞，通过抑制脂质过氧化、保护抗氧化酶，从而减轻乙型淀粉样蛋白诱导的细胞毒性作用。研究发现，僵蚕中磷脂和鞘脂类化合物可刺激合成神经生长因子，从而发挥神经营养性效应。

（8）抑菌。白僵蚕菌主要作用于细菌的细胞器，抗菌谱较宽泛。僵蚕甲醇提取物和其石油醚萃取组分均具有一定的抑菌活性，与山柰酚、白僵菌素及球孢交酯等成分有关。僵蚕醇提物对苹果炭疽病菌、苹果腐烂病菌、花椒落叶病菌均有一定程度的抑制作用，其中对苹果炭疽病菌的抑制作用最强。

【专科临床应用】僵蚕单药及复方制剂常用于治疗糖尿病、糖尿病肾病、糖尿病心肌病、糖尿病视网膜病变、糖尿病周围神经病变等糖尿病相关并发症，以及高脂血症、痛风和代谢综合征等内分泌科常见疾病，还有甲状腺功能亢进症、亚急性甲状腺炎等甲状腺疾病。

（1）糖尿病。对于肥胖型糖尿病有痰湿化热病机者，可以僵蚕散热剔痰，配蝉蜕加强清咽散热及抗敏功能，合生大黄、地骨皮清火泻热，增强降糖、降脂功能。四药合用，升降得宜，有益于恢复糖及脂肪的代谢功能。

（2）糖尿病肾病。运用加味升降散（以白僵蚕、全蝉蜕、姜黄、大黄为主）治疗糖尿病肾病患者，发现该方具有降低蛋白尿和血糖的作用，可以延缓糖尿病肾病患者病情，临床疗效显著。糖尿病肾病蛋白尿的病机可从"风"论治，对于顽固性蛋白尿临床多应用制僵蚕和全蝎进行配对治疗。

（3）糖尿病心肌病。僵蚕提取物1-脱氧野尻霉素（1-DNJ）能明显下调小鼠心肌蛋白N-糖基化水平，可显著降低血清指标和纤维化相关细胞因子的表达水平，并呈剂量依赖性。研究表明，1-DNJ减轻糖尿病心肌病相关纤维化机制可以归结为抑制N-乙酰葡萄糖胺的形成和降低底物浓度。

（4）糖尿病视网膜病变。僵蚕扶正补虚，通经活络，运行血脉，配伍蚕蛹、蜈蚣、水蛭、全蝎、乌梢蛇等研粉合蚕茧壳煎汤送服，治疗糖尿病视网膜病变以及眼底出血均有显著疗效。此外，僵蚕、全蝎两药烘干研末，用蜂蜜水冲服，对糖尿病视网膜病变亦有满意疗效。

（5）糖尿病周围神经病变。糖尿病周围神经病变患者，若出现肢体麻木如蚁行较重的症状，可加独活、防风、僵蚕。根据"络病学说"理论，应用五虫通络胶囊（地龙、全蝎、蜈蚣、水蛭、僵蚕、赤芍、白芍、炙甘草）治疗消渴病痹证，发现其效果优于单用甲钴胺治疗，并可显著改善糖尿病周围神经病变患者凉、麻、痛、痿等症状，能够改善运动和感觉神经传导速度，疗效显著。其中，僵蚕、全蝎的组合是最常用的虫类药物组合。

（6）高脂血症。僵蚕的药理作用包括抗凝和降糖降脂，成分中以碱基、草酸铵、微量元素等多见，其特有的白僵蚕素是僵蚕抗菌的主要成分，可以对多种菌类起抑制作用，由此可阻断生痰之源。僵蚕功善祛风通络，能够搜剔经络之风痰、顽痰，对于糖尿病、高脂血症等属风痰瘀阻证型，常配伍鬼箭羽一同使用，鬼箭羽化瘀行血，二者配伍能够加强化痰行瘀之力，是高脂血症活血化痰治法的典型。

（7）痛风。痛风患者若伴有结节、痛风石，可在原方基础上加用僵蚕、牡蛎以化痰软坚。

（8）代谢综合征。僵蚕中提取的黄酮类化合物，即槲皮素、山奈酚是降糖效果较好的成分，槲皮素降糖效果堪比二甲双胍。在控制糖尿病、高脂血症等治疗的基础上，运用三虫祛浊方（水蛭、僵蚕、地龙、黄芪、柴胡、枳实、丹参、泽泻、郁金）治疗痰瘀互结型代谢综合征，发现体质指数、空腹血糖、糖化血红蛋白、甘油三酯、总胆固醇、低密度脂蛋白胆固醇、高密度脂蛋白胆固醇等指标的改善优于基础治疗组。

（9）甲状腺功能亢进症。甲状腺功能亢进患者可采用甲状腺敷药疗法，用药包括黄药子、生大黄、僵蚕等，以活血化痰，清热散结，用于痰热壅盛的甲状腺肿大。

（10）亚急性甲状腺炎。亚急性甲状腺炎发病初期辨证为热毒壅滞证，治宜开郁散火解毒，可用升降散。临床研究表明，用升降散治疗后，患者症状明显改善，血清总三碘甲状腺原氨酸、总甲状腺素、游离三碘甲腺原氨酸、游离甲状腺素较治疗前均降低，TSH升高。

【用法用量】煎服，5～10 g。

【注意事项】属于血虚而有风寒客邪者忌用。

【文献论述】

《神农本草经》：主小儿惊痫，夜啼；去三虫；灭黑䵟，令人面色好；男子阴疡平。

《本草纲目》：散风痰结核瘰疬，头风，风虫齿痛，皮肤风疮，丹毒作痒，痰疟癥结，妇人乳汁不通，崩中下血，小儿疳蚀鳞体，一切金疮，疔肿风涛。

《雷公炮制药性解》：味咸辛，性微温，有小毒，入心肝脾肺四经。主风温口噤失音，疔毒风痰结滞，皮肤风动如虫行，小儿惊痫夜啼，女子崩中赤白，止阴痒，去三虫，灭黑点。

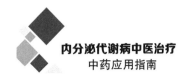

190. 熟地黄

熟地黄为生地黄的炮制加工品。

【别名】熟地。

【性味】甘，微温。

【归经】肝经，肾经。

【功效与主治】补血滋阴，益精填髓。用于血虚萎黄，心悸怔忡，月经不调，崩漏下血，肝肾阴虚，腰膝酸软，骨蒸潮热，盗汗遗精，内热消渴，眩晕，耳鸣，须发早白。

【现代药理研究】

（1）降血糖。地黄梓醇对四氧嘧啶致糖尿病小鼠有显著的降血糖作用，改善糖耐量和血脂水平，提示梓醇能全面调节糖尿病小鼠的糖脂代谢，对糖尿病及其并发症具有一定的治疗和预防作用，可能是一类新结构类型的降血糖天然成分。地黄寡糖能有效缓解模型小鼠的体质量下降，通过降低血糖、血脂水平，对糖尿病及其并发症发挥作用。地黄叶毛蕊花糖苷可促进去甲肾上腺素的分泌，进而经由褐色脂肪 β3 受体特异性识别而激活褐色脂肪表达，启动褐色脂肪的胰岛素依赖性和非胰岛素依赖性降糖作用，从而对 2 型糖尿病小鼠血糖水平进行调控。

（2）抗甲状腺功能亢进。地黄多糖可缓解妊娠合并甲状腺功能亢进小鼠的甲状腺功能亢进症状，同时发挥子代肾脏保护作用，可能是通过调节 Nrf2/HO‑1/NLRP3 信号通路而发挥作用的。苯乙醇类化合物通过介导信号通路起到了多靶点治疗帕金森病的作用，同时抑制大量甲状腺素所致的 β‑肾上腺素受体兴奋。甲状腺功能亢进型阴虚动物模型大鼠灌服熟地黄水煎剂，可使血浆中 T_3、T_4 浓度明显改善，即 T_3 降低、T_4 升高，使血浆中醛固酮水平明显升高，饮水量即尿量明显减少，缓解体重减轻的症状。

（3）防治骨质疏松。熟地黄能够调节大鼠骨钙素水平，提高骨质疏松大鼠的骨密度，促进骨细胞的增殖，熟地黄水提物能够增强骨质疏松患者的骨代谢，表明熟地黄具有抗糖尿病性骨质疏松症的药理作用。地黄活性成分对成骨细胞的作用主要通过调控 Wnt/β‑catenin 通路、BMP/smads 通路及 PI3K/AKT/mTOR 通路实现，从而促进 RUNX2

等成骨因子的转录表达，最终起到防治骨质疏松症的作用。葛根素可以通过 PI3K/AKT 通路上调 PTEN 的表达，从而下调 p-AKT 蛋白的激活，进而抑制破骨细胞活性。

（4）调节免疫。地黄提取物能提高小鼠的脾指数和胸腺指数，表明地黄提取物可促进脾脏和胸腺的发育，可能与地黄中所含的地黄多糖有关，地黄多糖还能提高创伤小鼠的脾指数及其免疫功能，改善脾脏的组织学变化。从地黄叶中分离出的多糖 RGLPW 和 RGLPS2 可以提高 ConA 引起的 T 淋巴细胞增殖活性，RGLPS2 可以提高脂多糖引起的 B 淋巴细胞增殖活性。地黄多糖脂质体能够显著促进免疫相关细胞增殖和增强免疫功能，经其干预后的小鼠脾脏淋巴细胞显著增多，且淋巴细胞 CD4$^+$/CD8$^+$ 比例升高，提示自身免疫功能增强。

（5）抗衰老。熟地黄通过胶质细胞产生神经营养分子胶质细胞源性神经营养因子，可以预防和治疗老年痴呆，也可通过维持造血干细胞的静息状态延缓衰老。熟地黄能改善 D-半乳糖衰老模型大鼠学习记忆能力，提高脑组织的抗氧化能力，延缓脑细胞衰老进程。熟地黄水提液内含 5-羟甲基糠醛，可迅速增强血清谷胱甘肽过氧化物酶活性，抑制过氧化脂的生成含量，同时在抗细胞衰老中可改变二羟雌酮（Estradiol 2，E$_2$）、雌激素受体（estrogen receptor，ER）及孕激素受体（progesterone receptor，PR）含量，从而控制机体衰老性生理病变，起到抗衰老效果。

（6）抗肿瘤。熟地黄水提物可以抑制人体肝癌细胞生长，加速其衰亡过程，刺激小鼠单核分泌细胞因子，在抗肿瘤及灭杀肿瘤细胞活性方面效果明显。熟地黄多糖可增强 T 淋巴细胞对肿瘤细胞的杀伤力，影响肿瘤细胞的增殖分化和凋亡，从而发挥抗肿瘤作用，且熟地黄多糖配合环磷酰胺药物能够有效加强抗肿瘤作用。此外，熟地黄通过减少异变染色体之间交换单体，可抑制细胞发生突变。

（7）增强造血功能。熟地黄水煎液可以加速血红细胞和血红蛋白的增殖并提高其活性，对红细胞新生有明显作用，提升机体的造血能力，同时也可以控制血清巨噬细胞的应激刺激，以中等剂量效果最佳。熟地黄 50% 乙醇提取物能够改善血液流变，熟地黄苷 D 可以增加小鼠白细胞、血小板、网织红细胞的数量。怀熟地黄多糖可显著提高血虚模型大鼠的血象，提高血 IL-2、IL-6、促红细胞生成素（erythropoietin，EPO）的水平。

（8）提高记忆力。地黄多糖可有效改善东莨菪碱诱导的小鼠学习记忆能力障碍，该作用与调节胆碱能神经系统功能、抗氧化应激及抑制炎症反应有关。地黄梓醇能明显提高学习记忆障碍模型小鼠海马的 ACh 合成酶 ChAT 活性，降低 AChE 酶活性，上

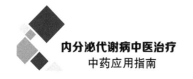

调 ACh 与 BDNF 水平，且两者具有正相关性；上调 M1、M2 受体和 ChAT 蛋白表达，降低 AChE 表达，从而改善东莨菪碱诱导的学习记忆障碍。

【专科临床应用】熟地黄单药及复方制剂常用于治疗糖尿病、糖尿病肾病、糖尿病心肌病、糖尿病视网膜病变、糖尿病周围神经病变等糖尿病相关并发症；胰岛素抵抗综合征、高脂血症、高尿酸血症、痛风、代谢综合征、甲状腺结节、甲状腺功能亢进症、甲状腺功能减退症等甲状腺疾病；骨质疏松症、多囊卵巢综合征等内分泌科常见疾病。

（1）糖尿病。六味地黄丸能够显著提升胰岛素敏感性，并有效加快机体对糖类物质、脂类物质的分解速度，进而产生降糖、降脂效果。将其与二甲双胍联合使用，发挥协同作用，兼顾了"本"与"标"，提升了 2 型糖尿病的治疗效果，改善患者的血糖与血脂水平。糖尿病属肾阴亏虚者，常用六味地黄丸以滋阴补肾，润燥止渴；属阴阳两虚者，常用金匮肾气丸以温阳益阴，补肾固摄；属脾肾阳虚者，若为下消，可用熟地黄配伍山药、山茱萸、枸杞子等。

（2）糖尿病肾病。熟地黄填精益髓、补血的功效可以有效改善糖尿病肾病的病源。临床常将熟地黄与土鳖虫、水蛭、鬼箭羽等活血通络之品相伍，以使瘀化络通，则肾精可充；亦常配伍渗利之品，如茯苓、泽泻、车前子之属，祛肾络水湿壅滞之邪以除补肾之碍，补益肾精之时须结合固涩之品，方有益于肾精充盛，常将熟地黄与山萸肉、山药、芡实、金樱子等固精涩气之品相伍治之。糖尿病肾病属气阴两虚者，若兼瘀毒，可加用人参、枸杞子、熟地黄；属阴阳两虚者，可用桂附地黄汤以达到阴阳双补的目的。此外，黄芪知母参七颗粒应用熟地黄，治疗糖尿病肾病气阴两虚证三期、四期，对临床症状改善、24 小时尿蛋白定量、肾功能及糖尿病视网膜病变等指标均有明显改善。

（3）糖尿病心肌病。六味地黄具有抗氧化和降低血糖的作用，因此可能改善钙调控蛋白的活性；六味地黄汤对糖尿病心肌病内质网病变有较好的改善作用，可作为糖尿病心肌病的辅佐用药，有望延长糖尿病患者的寿命；六味地黄汤和山茱萸的熊果酸等均抑制过氧化氢、TNF 等引起的 NF-kB 激活。

（4）糖尿病视网膜病变。本病以补益肝肾，祛浊化瘀，活血通络为治法关键，可以通络驻景丸为基本方。方中熟地黄滋阴补肾，养血调肝，菟丝子填精补髓，益精明目，二药补充精血治其肝肾之虚，相须为用。消渴日久，气阴两虚，痰浊瘀血内生，方选通络驻景丸合生脉散、二陈汤加减。阴阳两虚，血溢脉外，可见眼底大量出血、渗出，并见新生血管，甚至网脱，方选通络驻景丸合金匮肾气丸、温胆汤加减。此外，六味地黄丸联合丹参明目丸能防治早期糖尿病视网膜病变；2型糖尿病患者应用银杏叶片联合六味地黄丸能减少早期视网膜病变的发生；六味地黄丸合四妙勇安汤治疗糖尿病视网膜病变效果亦明显。

（5）糖尿病周围神经病变。糖尿病周围神经病变属气虚血瘀者，若血虚症状明显，可加用熟地黄、阿胶；属肝肾亏虚者，可用壮骨丸以滋补肝肾，填髓充肉。六味地黄丸对2型糖尿病神经组织损伤有一定的保护作用，机制与增加血总超氧化物歧化酶、降低血清丙二醛含量和血清醛糖还原酶含量以及提高周围神经组织神经营养因子含量从而改善神经组织脱髓鞘现象，保护神经髓鞘细胞，提高神经传导速度等途径有关。采用六味地黄汤联合黄芪桂枝五物汤治疗本病效果显著，六味地黄四妙勇安汤治疗本病可明显提高患者神经传导功能，有效改善临床症状。

（6）胰岛素抵抗综合征。小剂量六味地黄丸对改善胰岛素抵抗的空腹血糖水平和胰岛素水平具有明显作用。六味地黄丸加减联合二甲双胍可降低糖尿病患者血清 TNF-α、IL-6、IL-8 水平，抑制机体炎性反应，同时可有效改善患者胰岛素抵抗并降低血糖。

（7）高脂血症。治疗2型糖尿病合并高脂血症时，在常规治疗的基础上，加用六味地黄丸能有效控制血糖、血脂等相关血生化指标，明显改善远期预后，而无明显副作用。对肾阴亏虚型2型糖尿病患者采用六味地黄丸加减治疗疗效理想，有利于改善患者的糖脂代谢，可降低不良反应发生率，用药安全性高。

（8）高尿酸血症。高尿酸血症属肝肾阴虚者，可选用、熟地黄、枸杞子等健脾补肾、疏肝，以治其本，祛邪与扶正并举。对于2型糖尿病合并高尿酸血症患者，在治疗基础疾病的同时，加用桂附地黄丸能够显著降低尿酸水平，同时能够减轻患者临床症状、改善患者生活质量。六味地黄胶囊可通过祛湿逐风、补脾固肾等途径调节机体物质代谢和水湿运化，疏经通络，从而减少尿酸的代谢生成，增加肾脏对尿酸的排泄，从而降低高尿酸血症患者血尿酸浓度。

（9）痛风。痛风急性发作期宜清热利湿、通络止痛，仍需滋阴益肾健脾为治，尤以滋阴补肾为重，可用六味地黄丸和四妙丸加减，疗效甚佳。由湿热长期内蕴关节所致的痛风，可早晚用温开水送服豨莶加减地黄丸控制病情。

（10）代谢综合征。代谢综合征属脾肾气虚者，可用四君子汤合右归丸加减方以补脾益肾；属肝肾不足者，可用杞菊地黄丸以培补肝肾。代谢综合征中后期机体损伤，脏腑受损，气血阴阳亏虚，可选用参芪地黄汤加减治疗气阴两虚证。后期补气养血，补益肝肾，可用地黄饮子加减或杞菊地黄丸治疗。

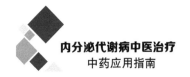

（11）甲状腺结节。研究表明，疏肝补肾汤对肝郁肾虚型甲状腺结节合并乳腺增生症的治疗效果较好，主要体现在能有效改善患者的中医证候表现，缓解患者病程中出现的颈部与乳房胀满不适感，不仅能缩小患者甲状腺结节最大径，对乳腺的肿块大小、质地，乳房疼痛情况都有较好的缓解作用，且对甲状腺功能无不良影响。

（12）甲状腺功能亢进症。地黄多糖和甲巯咪唑治疗甲状腺功能亢进症，血清中尿素氮和肌酐水平均明显降低。知柏地黄丸结合甲巯咪唑对甲状腺功能亢进症具有良好的改善氧化应激指标与甲状腺激素调控作用。

（13）甲状腺功能减退症。甲状腺功能减退症属肾阳虚损者，可用加味肾气丸以温补肾阳。研究表明，附桂地黄丸配伍优甲乐对治疗甲状腺功能减退患者具有显著疗效且优于单用优甲乐，治疗后 FT_3、FT_4 检测值均高于治疗前，TSH 低于治疗前。

（14）骨质疏松症。原发性骨质疏松症属肾精亏虚者，可用左归丸以补肾填精；属虚证邪侵者，可用鹿角胶丸以扶正固本。对肝肾阴虚型原发性骨质疏松症患者，在常规西药治疗基础上给予六味地黄丸联合治疗，可快速消除患者疾病症状，改善患者骨生化指标与提升骨密度水平，同时恢复受损的骨组织，能够降低患者的骨折风险。六味地黄丸可显著提高绝经后骨质疏松症患者的骨密度，改善其临床症状。知柏地黄汤能通过抑制破骨细胞活性发挥抗绝经后骨质疏松作用，与调控氧化应激水平，降低氧化应激产物的生成有关。

（15）多囊卵巢综合征。地黄饮子合知柏地黄汤治疗多囊卵巢综合征不孕患者，可提高妊娠率，改善卵巢微循环；当归地黄饮合桃仁四物汤方可有效改善肥胖型多囊卵巢综合征患者血糖、血脂水平，改善胰岛素抵抗和性激素水平；紫河车合六味地黄丸治疗青春期多囊卵巢综合征疗效显著，可有效改善青春期患者的月经情况；地黄丸合芎归二陈汤加减方治疗肾虚血瘀型多囊卵巢综合征高雄激素血症，可改善其临床症状和血清生化指标，调节内分泌，促进月经和自发排卵的恢复。

【用法用量】煎服，9 ～ 15 g。

【注意事项】脾胃虚弱，气滞痰多，腹满便溏者忌服。

【文献论述】

《本草纲目》：填骨髓，长肌肉，生精血，补五脏、内伤不足，通血脉，利耳目，黑须发，男子五劳七伤，女子伤中胞漏，经候不调，胎产百病。

《雷公炮制药性解》：味甘苦，性温无毒，入心肝肾三经。活血气，封填骨髓；滋肾水，补益真阴。

191. 薤白

薤白为百合科植物小根蒜 *Allium macrostemon* Bge. 或薤 *Allium chinense* G.Don 的干燥鳞茎。

【别名】薤根，藠头，大头菜子，野蒜，小独蒜，小蒜，宅蒜，薤白头。

【性味】辛，苦，温。

【归经】心经，肺经，胃经，大肠经。

【功效与主治】通阳散结，行气导滞。用于胸痹心痛，脘腹痞满胀痛，泻痢后重。

【现代药理研究】

（1）降脂。薤白可以降低高脂血症大鼠血清总胆固醇、低密度脂蛋白胆固醇水平，轻度升高高密度脂蛋白胆固醇水平，降低肝脏指数，改善肝脏脂肪变性，可能与上调节血脂代谢相关基因 *LDLR*、*LXRα*、*ABCA1*、*PPARγ* 和 *SR－BI* 的 mRNA 表达有关。薤白中有效成分 MATS 及其他含硫化合物可通过升高细胞内 cAMP 水平，增加平滑肌细胞内酸性胆固醇酯水解酶活性，促进胆固醇酯的水解和转运，从而降低血脂。

（2）抗血小板聚集。薤白皂苷具有抑制 ADP 诱导的血小板活化及聚集作用，且呈现剂量依赖性，其作用与 PI3K /AKT 信号通路相关。薤白皂苷具有同时抑制内源性及外源性凝血因子活性的抗凝作用，对于痰阻心脉证和阴寒凝滞证者 ADP 诱导的血小板聚集有更好的抑制作用，其可能作用于 $P2Y_1$ 和 $P2Y_{12}$，通过降低胞浆内钙离子浓度和升高 CAMP 含量，抑制血小板聚集。

（3）抗肿瘤。薤白挥发油具有细胞毒样作用，能够破坏细胞核、细胞器，直接杀伤肿瘤细胞；促进细胞 wtp53 基因 mRNA 的表达，启动肿瘤细胞的程序性死亡；增强机体免疫功能，促进脾淋巴细胞增殖，提高巨噬细胞的吞噬功能，从而杀伤肿瘤细胞。薤白皂苷通过 HepG2 细胞中的线粒体介导途径诱导 G2/M 细胞周期阻滞和凋亡，降低 Hela 细胞线粒体膜电位，上调 Bax mRNA 表达，下调 Bcl－2 mRNA 表达和 Bcl－2 与 Bax 的比值以及增强 Caspase－9 和 Caspase－3 的活性。

（4）抗氧化。薤白不同极性部位均有不同程度的体外抗氧化活性，其中正丁醇相活性最强，乙酸乙酯相和乙醇相次之。薤白原汁可以显著抑制大鼠血清过氧化脂质形

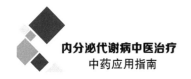

成，且对血清超氧化物歧化酶、过氧化氢酶和 T 淋巴细胞有明显保护作用，相似于抗氧化剂谷胱甘肽，能使血清抗坏血酸自由基自旋浓度降低。薤白多糖对羟基自由基的清除能力相对较强，对超氧阴离子自由基的清除能力及对 Fe^{3+} 的还原能力较弱。

（5）抑菌。薤白挥发油对酿酒酵母、青霉、大肠埃希菌、金黄色葡萄球菌 4 种常见的菌种有明显的抑制作用。薤白皂苷对常见的细菌、霉菌和酿酒酵母的抑菌效果从大到小顺序为：大肠埃希菌、金黄色葡萄球菌、枯草芽孢杆菌、酿酒酵母、黑曲霉和桔青霉。

（6）抗炎。薤白中的有效成分能够抑制炎症介质从而发挥抗炎活性。薤白皂苷能够抑制血小板源性微囊泡的 VCAM-1、ICAM-1 等炎症介质的表达，下调 p-JNK、p-NF-κB、p-P38、IκB-α 的表达水平，并能通过抑制血小板源性微囊泡 CD40L 表达，进而影响其与内皮细胞形成的 CD40L/NF-κB 相关炎症通路，抑制内皮细胞的炎症反应。

（7）平喘。薤白单味药对支气管哮喘的即时止喘疗效显著，能降低血清中的 IL-6、TXB2 水平，上调 6-Keto-PGF1α 水平，降低 TXB2/6-Keto-PGF1α 的比值，且呈剂量依赖性，推测薤白可能通过抑制炎症反应，缓解支气管平滑肌痉挛从而达到平喘效果。复方薤白胶囊能减轻用二氧化硫复制慢性支气管炎大鼠模型的炎症改变，其机制可能与薤白的抑菌消炎、解痉排痰、抗氧化作用、降低过氧化脂质，以及调节 PGI2 和 TXA2 含量、内源性 cAMP 水平等有关。

（8）抗抑郁。薤白水提物具有抗抑郁活性，其作用机制可能与脑神经再生及脑源性神经营养因子的释放有关。研究发现，薤白总苷能改善行为绝望抑郁模型小鼠的悬尾、游泳不动时间，对慢性不可预知性抑郁模型大鼠，还可以明显改善脑匀浆中的单胺类神经递质 5-羟色胺、NE、DA 等含量，以及血清中皮质酮（corticosterone，CORT）、促肾上腺皮质激素水平，提高机体免疫功能，且对胸腺、脾脏、肾上腺、下丘脑神经细胞的病变情况有明显改善作用。

（9）保护心肌。薤白能延长异丙肾上腺素所致常压缺氧小鼠的存活时间，降低心肌耗氧量，缩短心律失常的维持时间，降低心律失常的发生率。薤白皂苷可有效抑制冠心病大鼠心肌细胞凋亡，减缓炎症反应，同时抑制 NF-κB 蛋白表达。薤白皂苷减轻大鼠心肌细胞损伤的作用可能是通过抑制体内外血小板 PI3K/AKT 信号通路来抑制 ADP 诱导的血小板聚集而实现的。

【专科临床应用】薤白单药及复方制剂常用于治疗糖尿病心肌病、糖尿病周围神经病变等糖尿病相关并发症；高脂血症、代谢综合征、肥胖症等内分泌科常见疾病；甲状腺功能减退症、甲状腺癌等甲状腺疾病。

（1）糖尿病心肌病。糖尿病心肌病属痰浊瘀阻者，可用瓜蒌薤白半夏汤加味以化痰宽胸，宣痹止痛；属寒凝血瘀者，可在赤石脂汤方基础上加用薤白以温阳通痹，散寒止痛。白虎人参汤合枳实薤白桂枝汤治疗糖尿病心肌病，可有效抑制 NLRP3 炎症小体活化水平，降低炎症反应，改善心肌纤维化，延缓病程进展，且剂量越高，抗炎、保护心肌作用就越明显。研究表明，NLRP3 炎症小体是治疗糖尿病心肌病的潜在靶点，为其治疗提供理论依据。此外，糖尿病心肌病痰浊瘀阻证可用瓜蒌薤白半夏汤合失笑散加减，寒凝血瘀者可选用瓜蒌、薤白、桂枝等。

（2）糖尿病周围神经病变。糖尿病周围神经病变的治疗当以祛邪通络、化痰活血为主，兼治其本。芎蒌通脉方具有化痰散结，活血祛瘀之功效，对糖尿病血管病变具有一定作用。通阳活血汤熏洗治疗糖尿病周围神经病变能明显提高患者的临床疗效、降低中医证候积分及多伦多临床评分，显著提高肌电图神经传导速度。

（3）高脂血症。丹蒌片辅助治疗 2 型糖尿病伴高脂血症，可明显改善患者血液流变学状态，调节血脂及血糖，临床效果显著。清化消瘀方合瓜蒌薤白半夏汤可增强 2 型糖尿病伴高脂血症患者的临床疗效，调控血脂代谢，降低患者的氧化应激反应。血滞通胶囊联合匹伐他汀治疗高脂血症患者，能够有效改善患者的血脂水平。

（4）代谢综合征。瓜蒌薤白汤类方因富含黄酮类、甾醇类等活性成分而在抑制血小板聚集，改善脂质代谢和降低血压等方面有重要治疗价值。临床常以瓜蒌薤白汤类经方治疗痰浊型代谢综合征，对于胸部不适或合并冠心病的痰浊型代谢综合征患者，治疗常以瓜蒌薤白半夏汤为基础方加减。

（5）甲状腺功能减退症。成年型原发性甲状腺功能减退症之黏液性水肿临床表现为阳虚阴盛，水湿为患之症，用脉象病机来概括即"阳微阴弦"证，方用瓜蒌薤白半夏汤加味，治疗阳虚阴盛、水湿内聚之水肿。

（6）甲状腺癌。甲状腺癌术后表现为痰气瘀互结，胸阳不振，郁而化热之象的患者，可予枳实薤白桂枝汤合半夏厚朴汤合栀子豉汤，以行气散结，苦以燥湿降逆，使郁气得疏，痰涩得化。

（7）肥胖症。肥胖症的痰状态可以适当佐以薤白增强其他药物化痰湿的功效，故痰证以茯苓、半夏、天南星、薤白、白矾等为核心用药。加味枳实薤白桂枝汤可以改善肥胖症合并 2 型糖尿病患者糖脂代谢及中医证候，有效改善尿酸及同型半胱氨酸水平。

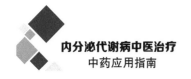

【用法用量】煎服，5～10 g。

【注意事项】气虚者慎服。

【文献论述】

《神农本草经》：主金疮，疮败，轻身，不饥，耐老。

《本草纲目》：治少阴病厥逆泄痢，及胸痹刺痛，下气散血，安胎。温补助阳道。

《现代中药药理学》：主治胸痹疼痛，痰饮咳喘，泄痢后重。

192. 薏苡仁

薏苡仁为乔本科植物薏米 *Coix lacryma-jobi* L.var.mayuen（Roman.）Stapf 的干燥成熟种仁。

【别名】解蠡，起实，赣米，感米，薏珠子，回回米，草珠儿，菩提子，赣珠，必提珠，芑实，薏米，米仁，薏仁，苡仁，苡米，草珠子，六谷米，珠珠米，胶念珠，尿塘珠，老鸦珠，菩提珠，药玉米，水玉米，沟子米。

【性味】甘，淡，凉。

【归经】脾经，胃经，肺经。

【功效与主治】利水渗湿，健脾止泻，除痹，排脓，解毒散结。用于水肿，脚气，小便不利，脾虚泄泻，湿痹拘挛，肺痈，肠痈，赘疣，癌肿。

【现代药理研究】

（1）降血糖。薏苡仁多糖可以显著抑制 α- 葡萄糖苷酶和 α- 淀粉酶活性，提高胰岛素抵抗 HepG2 细胞的葡萄糖消耗能力，具有显著的降血糖活性；抑制四氧嘧啶性糖尿病发生的机制主要是通过提高机体内的超氧化酶歧化酶活性及保护 β 细胞；能够降低大鼠血清中瘦素含量，同时升高血清中脂联素含量，使其对氯氮平诱导的大鼠糖脂代谢紊乱模型体质量明显减轻，并改善体征、降低空腹血糖和餐后 2 小时血糖水平。

（2）降血脂。薏苡仁提取物能够显著降低高脂血症大鼠血清中胆固醇和低密度脂蛋白胆固醇浓度，进而显著降低 AI 数值，减少动脉粥样硬化发生的风险。薏苡仁提取物可以通过提高血液中脂联素含量经过脂联素 - 单磷酸腺苷活化的蛋白激酶 - 乙酰辅酶 A 羧化酶 - 丙二酰辅酶 A- 游离脂肪酸脂质代谢通路一系列反应，降低血液中游离脂肪

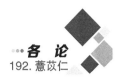

酸含量，改善非酒精性脂肪肝大鼠的游离脂肪酸代谢。

（3）降血压。薏苡仁谷蛋白源血管紧张素转换酶抑制肽具有明显的降压效果，且具有较高的溶解度和稳定性。水解薏苡仁醇溶性蛋白，将产生的生物肽灌胃给高血压小鼠，发现小鼠血压显著降低，降压效果通过抑制血管紧张素转换酶实现，体外也有同样效果。

（4）抗肿瘤。薏苡仁提取物可抑制人口腔鳞状细胞癌 CAL27 细胞的增殖、迁移和侵袭能力，其作用机制可能与抑制 PDGFB /PDGFRβ/PI3K/AKT 轴活性有关，且干预浓度越高抗肿瘤效果越佳。薏苡仁油显著抑制卵巢癌 SKOV3 细胞的增殖并促进其凋亡，可能与 Bcl-2 表达降低、Bax 和 Caspase 蛋白表达升高有关。薏苡仁油对结肠癌 HT-29 细胞具有抑制生长和促进凋亡作用，其机制与调节 Hh 通路相关成员 CyclinD1、p21、Caspase-3、Bcl-2、Ptch、Smo、Shh 和 Gli-1 的表达有关。

（5）提高免疫力。薏苡仁油改善免疫功能的作用与促进脾 B 淋巴细胞、T 淋巴细胞增殖，升高 AD4$^+$、CD8$^+$T 淋巴细胞比例及 CD4$^+$/CD8$^+$ 比值等有关。薏苡仁多糖可提高机体 JAK3、STAT5 的磷酸化水平，激活 JAK3/STAT5 途径，与 T 淋巴细胞增殖密切相关。因此，薏苡仁多糖及其拆分组分可促进 T 细胞增殖，增强机体的细胞免疫功能；还能够调节细胞因子活性水平，促进抗体分泌，恢复 Th1/Th2 平衡。

（6）其他作用。薏苡仁还具有抗炎镇痛、降血钙、调节肠道菌群和抑制黑色素生成等作用。

【专科临床应用】薏苡仁单药及复方制剂常用于治疗糖尿病、糖尿病肾病等糖尿病相关并发症；胰岛素抵抗综合征、高脂血症、高尿酸血症、痛风、代谢综合征、原发性骨质疏松症、多囊卵巢综合征以及肥胖症等内分泌科常见疾病；甲状腺结节、桥本甲状腺炎、甲状腺癌、Graves 病等甲状腺疾病。

（1）糖尿病。薏苡仁多糖能通过调节肠道微生物群及其代谢途径发挥对 2 型糖尿病的降血糖作用，改善血糖控制，促进胰岛素分泌。糖尿病气阴两虚证患者通常选用薏苡仁、豇豆及牛奶等进行食疗，有助于益气健脾，养阴生津。脾虚湿滞型糖尿病患者在原治疗基础上给予薏苡仁，能够缩短血糖控制所需时间，保持血糖各项指标良好，更好地避免低血糖等不良事件的发生。此外，疏肝化痰消浊方能有效改善糖尿病患者胸胁疼痛、抑郁不舒、腹胀、口干口渴等症状，降低其合并非酒精性脂肪肝病患者的中医证候积分，改善体内的胰岛素抵抗。

（2）糖尿病肾病。糖尿病肾病往往多见水肿、夜尿频多、尿浊等症，薏苡仁与茯

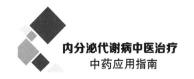

苓配伍可共同加强利水作用。糖尿病肾病中期宜健脾益气，可用参苓白术散或己丑六君汤加减；后期宜温肾助阳，可用芪苓健脾颗粒加减以健脾温阳利水。此外，三仁汤加减方治疗肥胖 2 型糖尿病伴糖尿病肾病患者，能降低其证候积分、体重指数、血糖、糖化血红蛋白、尿蛋白指标，调节血脂代谢，改善空腹血清 C 肽及肾功能指标，影响血清抵抗素、尿 L-FABP 指标表达水平。

（3）胰岛素抵抗综合征。薏苡仁在临床上多配伍治疗脾虚湿滞型糖尿病，其主要成分薏苡仁多糖具有改善胰岛素抵抗和脂糖代谢紊乱的作用。研究发现，清热化湿方辅助治疗 2 型糖尿病可有效改善胰岛素抵抗状态，调节血糖、餐后血糖、胰岛素水平，且对肝肾功能无影响。三仁汤加减联合二甲双胍可改善痰湿型代谢综合征患者临床症状，降低中医证候积分、体重、腰围、血脂、血糖、胰岛素水平、改善胰岛素抵抗，从而延缓代谢综合征患者病情进展。

（4）高脂血症。化痰降浊法应用薏苡仁，能够显著改善高脂血症患者的血脂水平和症状，综合疗效明显；健脾化湿法应用薏苡仁，联合辛伐他汀治疗脾虚痰湿型高脂血症可有效改善血脂水平，缓解患者的中医症候。

（5）高尿酸血症。清热化湿降浊法应用薏苡仁，可降低高尿酸血症患者的血尿酸水平，改善临床不适症状，降低甘油三酯水平，远期疗效明显。泄浊化瘀方应用薏苡仁，治疗痰浊瘀阻型高尿酸血症，可显著改善患者临床症状，并能改善血脂、血糖、hs-CRP 等疗效指标。降浊通络方联合苯溴马隆治疗痰瘀互结型高尿酸血症患者，能有效降低血尿酸水平，明显改善中医临床症状，辅助降低胆固醇、甘油三酯水平。四妙汤联合葛酮通络胶囊能降低湿热痹阻型 2 型糖尿病合并高尿酸血症患者的血糖、血尿酸，降低体重指数，改善内皮功能及相关中医证候。

（6）痛风。研究表明，薏苡仁可对黄嘌呤氧化酶产生抑制作用，进而调节嘌呤代谢，减少尿酸盐结晶形成。薏苡仁除痹通筋，与茯苓配伍可增强健脾利湿之效，故临床上可用于痛风间歇期及痛风治疗的全过程。针刺疗法联合薏苡仁汤加减治疗痛风性关节炎，可降低体内血尿酸水平与 C-反应蛋白量，有效改善关节疼痛感。加味四妙汤联合白药膏能明显改善急性痛风性关节炎患者的疼痛、中医证候，降低血沉、C 反应蛋白，显著降低血尿酸水平，减少关节疼痛发作的次数。薏苡仁汤加减联合双氯芬酸钠片治疗湿热蕴结证急性痛风性关节炎，能有效改善机体炎症反应，缓解疼痛。

（7）代谢综合征。以健脾化湿大法为组方原则，以升阳益胃汤加减为方药的组方，可明显改善代谢综合征患者临床症状，提高抗氧化能力，改善胰岛素抵抗，明显降低

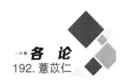

患者血糖、糖化血红蛋白、甘油三酯。方中薏苡仁可醒脾利湿，与杏仁、半夏配伍取其宣上畅中渗下，三焦并重，使邪无藏身之地；杏仁、薏苡仁配伍取其麻黄杏仁薏苡甘草汤之作用，逐筋骨之湿。

（8）原发性骨质疏松症。薏苡仁可解热，消炎，镇痛，提高免疫力，在一定程度上可预防骨质疏松。经研究初步确定姜黄抗骨质疏松配方组成为骨碎补、黄芪、姜黄、山药、茯苓、葛根、薏苡仁，功效为补气健脾，活血通络，同时确定不含姜黄配方，防治绝经妇女骨质疏松。

（9）多囊卵巢综合征。多囊卵巢综合征患者经间期用薏苡仁、茯苓能够淡渗通利，促进卵泡顺利排出。痰湿阻滞型患者，若痰湿瘀久化热，可加黄芩、公英、丹皮、生薏苡仁等。启宫丸加减方联合屈螺酮炔雌醇片（Ⅱ）（优思悦）治疗肥胖型多囊卵巢综合征的临床疗效明显，能够有效改善中医临床症状、降低体重、减轻痤疮、改善胰岛素抵抗及激素水平，从而调节内分泌，调整月经周期。揿针联合自拟健脾化痰方加屈螺酮炔雌醇片（Ⅱ）治疗脾虚痰湿型多囊卵巢综合征疗效明显，中医证候积分和体重指数均明显下降，在降低血糖、血脂和改善性激素水平等方面疗效亦明显。

（10）肥胖症。生薏苡仁、茯苓、山药是治疗虚胖的基础小方，可每日煮粥或煎药，长期服用疗效显著。运用药食同源等药物配伍，选取山楂，荷叶，橘皮，茯苓，薏苡仁制成药食同源代茶饮，加强运化功能，健脾化湿，从而达到减轻体重，减少内脏脂肪堆积，抑制腹型肥胖的功效。儿童肥胖属痰湿内盛者，食疗调护当以燥湿化痰为主，可选用薏苡仁、赤小豆、冬瓜皮、苍术等食疗药物入药膳。此外，在饮食控制、合理运动治疗的基础上用二甲双胍联合参苓白术散能有效降低超重／肥胖2型糖尿病患者的血糖、血脂水平，改善糖脂代谢状况，降低肥胖程度，在改善中医临床症状方面也有积极作用。

（11）甲状腺结节。临床可选用薏苡仁配伍半枝莲、山慈菇、白花蛇舌草等中药，治疗甲状腺结节（TI-RADS）分级在4级及以上患者，防治甲状腺结节的进一步发展。痰湿蕴脾与本病的发病亦有关联，常在运用疏肝解郁药物的同时配伍健脾利湿药，如炒白术、党参、薏苡仁等。健脾化痰方治疗甲状腺结节效果显著，能够有效改善患者的临床症状，缩小甲状腺结节最大直径。

（12）桥本甲状腺炎。理气化痰方应用薏苡仁，能有效治疗桥本甲状腺炎，降低甲状腺自身抗体滴度，减小甲状腺，改善中医证候积分。

（13）甲状腺癌。甲状腺癌术后属湿毒蕴结者，予附子理中丸加减，加用薏苡仁，

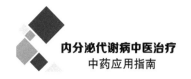

增强排湿毒、助脾运之功。

（14）Graves病。瘿泻方应用薏苡仁，治疗以腹泻为主要表现的Graves病疗效显著，不仅能更快、更明显地改善患者腹泻次数等临床症状，还可逐渐恢复甲状腺功能、降低TRAb水平，安全性高。

【用法用量】煎服，9～30 g。

【注意事项】孕妇慎用。

【文献论述】

《神农本草经》：主筋急拘挛，不可屈伸，风湿痹；下气；久服轻身益气。其根，下三虫。

《本草纲目》：健脾益胃，补肺清热，祛风胜湿。炊饭食，治冷气；煎饮，利小便热淋。

《雷公炮制药性解》：味甘，微寒无毒，入肺脾肝胃大肠五经。利肠胃，消水肿，祛风湿，疗香港脚，治肺痿，健脾胃。

193. 薄荷

薄荷为唇形科植物薄荷 *Mentha haplocalyx* Briq. 的干燥地上部分。

【别名】蕃荷菜，菝蔺，吴菝蔺，南薄荷，猫儿薄苛，升阳菜，薄苛，蔢荷，夜息花。

【性味】辛，凉。

【归经】肺经，肝经。

【功效与主治】疏散风热，清利头目，利咽，透疹，疏肝行气。用于风热感冒，风温初起，头痛，目赤，喉痹，口疮，风疹，麻疹，胸胁胀闷。

【现代药理研究】

（1）抗炎。薄荷脑可通过调控 PGE2、LTB4、TNF-α、IL-1β 等炎症介质的产生和释放以及 TRP 通道介导的细胞免疫效应来发挥抗炎作用。薄荷油可以减少 IL-1β、IL-6 和 TNF-α 的释放，从而减轻炎症反应，同时可通过显著降低炎症组织中的 PGE2 含量，降低血液中脂质的丙二醛和一氧化氮含量，发挥抗炎作用。此外，薄荷酮可抑制 NOD 样受体蛋白结构域 3（NOD–like receptor domain–containing protein 3，NLRP3）炎症小体激活，减少 IFN–γ 等促炎因子的释放，减轻内毒素所致的肺部炎症损伤。

（2）抗菌。薄荷挥发油、薄荷醇及单萜类化合物有较强的抗菌活性，且具有一定的协同作用。薄荷油抑制细菌、真菌等的生长和繁殖具有剂量依赖性。研究发现，薄荷挥发油中的薄荷醇是其抗菌的有效成分，通过破坏细菌细胞壁和细胞膜结构，阻碍其生长繁殖，发挥较强的抗菌作用。此外，薄荷精油对革兰阳性菌的抑制效果明显强于革兰阴性菌。金黄色葡萄球菌对薄荷挥发油敏感性最高，铜绿假单胞菌对其整体敏感性最低。

（3）抗病毒。薄荷挥发油、薄荷多糖及酚类化合物具有抗病毒作用。薄荷油可通过调节 TLR7/MyD88/NF–κB 信号通路，抑制炎性细胞因子表达，从而抑制病毒复制。薄荷酮和胡薄荷酮对甲型流感病毒有抑制作用，可能与促进 IFN–α、IFN–β、IL–2 分泌，抑制 IL–6 与 TNF–α 的产生有关。薄荷多糖、薄荷油还能抑制呼吸道合胞病毒及单纯疱疹病毒。此外，薄荷水提物对牛痘病毒、孤儿病毒、Semliki 森林病毒和流行性腮腺病毒均有抑制作用。

（4）镇痛。薄荷产生镇痛作用的主要成分是其乙醇提取物、薄荷醇及胡椒烯酮。薄荷脑可激活突触前 TRPA1、TRPM8 等痛觉靶点，增强延髓背角中枢前馈神经回路中的抑制性突触传递，或增加兴奋性突触传递使外周神经元对疼痛信号脱敏，同时可使钠离子内流受阻，阻滞局部神经，其注射液具有良好的镇痛作用。

（5）抗氧化。薄荷挥发油的体外抗氧化活性与其组分相关，其中香芹酮型薄荷挥发油及其纯品的抗氧化活性最显著。研究发现，野生薄荷精油具有一定的总抗氧化能力、超氧阴离子自由基清除能力、羟基自由基清除能力和 DPPH 自由基清除能力，且呈现一定的量效关系。薄荷多糖的 DPPH 自由基清除和还原能力较强，且在体外对呼吸道合胞病毒具有明显的抑制作用。

（6）其他作用。此外，薄荷还具有抗肿瘤、祛痰、保肝利胆、抗生育和抗辐射等作用。

【专科临床应用】薄荷单药及复方制剂常用于糖尿病相关并发症、甲状腺疾病，以及原发性骨质疏松症、多囊卵巢综合征等内分泌科常见疾病。

（1）糖尿病并发症。薄荷油脐部湿敷是糖尿病便秘的有效方法，能够显著改善症状。对于血虚风燥的糖尿病皮肤瘙痒患者，以养血祛风、润燥止痒为原则，选用复方当归薄荷膏能有效治疗其皮肤瘙痒症状，直达病所，疗效显著。双花薄荷饮具有一定的抗菌及降糖作用，糖尿病合并牙周炎患者加用双花薄荷饮治疗，可以有效控制血糖

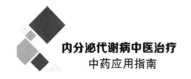

及牙周炎症，改善糖尿病症状，减少牙周炎复发，其作用可能与控制炎性反应及改善胰岛素抵抗相关。

（2）甲状腺疾病。甲状腺功能亢进症属阴虚阳亢或肾阳虚损者，若出现眩晕症状，可原治疗方基础上加用白蒺藜、薄荷；针对突眼症状，可采用敷药疗法，用药包括蒲公英、夏枯草、薄荷等。在甲状腺手术麻醉中预防性通过呼吸回路使用薄荷液可减少甲状腺切除患者术后恶心呕吐并降低其严重程度。

（3）原发性骨质疏松症。薄荷具有良好的抗氧化活性和抗酒石酸酸性磷酸酶活性抑制作用，对破骨细胞分化的抑制效果较好，具有较强的抗骨质疏松活性。

（4）多囊卵巢综合征。针对多囊卵巢综合征患者，行经之期和月经前期主要用逍遥散加减，疏导气机，畅通血脉，治疗血虚劳倦，心烦面赤，经水不调，寒热如疟等肝郁脾弱证。其中薄荷的功效主要为引药上行，助气化。

【用法用量】煎服，3～6 g，后下。

【注意事项】阴虚血燥，肝阳偏亢，表虚汗多者忌服。

【文献论述】

《本草纲目》：利咽喉，口齿诸病，治瘰疬疮疥，风瘙瘾疹。

《雷公炮制药性解》：味辛，性微寒无毒，入肺经。主中风失音，下胀气，去头风，通利关节，破血止痢，清风消肿，引诸药入营卫，能发毒汗，清利六阳之会首，祛除诸热之风邪。

194. 橘红

橘红为芸香科植物橘 *Citrus reticulata* Blanco 及其栽培变种的干燥外层果皮。

【别名】芸皮，芸红。

【性味】辛，苦，温。

【归经】肺经，脾经。

【功效与主治】理气宽中，燥湿化痰。用于咳嗽痰多，食积伤酒，呕恶痞闷。

【现代药理研究】

（1）抑制肥胖。橘红素可以通过调节脂肪组织中肥胖引起的炎症反应改善胰岛素抵抗，同时抑制脂肪细胞的生成。研究发现，橘红素可以通过下调 C/EBPα、C/EBPβ、PPARγ 基因和蛋白的表达，抑制 3T3-L1 脂肪细胞的生长，发挥抑制脂肪生成的作用。化橘红总黄酮可以降低血清中总胆固醇、甘油三酯和低密度脂蛋白胆固醇水平，升高高密度脂蛋白胆固醇水平，具有改善肝脏和肾脏肿大的作用。

（2）抗炎。橘红素可以抑制脂多糖引起的肥大细胞促炎细胞因子和化学因子 CXCL8、CCL3、CCL4、IL-1β 的增高，降低免疫球蛋白 E（IgE）介导的肥大细胞 CXCL8、CCL2、CCL3、CCL4 和 TNF-α 的表达，具有降低肥大细胞促炎介质释放和产生的作用。化橘红的有效单体柚皮苷具有抗炎活性，还可以促进炎症消退，能显著抑制呼吸系统慢性炎症，以促进炎症的消退。

（3）抗肿瘤。橘红素和 5-氟尿嘧啶联用可明显增强 5-氟尿嘧啶抑制人胃癌 AGS 细胞增殖的作用，主要机制可能是通过上调 p53 和 p21 蛋白使 AGS 胃癌细胞阻滞于 S 期。橘红素还可以抑制辐射诱导的胃癌细胞上皮-间质转化，从而抑制肿瘤的侵袭和转移，其分子机制可能与 miR-410 上调和 Notch-1、Jagged1/2、Hey-1、Hes-1 表达下降有关。

（4）保护神经。橘红素可以通过抗炎、抗氧化等途径起到神经保护作用，可以抑制活性氧的产生，提高血红素氧合酶-1 的表达和核转录因子 Nrf2 与抗氧化反应因子的 DNA 结合活性，在小神经胶质细胞上体现了抗炎和抗氧化活性。同时，橘红素能够减少胆碱能神经缺损，降低神经毒性淀粉样 β 蛋白肽的异常聚集，反转 N-甲基-D-天冬氨酸（N-methyl-D-aspartic acid receptor，NMDA）受体功能减退，缓解缺血性损伤，抑制 tau 蛋白的高度磷酸化，提高脑啡肽酶水平，调节多条信号转导通路等，是预防和治疗阿尔茨海默病和帕金森病的有效候选药物。

（5）其他作用。橘红还具有保护肝肾、抗心律失常、抗心肌缺血、抗氧化和化痰止咳等作用。

【专科临床应用】橘红单药及复方制剂常用于治疗糖尿病心肌病、痛风、代谢综合征、骨质疏松症、肥胖症等内分泌科常见疾病。

（1）糖尿病心肌病。化橘红对糖尿病心肌病有明显的积极作用，尤其能调控其心肌纤维化进程中的关键环节，改善糖尿病心肌病患者的心肌纤维化进程，抑制心肌肥厚，减少心肌的损伤。

（2）痛风。橘红醇提取物中分离得到的两个黄酮类成分对黄嘌呤氧化酶有较明显的抑制作用，并且与浓度呈正相关性，为其作为天然抗痛风药物在医药行业的应用提供理论依据。

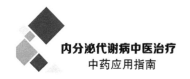

（3）代谢综合征。半夏-橘红药对通过血液循环，神经活动配体-受体相互作用，cGMP-PKG、白细胞介素、钙离子相关作用等复杂的生物过程和通路治疗代谢综合征；二陈汤及其类方适合用于治疗代谢综合征，体现了中医的"异病同治"。

（4）骨质疏松症。橘红素在调节骨代谢水平方面和雌二醇作用相似，可有效降低血清雌激素缺乏所导致的骨代谢标志物水平升高，其作用机制可能与橘红素调控钙磷代谢相关激素和抗炎作用有关。

（5）肥胖症。肥胖症临床可用消膏降浊法治疗，以消除膏油、泻浊化浊。临床常用橘红、五谷虫、山楂、红曲、大黄等作为消膏降浊的具体应用。

【用法用量】煎服，3～10 g。

【注意事项】阴虚燥咳及久嗽气虚者不宜服。

【文献论述】

《神农本草经》：主胸中瘕热逆气，利水谷；久服去臭，下气，通神。

《本草纲目》：下气消痰。

《雷公炮制药性解》：入肺、肝、脾、胃四经。

195. 檀香

檀香为檀香科植物檀香 *Santalum album* L. 树干的干燥心材。

【别名】旃檀，白檀，白檀香，黄檀香，真檀，裕香。

【性味】辛，温。

【归经】脾经，胃经，心经，肺经。

【功效与主治】行气温中，开胃止痛。用于寒凝气滞，胸膈不舒，胸痹心痛，脘腹疼痛，呕吐食少。

【现代药理研究】

（1）降血糖血脂。檀香挥发油和α-檀香醇能够显著降低血糖浓度、增加体重、提高肝脏质量、肝糖原和肝蛋白含量、降低饮水量，其作用效果与格列本脲相当。檀香的石油醚提取物表现出潜在的抗高血糖和抗高血脂活性，作用效果显著高于二甲双胍；同时能显著降低总胆固醇、低密度脂蛋白和甘油三酯含量，升高高密度脂蛋白含量，

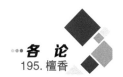

表明檀香挥发油可以作为潜在的抗高血糖和高血脂试剂。

（2）保护心肌。檀香提取物能通过上调 miR-199a-3p 表达，显著提高心肌细胞缺氧/复氧损伤后细胞存活率，降低细胞凋亡率，减轻细胞损伤程度，对心肌细胞缺氧/复氧损伤具有保护作用。檀香对部分心血管系统疾病有一定的治疗效果，其不同的给药方式和提取部位对心血管系统的影响也不尽相同，作用机理可能与抗氧化和扩张冠状动脉血管有关。

（3）促进或抑制消化功能。檀香的各种提取物在不同浓度下对小鼠回肠平滑肌有不同的兴奋或抑制作用，并能拮抗乙酰胆碱、组胺、氯化钡所致的离体肠痉挛，对小肠推进以及胃排空具有双向调节作用。檀香亲脂性物质可以抑制豚鼠自主运动，且可以拮抗乙酰胆碱导致的豚鼠离体肠痉挛状态，而檀香中等极性物质可以协同阿托品造成豚鼠离体肠松弛状态。

（4）其他作用。麝香还具有抗肿瘤、镇静催眠、增强记忆力、抗氧化、抗菌、抗病毒和抗炎等作用。

【专科临床应用】檀香单药及复方制剂常用于治疗糖尿病心肌病等糖尿病相关并发症，以及胰岛素抵抗综合征、肥胖症等内分泌科常见疾病，还有甲状腺功能亢进症等甲状腺疾病。

（1）糖尿病心肌病。冠心病属气滞血瘀者，可用四逆散合丹参饮加减，以疏肝理气，宣痹止痛；痰浊瘀阻者，若出现胸闷憋气重，可在原方基础上加用郁金、檀香。急性心肌梗死属心脉瘀阻者，可用丹参饮合抗心梗合剂，以活血化瘀，宣通心脉。

（2）胰岛素抵抗综合征及肥胖症。檀香籽油对肥胖诱导的胰岛素抵抗具有预防作用，其作用机制可能与改善 PI3K/AKT 胰岛素信号通路传导、抑制 JNK/NF-κB 炎症信号通路以及改善肠道菌群的组成有关，为胰岛素抵抗相关慢性病的营养干预提供了新的依据。

（3）甲状腺功能亢进症。甲状腺功能亢进症患者，若出现胸闷症状，可用丹参饮宽胸理气，活血化瘀。

【用法用量】煎服，2～5 g。宜后下。

【注意事项】如阴虚火盛，有动血致嗽者，勿用之。

【文献论述】

《本草纲目》：治噎膈吐食。又面生黑子，每夜以浆水洗拭令赤，磨汁涂之。

《本草拾遗》：主心腹霍乱，中恶，杀虫。

《本草备要》：调脾胃，利胸膈，为理气要药。

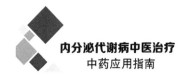

196. 藕节

藕节为睡莲科植物莲 *Nelumbo nucifera* Gaertn. 的干燥根茎节部。

【别名】藕节疤，南藕节，老藕节，光藕节，老节，斗节，雪藕节，干藕节，光旁节。

【性味】甘，涩，平。

【归经】肝经，肺经，胃经。

【功效与主治】收敛止血，化瘀。用于吐血，咯血，衄血，尿血，崩漏。

【现代药理研究】

（1）降血糖。莲藕粗多糖能有效缓解糖尿病小鼠消瘦的情况。同时，服用莲藕多糖后糖尿病小鼠的血糖值有所下降，且呈现出一定的量效关系。

（2）减肥。藕节和藕芽能够抑制高热量饲料导致的大鼠体重增长，经过对比血糖、胰岛素和胰岛素敏感指数，发现藕节减弱对外周胰岛素抵抗的效果良好，从而阻止高胰岛素血症的发生。肥胖大鼠服用藕节、藕芽和藕渣后，均能增加其高密度胆固醇，藕节相比于藕芽和藕渣，还有抑制血清总胆固醇的作用。以上结果表明，藕节能够治疗因食用高热量食物而导致的肥胖。

（3）止血。藕节可以提高血浆凝血酶原浓度，促进凝血酶原转化为凝血酶，提高活化凝血酶血浆含量，提高血浆纤维蛋白原含量，从而加速凝血过程，发挥凝血作用。藕节炮制后止血作用增强，可能是其中所富含的有机成分、无机成分和草酸钙晶体，经制炭工艺的加工处理后，形成了炭素和可被人体吸收的钙盐，增加了血液中的血钙含量，从而发挥止血作用。藕节炭的乙酸乙酯提取部位、水提部位是其止血的主要活性部位，3-表白桦脂酸为藕节炭止血作用的有效成分之一。

（4）抗氧化。莲藕提取物在体外具有较强的抗氧化能力，对过氧化氢诱导的小鼠成肌（C_2C_{12}）细胞有明显的保护作用，还能提高抗氧化酶活性，减少脂质过氧化产物的生成，降低氧化损伤。藕节多糖对 DPPH 自由基、羟自由基和超氧阴离子自由基均具有较强的清除作用。莲藕节多酚提取物具有很强的 DPPH 自由基和羟基自由基清除能力、β-胡萝卜素漂白能力以及总还原能力，且抗氧化活性随剂量的增加

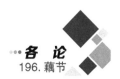

而加强。

（5）保护肾脏。藕节对糖尿病肾病大鼠的肾脏具有一定的保护作用，其机制可能与调节其肾组织 p-JAK2、p-STAT3 及 VEGF 表达有关，同时提高 Bcl-2 的表达以达到保护肾脏组织的目的，从而延缓糖尿病肾病的进展。藕节含药血清可能通过上调足细胞上 nephrin 和 podocin 蛋白的表达，进而发挥保护足细胞的作用。

（6）抑菌。莲藕发挥抑菌作用的主要成分为多酚类物质。金黄色葡萄球菌对低分子量多酚和多聚体多酚都较为敏感，低分子量多酚相较于多聚体多酚有更好的抑菌作用，且抑菌效果与剂量在一定范围内呈现剂量效应。

（7）抗病毒。莲藕粗多糖能够分为 2 个多糖组分 LB-1 多糖和 LB-2 多糖，LB-2多糖相较于粗多糖在抗氧化活性及抑制红细胞溶血方面具有良好作用，在低浓度条件下能够明显抑制 HIV-1 整合酶活性。LB-2 多糖作为一种无公害多糖复合物，为天然抗 HIV-1 整合酶药物的研究提供了新思路。

【专科临床应用】藕节单药及复方制剂常用于治疗糖尿病、糖尿病视网膜病变等糖尿病相关并发症，以及肥胖症等内分泌科常见疾病。

（1）糖尿病。糖尿病属肺燥津亏者，可用消渴方以清热润燥，生津止渴。临床可用生地黄、白藕汁各一升，加入牛乳一升，熬成膏状，炒黄连末成绿豆大小的丸状，每次服用三钱。因莲藕具有味甘性寒，主热渴，散血的特点，配合黄连泻火的功效，达到相辅相成的目的。

（2）糖尿病视网膜病变。在基础治疗非增殖型糖尿病视网膜病变患者的基础上，联合应用含有藕节的传统中药配方生蒲黄汤进行治疗后，患者病情得到显著改善，视网膜厚度改善情况较好。

（3）肥胖症。藕节及其提取物能减轻肥胖大鼠的体重和体脂，改善胰岛素抵抗。莲藕节中的色氨酸具有抗糖尿病活性，莲藕节煎煮具有抗高血脂活性。由于肥胖与糖尿病和高脂血症密切相关，藕节降血糖、降血脂、改善胰岛素抵抗的机制在一定程度上与其抗糖尿病、降血脂活性有关。研究表明，含藕节、绿茶和人参的膳食补充剂能显著降低肥胖成年人的体重和脂肪。此外，向藕节和绿茶中添加三七对脂质吸收、血脂控制和最终减脂具有协同作用。

【用法用量】煎服，9～15 g。

【注意事项】使用藕节忌铁，不宜与牛奶同服；使用胃蛋白酶、胰酶、淀粉酶、含铁补血剂等药物时，禁用藕及藕节。

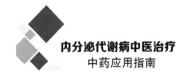

【文献论述】

《本草纲目》：消瘀血，解热毒。

《雷公炮制药性解》：味甘，性平，无毒，入脾经。主散瘀血，止吐衄，解热毒，消食止渴，除烦解酒。

《药性论》：捣汁，主吐血不止，口鼻并皆治之。

197. 瞿麦

瞿麦为石竹科植物瞿麦 Dianthus superbus L. 或石竹 Dianthus chinensis L. 的干燥地上部分。

【别名】巨句麦，大兰，山瞿麦，南天竺草，剪绒花，竹节草。

【性味】苦，寒。

【归经】心经，小肠经。

【功效与主治】利尿通淋，活血通经。用于热淋，血淋，石淋，小便不通，淋沥涩痛，经闭瘀阻。

【现代药理研究】

（1）保护肾脏。栝楼瞿麦汤能激活糖尿病肾病大鼠上游免疫系统，调节 TLR4/MyD88 信号通路的转导，从而保护肾脏。栝楼瞿麦汤能有效改善糖尿病肾病症状、减轻肾组织损伤，其部分作用机制可能与调节脂代谢有关。栝楼瞿麦丸有降低肌酐清除率的趋势，能够明显降低尿素氮、血肌酐含量，延缓糖尿病肾病所致慢性肾功能衰竭的进程，可能与其促进毒素排泄，减少尿蛋白，以及减轻肾间质的炎性细胞浸润，改善肾脏局部血液循环作用有关。

（2）抗菌。瞿麦乙醇和水的提取物对痢疾杆菌、蜡样芽孢杆菌和霍乱弧菌均有抑制作用，并能降低其感染引起的体温升高。瞿麦水煎液对大肠埃希菌、副伤寒沙门杆菌、金黄色葡萄球菌、枯草杆菌、变形杆菌等均有抑菌能力，且其乙醇制剂的效果优于水煎剂。此外，瞿麦还具有抗衣原体活性。

（3）抗肿瘤。瞿麦中的三萜、环肽、黄酮类等多种成分均具有抗肿瘤活性。瞿麦乙醇提取物的乙酸乙酯部分（EE–DS）表现出强细胞毒活性，可诱导 HepG2 细胞凋亡，显著抑制 Bcl-2 和 NF-κB 的表达，推测其可能是通过线粒体内源性途径实现的。从瞿麦石油醚萃取物分离的各组分均显示不同程度抗肿瘤生物活性，主要化学成分为脂肪酸酯化衍生物和苯酚类化合物。瞿麦中的槲皮素对肿瘤细胞的强烈抑制作用是通过抑制线粒体通路来实现的，包括使膜电位缺失、降低活性氧水平、激活半胱天冬酶9和半胱天冬酶3、释放细胞色素 C 和使 ADP-核糖聚合酶裂解等。

（4）抗早孕。瞿麦水煎液对早孕期小鼠堕胎作用明显，在孕中期大剂量给药情况下会导致妊娠终止，对孕晚期则有催胎作用，但对存活的胎仔无毒无致畸作用。瞿麦果实的抗早孕作用可能与降低孕酮水平、阻滞蜕膜正常发育有关。研究发现，瞿麦所含有的化合物3，4-二羟基苯甲酸甲酯能兴奋受孕大鼠子宫肌，增强子宫的自发性收缩幅度及强度。

（5）免疫抑制。瞿麦能提高脾脏、胸腺指数，显著增强免疫低下小鼠的碳廓清能力和腹腔巨噬细胞的增殖能力，增强细胞免疫、体液免疫和非特异性免疫。瞿麦水提液的二氯甲烷萃取部位具有显著抑制自身反应性 T 细胞增殖和分泌 IFN-γ 的作用，并能促进调节性 T 淋巴细胞增殖，该作用有助于预防移植排斥反应及其他适应证，推测发挥该活性作用的物质可能为环肽类化合物。此外，瞿麦的水提取物和低极性提取物还能抑制人体 B 淋巴细胞免疫球蛋白的分泌。

【专科临床应用】瞿麦单药及复方制剂常用于治疗糖尿病、糖尿病肾病等糖尿病相关并发症，以及重度甲状腺相关眼病等甲状腺疾病，还有高尿酸血症等内分泌科常见疾病。

（1）糖尿病。2 型糖尿病合并冠心病属湿热下注者，可用滑石、通草、瞿麦等以清热利湿，其中瞿麦清热利尿通淋，活血通经，善治血热瘀阻之证；兼见上燥下寒，肾气不化者，可用栝楼瞿麦丸加减。

（2）糖尿病肾病。瓜蒌瞿麦丸可以延缓糖尿病肾脏病变的进程，有效减少患者的蛋白尿，联合氯沙坦等药物可使疗效加强和优势互补，协同降低微量白蛋白、调节脂质代谢，有效减轻患者水肿症状，防止肾小球进一步硬化，减少肾脏损伤，保护肾功能，并增强患者抵抗力，同时有助于改善患者糖脂代谢水平，减轻血管内皮损伤。中医以温补脾肾，化气行水为治疗原则，在西药基础治疗上加用栝楼瞿麦丸治疗糖尿病肾病脾肾阳虚证疗效确切。

（3）重度甲状腺相关眼病。重度甲状腺眼病属肝脾不足、水瘀互结者，可用猪苓、车前草、瞿麦等以利尿通淋，活血通经，加强健脾利水之力。

（4）高尿酸血症。高尿酸血症合并尿路结石者，可选用金钱草、海金沙、鸡内金、

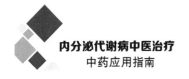

瞿麦、滑石等祛湿排沙。

【用法用量】煎服，9～15 g。

【注意事项】脾、肾气虚及孕妇忌服。

【文献论述】

《神农本草经》：主关格，诸癃结，小便不通；出刺；决痈肿；明目去翳；破胎堕子、闭血。

《本草纲目》：下焦结热。

《本草图经》：利小肠为最要。

198. 藿香

藿香为唇形科植物广藿香 *Pogostemon cablin*（Blanco）Benth. 的干燥地上部分。

【别名】土藿香，猫把，青茎薄荷，排香草，大叶薄荷，绿荷荷，川藿香，苏藿香，野藿香，猫尾巴香，猫巴虎，拉拉香，八蒿，鱼香，鸡苏，水麻叶。

【性味】辛，微温。

【归经】脾经，胃经，肺经。

【功效与主治】芳香化浊，和中止呕，发表解暑。用于湿浊中阻，脘痞呕吐，暑湿表证，湿温初起，发热倦怠，胸闷不舒，寒湿闭暑，腹痛吐泻，鼻渊头痛。

【现代药理研究】

（1）调节胃肠道。广藿香酮能对抗无水乙醇和吲哚美辛引起的实验性胃溃疡，降低溃疡面积和溃疡指数，改善组织形态结构，提高胃组织中前列腺素 E2 含量。广藿香去油部分提取物能够抑制或促进肠运动，增加胃酸和胃蛋白酶分泌，减少腹泻次数，具有镇痛作用，与其水煎液作用相似。此外，广藿香还可通过降低血清一氧化氮浓度，抑制血清 TNF 水平，使肠上皮细胞保持良好的细胞膜流动性，达到保护肠屏障功能的作用。

（2）抗炎、解热、镇痛。广藿香提取物具有一定的抗炎、镇痛作用，能明显抑制二甲苯所致的小鼠耳郭肿胀和醋酸所致扭体。藿香叶提取物可以通过调节 TNF-α 和 IL-11 水平，抑制一氧化氮合酶在活性氧 17/2.8 细胞中的表达，治疗一氧化氮介导的炎症性疾病，从而发挥抗炎活性。此外，广藿香油可明显抑制血清中 TNF-α 和 IL-1β 含量升高，抑制下丘脑中 cAMP 和前列腺素 E2 含量升高，从而起到解热作用。

（3）抗菌。广藿香可通过多成分、多靶点、多通路之间相互作用进而发挥抗菌作用，具有良好的抗菌活性，对金黄色葡萄球菌、幽门螺旋杆菌、大肠埃希菌、痢疾杆菌等细菌都有不同程度的抑制作用。广藿香的多种提取物均具有较好的抑菌防腐作用，其抑菌能力表现为乙醚提取物＞乙醇提取物＞水提取物。在抗真菌方面，藿香挥发油类提取物对皮肤癣菌的菌落形成有抑制作用，能够抗毛癣菌等真菌，主要活性成分为艾草醚。

（4）抗病毒。广藿香具有抗甲型流感病毒作用，其成分广藿香醇能够抑制血清中 TNF-α 的表达，提高 IL-10、IFN-γ 的表达发挥对流感病毒感染小鼠肺炎的治疗作用。广藿香醇和广藿香油具有直接杀死病毒的作用，效果明显强于抗病毒吸附细胞治疗作用，其中广藿香醇能够破坏腺细胞病毒衣壳蛋白 *Hexom* 基因，抑制细胞被病毒吸附。广藿香醇还可抑制细胞因子和 RLH mRNA 的表达，通过调节 RLH 信号通路发挥抗流感病毒的作用。

（5）抗肿瘤。广藿香醇可通过调控上皮间质转化和介导 PI3K/AKT、MAPK 信号通路，阻止人胃癌细胞的生长，通过抑制 NF-κB 蛋白表达增加人髓性单核细胞白血病细胞 MV4-11 的凋亡；同时可抑制胆囊癌 SGC-996 细胞的增殖，并将细胞周期阻滞于 S 期，可能与其调控线粒体凋亡途径相关蛋白及细胞周期相关蛋白的表达有关。此外，研究发现桂产藿香蓟乙醇提取物抑制人肺癌 NCI-H460 细胞的作用机制可能与诱导肿瘤细胞凋亡、抗氧化清除自由基、调节或增强机体的免疫功能有关。

（6）抗氧化。藿香中的多酚具有高抗氧化能力，能够保护红细胞免受氧化应激，减轻氧化剂对机体造成的损伤，黄酮类物质具有较强的体外抗氧化活性，且能够抑制体内非酶糖基化途径。广藿香挥发性成分中的油相成分和水溶性成分均具有较好的清除自由基的活性，其中水溶性挥发成分对 DPPH 和 ABTS 自由基清除能力远远强于油相成分。此外，广藿香精油能够清除超氧阴离子自由基、羟自由基，可以抑制脂质过氧化，具有一定的还原能力和总抗氧化能力。

（7）止咳、平喘、止呕。广藿香油和水提液对浓氨水致咳小鼠、小鼠气管酚红排泌量和喷雾致喘豚鼠均具有良好治疗作用，且二者均能延长喷雾致喘豚鼠的潜伏期。广藿香的止呕机制可能与调节胃肠运动和抗炎作用有关，能显著降低大鼠的胃内残留率、加快胃排空、促进小肠推进、加快胃肠推进运动等。

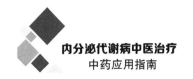

（8）调节免疫。广藿香酮对 Con A 刺激的小鼠 T 淋巴细胞的体外增殖活化有显著抑制作用，能有效保护 Con A 诱导的细胞凋亡，对适应性免疫有一定的抑制作用。研究发现，广藿香醇能增强病毒存在时免疫细胞的活性，具有抑制病毒增殖的作用，作用机制与 RLH 通路有关。此外，广藿香叶挥发油也能够促进机体免疫功能。

（9）杀虫。藿香对于多种病害虫具有一定的灭杀活性，广藿香酮对斜纹夜蛾和甜菜夜蛾具有一定的胃毒作用、触杀作用、拒食作用和生长抑制作用，具有浓度依赖性。此外，从广藿香中分离得到的三环倍半萜类化合物具有潜在的抗锥虫活性。

【专科临床应用】藿香单药及复方制剂常用于治疗糖尿病、糖尿病肾病、糖尿病周围神经病变等糖尿病相关并发症；胰岛素抵抗综合征、多囊卵巢综合征、肥胖症等内分泌科常见疾病；甲状腺功能亢进症、甲状腺功能减退症等甲状腺疾病。

（1）糖尿病。糖尿病属脾气亏虚者可用七味白术散以健脾益气，升清止渴。"高良姜 – 广藿香"药防治糖尿病胃轻瘫主要是通过作用于多个因子及信号通路来发挥作用。给予糖尿病腹泻患者藿香正气滴丸药物进行积极有效治疗，可显著提高患者的临床疗效。此外，参苓白术散合藿香正气散治疗糖尿病合并寒湿泄泻型胃肠功能紊乱可通过调节神经肽 S 受体 – 1、胃泌素及降钙素基因相关肽等胃肠激素水平、肠道菌群及胃肠动力，显著改善患者临床症状，具有较好疗效。

（2）糖尿病肾病。糖尿病肾病属浊毒上逆兼瘀毒者，可在原方基础上加用藿香、竹茹、姜半夏、白豆蔻等。

（3）糖尿病周围神经病变。糖尿病周围神经病变属痰瘀阻络者，若出现胸闷呕恶，口黏，可在原方基础上加用藿香、佩兰。

（4）胰岛素抵抗综合征。广藿香水提物对胰岛素抵抗具有一定的预防改善作用，这种缓解作用可能是通过胰岛素敏感性相关脂肪细胞因子的分泌，以及对 PPARγ、PI3 – K/AKT 和 GLUT4 途径中关键蛋白及基因的调控来实现的。

（5）多囊卵巢综合征。多囊卵巢综合征属肾阳虚者，可用莲子、藿香、白术等以温脾补气，运脾化湿。

（6）肥胖症。广藿香对营养性肥胖症的降脂作用，可能通过调控胰岛素信号中 Fasn、Socs2、Ppp1r3b 相关基因和蛋白表达来发挥作用。藿香干预营养性肥胖症甘油三酯含量的作用机制可能是通过干预蛋白质与氨基酸的合成代谢、脂质代谢等代谢途径发挥"化湿"降脂作用，从而干预营养性肥胖的发生、发展。

（7）甲状腺功能亢进症。甲状腺功能亢进后期，若阴损气耗及阳，可导致阴阳两

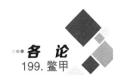
虚之候，表现为脾肾两虚，可用藿香、佩兰、姜厚朴等。

（8）甲状腺功能减退症。甲状腺功能减退患者，如伴有血脂升高，可酌加半夏、决明子、厚朴、藿香、苍术、荷叶等以化痰降脂。

【用法用量】煎服，3 ～ 10 g。

【注意事项】阴虚火旺，胃弱欲呕及胃热作呕，中焦火盛热极，温病热病，阳明胃家邪实作呕作胀，法并禁用。

【文献论述】

《雷公炮制药性解》：味甘辛，性微温无毒，入肺脾胃三经。开胃口，进饮食，止霍乱，除吐逆。

《名医别录》：疗风水毒肿，去恶气，疗霍乱，心痛。

《本草图经》：治脾胃吐逆，为最要之药。

199. 鳖甲

鳖甲为鳖科动物鳖 *Trionyx sinensis* Wiegmann 的背甲。

【别名】上甲，鳖壳，团鱼甲，鳖盖子。

【性味】咸，微寒。

【归经】肝经，肾经。

【功效与主治】滋阴潜阳，退热除蒸，软坚散结。用于阴虚发热，骨蒸劳热，阴虚阳亢，头晕目眩，虚风内动，手足瘛疭，经闭，癥瘕，久疟疟母。

【现代药理研究】

（1）调节免疫。鳖甲多糖能显著延缓免疫抑制剂引起的小鼠免疫器官萎缩，起到保护作用，改善免疫抑制小鼠的非特异性免疫功能。鳖甲提取物能显著提高小鼠细胞免疫功能，提高机体对负荷的适应性，可能与鳖甲中含有丰富的锌、铁等微量元素有关。大鼠灌服鳖甲煎丸煎剂后血清抗体明显增多，表明鳖甲煎丸煎剂能够提高大鼠免疫功能。鳖甲煎丸化裁能明显抑制肝癌荷瘤小鼠肿瘤的生长，其作用机制可能与增强体液免疫功能和细胞免疫功能有关。

（2）抗肝纤维化。鳖甲主要通过抑制炎症反应、阻断转化生长因子信号转导途

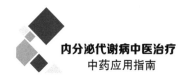

径、促进肝星状细胞凋亡、抗氧化损伤、抑制肝星状细胞活化增殖，以及调控细胞外基质的产生和降解等，发挥抗肝纤维化的作用。鳖甲水提物可以减少肝纤维化 LX-2 细胞模型中 COL1 mRNA 及蛋白表达，提示其可能通过抑制细胞外基质的沉积而发挥抗肝纤维化生物活性。此外，鳖甲有效肽类物质通过抑制促炎细胞因子和 EGFR，下调 α-SAM 的表达以及调控 MAPK、Smads、TIMPs/MMPs 信号通路等多种途径，发挥抗肝纤维化的作用。

（3）抗肿瘤。鳖甲多糖能明显抑制荷瘤小鼠的肿瘤生长，且剂量越大，瘤重、瘤体比越小，抑瘤率越大，可见剂量与抑瘤效果具有相关性。鳖甲煎丸可能通过抑制肿瘤 VEGF 来抑制血管生成，同时可以显著抑制荷瘤小鼠肿瘤增殖细胞核抗原表达，发挥抗肿瘤作用；还能通过抗肝癌细胞增殖、促进肝癌细胞凋亡、抗肝癌细胞侵袭转移、抑制肝癌新生血管生成、增强机体免疫，参与多种信号通路等，有效抗肝癌。

（4）防辐射。鳖甲粗多糖减轻放射损伤作用显著，可增加受照小鼠的存活时间和30天存活率，提高小鼠的体重、脾重和胸腺重，显著升高白细胞数、脾细胞数及胸腺细胞数。预防性口服鳖甲提取物能显著提高受照小鼠免疫功能，具有抗辐射防护作用。

（5）抗疲劳。鳖甲能有效降低小鼠游泳后血乳酸水平，提高血乳酸恢复速率，延长小鼠游泳时间。鳖甲提取物能提高机体对负荷的适应性，显著增加小鼠血清乳酸脱氢酶活力，有效清除剧烈运动时机体的代谢产物，延缓疲劳的发生，加速疲劳的消除。此外，鳖甲多糖能明显提高小鼠耐缺氧能力，具有抗冷冻作用。

【专科临床应用】鳖甲单药及复方制剂常用于治疗糖尿病肾病、糖尿病视网膜病变、糖尿病周围神经病变等糖尿病相关并发症；痛风、骨质疏松症、多囊卵巢综合征、代谢综合征等内分泌科常见疾病；甲状腺结节、甲状腺功能亢进症、甲状腺功能减退症、甲状腺癌、亚急性甲状腺炎、毒性弥漫性甲状腺肿、桥本甲状腺炎、甲状腺纤维化等甲状腺疾病。

（1）糖尿病肾病。鳖甲破积消癥，能够改善肾小球硬化及间质纤维化的病理状态，同时借助鳖甲滋阴潜阳之性，可滋补肝肾之阴。治疗糖尿病肾病注重肝肾同治、滋水涵木、柔肝益肾，常用鳖甲、枸杞子等滋补肝肾之阴。腰膝酸软、眩晕耳鸣等阴虚症状者，可用鳖甲、枸杞子以滋补肝肾。夏枯草可协助鳖甲增强软坚散结之力，治疗糖尿病肾病肾小球硬化，还可与车前子同用加强清热之功。此外，太子参、菟丝子、鳖甲共奏益气养阴补肾之功，诸药合用，适用于糖尿病肾病气阴两虚兼湿热瘀浊者。

（2）糖尿病视网膜病变。鳖甲含有动物胶、角蛋白、脂肪骨胶原等，能增强免疫功能，抑制结缔组织增生，消散肿块。青蒿鳖甲汤合七味白术散治疗糖尿病性黄斑水肿效果良好，尤其适用于气阴两虚型糖尿病黄斑水肿。鳖甲软脉汤联合常规西医治疗中期糖尿病视网膜病变较单纯西医治疗更有助于减轻局部炎症反应，保护患者视力，改善黄斑形态，延缓病情进展。糖见宁汤剂中含有鳖甲，能够明显改善糖尿病视网膜病变患者的临床症状，具有减轻眼底出血的功效。

（3）糖尿病周围神经病变。加味黄芪鳖甲汤联合耳穴压豆可明显提高糖尿病周围神经病变气阴两虚证患者的临床疗效，其作用机制可能与调节血清 MyD88/IκB 信号通路有关。

（4）痛风。治疗痛风性关节炎可用鳖甲、银花等，若伴头晕，可加用石菖蒲、藿香化湿醒神开窍；若关节灼痛明显，可加用紫花地丁、蒲公英、紫背天葵等；若久病疼痛不能缓解，可加用虫类药物，如全蝎、蜈蚣、土鳖虫；若关节痛风石形成，可加用昆布、海藻、山慈姑消瘀散结；若里湿素盛，症见口苦口干，大便黏滞不畅，可加用泽泻、半夏、黄连、薏苡仁、土茯苓等清热利湿之药；若兼阳虚，怕冷喜温，可加用附子、吴茱萸温里散寒；若胃纳不香，不思饮食，湿阻气滞，可加用焦三仙、焦四仙等健脾胃、利湿浊。

（5）骨质疏松症。鳖甲的超微细粉有增加骨密度的功能，在钙表观吸收率和提高骨密度及股骨骨钙含量方面优于碳酸钙，可以促进骨钙素的表达量。黄芪鳖甲丸联合阿仑膦酸钠、钙维生素 D 片能够有效改善原发性骨质疏松症临床症状，可调节骨代谢水平，提高骨密度，且不良反应少。加味二仙汤和黄芪鳖甲丸联合治疗原发性骨质疏松症属肝肾不足证者，能有效改善患者腰脊疼痛症状和腰膝酸软、下肢痿弱、目眩等临床症状，能提高患者 L2-L4 腰椎、股骨近端、股骨颈的骨密度，疗效确切，安全性好。

（6）多囊卵巢综合征。鳖甲为血肉有情之品，有厚味填精疗虚之效，能促进卵泡生长发育又能制约阳药之温热，且借助鳖甲之软坚散结能促进卵子的排出。鳖甲煎丸联合炔雌醇环丙孕酮片治疗痰瘀互结型多囊卵巢综合征，能通过减少患者的卵巢包膜厚度、改善胰岛素抵抗及脂代谢异常、降低炎性因子、抑制卵巢组织中的 VEGF 等途径达到临床治疗效果。针刺联合鳖甲灸可以补肾调经，切实改善患者月经周期紊乱症状，促进卵子成熟、发育、排出，以备受孕。

（7）代谢综合征。代谢综合征合并肝纤维化者，应同时进行抗纤维化治疗，可选用冬虫夏草、红参、鳖甲、穿山甲等，以益气养血、活血化瘀、化痰散结为主。

（8）甲状腺结节。甲状腺结节属气滞痰凝血瘀者，可用鳖甲、王不留行、陈皮、

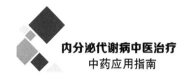

黄药子等，其中鳖甲味咸，性微寒，软坚散结，与黄药子相配以化痰软坚，四药相伍使气畅痰消，瘀去结消。结节病程日久，化热伤阴，而生痰邪等病理产物，可予醋鳖甲软坚散结，浙贝母、夏枯草除热散结。鳖甲煎丸治疗甲状腺结节，尤其是日久病在血分之瘿瘤的治疗效果显著。此外，瘿瘤消散汤中含有鳖甲，联合左甲腺素钠片对结节性甲状腺肿患者的临床症状和体征具有积极的改善作用，临床治疗效果显著。

（9）甲状腺功能亢进症。甲状腺功能亢进症属阴虚阳亢者，可在原方基础上加用鳖甲；肝肾阴虚者，常用生地黄、知母、白芍、鳖甲，若甲状腺肿大超过Ⅱ度，可在原方基础上加用鳖甲、夏枯草、橘叶；针对颈肿的体征，可选用瓜蒌、半夏、鳖甲、海藻等以活血化瘀、软坚散结，改善血液流变学，抑制异常组织增生，使增生、变性的结缔组织转化、吸收。

（10）甲状腺功能减退症。甲状腺功能渐退症属脾肾阳虚者，若甲状腺肿大，可在原方基础上加用浙贝母、牡蛎、鳖甲。本病的发病与"脾虚、痰毒"有关，可选用黄芪、红参、鳖甲、生牡蛎等药，化痰的同时软坚散结，重在温补脾气，辅以化痰、软坚、活血之功。

（11）甲状腺癌。恶性肿瘤为有形阴邪，鳖甲性寒能入阴分，味咸主攻坚散结，可将有形实邪内攻外散，可运用凉血散血法治疗癌性发热，常用青蒿鳖甲汤清热解毒，活血滋阴为主，佐以扶正消癥散结之法，临床收效明显。癌性发热多用白花蛇舌草配伍鳖甲、蛇六谷、半枝莲等，"清"中有"散"，"散"中有"通"，软坚散结法与清热解毒法同用，清久瘀久滞之热力专效宏。

（12）亚急性甲状腺炎。对于发热不退、夜热早凉的亚甲炎患者，临证可用青蒿鳖甲汤治疗，方中鳖甲咸寒，直入阴分，既可滋补阴液，又善入络搜邪，清深伏阴分之热；若邪热在营血，可与青蒿鳖甲汤加桃仁、赤芍、枳壳等行气活血药。益气清肝散结汤加减口服和解毒消瘿散外敷联合西药治疗亚急性甲状腺炎有较好疗效，可改善甲状腺功能和红细胞沉降率，降低复发率。

（13）毒性弥漫性甲状腺肿。加味二至方中含有鳖甲，联合甲巯咪唑片治疗肝肾阴虚型 Graves 病患者疗效显著，能够明显改善甲状腺功能，且用时更短，同时可以降低体内的血清 TRAb 以及 IGF-1 水平。

（14）桥本甲状腺炎。清瘿化痰汤中含有鳖甲，可降低阴虚火旺痰凝证桥本氏甲状腺炎患者自身抗体水平，缩小甲状腺体积，降低中医证候积分，提高有效率，降低甲状腺组织中 TGAb、TPOAb、COX-1 水平，改善甲状腺组织中炎性细胞浸润，效果显著。

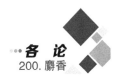

（15）甲状腺纤维化。甲状腺纤维化属痰瘀互结者，症见甲状腺肿大，触之坚硬，疼痛，咽部堵塞憋闷，舌质暗红，苔白腻，脉弦涩或滑，可治以软坚散结，方用鳖甲煎丸加减。复方鳖甲软肝片具有抑制肝 Kupffer 细胞活化的作用，并可能通过抑制其分泌 TGF-β 而发挥抗纤维化的作用。

【用法用量】煎服，9～24 g，先煎。

【注意事项】脾胃阳衰，食减便溏或孕妇慎服。

【文献论述】

《神农本草经》：主心腹癥瘕坚积，寒热，去痞，息肉，阴蚀，痔，恶肉。

《本草纲目》：除老疟疟母，阴毒腹痛，劳复，食复，斑痘烦喘，妇人难产，产后阴脱，丈夫阴疮，石淋；敛溃痈。

《雷公炮制药性解》：味咸，性平无毒，入肺脾二经。主骨蒸劳嗽，积聚症瘕，息肉阴蚀痔疝，疮肿瘀血，催生堕胎，妇人五色漏下，九肋者佳。

200. 麝香

麝香为鹿科动物林麝 Moschus berezovskii Flerov、马麝 Moschus sifanicus Przewalski 或原麝 Moschus moschiferus Linnaeus 成熟雄体香囊中的干燥分泌物。

【别名】当门子，脐香，麝脐香，四味臭，臭子，腊子，香脐子。

【性味】辛，温。

【归经】心经，脾经。

【功效与主治】开窍醒神，活血通经，消肿止痛。用于热病神昏，中风痰厥，气郁暴厥，中恶昏迷，经闭，癥瘕，难产死胎，胸痹心痛，心腹暴痛，跌扑伤痛，痹痛麻木，痈肿瘰疬，咽喉肿痛。

【现代药理研究】

（1）抗炎。天然麝香发挥抗炎活性的主要有效成分为麝香多肽类及麝香酮。麝香具有较强的抗炎活性，其最主要的抗炎成分是水溶性多肽蛋白质，能够降低体内和体外抗炎细胞因子水平。麝香水提物能明显抑制羧甲基纤维素诱导的大鼠腹腔中性白细胞趋化反应，且这种抑制作用随着剂量增大而增强。麝香多肽 SXP4 可能通过抑制

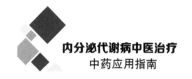

NL-RP3/Caspase-1介导的细胞焦亡途径减少促炎细胞因子产生，减轻急性肺损伤小鼠体内的炎症反应并缓解肺组织病理损伤。

（2）抗菌。麝香酮能够抑制二甲苯诱导的耳肿胀程度，对角叉菜胶引起的足肿胀具有明显抗炎作用，其抗炎作用与抑制肿胀足组织中的 IL-1β、TNF-α 和 PGE2 含量有关。麝香草酚对痢疾杆菌和各种肠炎常见菌均具有较强的抑菌和杀菌作用。此外，麝香霉产生的挥发性有机化合物能够抑制或杀死多种植物和人类病原菌，甚至还能杀死线虫和昆虫。

（3）对中枢神经系统作用。麝香酮对脑缺血/再灌注损伤起到保护与修复神经的作用，可明显促进急性缺血性卒中大鼠缺血损伤区的内源性神经干细胞增殖，并促进其向神经元分化，降低星形胶质细胞分化比例；还可显著提高颅脑损伤大鼠得学习记忆功能，减轻细胞凋亡，改善神经功能缺失，降低 MMP9 蛋白表达。此外，麝香酮可降低氯胺酮对小鼠的催眠和镇痛作用，可能与 NR1 和 δ 阿片受体的变化有关。

（4）对心血管系统作用。麝香酮对缺血心肌具有抗纤维化、抗炎、抗细胞凋亡、预防心肌梗死后心脏重构以及改善心功能等作用；能降低家兔经二磷酸腺苷（adenosine diphosphate，ADP）介导的血小板凝集，抑制血小板收缩蛋白的功能，使血凝块不能正常收缩，达到延长凝血时间的目的；对心肌细胞的缺血再灌注损伤有显著的保护作用，主要机制为降低心肌细胞中 LDH、丙二醛和 CK 含量，增加超氧化物歧化酶含量，抑制细胞外 Ca^{2+} 内流、Caspase-3 的活性及上调 Bcl-2 表达等。

（5）对呼吸系统作用。麝香通心滴丸与哌拉西林钠他唑巴坦钠联用治疗老年冠心病心绞痛合并肺内感染，发现患者的退热时间、肺部啰音消失时间均短于单纯使用哌拉西林钠他唑巴坦钠。麝香追风膏贴敷于膻中穴、大椎穴、天突穴和大抒穴治疗咳嗽，疗效显著。将麝香酊涂点于定喘、肺俞、大椎穴后，再贴敷自制的冬病夏治膏来治疗支气管哮喘患者，发现支气管哮喘患者的发作次数明显减少。

（6）对生殖系统作用。天然麝香对妊娠大鼠、家兔或流产后豚鼠的离体子宫有明显的兴奋作用，可促使子宫收缩力逐渐增强，节律增快，对妊娠后期家兔的子宫作用更为明显。麝香与乳香配伍使用能促进前列腺干细胞的增殖分化。此外，麝香酮阴道给药后在子宫和卵巢中的分布量比其他途径给药显著增加，且孕鼠比未孕鼠更明显，表明麝香酮阴道给药为抗早孕的最佳给药途径。

（7）对消化系统作用。口服柴芍丹芪汤与穴位贴敷麝香软坚散结膏配合使用治疗肝硬化，肝功能指标谷丙转氨酶、谷草转氨酶和总胆红素水平明显降低，白蛋白水平升高，白球比例也恢复至正常水平，同时麝香能够降低患者静脉血中一氧化氮、内皮素和内毒素水平，缩小肝门静脉和脾静脉内径。除治疗消化系统肝脏疾病之外，外用麝香痔疮栓配合中药内服治疗溃疡性直肠炎也取得了较好疗效。

（8）对泌尿系统作用。麝香酮和骨髓间充质干细胞治疗急性肾损伤，发现大鼠肾脏重量系数显著降低，血液中肌酐和尿液中尿素氮水平接近正常范围，肾脏组织中凋亡基因 Caspase 和 Bax 的表达被抑制，同时 RANTES 和 MIP-2 的表达水平显著降低，缓解细胞凋亡。复方麝香注射液、针刺以及奥尔芬治疗结石性肾绞痛患者疗效显著，患者疼痛时间明显缩短。此外，麝香可抑制前列腺素释放，降低肾盂压力，缓解和松弛输尿管平滑肌、膀胱颈括约肌痉挛，从而有利于缓解肾绞痛患者疼痛程度，改善患者的排尿功能。

（9）对骨骼运动系统作用。麝香作为引经药配伍补肾壮骨方较单用补肾壮骨方的药效更佳，其作用机制是麝香通过 SDF-1 信号协同 BMP-2/SMAD/Runx2/Osx 信号通路促进 BMSCs 的募集和成骨分化，从而加速骨形成。麝香乌龙丸能保护膝骨性关节炎患者关节软骨、改善患者的关节功能，其作用机制可能与降低血清中炎性因子 IL-1、基质金属蛋白酶 3 水平，升高转化生长因子 β1 和基质金属蛋白酶抑制剂 1 表达水平有关。

【专科临床应用】麝香单药及复方制剂常用于治疗糖尿病肾病、糖尿病心肌病、糖尿病视网膜病变、糖尿病足等糖尿病相关并发症，以及胰岛素抵抗综合征、高脂血症、高尿酸血症、代谢综合征、骨质疏松症等内分泌科常见疾病。

（1）糖尿病肾病。麝香酮通过抑制 miR-191 表达抑制高糖诱导肾小管上皮细胞的炎症损伤及细胞凋亡，达到减轻细胞炎症损伤的目的，可为麝香酮治疗糖尿病肾病提供理论基础。

（2）糖尿病心肌病。糖尿病合并冠心病患者可用麝香保心丸以芳香温通、益气强心，如可以采用麝香保心丸联合曲美他嗪药物治疗，提高患者冠状动脉血流的存储情况，改善患者心肌缺血缺氧的症状。麝香保心丸联合基础西医治疗可以有效改善糖尿病急性冠脉综合征患者 PCI 术后的临床症状和中医证候，改善患者心功能、血糖、血脂水平，减少主要心脑血管不良事件发生率，提高患者术后的生活质量。麝香保心丸配合强化血小板治疗急性心肌梗死合并糖尿病患者，可以有效控制血糖水平，还可促进冠脉血流灌注及心功能恢复，抑制血小板聚集，调节血清凋亡细胞因子水平。此外，麝香养心散可以预防并治疗糖尿病患者合并冠心病，更加有效的改善患者的血糖、血

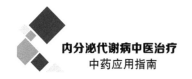

脂、血流变与凝血功能指标，对于预防急性心血管事件的发生具有积极作用。

（3）糖尿病视网膜病变。麝香保心丸能降低总胆固醇、甘油三酯及低密度脂蛋白胆固醇水平，调节脂代谢紊乱，相应的改善视网膜硬性渗出与黄斑水肿；降低丙二醛，同时升高超氧化物歧化酶及总抗氧化能力，改善氧化应激，减少视网膜内细胞凋亡和屏障损伤；下调细胞凋亡通路蛋白 caspase-3 的表达，减少视网膜神经节细胞的损伤及凋亡；下调 VEGF 及其受体 VEGFR-2 的表达，从而抑制内皮细胞的增殖与迁移，抑制视网膜新生血管的生成，显著改善糖尿病视网膜病变。

（4）糖尿病足。局部清创治疗后加中药麝香外敷或者内填可显著改善糖尿病足（Wanger3 级）创面局部症状及体征，明显缩小 Wanger3 级糖尿病足创面面积及深度，局部清创后外敷或者内填中药麝香对于 $0 < $ 创面面积 $\leq 3\ cm^2$ 的 Wanger3 级糖尿病足效果更明显。此外，黄连液 + 麝香外治糖尿病足效果显著，能促进患者创面愈合，效果显著。

（5）胰岛素抵抗综合征。胰岛素抵抗综合征属瘀血阻络者，可用通窍活血汤加减以祛瘀通络。

（6）高脂血症。对冠心病合并高脂血症患者采用麝香保心丸联合辛伐他汀治疗，能有效改善血液流变学及内皮功能，效果显著且安全性高。冠心病患者服用麝香保心丸不仅有通脉强心作用，同时可降低低密度脂蛋白胆固醇水平，从而减少患者服用他汀类药物，对调节血脂有增效减毒的作用。此外，麝香保心丸不仅具有降低血清胆固醇水平及抗血小板聚集作用，同时具有促进血管性新生，建立侧支循环的功效，有助于防止动脉粥样硬化，是临床治疗冠心病、减少心血管事件发生的重要机制。

（7）高尿酸血症。麝香保心丸可改善高尿酸血症诱导的血管内皮功能，该作用不依赖降尿酸效应，可抑制高尿酸血症诱导的体内炎症反应，为血管内皮损伤的防治提供新的思路。五味麝香丸对高尿酸血症的尿酸水平和血清中尿素氮有显著降低作用。

（8）代谢综合征。麝香保心丸能够调节血脂，降低总胆固醇以及低密度脂蛋白，有效改善代谢综合征，保护血管内皮，抑制血管壁炎症，稳定易损斑块，阻遏动脉硬化进展，对于冠心病有良好的预防和治疗作用。麝香保心丸联合西药治疗代谢综合征合并冠心病稳定型心绞痛在改善症状及生活质量方面有较好疗效。

（9）骨质疏松症。麝香可促进骨髓间充质干细胞增殖，并参与成骨分化过程；麝香可促进外源性骨髓间充质干细胞迁移，其机制可能与 MAPK/ERK1/2、PI3K/AKT 及 PKC 通路活化有关，该途径对麝香促进骨髓间充质干细胞向骨缺损处迁移具有重要

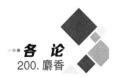

意义。

【用法用量】0.03 ～ 0.1 g，多入丸散用。外用适量。

【注意事项】孕妇禁用。

【文献论述】

《神农本草经》：主辟恶气，杀鬼精物，温疟，蛊毒，痫痓，去三虫。久服除邪，不梦寤魇寐。

《本草纲目》：通诸窍，开经络，透肌骨，解酒毒，消瓜果食积。治中风，中气，中恶，痰厥，积聚癥瘕。

《雷公炮制药性解》：味辛，性温，无毒，入十二经。主恶气鬼邪，蛇虺蛊毒，惊悸痫疰，中恶心腹暴痛胀满，目中翳膜泪眵，风毒温疟痫痓，通关窍，杀蛊虱，催生堕胎。

参考文献

［1］ 高健，吕邵娃. 人参化学成分及药理作用研究进展［J］. 中医药导报，2021，1：
127－130+137.

［2］ 王晨，陶庆春，娄锡恩. 中药治疗糖尿病机制研究进展［J］. 环球中医药，2022，15（1）：
152－158.

［3］ 李豫，顾超豪，李静，等. 三七抗 2 型糖尿病的活性成分和作用机制的网络药理学分析
［J］. 华夏医学，2021，34（3）：96－99.

［4］ 孙瑞茜，傅强，赵进喜. 基于网络药理学的人参、黄连"药对"治疗 2 型糖尿病作用机
制研究［J］. 环球中医药，2020，4：568－575.

［5］ 于立红. 2 型糖尿病高尿酸血症采用人参茯苓散加减治疗的效果分析［J］. 中国现代药物
应用，2020，18：222－224.

［6］ 房国伟，吉红玉，邸莎，等. 三七的临床应用及其用量探究［J］. 吉林中医药，2019，
39（10）：1283－1286.

［7］ 段丽云，顾成娟. 干姜、吴茱萸、肉豆蔻治疗 2 型糖尿病胃轻瘫（脾阳虚型）经验——
仝小林三味小方撷萃［J］. 吉林中医药，2020，40（11）：1411－1413.

［8］ 刘金畅，王涛. 萆薢、土茯苓治疗高尿酸血症研究进展［J］. 辽宁中医药大学学报，
2018，20（1）：79－81.

［9］ 张琪，杜顺棠，季兵，等. 四逆散合甘麦大枣汤治疗 2 型糖尿病合并抑郁焦虑状态临床
观察［J］. 广州中医药大学学报，2022，39（4）：763－769.

［10］ 刘美红，邹峥嵘. 女贞子化学成分、药理作用及药动学研究进展［J］. 热带亚热带植物
学报，2022，30（3）：446－460.

［11］ 黄颖，吴思敏，赵玲. 大黄治疗糖尿病肾病有效性的系统评价［J］. 黑龙江中医药，
2021，50（2）：86－89.

［12］ 刘宝新，张义军. 大黄蛰虫汤加减联合甲钴胺片对糖尿病周围神经病变（气滞血瘀型）
患者的临床观察［J］. 中医临床研究，2022，14（17）：78－81.

［13］ 凌冰，刘宏岩. 中药促胃肠动力作用机制研究进展［J］. 吉林中医药，2020，40（3）：
414－416.

［14］ 王金金，毋启桐，时博，等. 小茴香炮制历史沿革、化学成分及药理作用研究进展［J］.
中国实验方剂学杂志，2020，26（20）：178－190.

［15］ 周迎春，张廉洁，张燕丽. 山茱萸化学成分及药理作用研究新进展［J］. 中医药信息，
2020，37（1）：114－120.

［16］ 刘慧娟，吴其国，祁冰洁，等. 基于网络药理学探讨黄连配伍山药的抗 2 型糖尿病作用
机制［J］. 宜春学院学报，2023，45（3）：25－31+48.

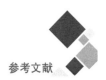

[17] 董嘉琪，陈金鹏，龚苏晓，等. 山楂的化学成分、药理作用及质量标志物（Q-Marker）预测［J］. 中草药，2021，52（9）：2801-2818.

[18] 陈诗，赵玥，王振，等. 山慈菇药理作用及临床应用研究进展［J］. 中华中医药学刊，2023，41（6）：247-250.

[19] 吴丹，胡建平，甘椿椿. 基于网络药理学和分子对接技术川牛膝治疗高血压机制研究［J］. 中医药临床杂志，2023，35（9）：1726-1736.

[20] 赵晋炜. 丹参川芎制剂治疗甲状腺癌术后甲状旁腺功能减退临床研究［J］. 中国药物与临床，2020，20（4）：594-596.

[21] 李海波，马森菊，石丹枫，等. 川楝子的化学成分、药理作用及其毒性研究进展［J］. 中草药，2020，51（15）：4059-4074.

[22] 陈楠，宋红，沙南南，等. 基于网络药理学研究女贞子-淫羊藿药对活性成分抗骨质疏松的分子机制［J］. 中国骨质疏松杂志，2020，26（5）：694-701.

[23] 鄢贵，张复中，施后奎，等. 天冬化学成分及药理作用研究进展［J］. 广东化工，2021，48（21）：116-118+130.

[24] 汤怡婷，陈玉鹏，倪青. 倪青基于百合病论治甲状腺功能亢进症经验［J］. 吉林中医药，2022，42（10）：1149-1152.

[25] 赵秀芹. 加味半夏白术天麻汤治疗高血压合并高脂血症的临床效果与安全性分析［J］. 中国实用医药，2023，18（17）：10-13.

[26] 王诗尧，史银春，王世东，等. 吕仁和国医大师从调畅中焦论治糖尿病经验药对［J］. 中医学报，2022，37（1）：121-125.

[27] 赵钢，马莹莹，于文慧，等. 基于"以通为补"理论用藤类药治疗周围血管疾病的临床应用经验及作用机制研究进展［J］. 医学研究杂志，2022，51（11）：1-3.

[28] 刘达，李丛宇，徐一方，等. 五味子治疗糖尿病及其并发症作用机制的研究进展［J］. 中医药导报，2021，27（11）：128-132.

[29] 王春梅，田雨，林程程，等. 五味子复合提取物对高脂血症大鼠的血脂调节作用及其机制［J］. 北华大学学报（自然科学版），2021，22（4）：472-478.

[30] 袁敏. 魏子孝教授治疗糖尿病肾病Ⅳ期用药特点分析［J］. 中医临床研究，2021，13（3）：6-9.

[31] 刘吉尧，徐霜霜，曾海文，等. 水蛭对糖尿病肾病的疗效及安全性的 Meta 分析［J］. 实用中医内科杂志，2021，35（5）：137-139.

[32] 张娜，李爽. 大黄水蛭合剂联合西药治疗糖尿病伴高脂血症的疗效及对血脂、糖代谢、载脂蛋白的影响［J］. 中医研究，2022，35（10）：60-64.

[33] 闫旭，孙中林. 孙中林主任医师运用体外培育牛黄经验［J］. 中国中医药现代远程教育，2018，16（15）：68-70.

[34] 牛子全，王春亮，徐世红，等. 谢兴文主任医师辨治痛风性关节炎经验［J］. 西部中医药，2016，29（8）：43-45.

[35] 伍文耀. 补肾壮骨汤联合西药治疗 2 型糖尿病骨质疏松症（肾阳虚）随机平行对照研究［J］. 实用中医内科杂志，2019，33（6）：13-17.

［36］钟清辉，冯金文. 丹参酮注射液联合大剂量甲钴胺治疗糖尿病足的效果观察［J］. 深圳中西医结合杂志，2021，31（16）：116-118.

［37］张莎，闫平慧，张淑珍，等. 补肝肾活血类中药防治老年性骨质疏松症的 Meta 分析［J］. 中医药导报，2019，25（19）：75-80.

［38］刘慧芳，黄建波，黄敏聪，等. 乌药调节胆固醇逆转运抗高脂血症作用研究［J］. 中国中药杂志，2021，46（7）：1795-1802.

［39］陆翠荣，董得刚，戴生喜，等. 胰岛素及二甲双胍联合乌梅汤对 2 型糖尿病患者胰岛素抵抗的影响［J］. 疑难病杂志，2019，18（9）：887-890.

［40］龙华，叶文明，麦卫. 巴戟天治疗骨质疏松症的临床研究［J］. 中国医药科学，2013，3（14）：80-81.

［41］高慧艳，王燕，李江敏，等. 人参玉竹丸降血糖的临床疗效［J］. 中成药，2016，38（10）：2128-2131.

［42］潘洪权，伊娜. 活血化浊法治疗糖尿病肾病的临床研究［J］. 现代中医临床，2017，24（4）：43-45.

［43］张燕丽，孟凡佳，田园，等. 炙甘草的化学成分与药理作用研究进展［J］. 化学工程师，2019，33（8）：60-63.

［44］陈美云. 清热泻浊方治疗高尿酸血症 60 例［J］. 中国实用医药，2013，8（32）：179-180.

［45］王云威，王景雪. 铁皮石斛多糖对 2 型糖尿病小鼠降糖降脂的作用［J］. 食品科学，2020，41（21）：127-132.

［46］陈勇，张捷平，余文珍，等. 石斛合剂对糖尿病肾病小鼠 TNF-α 及 IL-6 表达的影响［J］. 中国实验方剂学杂志，2018，24（18）：107-112.

［47］王尽欢，刘军彤，石岩，等. 白虎加人参汤治疗糖尿病研究进展［J］. 辽宁中医药大学学报，2023，25（1）：193-198.

［48］邓艳霞. 龙胆泻肝汤治疗亚急性甲状腺炎 30 例［J］. 中医研究，2015，28（10）：25-27.

［49］郭素芬. 归脾汤加味联合调脂汤对老年心悸合并高脂血症的疗效评价［J］. 陕西中医，2016，37（6）：646-647.

［50］古军霞，孙会改，李阳，等. 基于网络药理学探讨北沙参干预糖尿病的分子机制［J］. 中成药，2022，44（1）：264-269.

［51］段斌，葛永红，李灿婴，等. 生姜精油的提取及体外抗氧化性研究［J］. 包装与食品机械，2018，36（6）：25-30.

［52］缪美琪，韩宇博，刘莉. 黄连温胆汤防治代谢综合征研究进展［J］. 辽宁中医药大学学报，2023，25（8）：35-39.

［53］朱芳兵，章英良，侯桥，等. 仙茅苷对成骨细胞增殖分化和炎症因子表达的影响及机制分析［J］. 中国骨质疏松杂志，2019，25（5）：642-648.

［54］吴浩然，仝小林，田佳星. 蒲黄、三七、仙鹤草治疗糖尿病瘀血阻络型眼底出血经验——仝小林三味小方撷萃［J］. 吉林中医药，2020，40（8）：1001-1003.

［55］张楠，陶源，李春燕，等. 白术的化学成分及药理作用研究进展［J］. 新乡医学院学报，

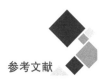

2023, 40（6）：579-586.

［56］ 韦婷婷，黄雪霞，孟立锋，等. 五苓散加减治疗糖尿病肾病研究概况［J］. 中医学报，
2022, 37（2）：311-315.

［57］ 王庆慧. 丹栀逍遥散治疗肝郁血热型多囊卵巢综合征的临床观察［J］. 中国医药指南，
2020, 18（26）：129-130.

［58］ 蔡鹄，刘洁，方晓，等. 中药及天然药物中抗甲状腺未分化癌活性成分研究进展［J］.
云南中医中药杂志，2019, 40（4）：80-82.

［59］ 徐晓敏，房城，卢芳. 基于代谢组学技术的黄芩-白芍对 2 型糖尿病模型小鼠的作用机
制［J］. 世界中医药，2023, 18（5）：600-605.

［60］ 邱世明，董万涛，张杰，等. 中药白芷防治骨质疏松性疼痛的机制探析［J］. 中国医药
导刊，2022, 24（9）：850-855.

［61］ 原红果，董全星，郭连萍. 参苓白术散联合二甲双胍治疗 2 型糖尿病肥胖临床观察［J］.
实用中医药杂志，2023, 39（5）：978-980.

［62］ 何亚泳. 瓜蒌瞿麦汤对糖尿病肾病糖脂代谢及血管内皮损伤的影响［J］. 光明中医，
2023, 38（18）：3573-3575.

［63］ 张宁，李自辉，赵洪伟，等. 玄参提取物对甲亢模型大鼠肝脏代谢组学的影响［J］. 北
京中医药大学学报，2019, 42（1）：21-29.

［64］ 朱晓荣，范丽丽. 加味半夏泻心汤联合百令胶囊治疗糖尿病肾病临床疗效观察［J］. 智
慧健康，2022, 8（6）：118-120.

［65］ 李岚. 半夏厚朴汤加减治疗甲状腺结节 60 例［J］. 河南中医，2018, 38（1）：48-50.

［66］ 路畅，林燕，曹式丽. 曹式丽运用虫类药从络论治慢性肾脏病经验［J］. 河南中医，
2018, 38（9）：1333-1335.

［67］ 陈靖枝，卢星，胡运琪，等. 传统中药地骨皮化学成分和药理活性研究进展［J］. 中国
中药杂志，2021, 46（12）：3066-3075.

［68］ 杨秀飞，黄传兵，徐慧敏，等. 大黄治疗痛风的作用机制研究进展［J］. 湖北中医杂志，
2018, 40（4）：54-57.

［69］ 张璐，方朝晖. 六味地黄丸治疗糖尿病研究进展［J］. 中医药临床杂志，2018, 30（12）：
2328-2331.

［70］ 崔泽方，梁永林，李钦，等. 基于"糖络病"学说自拟参七糖络方防治 2 型糖尿病血管
并发症经验探讨［J］. 中医临床研究，2023, 15（6）：52-56.

［71］ 李爽，宋宏宇，刘丹丹，等. 基于系统药理学探讨百合乌药汤对 1 型糖尿病并发肝损伤
的保护作用［J］. 中药药理与临床，2022, 38（5）：39-45.

［72］ 张佩琛，周开，吴瑗，等. 当归补血汤对糖尿病大鼠肾组织损伤的保护作用［J］. 中成
药，2016, 38（12）：2541-2545.

［73］ 张俊林. 疏肝健脾温肾方联合左甲状腺素钠片治疗桥本甲状腺炎合并亚临床甲状腺功能
减退 48 例［J］. 中医研究，2017, 30（2）：24-26.

［74］ 黄国栋，尹日凤，覃田田，等. 肉桂多酚抑制 AGEs/RAGE 预防糖尿病大鼠肾损伤的作用
［J］. 中华中医药学刊，2023, 41（8）：168-172+279.

［75］ 毕红，张小建. 橘皮竹茹汤加减联合甲钴胺治疗糖尿病胃轻瘫疗效观察［J］. 临床合理
用药杂志，2019，12（22）：54－55.

［76］ 赵璐，史素琴，赵少英，等. 中药内服外敷联合西药治疗亚急性甲状腺炎火郁痰阻证32
例［J］. 中医研究，2019，32（12）：14－17.

［77］ 邹声建，左桂君，欧阳奕昕. 针刺联合黄芪防己汤治疗糖尿病前期34例临床观察［J］.
中国民族民间医药，2019，28（9）：113－114.

［78］ 曹思思，史磊，孙佳琳，等. 防风的化学成分及药理作用研究进展［J］. 现代中药研究
与实践，2021，35（1）：95－102.

［79］ 杨宇，黄兴琳，江忠敏，等. 中药红花化学成分与药理作用研究新进展［J］. 中华中医
药学刊，2023，41（10）：119－126.

［80］ 范明明，张嘉裕，张湘龙，等. 麦冬的化学成分和药理作用研究进展［J］. 中医药信息，
2020，37（4）：130－134.

［81］ 魏晴，匡海学，王秋红. 生麦芽和炒麦芽对高脂血症大鼠的降血脂作用研究［J］. 辽宁
中医杂志，2018，45（7）：1538－1542.

［82］ 陈焱. 赤芍提取物对早期糖尿病肾病大鼠血糖、血脂及肾功能的影响［J］. 中华中医药
学刊，2017，35（1）：205－208+284.

［83］ 田会东，郭丽娜，贾明璐，等. 苍术－玄参药对治疗2型糖尿病作用机制的网络药理学
研究［J］. 现代药物与临床，2019，34（5）：1274－1278.

［84］ 张敏，梁凤妮，孙延文，等. 杜仲化学成分、药理作用和临床应用研究进展［J］. 中草
药，2023，54（14）：4740－4761.

［85］ 赵士博，张艺馨，卢丹妮，等. 连翘和野菊花及其配伍对高脂血症小鼠血脂、血糖及肝
肾功能的影响［J］. 中国老年学杂志，2023，43（1）：97－101.

［86］ 董坤伦，陶雷，杨洁，等. 吴茱萸碱降低2型糖尿病大鼠血糖水平［J］. 基础医学与临
床，2018，38（10）：1443－1445.

［87］ 宋宗辉，王仃仃，刘禹萱，等. 栝楼根—牡蛎药对的临床应用研究［J］. 光明中医，
2023，38（15）：2924－2928.

［88］ 肖丹，唐宇，刘俐，等. 龟甲（胶）的临床应用及其用量探究［J］. 现代中西医结合杂
志，2020，29（22）：2505－2508.

［89］ 任风英，鲍婷婷，王博深，等. 李跃华教授治疗中老年骨质疏松症常用药对［J］. 吉林
中医药，2020，5：600－603.

［90］ 丁晓彦，林志军，王岱. 金银花－连翘药对的成分和药理作用研究进展［J］. 山东科学，
2019，32（3）：36－41.

［91］ 李会敏，左新河，赵勇，等. 左新河教授运用药对治疗甲状腺囊肿经验［J］. 天津中医
药，2021，10：1316－1320.

［92］ 刘玉萍，邱小玉，刘烨，等. 茵陈的药理作用研究进展［J］. 中草药，2019，50（9）：
2235－2241.

［93］ 魏梦娟，乔云，姚鹏宇. 张继东教授治疗高脂血症常用角药［J］. 环球中医药，2022，
15（5）：818－821.

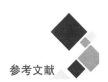

［94］ 石锐，常立萍，于克英，等．加味枳实薤白桂枝汤对肥胖症合并 2 型糖尿病患者糖脂代谢的影响［J］．中国老年学杂志，2023，43（5）：1039-1042．

［95］ 王秋虹，邱宗林，孙丰卉．基于数据挖掘的林兰教授治疗甲状腺功能亢进症的经验研究［J］．环球中医药，2017，10（8）：946-951．

［96］ 王荣正．栀子清肝汤加减方联合甲巯咪唑治疗甲状腺功能亢进症临床研究［J］．新中医，2023，55（21）：8-11．

［97］ 郑红梅，黄鹤，陆敏．六味地黄丸合桃红四物汤加减治疗肝肾阴虚糖尿病肾病疗效分析［J］．中医临床研究，2022，14（9）：68-70．

［98］ 周金生．健脾利湿泻浊汤联合秋水仙碱治疗急性痛风性关节炎（脾虚湿盛）随机平行对照研究［J］．实用中医内科杂志，2019，33（2）：22-24．

［99］ 孙戈，董莉．国医大师朱南孙治疗多囊卵巢综合征常用对药及角药撷萃［J］．中华中医药杂志，2023，38（1）：178-181．

［100］ 竺夏静，范尧夫，张会峰，等．夏枯草口服液治疗甲状腺功能亢进症的系统评价［J］．药物评价研究，2021，44（8）：1764-1771．

内分泌代谢病常用缩略语索引

中文	英文全称	英文缩写	中文	英文全称	英文缩写
1,1-二苯基-2-三硝基苯肼	1,1-diphenyl-2-picryl-hydrazyl radical	DPPH	血管紧张素拮抗剂	angiotensin receptor blocker	ARB
1-脱氧野尻霉素	1-deoxynojirimycin	1-DNJ	血管紧张素转换酶2	angiotensin-converting enzyme 2	ACE2
2,2-联氮-二(3-乙基-苯并噻唑-6-磺酸)二铵盐	2,2'-azinobis-（3-ethylb enzthiazoline-6-sulphonate）	ABTS	血管紧张素转换酶	angiotension converting enzyme	ACE
偶氮二异丁脒盐酸盐	2,2'-azobis-2-methyl-propanimidamide, dihydrochlori	AAPH	血管紧张素转换酶抑制剂	angiotension converting enzyme inhibitors/ace inhibitor	ACEI
人肾小球系膜细胞	human mesangial cell	HMC	载脂蛋白 B	apolipoprotein B	APOB
板蓝根活性成分	active component of isatidis radix	ACIR	载脂蛋白 A	apolipoprotein A	APOA
牛膝多肽	Achyranthes Bidentata polypeptide	ABPP	水通道蛋白	aquaporin	AQP
急性肺损伤	acute lung injury	ALI	动脉粥样硬化指数	atherosclerosis index	AI
腺苷脱氨酶	adenosine deaminase	ADA	自身免疫性甲状腺炎	autoimmune thyroiditis	AIT
二磷酸腺苷	adenosine diphosphate	ADP	骨密度	bone mineral density	BMD
肾上腺脑白质营养不良	adrenoleukodystrophy	ALD	脑钠肽	brain natriuretic peptide	BNP
糖基化终末产物	advanced glycation end products	AGEs	雄激素受体	androgen receptor	AR
雄激素性脱发	androgenic alopecia	AGA	四氯化碳	carbon tetrachloride	CCI4

续表

中文	英文全称	英文缩写	中文	英文全称	英文缩写
颈动脉内膜中层厚度	carotid intima media thickness	IMT	糖尿病胃轻瘫	diabetic gastroparesis	DGP
半胱天冬酶	caspase	caspase	糖尿病酮症酸中毒	diabetic ketoacidosis	DKA
过氧化氢酶	catalase	CAT	糖尿病肾脏疾病	diabetic kidney disease	DKD
头孢西丁	cefoxitin	CXT	糖尿病神经源性膀胱病	diabetic neurogenic bladder,	DNB
胆囊收缩素	cholecystokinin	CCK	糖尿病性骨质疏松症	diabetic osteoporosis	DOP
胆碱 O-乙酰转移酶	choline O-acetyltransferase	ChAT	糖尿病性周围神经病	diabetic peripheral neuropathy	DPN
脑缺血再灌注	cerebral ischemia/reperfusion injury	CIRI	二酰基甘油	diacylglycerol	DAG
循环免疫复合物	circular immune complex	CIC	二酰甘油酰基转移酶	diacylglycerolacyltransf erase	DGAT
c-Jun 氨基末端激酶	c-Jun N-terminal kinase	JNK	内皮素	endothelin	ET
胶原体积分数	collagenvolume fraction	CVF	雌激素受体	estrogen receptor	ER
结缔组织生长因子	connective tissue growth factor	CTGF	红细胞沉降率	erythrocyte sedimentation Rate	ESR
皮质酮	corticosterone	CORT	二羟雌酮	Estradiol 2	E_2
脉冲数	counts per minute	cpm	实验性自身免疫性甲状腺炎	experimental autoimmune thyroiditis	EAT
环磷酰胺	cyclophosphamide	CTX	左室间隔起搏	deep lv septal pacing	LVSP
脑源性神经营养因子	brain derived neurotrophic factor	BDNF	葡聚糖硫酸钠	dextran sodium sulfate	DSS
降钙素	calcitonin	CT	静脉空腹血糖	fasting plasma glucose	FPG
糖尿病足溃疡	diabetic foot ulcer	DFU	空腹胰岛素	fasting serum lisulin	FINS

中文	英文全称	英文缩写	中文	英文全称	英文缩写
脂肪酸合成酶	fatty acid synthase	FAS	高密度脂蛋白	high density lipoprotein	HDL
黄烷酮 3-羟化酶	flavanone 3-hydroxylase	FHT	高密度脂蛋白 2	high density lipoprotein2	HDL2
叶酸	folic acid	FA	人脐静脉血管内皮细胞	human umbilical vein endothelial cell	HUVEC
卵泡刺激素	follicle stimulating hormone	FSH	下丘脑-垂体-肾上腺轴	hypothalamic - pituitary - adrenal axis	HPA
尿酸排泄分数	fraction excretion of uric acid	FEUA	羟脯氨酸	hydroxyproline	HYP
游离脂肪酸	free fatty acid	FFA	超敏 C 反应蛋白	hypersensitive C-reactive protein	hs-CRP
游离四碘甲腺原氨酸	free thyroxine	FT$_4$	高血压	hypertension	HT
游离三碘甲腺原氨酸	free triiodothyronine	FT$_3$	高尿酸血症	hyperuricemia	HUA
基因本体	gene ontology	GO	免疫球蛋白 G	immunoglobulin G	IgG
妊娠期糖尿病	gestational diabetes mellitus	GDM	免疫反应性胰岛素	immunoreactive insulin	IRI
葡萄糖激酶	glucokinase	GK	诱导性一氧化氮合酶	Inducible nitric oxide sythase	INOS
葡萄糖调节蛋白 78kD	glucose regulated protein 78kD	GRP78	胰岛素	insulin	INS
谷丙转氨酶	glutamic pyruvic transaminase	GPT	胰岛素受体	insulin receptor	INSR
细胞外信号调解蛋白激酶	extracellular regulated protein kinases	ERK	异丙肾上腺素	isoprenaline	ISO
谷胱甘肽过氧化物酶	glutathione peroxidase	GSH-Px	僵蚕溶茧酶抑制剂	jiangcan cocoonase inhibitor	JCCI
心率变异性	heart rate variability	HRV	京都基因与基因组百科全书	kyoto encyclopedia of genes and genomes	KEGG
高效液相色谱	high performance liquid chromatography	HPLC	乳酸脱氢酶	lactate dehydrogenase	LDH

````

续表

| 中文 | 英文全称 | 英文缩写 | 中文 | 英文全称 | 英文缩写 |
|---|---|---|---|---|---|
| 左室射血分数 | left ventricular ejection fraction | LVEF | 中性粒细胞 | neutrophil | PMN |
| 促黄体生成素 | luteinizing hormone | LH | 内皮一氧化氮合成酶 | nitric oxide synthase 3 | NOS3 |
| 左室舒张末期内径 | left ventricular end diastolic dimension | LVDd | N-甲基-D-天冬氨酸受体 | N-methyl-D-aspartic acid receptor | NMDA |
| 左室收缩末期容积 | left ventricular end-systolic volume | LVESV | NOD样受体蛋白机构域3 | NOD-like receptor domain-containing protein 3 | NLRP3 |
| 脂质过氧化物 | lipid peroxidation | LPO | 去甲肾上腺素 | norepinephrine | NE |
| 脂多糖 | lipopolysaccharides | LPS | 有机阴离子转运体1 | organic anion transporter1 | OAT1 |
| 低密度脂蛋白受体 | low density lipoprotein receptor | LDLR | 骨保护素（破骨细胞抑制因子） | osteoclastogenesis inhibitory factor | OPG |
| 低密度脂蛋白 | low density lipoprotein | LDL | 卵巢切除 | ovariectomized | OVX |
| 低密度脂蛋白胆固醇 | low density lipoprotein cholesterol | LDLC | 转录因子 | pancreatic and duodenal homeobox-1 | PDX-1 |
| 左室舒张末期容积 | left ventricular end diastolic volume | LVEDV | 过氧化物酶体增殖物激活受体 | peroxisome proliferators activated receptor | PPAR |
| 尿微量白蛋白 | microscale albuminuria | MAU | 丙二醇 | malondialdehyde | MDA |
| 白细胞介素 | interleukin-1 beta | IL-1β | 微粒体甘油三酯转移蛋白 | microsomal triglyceride transfer protein | MTTP |
| 单核细胞趋化蛋白-1 | mnocytechemoattractant protein-1 | MCP-1 | 丝裂原活化蛋白激酶 | mitogen-activated protein kinase | MAPK |
| 髓鞘碱性蛋白 | myelin basic protein | MBP | 磷酸糖果激酶 | phosphofructokinase | PFK |
| 自然杀伤细胞 | natural killer cell | NK | 多囊卵巢综合征 | polycystic ovarian syndrome | PCOS |
| 肾病蛋白 | nephrin | NEPHRIN | 萹蓄乙醇提取物 | polygonum aviculare extract | PAE |
````

中文	英文全称	英文缩写	中文	英文全称	英文缩写
门静脉栓塞	portal vein embolization	PVE	钠葡萄糖转运蛋白1	sodium-glucose link transporter 1	SGLT1
孕激素受体	progesterone receptor	PR	P 物质	substance P	SP
前列腺素 E2	prostaglandin E2	PGE2	脊髓损伤	spinal cord injury	SCI
蛋白激酶	protein kinases	PK	自发性高血压大鼠	spontaneously hypertensive rat	SHR
蛋白酪氨酸磷酸酶 1B	protein tyrosine phosphatase 1B	PTP1B	心率变异性标准差	standard diviation of NN intervals	SDNN
蛋白质相互作用网络分析	protein-protein Interaction Networks	PPI	二氧化硫	sulfur dioxide	SO_2
凝血酶原	prothrombin	F2	超氧化物歧化酶	superoxide dismutase	SOD
磷酸吡哆醛	pyridoxal5-phosphatemonohydrate	PLP	线粒体促凋亡蛋白	second mitochondria-derived activator of caspases	Smac
活性氧	reactive oxygen species	ROS	南葶苈子醇提取物	semen descuraina alcohol extract	SDAE
磷酸酯酶与张力蛋白同源物	phosphatase and tensin homologue deleted on chromosome ten	PTEN	促甲状腺素受体抗体	thyroid autoantibodies	TGAb
磷脂酰肌醇4,5-二磷酸3-激酶催化亚基 γ	phosphatidylinositol-4,5-bisphosphate 3-kinase catalytic subunit gamma gene	PIK3CG	甲状腺微粒体抗体	thyroid microsomal antibody	TMAb
氨基端附加肽段称 I 型前胶原氨基末端肽	type I procollagen amino-terminal peptide	PINP	计时起立行走测试	time up and go test	TUGT
南葶苈子油	semen descurainia oil	SDO	天花粉蛋白	trichosanthin	TCS
血肌酐	serum creatinine	Scr	多伦多临床评分系统	toronto clinical scoring system	TCSS
血清尿酸	serum uric acid	SUA	天花粉凝集素	Trichosanthes kirilowii lectin	TKL
重症急性胰腺炎	severe acute pancreatitis	SAP	总抗氧化能力	total antioxidant capacity	TAOC

续表

中文	英文全称	英文缩写	中文	英文全称	英文缩写
总胆固醇	total cholesterol	TC	促甲状腺激素	thyroid stimulating hormone	TSH
转化生长因子 – β	transforming growth factor– β	TGF– β	尿白蛋白排泄率	urinary albumin excretion rate	UAER
三酰基甘油	triacylglycerol	TAG	血管内皮生长因子	vascular endothelial growth factor	VEGF
甘油三酯	triglyceride	TG	震动感觉阀值	vibration perception threshold	VPT
肿瘤坏死因子	tumor necrosis factor	TNF	汉黄芩素	wogonin	WG
甲状腺过氧化物酶抗体	thyroid peroxidase antibody	TPOAb	黄嘌呤脱氢酶	xanthine dehydrogenase	XDH
甲状腺相关性眼病	thyroid associated ophthalmopathy	TAO	黄嘌呤氧化酶	xanthine oxidase	XOD
促甲状腺激素受体抗体	thyroid stimulating hormone receptor antibody	TRAb	半乳糖苷酶	galactosidase	GAL
促甲状腺激素释放激素	thyrotropin releasing hormone	TRH			

内分泌代谢病常见病证用药索引

病名	中药	页码	病名	中药	页码
糖尿病	人参	21	糖尿病	北沙参	112
	三七	24		生姜	114
	干姜	26		仙茅	116
	土茯苓	28		仙鹤草	117
	大黄	32		白术	119
	小茴香	37		白头翁	121
	小蓟	38		白芍	123
	山茱萸	39		白芷	124
	山药	41		白扁豆	126
	山楂	44		瓜蒌	127
	川楝子	51		玄参	129
	天花粉	55		半夏	131
	天麻	57		地骨皮	135
	木瓜	59		地黄	137
	木香	61		西洋参	143
	五味子	66		百合	145
	五倍子	69		肉苁蓉	149
	车前子	71		肉桂	151
	牛黄	76		决明子	158
	乌药	87		红曲	163
	乌梅	89		红花	165
	火麻仁	91		麦冬	167
	玉竹	95		麦芽	169
	玉米须	97		远志	170
	石斛	104		花椒	175
	石膏	106		苍术	177

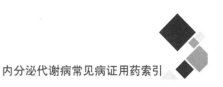

续表

病名	中药	页码	病名	中药	页码
	芡实	179		香附	254
	芦根	180		莲子	265
	杜仲	182		荷叶	267
	连翘	184		桂枝	269
	吴茱萸	185		夏枯草	273
	牡丹皮	187		柴胡	275
	牡蛎	188		党参	278
	龟甲	191		益母草	280
	阿胶	198		益智仁	282
	陈皮	200		海藻	287
	附子	203		桑叶	290
	鸡内金	205		桑白皮	293
	青蒿	207		桑寄生	295
	苦参	209		桑椹	296
	枇杷叶	211		桑螵蛸	298
糖尿病	板蓝根	212	糖尿病	黄芩	299
	知母	215		黄芪	303
	金银花	217		黄连	306
	泽泻	220		黄柏	314
	珍珠	224		黄精	317
	荆芥	225		菟丝子	323
	草果	227		菊花	326
	茵陈	228		野菊花	328
	茯苓	231		猪苓	331
	枳实	236		麻黄	337
	柏子仁	238		旋覆花	340
	栀子	241		淫羊藿	342
	枸杞子	243		淡竹叶	345
	威灵仙	245		淡豆豉	347
	厚朴	247		款冬花	349
	砂仁	250		葛根	350

病名	中药	页码	病名	中药	页码
糖尿病	萹蓄	356	糖尿病肾病	木通	63
	紫苏子	358		五味子	66
	紫苏叶	359		五倍子	69
	滑石	366		车前子	71
	蒺藜	367		水蛭	73
	蒲公英	370		牛蒡子	78
	蒲黄	372		牛膝	80
	粳米	375		升麻	82
	槟榔	377		丹参	85
	酸枣仁	380		乌药	87
	磁石	382		玉竹	95
	墨旱莲	388		玉米须	97
	僵蚕	392		甘草	99
	熟地黄	396		石斛	104
	薏苡仁	404		龙眼肉	111
	薄荷	408		仙茅	116
	藕节	414		白术	119
	瞿麦	416		白扁豆	126
	藿香	418		瓜蒌	127
糖尿病肾病	人参	21		玄参	129
	三七	24		半夏	131
	干姜	26		地龙	134
	土茯苓	28		地黄	137
	大黄	32		西洋参	143
	大腹皮	35		百合	145
	山茱萸	39		肉苁蓉	149
	山药	41		肉桂	151
	川芎	49		决明子	158
	女贞子	52		防己	159
	天花粉	55		防风	161
	木香	61		红曲	163

病名	中药	页码	病名	中药	页码
	红花	165		桔梗	270
	赤芍	173		柴胡	275
	苍术	177		党参	278
	芡实	179		益母草	280
	芦根	180		益智仁	282
	杜仲	182		桑叶	290
	吴茱萸	185		桑寄生	295
	牡丹皮	187		桑椹	296
	牡蛎	188		桑螵蛸	298
	龟甲	191		黄芩	299
	沙苑子	194		黄芪	303
	补骨脂	196		黄柏	314
	陈皮	200		黄精	317
	附子	203		萆薢	320
	鸡内金	205		菟丝子	323
糖尿病肾病	青蒿	207	糖尿病肾病	野菊花	328
	枇杷叶	211		猪苓	331
	知母	215		麻黄	337
	泽泻	220		淫羊藿	342
	细辛	222		淡竹叶	345
	荆芥	225		葛根	350
	草果	227		葶苈子	354
	茵陈	228		紫苏叶	359
	茯苓	231		滑石	366
	枳壳	234		蒲黄	372
	栀子	241		粳米	375
	枸杞子	243		槟榔	377
	砂仁	250		酸枣仁	380
	秦皮	263		磁石	382
	莲子	265		蝉蜕	386
	桂枝	269		墨旱莲	388

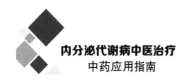

续表

续表

病名	中药	页码	病名	中药	页码
糖尿病视网膜病变	青蒿	207	糖尿病周围神经病变	地龙	134
	郁金	214		西洋参	143
	金银花	217		防风	161
	珍珠	224		红花	165
	枸杞子	243		远志	170
	益智仁	282		赤芍	173
	黄芩	299		杜仲	182
	黄精	317		连翘	184
	菟丝子	323		羌活	192
	菊花	326		附子	203
	葛根	350		知母	215
	蒺藜	367		细辛	222
	蒲黄	372		茯苓	231
	墨旱莲	388		枳壳	234
	僵蚕	392		威灵仙	245
	熟地黄	396		钩藤	252
	藕节	414		香附	254
	鳖甲	421		独活	256
	麝香	425		秦艽	261
糖尿病周围神经病变	三七	24		桂枝	269
	大黄	32		桃仁	272
	川芎	49		通草	288
	天麻	57		桑白皮	293
	木瓜	59		桑寄生	295
	水蛭	73		黄芪	303
	牛膝	80		黄连	306
	丹参	85		黄柏	314
	乌梅	89		黄精	317
	巴戟天	93		麻黄	337
	甘草	99		滑石	366
	白术	119		蒺藜	367

病名	中药	页码	病名	中药	页码
糖尿病周围神经病变	槟榔	377	糖尿病足	金银花	217
	磁石	382		珍珠	224
	僵蚕	392		荆芥	225
	熟地黄	396		茵陈	228
	薤白	401		威灵仙	245
	藿香	418		海螵蛸	285
	鳖甲	421		海藻	287
糖尿病认知功能障碍	巴戟天	93		黄芩	299
	石菖蒲	103		黄柏	314
	陈皮	200		麝香	425
	青蒿	207	糖尿病胃轻瘫	干姜	26
	知母	215		大黄	32
	钩藤	252		大腹皮	35
	益母草	280		小茴香	37
	益智	282		川楝子	51
	淫羊藿	342		升麻	82
糖尿病周围血管病变	木通	63		乌药	87
	牡丹皮	187		乌梅	89
	羌活	192		代赭石	115
	板蓝根	212		白术	119
	桃仁	272		半夏	131
糖尿病足	五倍子	69		竹茹	154
	水蛭	73		吴茱萸	185
	丹参	85		沉香	195
	甘草	99		陈皮	200
	白芷	124		附子	203
	地龙	134		鸡内金	205
	芒硝	142		郁金	214
	朱砂	153		泽泻	220
	冰片	156		枳实	236
	赤芍	173		厚朴	247

续表

病名	中药	页码	病名	中药	页码
糖尿病胃轻瘫	香附	254	高脂血症	女贞子	52
	黄芩	299		天麻	57
	紫苏子	358		木香	61
	紫苏叶	359		五味子	66
	槟榔	377		水蛭	73
糖尿病便秘	火麻仁	91		牛黄	76
	肉苁蓉	149		牛蒡子	79
	细辛	222		丹参	85
	茵陈	228		玉竹	95
	柴胡	275		玉米须	97
	党参	278		甘草	99
	桑螵蛸	298		石决明	101
	紫菀	361		石菖蒲	103
糖尿病性腹泻	升麻	82		石斛	104
	补骨脂	196		龙眼肉	111
	附子	203		白术	119
糖尿病神经源性膀胱	巴戟天	93		白扁豆	126
	猪苓	331		瓜蒌	127
	萹蓄	356		半夏	131
	滑石	366		地龙	134
高脂血症	人参	21		地骨皮	135
	三七	24		西洋参	143
	干姜	26		百合	145
	大枣	30		肉苁蓉	149
	大黄	32		肉桂	151
	小茴香	37		防风	161
	山药	41		红曲	163
	山楂	44		红花	165
	山慈菇	46		麦冬	167
	川牛膝	47		麦芽	169
	川芎	49		远志	170

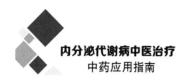

续表

病名	中药	页码	病名	中药	页码
	土茯苓	28		野菊花	328
	大黄	32		淡竹叶	345
	山慈菇	46		葛根	350
	木通	63		紫苏叶	359
	车前子	71		滑石	366
	水蛭	73		蒲公英	370
	牛膝	80		粳米	375
	石菖蒲	103	高尿酸血症及痛风	磁石	382
	石斛	104		僵蚕	392
	白术	119		熟地黄	396
	半夏	131		薏苡仁	404
	地骨皮	135		橘红	409
	百合	145		瞿麦	416
	杜仲	182		鳖甲	421
	泽泻	220		麝香	425
高尿酸血症及痛风	威灵仙	245		茯苓	231
	独活	256		枳实	236
	秦艽	261		莱菔子	264
	秦皮	263		荷叶	267
	荷叶	267		黄连	306
	桂枝	269		葶苈子	354
	桃仁	272		萹蓄	356
	党参	278	肥胖症	磁石	382
	益母草	280		薤白	401
	桑叶	290		薏苡仁	404
	黄芩	299		橘红	409
	黄连	306		檀香	412
	黄柏	314		藕节	414
	黄精	317		藿香	418
	萆薢	320	脂肪肝	车前子	71
	菊花	326		玉米须	97

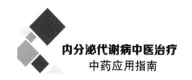

病名	中药	页码	病名	中药	页码
脂肪肝	栀子	241	甲状腺功能减退症	巴戟天	93
	蛤蚧	364		白术	119
代谢综合征	天麻	57		白扁豆	126
	龙骨	108		肉苁蓉	149
	半夏	131		肉桂	151
	地黄	137		防己	159
	百合	145		防风	161
	麦芽	169		补骨脂	196
	苍术	177		附子	203
	茵陈	228		茯苓	231
	茯苓	231		枳壳	234
	枳壳	234		枳实	236
	枳实	236		萆薢	320
	厚朴	247		猫爪草	334
	海藻	287		淫羊藿	342
	黄芩	299		紫河车	363
	黄连	306		熟地黄	396
	墨旱莲	388		薤白	401
	僵蚕	392		藿香	418
	熟地黄	396		鳖甲	421
	薤白	401	甲状腺功能亢进症	大枣	30
	薏苡仁	404		山慈菇	46
	鳖甲	421		川楝子	51
	麝香	425		女贞子	52
甲状腺功能减退症	人参	21		天冬	54
	干姜	26		天花粉	55
	山药	41		木瓜	59
	木香	61		五味子	66
	水蛭	73		甘草	99
	牛黄	76		龙骨	108
	升麻	82		龙胆	109

续表

病名	中药	页码	病名	中药	页码
甲状腺功能亢进症	北沙参	112	甲状腺功能亢进症	蒺藜	367
	白芍	123		蒲公英	370
	玄参	129		酸枣仁	380
	半夏	131		磁石	382
	地骨皮	135		墨旱莲	388
	地黄	137		僵蚕	392
	百合	145		熟地黄	396
	赤芍	173		檀香	412
	牡蛎	188		藿香	418
	龟甲	191		鳖甲	421
	阿胶	198	甲状腺肿	瓜蒌	127
	茯苓	231		冰片	156
	枳壳	234		海藻	287
	枳实	236		黄药子	311
	柏子仁	238		鳖甲	421
	钩藤	252	甲状腺结节	三七	24
	香附	254		大腹皮	35
	首乌藤	258		山慈菇	46
	莲子	265		龙骨	108
	桔梗	270		玄参	129
	夏枯草	273		半夏	131
	浙贝母	284		地榆	140
	海藻	287		防风	161
	黄芪	303		连翘	184
	黄药子	311		陈皮	200
	黄柏	314		厚朴	247
	黄精	317		桔梗	270
	猪苓	331		夏枯草	273
	猫爪草	334		柴胡	275
	旋覆花	340		浙贝母	284
	葶苈子	354		海藻	287

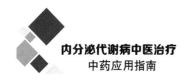

续表

病名	中药	页码	病名	中药	页码
甲状腺结节	黄药子	311	自身免疫性甲状腺炎	旋覆花	340
	野菊花	328		薏苡仁	404
	猫爪草	334		鳖甲	421
	淡豆豉	347	亚急性甲状腺炎	川芎	49
	蒲公英	370		牛蒡子	79
	熟地黄	396		升麻	82
	薏苡仁	404		赤芍	173
	鳖甲	421		板蓝根	212
甲状腺癌	大黄	32		金银花	217
	山慈菇	46		黄药子	311
	川芎	49		蒲公英	370
	石膏	106		僵蚕	392
	白头翁	121		鳖甲	421
	金银花	217	骨质疏松症	人参	21
	海藻	287		三七	24
	黄药子	311		山茱萸	39
	蒲黄	372		女贞子	52
	粳米	375		木瓜	59
	薤白	401		木香	61
	鳖甲	421		五加皮	65
自身免疫性甲状腺炎	人参	21		牛膝	80
	山药	41		升麻	82
	木香	61		丹参	85
	水蛭	73		巴戟天	93
	半夏	131		仙茅	116
	茯苓	231		白术	119
	厚朴	247		白芷	124
	香附	254		地黄	137
	夏枯草	273		红曲	163
	柴胡	275		红花	165
	麻黄	337		杜仲	182

续表

病名	中药	页码	病名	中药	页码
自身免疫性甲状腺炎	牡蛎	188	多囊卵巢综合征	小茴香	37
	龟甲	191		山药	41
	沉香	195		山楂	44
	补骨脂	196		川芎	49
	阿胶	198		石斛	104
	陈皮	200		龙胆	109
	青蒿	207		白术	119
	茯苓	231		白芍	123
	枸杞子	243		瓜蒌	127
骨质疏松症	独活	256		半夏	131
	益母草	280		地骨皮	135
	黄精	317		杜仲	182
	菟丝子	323		柏子仁	238
	淫羊藿	342		香附	254
	淡豆豉	347		神曲	260
	葛根	350		莲子	265
	紫菀	361		荷叶	267
	紫河车	363		桂枝	269
	蛤蚧	364		柴胡	275
	槟榔	377		党参	278
	酸枣仁	380		益母草	280
	磁石	382		桑寄生	295
	墨旱莲	388		黄芪	303
	熟地黄	396		菟丝子	323
	薏苡仁	404		紫河车	363
	薄荷	408		墨旱莲	388
	橘红	409		熟地黄	396
	麝香	425		薏苡仁	404
多囊卵巢综合征	人参	21		薄荷	408
	干姜	26	围绝经期综合征	大枣	30
	大黄	32		天冬	54

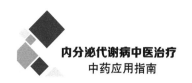

续表

病名	中药	页码	病名	中药	页码
围绝经期综合征	升麻	82	失眠	龙骨	108
	生姜	114		合欢皮	155
	沙苑子	194		柏子仁	238
	阿胶	198		钩藤	252
	附子	203		首乌藤	258
失眠	大枣	30		酸枣仁	380